U0385069

新编儿科常见病诊疗与护理

主编　董晓明　代建荣　梁　超　刘　伟
　　　邵　丽　王丽娟　李　蓓

黑龙江科学技术出版社

图书在版编目（CIP）数据

新编儿科常见病诊疗与护理 / 董晓明等主编. -- 哈
尔滨：黑龙江科学技术出版社，2022.6
ISBN 978-7-5719-1410-3

Ⅰ. ①新… Ⅱ. ①董… Ⅲ. ①小儿疾病－常见病－诊
疗②小儿疾病－常见病－护理 Ⅳ. ①R72②R473.72

中国版本图书馆CIP数据核字（2022）第092862号

新编儿科常见病诊疗与护理
XINBIANERKE CHANGJIANBING ZHENLIAO YU HULI

主　　编	董晓明　代建荣　梁　超　刘　伟　邵　丽　王丽娟　李　蓓
责任编辑	包金丹
封面设计	宗　宁
出　　版	黑龙江科学技术出版社
	地址：哈尔滨市南岗区公安街70-2号　邮编：150007
	电话：（0451）53642106　传真：（0451）53642143
	网址：www.lkcbs.cn
发　　行	全国新华书店
印　　刷	哈尔滨双华印刷有限公司
开　　本	787 mm×1092 mm　1/16
印　　张	29.5
字　　数	749千字
版　　次	2022年6月第1版
印　　次	2023年1月第1次印刷
书　　号	ISBN 978-7-5719-1410-3
定　　价	198.00元

【版权所有，请勿翻印、转载】

编委会

◎ **主 编**

董晓明 代建荣 梁 超 刘 伟

邵 丽 王丽娟 李 蓓

◎ **副主编**

孟垂雪 孜依丹·买买提 王 莉

薛贯星 吕爱华 彭 峰

◎ **编 委**（按姓氏笔画排序）

王 莉（济宁市金乡县妇幼保健计划生育服务中心）

王丽娟（泰安市第一人民医院）

代建荣（铜仁市人民医院）

吕爱华（泰安市第一人民医院）

刘 伟（济宁市中西医结合医院）

李 蓓（宜昌市中心人民医院）

孜依丹·买买提（乌鲁木齐市第一人民医院分院）

邵 丽（济南市妇幼保健院）

孟垂雪（山东省无棣县车王镇中心卫生院）

梁 超（鱼台县妇幼保健计划生育服务中心）

彭 峰（杭州市红十字会医院）

董晓明（菏泽海吉亚医院）

薛贯星（济宁市任城区妇幼保健院）

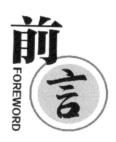

前言
FOREWORD

　　儿科学作为临床医学领域中一门重要的学科,对于保障儿童健康成长有着极其重要的作用。随着社会经济的发展、医学技术的进步,儿科疾病的诊疗与护理技术也有了很大的提高,对各种儿科疾病的发病机制、病理生理机制及护理要点的研究也在日益深入。作为奋战在儿科临床一线的医师与护理人员,只有不断学习儿科前沿知识,才能与时俱进、不断创新,跟上儿科发展的潮流,以促进小儿早日康复并健康成长。《新编儿科常见病诊疗与护理》在编写过程中参考了国内外相关文献,将最新的诊疗与护理方法编入,力求反映本专业的最新动态。本书可提升儿科临床工作者的诊疗与护理水平,是一本具有实用价值的参考书。

　　本书立足于临床,从实用的的角度出发,紧密结合儿科学发展的趋势,对儿科学最新进展进行了论述。本书分诊疗篇和护理篇,诊疗篇主要对儿科学基础知识与儿科各个系统疾病进行了论述,针对每一种疾病主要从病因、发病机制、临床表现、诊断、辅助检查及治疗等方面叙述;护理篇包括儿科基础护理技术及临床儿科疾病的护理,其中临床儿科疾病的护理主要从护理评估、护理诊断、护理措施和预防等方面阐述。本书内容丰富,知识全面,体裁独特,文体简洁,条理清楚,重点突出,内容紧密结合临床,实用性强,既有一定深度和广度,又有实际应用价值,是一本专业性较强的读物,既适用于于儿科医师、进修医师、医学院校学生学习,又可供临床儿科护理人员参考。

　　由于本书涵盖面多而广,各位编者对内容深浅度和文风等的掌握很难保持一致,加之水平有限,书中难免出现各种缺点及不足之处,诚请广大读者不吝指教,以期再版时进一步提高。

《新编儿科常见病诊疗与护理》编委会

2022 年 3 月

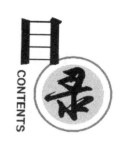
CONTENTS

诊疗篇

护　理　篇

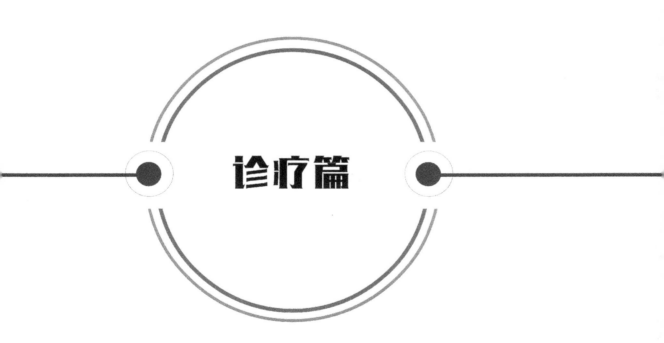

诊疗篇

第一章

儿科学绪论

第一节 儿科学的范畴

随着科学的发展,尤其与儿科有关的边缘学科的发展,儿科学研究的范围逐渐扩大及深入。如果以年龄来分,有新生儿学、青少年(青春期)医学。如果从临床的角度以器官系统的疾病来分,包括小儿心脏病学、小儿神经病学、小儿肾脏病学、小儿血液病学、小儿胃肠道疾病学、小儿精神病学等。从小儿发育的角度考虑有发育儿科学,从研究社会与儿科有关的问题考虑有社会儿科学等。

残疾儿童是全社会关心的问题,先进的国家已建立了残疾儿科学,由神经病学、精神病学、心理学、护理学、骨科、特殊教育、语言训练、听力学、营养学等许多专科所组成,专门讨论残疾儿童的身心健康。相信今后一定会有新的与儿科学有关的边缘学科兴起,为儿童的健康服务。

(李　蓓)

第二节 儿童期的年龄划分

儿童处在不断生长发育的过程中,全身各系统、器官及组织逐渐增大,趋向完善,其功能亦趋向成熟,这个过程是连续的,但也表现出一定的阶段性。各阶段在解剖、生理、免疫、病理等方面各有其特点,因此在疾病的发病率、引起疾病的原因、疾病的表现等方面均有不同。而更重要的是,在身心保健方面的重点各阶段各有所侧重,因此对儿童进行年龄期的划分对小儿疾病的临床及预防保健均是有益的。

儿童从受精卵开始到生长发育停止可分为下列六个时期。

一、胎儿期

从受精卵开始到婴儿出生前称为胎儿期,共 40 周(从末次月经第 1 天算起,实际上从受精开始为38 周)。受精后 8 周内称为胚胎期(或称成胚期),这个阶段各系统的器官组织迅速分化发育,已基本形成胎儿。如果受到内外因素的作用,胚胎形成受到影响,会发生各种严重畸形,甚至流产。

从受精 8 周后到出生为胎儿期,这阶段各器官进一步增大,胎儿迅速增大,发育逐渐完全,如果到胎龄满 37 周后娩出,称为足月儿,在母亲的照顾下逐渐生长、发育。

临床上又将整个妊娠过程分为 3 个时期:①妊娠早期,此期共 12 周,胎儿已基本形成。②妊娠中期,此期共 16 周,各器官迅速生长和生理上成熟。但在妊娠 20 周前,体重均在 500 g 以下,肺未发育好,即使生下,也不能存活。妊娠 28 周时胎儿体重已达 1 000 g,肺泡结构已经比较成熟,故妊娠 28 周后娩出的早产儿在精心护理的条件下可以存活。③妊娠后期,此期共 12 周,以肌肉及脂肪组织迅速生长为主,故胎儿的体重增加迅速。

引起胎儿病理改变的主要原因在妊娠早期主要是基因及染色体的异常(包括突变)及孕母的各种感染;妊娠中期及后期主要是胎盘、脐带的异常而导致缺氧、感染,放射及有毒化学物质的损害,免疫性血液病(新生儿溶血症)及孕母的营养障碍等。

胎儿期的保健措施应包括孕前咨询、孕母感染性疾病的预防(尤其是弓形体病,巨细胞病毒感染,风疹、疱疹病毒感染及梅毒)、孕母营养的合理指导、定期产前检查、高危妊娠的监测及早期处理、孕期合理用药及某些遗传性疾病的早期筛查等。

二、婴儿期

从出生后到满 1 周岁之前称为婴儿期。此期生长发育迅速,第 1 年内体重增加 2 倍,身长比出生时增加 50%,脑发育也迅速。婴儿主要从乳类中获得营养。

婴儿期的保健重点为提倡母乳喂养,及时添加离乳食品,预防营养缺乏性疾病(维生素 D 缺乏性佝偻病、营养性缺铁性贫血及消化道功能紊乱);有计划地接受预防接种,完成基础免疫程序;创造条件与婴儿多接触,促进正常发育。

围生期国内的定义是指胎龄满 28 周(体重≥1 000 g)至出生后 7 天。这一阶段包括妊娠后期、分娩的过程及出生后的第 1 周。该阶段内的死亡率较高,需产科与儿科医师共同合作处理好胎儿及新生儿所发生的种种问题。

新生儿是自出生后脐带结扎到出生后 28 天内的婴儿。新生儿期是婴儿出生后离开母体适应外界环境开始独立生活的阶段。生理上出现血液循环的改变并建立自主的呼吸,但是生理调节和适应能力还不够成熟。此期发病率及死亡率均高。疾病中以产伤、窒息、颅内出血、溶血、各种感染、先天畸形等为主。

根据上述特点应做好分娩前及分娩过程中的各项工作,婴儿出生后的保健重点是保证母乳喂养,保温和预防感染(如皮肤、脐带的清洁护理、消毒隔离),早期的母婴接触等。有条件的地区进行苯丙酮尿症、先天性甲状腺功能减退症及先天性听力障碍等疾病的筛查,早发现,早治疗。

三、幼儿期

从 1 周岁后到 3 周岁之前为幼儿期。此期生长发育的速度减慢,已能独走,活动范围较前广泛;已能用语言表达自己的想法与要求;识别危险的能力不足;饮食上已逐渐过渡到成人膳食;至 3 周岁时乳牙已出齐。

此期的保健重点是合理营养、平衡膳食。防止各种意外伤害的发生。家长要正确对待并处理好第一阶段的逆反心理。重视牙齿保护。重视教养,从小培养各种良好的习惯。

四、学龄前期

3 周岁后到入小学前(6～7 周岁)为学龄前期,即小儿进入幼儿园的年龄阶段。此期生长速度减慢,每年体重平均增加 2 000 g,身高增加 5～7 cm。语言及思维发展迅速,好奇多问,模仿性强,求知欲强。到此期末已具备入小学的条件。

此期的保健重点为加强安全教育,预防各种意外伤害。注重口腔卫生,预防龋齿。注重眼的保健。重视良好的道德品质教育,养成良好的卫生、学习、劳动习惯。

五、学龄期

从入小学(6～7 岁)到青春期(女 12 岁、男 13 岁)开始之前为学龄期。此期体重、身高每年稳定增加,乳牙逐渐脱落,换上恒牙。除生殖系统外,其他各系统的发育均将接近成人。认知能力进一步加强,社会心理进一步发育,求知欲进一步加强,是长知识、接受各方面教育的重要时期,应进行德智体美劳全面教育,为今后进入初中、高中的学习打好基础。

该阶段的保健重点是继续做好口腔及眼的保健,矫治慢性疾病,端正坐、立、站的姿势,防止脊柱畸形。儿童可能因离开家庭进入学校或者因学习困难而产生各种心理尤其情绪方面的问题,家长要予以足够的关心。应注意道德品质的教育。

六、青春期

女孩从 11～12 岁开始到 17～18 岁、男孩从 13～14 岁开始到 18～20 岁为青春期。这仅仅是人为的划分,因为个体差异较大。青春期的特点是生殖系统迅速发育,并趋向成熟,女孩出现月经,男孩有遗精。在性激素的影响下,体格发育出现第二次高峰(第一次在 1 岁以内),体重增加,肌肉发达,身高又明显增加。但是增长高峰之后出现减慢的过程,直到身高停止增加,生殖系统发育成熟。随着年龄的增加,接触社会的机会增多,外界环境的影响逐渐扩大,由于逐渐趋向成熟,在这阶段会出现第二次的心理违拗期。

此年龄期的保健重点为应保证足够的营养以满足生长发育之需,容易出现内分泌及自主神经功能不稳定的现象,如高血压、甲状腺功能亢进、月经周期紊乱、痛经。还可由于学习紧张而出现一些心理上的问题,如忧郁、焦虑等。应加强生殖、生理卫生知识的教育。

(李　蓓)

第三节　儿科学中的社会医学问题

社会医学是用现代医学和社会学等多学科的观点和方法,从社会宏观角度研究以社会环境为主的生物、心理、社会因素对人群健康的影响,研究社会卫生状况及其变动规律,以及研究改善社会卫生状况、提高人群健康水平的社会对策和措施的一门交叉边缘学科。社会医学和儿科学一样同属医学的范畴,社会医学在儿科学中的应用,称之为社会儿科学。

医学的研究和服务对象是人,儿科医学的研究和服务对象是儿童。人兼具生物和社会两种特性,所以,医学应该是自然科学和社会科学的综合。传统的医学多从自然科学的层面入手,而很少从社会科学的角度分析问题,而现代医学发展的一个重要标志就是医学的社会化。当今,无论是医疗活动、保健服务,还是卫生决策都不仅仅从自然科学的生物学角度认识,而必须综合社会、心理、生物诸因素考虑。因此,现代的儿科医师必须要有社会医学的知识。

一、社会医学的基本观点

(一)人群健康与社会发展

双向作用性社会发展推动了人群健康,人群健康也促进着社会的进步与发展,两者有着相互影响的重要作用。社会发展最主要的方面是提高社会生产力,而构成生产力的最主要核心是掌握生产技能的健康的生产人群。社会经济和文化要高度发展,就必须依靠具有健康身心状态的广大社会劳动者。儿童是社会劳动者的预备队,儿童的健康关系到社会的未来和明天,因此,保障儿童健康,提高儿童的智力发育潜能是 21 世纪我国社会发展的重要保证。

(二)医学模式与人群健康的相关性

在人群健康和社会发展之间,医学模式起重要的中介作用,医学模式的转变和优化与提高人群健康水平之间的相关性越来越明显。在以生物医学模式为主导的时期,医疗卫生的服务面窄、服务要求低,人群的健康水平也相对较低;而在生物心理社会医学模式主导的今天,医疗卫生的服务面越来越宽,服务的要求也越来越高,人群的健康水平也不断提高。因此,只有加快医学模式的转变,才能扩大卫生服务面,提高服务质量,进一步改善人群的健康状况。

(三)疾病发生的因果多元性

现代社会是多元化的社会。疾病是一种社会现象,疾病的发生也是由多因素决定的,包括各种生物、自然因素,以及社会、心理因素。近年来,我国城市中,儿童肥胖的发病率呈明显的逐年上升趋势,肥胖的发生有遗传和内分泌等生物学因素的影响,但也有现代儿童生活方式改变所引起的多吃少动、学习压力增大、心理负担加重等社会、心理因素的影响。

(四)发病过程中社会因素起主导性

传统的医学观点重视疾病发生发展过程中的生物、自然因素;而现代的医学观点强调社会、心理因素。社会因素既可直接影响机体,又可间接通过生物和自然因素影响人群的健康。发展中国家和欠发达地区普遍的儿童营养不良,是社会经济发展落后的直接结果,在这种情况下要消除儿童营养不良、提高儿童整体的营养水平,仅仅靠医学和营养干预是不够的,社会干预才是根本的解决办法。

(五)"高危险性"观点

高危险性是指对人群健康产生有害影响和不利作用的高可能性。高危险性包括以下三个方面。

(1)高危人群是指易受疾病侵扰的对象。由于他们比一般人群被侵害的可能性高,因此,应该作为防治和研究工作的重点。

(2)高危环境指对人体产生不利于健康的因素。

(3)高危反应是不同的机体对各种刺激的反应不同,对同样的刺激,有的人能够耐受,有的人则产生不利于健康的强烈反应,后者称为高危反应。

(六)"社会诊断"观点

社会医学认为,对疾病不能只注重生物因素的损害而仅作出生物医学诊断,对人体健康的评价及疾病的诊断需要考虑社会与心理因素,要了解其所处的社会环境,分析并寻求其社会原因。

"社会诊断"就是根据生物心理社会医学模式的要求,从社会角度出发,综合性地分析产生影响人群健康的疾病的原因。

（七）"社会处方"观点

医学实践表明,许多儿科疾病,特别是营养性疾病、环境性疾病和传染性疾病,离开社会综合防治是无法解决的。对这些疾病,若没有强有力的社会对策,仅靠医学手段难以在群体医学的意义上根除,必须在"社会诊断"的基础上开出"社会处方",才能实施有效的防治。

二、社会因素与儿童健康

（一）社会制度

社会制度是社会成员共同遵守的、按一定程序办事的共同规范。一个国家的社会制度直接或间接地影响儿童健康。我国的经济尚不发达,在国际上处于中等偏下的水平,但我国儿童总体的健康水平且已经达到国际上中等偏上的水平,有些指标达到国际上很高的水平。这充分体现了优越的社会主义制度对儿童健康的正面影响。社会制度对儿童健康的影响具有以下一些特征。①双向性:落后的社会制度可以给儿童健康造成危害,而先进的社会制度可以保证儿童健康。②普遍性和稳定性:普遍性指每个国家的社会制度都会影响儿童的健康。稳定性指社会制度一经建立对儿童健康的影响将会缓慢而持续地影响一段时间。

社会制度影响儿童健康机制有以下三个方面:首先,社会制度决定卫生政策和卫生工作方针。其次,社会制度决定着卫生资源的分配。最后,社会制度决定或导向了人们的行为。

（二）经济因素

社会经济因素对儿童健康的影响是一种互动的关系,两者互为条件。一方面,经济的发展为儿童健康提供了基本的物质保证;另一方面,经济的发展也以儿童健康作为条件。儿童的身心健康代表了未来生产者的素质,影响着经济发展的可持续性。

一方面,现有资料表明,发达国家和欠发达国家之间主要儿童健康指标存在明显的差异,国民总收入(gross national income,GNI)越高,儿童的健康水平也越高;另一方面,从我国的统计资料看,20世纪90年代以来,随着经济的发展,儿童健康水平也逐步提高。这在某种程度上也支持了这一观点。

经济因素影响儿童健康的机制有以下两个方面:首先,经济状况的改善可向人们提供充足的生活资料,人们物质文化生活丰富,生活质量提高,营养条件改善。其次,经济发展使政府加大卫生事业发展的投入,人们的就医条件改善。

（三）卫生事业

卫生事业系由政府或社会举办,其目的是保障和改善人们健康,因此,它对于儿童健康的重要性不容置疑。卫生事业越发达,儿童的健康水平也越高。

健康投资的增加是卫生事业发展促进儿童健康水平提高的重要途径。健康投资包括投入卫生系统的人力、物力和财力的总和。社会对健康的投资越多,儿童健康水平越高。

卫生法规的完善是卫生事业发展促进儿童的健康的又一重要途径,起着维护人群健康、消除各种致病因素的作用。在我国,《中华人民共和国母婴保健法》的颁布和实施对保障儿童健康的积极意义已经得到体现。此外,卫生事业的发展还能改善保健制度,从而促进儿童健康水平提高。

（四）家庭因素

家庭是伴随婚姻制度出现的,它是以夫妻关系为基础、以血缘关系为纽带的一种社会生活组织形式。儿童生活在家庭中,家庭环境是儿童健康的重要决定因素。家庭对儿童健康影响主要表现在以下四个方面。

(1)家庭是人群增殖的基本单位,与人口数量的增长和质量的控制密切相关。健康家庭的生育功能好,通过优婚、优生、优育保证人口的数量和质量。近亲结婚可使儿童的遗传性疾病增多。

(2)家庭是社会最基本消费单位,家庭经济状况影响儿童健康。家庭经济状况良好或消费功能正常,能保证儿童生长发育和医疗保健的基本供给,儿童健康能够得到保障,反之则不然。

(3)家庭是一个具有密切感情联系的单位,家庭成员间的感情联系影响儿童健康,尤其是儿童的心理健康。家庭成员之间,尤其是夫妻间关系不和、离异等都会给家庭中的儿童带来影响。研究发现,离异家庭、单亲家庭儿童的心理行为问题明显较多。

(4)家庭是儿童的第一所学校,父母是儿童出生后的第一任教师。良好的家庭教育可使儿童、青少年身心健康得到良好的发展。如果家庭成员文化水平低下,或教育方法和教育能力差,都能影响儿童的健康。

（五）学校因素

学龄儿童和青少年每天在学校里度过的时间不亚于家庭,因此学校环境对儿童的健康至关重要。具体有以下三方面。

(1)学校和课堂的组织和管理高效,符合儿童心理发育规律,则促进儿童健康成长。

(2)老师具有儿童生长发育知识,若教育方法得当,则促进儿童健康成长。

(3)同伴具有积极向上的精神状态、学习成绩优良、品行端正,也是儿童健康成长的重要因素。

（六）文化因素

广义的文化是指物质文化和精神文化两类,而狭义的文化仅仅是指精神文化,即人类精神财富的总和。文化因素对人类健康的影响非常明显。随着社会文化的发展,儿童健康水平也在不断提高。文化因素对儿童健康的影响具有两个明显的特征:其一是文化影响的无形性;其二是文化影响的本源性。

1.风俗习惯对儿童健康的影响

风俗习惯是指历代相沿积久而成的风尚和习俗,习惯是指由于重复或多次练习而巩固下来并变成需要的行动方式。风俗习惯是一种无形的力量,约束着人们的行为,从而对健康产生影响。在我国许多地方,新生儿出生后,都有将新生儿紧紧包裹成"蜡烛包"的习惯。已有研究证明"蜡烛包"对新生儿胸廓和呼吸功能的发育不利;我国传统的育儿习惯十分注重通过"把尿"来自早期进行婴儿的大小便训练,使我国儿童的大小便控制能力的发育远早于西方儿童,因此,在我国,如果4岁儿童还不能很好地在夜间自主控制小便,应怀疑有夜间遗尿症,而在西方儿童5岁前有夜间尿床可能仍然是正常的现象。

2.吸烟对儿童健康的影响

我国是目前世界上烟草消费量最大的国家。吸烟不但对吸烟成人的健康有害,对被动吸烟儿童的健康也有害。

被动吸烟会对婴幼儿造成伤害,父母吸烟会使1岁以下婴儿患上严重呼吸道疾病机率比其他婴儿高一倍。有研究调查了儿童出生后5年的每年肺炎和支气管炎发病率,发现父母均不吸烟和其中一人吸烟及父母双亲均吸烟三种不同的家庭情况,发病率分别为7.8%、11.4%和17.6%。父母吸烟还能影响孩子的智力水平。有关资料表明,妇女怀孕4个月后每天吸10支或以上的香烟,产下的孩子入学后,在学校的进步缓慢,这种现象最少持续至16岁。在阅读及数学测验中,这些学生的成绩比其他学生差。在作出上述结论时,已将其他与教育程度有关的因素计算在内。孕妇主动或被动吸烟对胎儿也会造成严重影响。妇女在怀孕期吸烟,可使死胎和自然流产的发生率增高,也使早产和低出生体重的发生率增高,同时发现父亲大量吸烟的婴儿,围生期死亡率比父亲不吸烟的婴儿高得多。

3.电子媒介对儿童健康的影响

电子媒介对儿童的影响有好有坏,其好处是能积极地增长知识和增加儿童与社会的沟通和互动,其害处来自电子媒介中的暴力和色情。此外,长期、长时间专注于电子媒介本身也会对儿童发育产生不良影响。

已有越来越多的文献报道电视对儿童的影响。Huston及其同事于1992年报告儿童看电视与注意力和认知的关系,没有证据支持看电视对注意力和认知有负面影响。但研究认为,如果儿童用太多的时间看电视,势必会影响他与家人进行感情交流的时间,而与父母的感情交流,在儿童心理发育中起着很重要的作用。在儿童上学后,看电视占用了学习时间,有研究认为看电视的量和学习成绩之间有明显的负相关。还有不少研究发现看电视和部分儿童的惊厥有关。

电子游戏在不同的社会层、经济层迅速传播,由于技术先进,电子游戏的设计相对简单,仅用眼-手协调操作,并常有暴力内容。对于电子游戏和行为及学习之间的关系,没有研究证实,但由于电子游戏对于儿童来说有很强的吸引力,儿童很容易沉溺其中,对身心发育和学习的影响可想而知。但也有学者认为适量的电子游戏活动对训练眼-手协调有益。

以交互作用和多媒体潜能为特点的新媒介——互联网的出现给儿童健康和教育带来新的挑战。这项新技术在为儿童提供学习和交流的平台的同时,也给色情和暴力开辟了新的市场,其对儿童健康的深远影响有待进一步研究。

三、现代儿科医师的社会医学观

社会因素对医学和人类健康的影响越来越凸显,同时社会医学与临床医学的关系也越来越密切,现代儿科医师必须要具备社会医学观念。

(一)儿科医师要具备生物心理社会医学模式的观念

现代医学由"生物医学模式"向"生物心理社会医学模式"的转变是医学发展的必然趋势。儿科医师要从生物心理社会医学的角度重新审视临床问题。目前,儿童的疾病谱正在发生变化,既往影响儿童健康最严重的感染性疾病和营养性疾病已经明显下降,而先天性畸形、恶性肿瘤、意外损伤、慢性疾病、心理行为性疾病和环境因素有关的疾病成为儿童健康新的威胁,多数疾病不单纯是生物因素的作用,还受心理和社会诸因素的制约,有许多疾病的生物因素也要通过心理与社会因素起作用。同时,疾病的表现形式,也已由单因—单果向多因—单果和多因—多果的形式发展。显而易见,如果不从心理和社会因素考虑这些疾病的诊断、预防和治疗,是难以达到满意的效果的。

(二)儿科医师要具备预防医学的观念

新的医学模式克服了单纯生物医学模式忽视心理因素和社会因素的局限性,全面系统地从生物因素、心理因素和社会因素等方面来综合认识人类健康和疾病问题,把医学预防在更为广阔的背景下进行研究,从而产生了"大卫生"的观念,其含义是病因的广泛性、预防的社会性、病损的多样性和人类的同步性。如今的儿科医师看病不应再是简单的看病、治病,而要扩大到防病和保健服务;不应是简单的治愈疾病,而是要发现和控制影响健康的各种因素,从而达到预防疾病的目的。因此,儿科医师要有预防医学的观念。不但要有医学预防的观念,还要有社会预防的观念。

(三)儿科医师要具备健康教育的观念

现代儿科医师不但要学会"就病论病""因病施药",而且要学会"因病施教"。现在,临床治疗不但要求有药物处方,还要求有健康教育处方,即不但告诉患者应该吃什么药,还应该告诉患者回家以后怎样进行自身护理、生活调养、心理调节,怎样防止疾病的恶化和复发等,"两分钟瞧病,半分钟开药"的诊疗方式已经不能适应新的要求。

(李 蓓)

第二章

儿科疾病常见症状

第一节 发 热

发热即指体温异常升高。正常小儿的肛温波动于36.9～37.5 ℃,舌下温度比肛温低 0.3～0.5 ℃,腋下温度为36～37 ℃,个体的正常体温略有差异,1 天内波动＜1 ℃。发热指肛温＞37.8 ℃,腋下温度＞37.4 ℃,当肛温、腋下、舌下温度不一致时以肛温为准,因腋下、舌下温度影响因素较多,而肛温能真实反映体内温度。根据体温高低,将发热分为(均以腋下温度为标准):低热≤38 ℃,中度发热 38.1～39 ℃,高热39.1～41 ℃,超高热＞41 ℃。发热持续 1 周左右为急性发热,发热病程＞2 周为长期发热。本节重点讨论急性发热。

发热是小儿最常见的临床症状之一,可由多种疾病引起。小儿急性发热的病因主要为感染性疾病,常见病毒感染和细菌感染。大多数小儿急性发热,为自限性病毒感染引起,预后良好,但部分为严重感染,可导致死亡。

一、病因

(一)感染性疾病

病毒、细菌、支原体、立克次体、螺旋体、真菌、原虫等病原引起的全身或局灶性感染,如败血症、颅内感染、泌尿系统感染、肺炎、胃肠炎等。感染性疾病仍是发展中国家儿童患病率高、死亡率高的主要原因。

(二)非感染性疾病

(1)变态反应及风湿性疾病:血清病、输液反应、风湿热、系统性红斑狼疮、川崎病、类风湿关节炎等。

(2)环境温度过高或散热障碍:高温天气、衣着过厚或烈日下户外运动过度所致中暑、暑热症、先天性外胚层发育不良综合征、遗传性感觉和自主神经病Ⅳ型、鱼鳞病等。

(3)急性中毒:阿托品、阿司匹林、苯丙胺、咖啡因等。

(4)代谢性疾病:甲状腺功能亢进。

(5)其他:颅脑外伤后体温调节异常、慢性间脑综合征、感染后低热综合征等。

二、发病机制及病理生理

正常人在体温调节中枢调控下,机体产热、散热呈动态平衡,以保持体温在相对恒定的范围内。在炎症感染过程中,外源性致热原刺激机体单核巨噬细胞产生和释放内源性致热原(EP),包括白细胞介素、肿瘤坏死因子(TNF)、干扰素(IFN)及成纤维细胞生长因子等。EP刺激丘脑前区产生前列腺素(PG),后者作用于下丘脑的体温感受器,调高体温调定点,使机体产热增加、散热减少而发热。发热是机体的防御性反应,体温升高在一定范围内对机体有利,发热在一定范围可促进T淋巴细胞(T细胞)生成,增加B淋巴细胞(B细胞)产生特异抗体,增强巨噬细胞功能。发热还可直接抑制病原菌,减少其对机体损害。而另一方面发热增加了机体的消耗,体温每升高1℃,基础代谢率增加13%,心脏负荷增加;发热可致颅内压增高,体温每升高1℃,颅内血流量增加8%。发热时消化功能减退,出现食欲缺乏、腹胀、便秘,高热时可致烦躁、头痛、惊厥,重者昏迷、呕吐、脑水肿。超高热可使细胞膜受损、胞质内线粒体溶解、变性,加上细菌内毒素作用引起横纹肌溶解、肝肾损害、凝血障碍、循环衰竭等。

三、诊断

发热是多种疾病的表现,诊断主要依靠病史的采集和详细全面的体格检查及对某疾病的高度认知性。

(一)病史

重视流行病学资料:注意年龄、流行季节、传染病接触史、预防接种史、感染史。小儿感染热性疾病中,大多数为病毒感染(占60%),而病毒感染常呈自限性过程,患儿一般情况良好,病毒性胃肠炎、脑膜炎则病情严重。细菌感染大多严重,为小儿危重症的主要原因。

1.发病年龄

不同年龄感染性疾病的发生率不同,年龄越小,发生严重的细菌感染的危险性越大。新生儿、婴儿感染性疾病中以细菌感染发生率高,且感染后易全身扩散,新生儿急性发热12%~32%是严重感染所致,血培养有助病原诊断。2岁以内婴幼儿发热性疾病中严重的细菌感染发生率为3%~5%,主要为肺炎链球菌(占60%~70%)和流感嗜血杆菌(2%~11%),也包括其他如金黄色葡萄球菌、沙门菌等。另外泌尿系统感染也常见。

2.传染病史

对发热患儿应询问周围有无传染病发病及与感染源接触史,有助传染病诊断,如血行传播型肺结核患儿有开放性肺结核患儿密切接触史。冬春季节,伴皮疹,警惕麻疹、流行性脑脊髓膜炎(流脑),近年来发生的各种新病毒感染如严重急性呼吸综合征(SARS)、禽流感、手足口病、甲型H_1N_1流感,均有强传染性,且部分患儿可发生严重后果,流行疫区生活史、传染源及其接触史很重要,须高度警惕。

(二)机体免疫状态

机体免疫状态低下。如营养不良、患慢性消耗性疾病、免疫缺陷病、长期服用免疫抑制剂、化疗后骨髓抑制、移植后患儿易发生细菌感染,发生严重感染和机会性感染如真菌感染、卡氏肺孢菌感染等的风险大。

(三)病原体毒力

细菌感染性疾病中军团菌性肺炎、耐药金黄色葡萄球菌、产超广谱β-内酰胺酶的革兰氏阴性耐药菌感染往往病情较重;而变异的新型病毒如冠状病毒(引起SARS)、禽流感病毒、肠道病毒71型(引起肠炎、手足口病)、汉坦病毒(引起流行性出血热),可致多器官功能损害,病情凶险。

（四）发热时机体的状况

发热的高低与病情轻重不一定相关,如高热惊厥,患儿常一般情况良好,预后好,但脓毒症即使体温不是很高,一般情况差,中毒症状重,预后严重。有经验的临床医师常用中毒症状或中毒面容来形容病情危重,指一般状况差、面色苍白或青灰、反应迟钝、精神萎靡,以上现象提示病情笃重,且严重细菌感染可能性大。对所有发热患儿应测量和记录体温、心率、呼吸频率、毛细血管充盈时间,还要注意观察皮肤和肢端颜色、行为反应状况及有无脱水表现。英国学者 Martin Richardson、Monica Lakhanpaul 等提出了对5岁以下发热患儿评估指南（表2-1）。

表 2-1　5 岁以下发热儿童危险评估

项目	低危	中危	高危
颜色	皮肤、口唇、舌颜色正常	皮肤、口唇、舌颜色苍白	皮肤、口唇、舌颜色苍白,有斑点,呈青色或蓝色
活动	对刺激反应正常,满足或有笑容,保持清醒或清醒迅速,正常哭闹或不哭闹	对刺激反应迟缓,仅在延长刺激下保持清醒,不笑	对刺激无应答,明显病态,不能被唤醒或不能保持清醒,衰弱,尖叫或持续哭闹
呼吸	正常	鼻翼翕动,呼吸急促:呼吸频率>50次/分（6~12月龄患儿）,大于12个月龄患儿呼吸频率>40次/分,血氧饱和度<95%,肺部听诊湿啰音	呼吸急促:任何年龄>60次/分,中重度的胸部凹陷
含水量	皮肤、眼睑无水肿,黏膜湿润	黏膜干燥,皮肤弹性降低,难喂养,毛细血管再灌注时间>3秒,尿量减少	皮肤弹性差
其他	无中、高危表现	持续发热>5天,肢体或关节肿胀,新生肿块直径>2cm	体温:0~3个月龄>38℃,3~6个月龄>39℃,出血性皮疹,囟门膨隆,颈强直,癫痫持续状态,有神经系统定位体征,局灶性癫痫发作,呕吐胆汁

注:将以上评估结果比作交通信号灯,则低危是绿灯,中危是黄灯,而高危是红灯。临床可依此对患儿做出相应检查和处理。

（五）发热的热型

根据发热特点分为以下六种。

1.稽留热

体温恒定在 39~40℃达数天或数周,24 小时内体温波动范围不超过 1℃。常见于大叶性肺炎、斑疹伤寒、伤寒高热期。

2.弛张热

体温常在 39℃以上,波动幅度大,24 小时体温波动超过2℃,且都在发热水平。常见于败血症、风湿热、重症肺结核及化脓性炎症等。

3.间歇热

体温骤升达高峰后持续数小时又迅速降至正常水平,无热期可持续 1 天至数天,发热期与无热期反复交替出现,见于急性肾盂肾炎、痢疾等。

4.波状热

体温逐渐上升达 39 ℃以上,数天后又逐渐下降至正常水平,持续数天后又逐渐升高,如此反复多次,常见于布鲁菌病。

5.回归热

体温急骤上升至 39 ℃或更高,持续数天后又骤然下降至正常水平,高热期与无热期各持续若干天后,规律性交替 1 次,见于回归热、霍奇金淋巴瘤、鼠咬热等。

6.不规则热

体温曲线无一定规律,见于结核病、风湿热、渗出性胸膜炎等。

因不同的发热性疾病常具有相应的热型,病程中热型特点有助于临床诊断,但由于抗生素广泛或早期应用、退热剂及糖皮质激素的应用的影响,热型可变得不典型或不规则,应注意不能过分强调热型的诊断意义。

(六)症状体征

不同的症状、体征常提示疾病的定位。小儿急性发热中,急性上呼吸道感染是最常见的疾病,占儿科急诊首位,而绝大多数为病毒性感染,表现发热、流涕、咳嗽、咽部充血、精神好,外周血白细胞总数和中性粒细胞及 C 反应蛋白(CRP)均不增高。咳嗽、肺部啰音提示肺炎;呕吐、腹泻提示胃肠炎;发热伴面色苍白,要注意有无出血、贫血;发热时前胸、腋下出血点、瘀斑,要警惕流脑或弥散性血管内凝血(DIC);黏膜、甲床瘀点伴心脏杂音或有心脏病史者杂音发生变化时,要警惕心内膜炎;有骨关节疼痛者注意化脓性关节炎、化脓性骨髓炎、风湿热、斯蒂尔病、白血病、肿瘤;淋巴结肿大要考虑淋巴结炎、川崎病、斯蒂尔病、传染性单核细胞增多症、白血病、淋巴瘤等;发热伴抽搐要考虑热性惊厥、中毒型痢疾、颅内感染等。值得注意的是在采集病史和体格检查后,约 20% 的发热儿童没有明显感染定位灶,而其中少数为隐匿感染,包括隐匿性菌血症、隐匿性肺炎、隐匿性泌尿系统感染,极少数为早期细菌性脑膜炎。

四、与危重症相关的情况

(一)发热伴有呼吸障碍

肺炎是儿童多发病常见病,也是发展中国家 5 岁以下儿童死亡主要原因之一,因肺炎死亡的 5 岁以下儿童占该年龄小儿死亡总人数的 19%。肺炎的主要病原菌为细菌、病毒、肺炎支原体、肺炎衣原体等,重症感染多为细菌性感染,主要为肺炎链球菌、流感嗜血杆菌,也有金黄色葡萄球菌及革兰氏阴性菌等。临床最早表现为呼吸障碍,包括呼吸急促和呼吸困难,呼吸急促指新生儿呼吸频率>60 次/分,1 岁以内患儿呼吸频率>50 次/分,1 岁以上患儿呼吸频率>40 次/分;呼吸困难指呼吸费力,辅助肌呼吸也参与呼吸活动,并有呼吸频率、深度与节律改变,表现为鼻翼翕动、三凹征、点头呼吸、呼吸伴呻吟、喘息、呼气延长等。当发热出现发绀、肺部体征、呼吸障碍时,或2 岁以内患儿虽无肺部体征但血氧饱和度<95%时,均提示有肺部病变。胸片可了解肺部病变,血气分析有助于呼吸功能判断。

(二)发热伴循环障碍

皮肤苍白、湿冷、花纹、毛细血管充盈时间延长、脉搏细弱、尿量减少、血压下降均提示循环障碍,要警惕心功能不全、休克存在,伴腹泻者多为低血容量休克,伴细菌感染者则为感染性休克。

(三)严重脓毒症

脓毒症是感染引起的全身炎症反应综合征(systemic inflammatory response syndrome,

SIRS),当脓毒症合并休克或急性呼吸窘迫综合征(acute respiratory distress syndrome,ARDS)或两个以上其他脏器功能障碍即为严重脓毒症。严重脓毒症病原以细菌为主,其中葡萄球菌最多,其次为肺炎链球菌和铜绿假单胞菌,而致死率最高的是肺炎链球菌。临床以菌血症、呼吸道感染多见,其次为泌尿系统感染、腹腔感染、创伤、皮肤感染。所有感染中致死率最高的是心内膜炎和中枢神经系统感染。凡有中性粒细胞减少、血小板减少,以及应用免疫抑制剂、化学治疗(简称化疗)、动静脉置管等具有感染高危因素的患儿,一旦发热应警惕脓毒血症,血液肿瘤患儿发生脓毒血症时死亡率>60%。

（四）严重中枢神经系统感染

常有发热、抽搐、昏迷,最常见的中枢神经系统感染为化脓性脑膜炎、病毒性脑膜炎、结核性脑膜炎,均表现为前囟饱满、颈项强直、意识障碍、抽搐或癫痫持续状态。

(1)化脓性脑膜炎:新生儿以金黄色葡萄球菌为主要致病菌,3个月以内婴儿以大肠埃希菌为主要致病菌,婴幼儿以肺炎球菌、流感嗜血杆菌、脑膜炎球菌为主,年长儿主要为脑膜炎球菌和肺炎链球菌感染。

(2)病毒性脑膜炎:以柯萨奇病毒和埃可病毒感染最常见,夏秋季多见,流行性乙型脑炎夏季多见,流行性腮腺炎性脑膜炎冬春季多见,而单纯疱疹性脑膜炎无明显季节性。

(3)结核性脑膜炎:多发生于3岁以内未接种卡介苗婴幼儿,在结核感染后1年内发生。

另外,中毒型痢疾脑型急性起病会有高热、剧烈头痛、反复呕吐、呼吸不规则、嗜睡、谵妄、抽搐、昏迷等,抽搐易发生呼吸衰竭。

（五）感染性心肌炎

感染性心肌炎是感染性疾病引起的心肌局限或弥漫性炎性病变,为全身疾病的一部分,心肌炎最常见的病因是腺病毒,柯萨奇病毒A和B、埃可病毒、巨细胞病毒、人类免疫缺陷病毒(HIV)也可引起心肌炎。典型心肌炎表现有呼吸道感染症状,发热、咽痛、腹泻、皮疹、心前区不适,以及严重的腹痛、肌痛。重症者或新生儿病情凶险可在数小时至2天内暴发心力衰竭、心源性休克,表现烦躁不安、呼吸困难、面色苍白、末梢青紫、皮肤湿冷、多汗、脉细数、血压下降、心音低钝、心动过速、奔马律、心律失常等,可致死亡。

（六）泌尿系统感染

泌尿系统是小儿常见的感染部位,尤其7岁以内儿童多见,严重的泌尿系统感染可引起严重脓毒症而危及生命,泌尿系统感染大多数由单一细菌感染,混合感染少见,病原菌主要是大肠埃希菌(占60%~80%),其次为变形杆菌、克雷伯菌、铜绿假单胞菌,也有革兰氏阳性球菌如肠球菌、葡萄球菌等,新生儿泌尿系统感染中无乳链球菌占一定比例,免疫功能低下者,可发生真菌感染。此外,沙眼衣原体、腺病毒也可引起感染。年长儿常有典型尿路刺激症状;小年龄儿常缺乏典型泌尿系统症状,只表现发热、呕吐、黄疸、嗜睡或易激惹。多数小儿尤其2岁以内婴幼儿,发热是唯一症状,而尿检有菌尿改变。泌尿系统感染所致的发热未能及时治疗,可致严重脓毒症。Hober-man等报道在有发热的泌尿系统感染婴幼儿中,经^{99}Tc-二巯丁二酸肾扫描证实60%~65%为肾盂肾炎。泌尿系统感染小儿原发性膀胱输尿管反流发生率达30%~40%,值得临床注意。凡泌尿系统感染者应在专科医师指导下,进一步进行影像学检查,如超声检查、静脉肾盂造影(IVP)、排尿期膀胱尿道造影(VCUG)和放射性核素显影等。

（七）禽流感病毒感染

在我国发病的禽流感病毒(H5N1亚型)感染是鸟类的流行病,可引起人类致病,其病死率高。由鸟禽直接传播给人是人感染 H5N1 的主要形式,世界卫生组织(WHO)指出 12 岁以下儿童最易感染禽流感。人感染禽流感,其潜伏期一般为 2～5 天,最长达 15 天,感染后病毒在呼吸道主要是下呼吸道复制,可播散至血液、脑脊液。

临床特点:急性起病,早期表现为其他流感症状,常见结膜炎和持续高热,热程 1～7 天,可有呼吸道症状和消化道症状。50%患儿有肺实变体征,典型者常迅速发展为以急性呼吸窘迫综合征(ARDS)为特征的重症肺炎,值得注意的是儿童感染后,常肺部体征不明显,甚至疾病进入典型重症肺炎阶段,临床也会仅表现为上呼吸道感染症状而缺乏肺炎体征。少数患儿病情迅速发展,呈进行性肺炎、ARDS、肺出血、胸腔积液、心力衰竭、肾衰竭等多脏器功能衰竭,死亡率达 30%～70%。有以下情况者预后不佳:白细胞(WBC)计数减少,淋巴细胞减少,血小板轻度减少和氨基转移酶(转氨酶)、肌酸、磷酸激酶升高,低蛋白血症和弥散性血管内凝血(DIC)。

(八)手足口病

由柯萨奇病毒 A16 型(也可由 A5、A10 等型)及肠道病毒 71 型(EV71)引起流行,近年来在亚太地区及我国流行的手足口病部分由 EV71 感染所致,病情凶险,除手足口病变外易引起严重并发症,以脑损害多见,可引起脑膜炎、脑干脑炎、脑脊髓炎,引起神经源性肺水肿表现为急性呼吸困难、发绀、进行性低氧血症,胸部 X 线片示双肺弥漫渗出改变,引起神经源性心脏损害,出现心律失常、心脏受损功能减退、循环衰竭,死亡率高。

临床特点:①可见有手足口病表现,急性起病,手足掌、膝关节、臀部有斑丘疹或疱疹、口腔黏膜疱疹,同时伴肌阵挛、脑炎、心力衰竭、肺水肿;②生活于手足口病疫区,无手足口病表现,即皮肤、手足掌及口腔未见疱疹、皮疹,但发热伴肌阵挛或并发脑炎、急性松弛性瘫痪、心力衰竭、肺水肿,应及早诊断、早治疗。对手足口病伴发热患儿应密切观察病情变化,若出现惊跳、肌阵挛或肌麻痹、呼吸改变,可能会出现病情迅速恶化危及生命,应及时送医院抢救。

五、实验室指标

(1)依患儿危重程度选择有关实验室检查。

低危:①常规查尿常规以排除尿路感染;②不必常规做血化验或胸部 X 线片。

中危:①尿常规;②血常规、CRP;③血培养;④胸片[体温>39 ℃和/或 WBC>$20×10^9$/L 时];⑤脑脊液检查(1 岁以内)。

高危:①血常规;②尿常规;③血培养;④胸部 X 线片;⑤脑脊液;⑥血电解质;⑦血气分析。

(2)外周血白细胞总数、中性粒细胞比例和绝对值升高,若同时测血清 C 反应蛋白(CRP)升高,多提示细菌感染,当 WBC>$20×10^9$/L 时,提示严重细菌感染。

(3)CRP 在正常人血中微量,当细菌感染引发炎症或组织损伤后 2 小时即升高,24～48 小时达高峰,临床上常作为区别细菌感染和病毒感染的指标,CRP>20 mg/L 提示细菌感染,CRP<5 mg/L 不考虑细菌感染。CRP 升高幅度与细菌感染程度正相关,临床上 CRP>100 mg/L 提示脓毒症严重感染。血液病、肿瘤、自身免疫性疾病也可使其增高。

(4)血降钙素原(PCT):PCT 被公认为鉴别细菌感染和病毒感染的可靠指标,其敏感性和特异性均较 CRP 高。健康人血清水平极低,当细菌感染时,PCT 即升高,升高程度与细菌感染严重程度呈正相关,而病毒感染时 PCT 不升高或仅轻度升高。PCT>0.5 mg/L 提示细菌感染,局部或慢性感染只有轻度升高,全身性细菌感染才大幅度升高,PCT 也是细菌感染早期诊断指标和评价细菌感染严重程度的指标。

(5)尿常规:发热但无局灶性感染的 2 岁以内小儿,应常规进行尿常规检查,尿沉渣每高倍视野白细胞>5/HP 提示细菌感染。

(6)脑脊液检查:发热但无局灶性感染的小婴儿,常规脑脊液检查,脑脊液白细胞数增加提示细菌感染。

发热婴儿低危标准:临床标准为既往体健,无并发症,无中毒症状,经检查无局灶感染。实验室标准:WBC$(5\sim15)\times10^9$/L,杆状核$<1.5\times10^9$ 或中性杆状核/中性粒细胞<0.2,尿沉渣革兰氏染色阴性,或尿 WBC<5/HPF,腹泻患儿粪便 WBC<5/HPF,脑脊液 WBC<8/mm^3,革兰氏染色阴性。

严重细菌感染筛查标准:①外周血白细胞总数$>15\times10^9$/L;②尿沉渣白细胞>10/HP;③脑脊液白细胞$>8\times10^6$/L,革兰氏染色阳性;④胸部 X 线片有浸润。

六、发热的处理

发热如不及时治疗,极易引起高热惊厥,将给小儿身体带来一定损害,一般当体温(腋温)>38.5 ℃时予退热剂治疗,WHO 建议当小儿腋温>38 ℃应采用安全有效的解热药治疗。

(一)物理降温

物理降温包括降低环境温度、温水浴、冷盐水灌肠、冰枕、冰帽和冰毯等。新生儿及小婴儿退热主要采取物理降温,如解开衣被、置 $22\sim24$ ℃室内或温水浴降温为主。物理降温时按"热以冷降,冷以温降"的原则,即高热伴四肢热、无寒战者予冷水浴、冰敷等降温,而发热伴四肢冰冷、畏寒、寒战者予 $30\sim35$ ℃温水或$30\%\sim50\%$的温乙醇擦浴。

(二)药物降温

物理降温无效时,可用药物降温。儿童解热药应选用疗效明确、可靠安全、不良反应少的药物,常用对乙酰氨基酚、布洛芬、阿司匹林等。

1.对乙酰氨基酚

对乙酰氨基酚为非那西丁的代谢产物,是 WHO 推荐作为儿童急性呼吸道感染所致发热的首选药。每次$10\sim15$ mg/kg,$4\sim6$小时可重复使用,每天不超过 5 次,疗程不超过 5 天,3 岁以内的小儿 1 次最大量<250 mg。服药 $30\sim60$ 分钟血药浓度达高峰,不良反应少,但肝肾功能不全或大量使用者可出现血小板减少、黄疸、氮质血症。

2.布洛芬

布洛芬是环氧化酶抑制剂,是美国食品药品监督管理局唯一推荐用于临床的非甾体抗炎药。推荐剂量为每次$5\sim10$ mg/kg,每 $6\sim8$ 小时 1 次,每天不超过 4 次。该药口服吸收完全,服药后$1\sim2$ 小时血药浓度达高峰,半衰期$1\sim2$小时,心功能不全者慎用,有尿潴留、水肿、肾功能不全者可发生急性肾衰竭。

3.阿司匹林

阿司匹林是应用最广泛的解热镇痛抗炎药,因不良反应比对乙酰氨基酚大得多,故 WHO 不推荐3 岁以下婴幼儿呼吸道感染时应用,目前不做常规解热药用,主要限用于风湿热、川崎病等。剂量每次 $5\sim10$ mg/kg,发热时服 1 次,每天 $3\sim4$ 次。用量大时可引起消化道出血,某些情况下可引起瑞氏综合征(如患流感、水痘时)、过敏性哮喘、皮疹。

4.阿司匹林赖氨酸盐

阿司匹林赖氨酸盐为阿司匹林和赖氨酸的复方制剂,用于肌内、静脉注射,比阿司匹林起效快、作用强。每次 10～25 mg/kg,不良反应少。

5.萘普生

解热镇痛抗炎药,解热作用为阿司匹林的 22 倍。每次5～10 mg/kg,每天 2 次。口服后 2～4 小时血药浓度达高峰,半衰期为13～14 小时,适用于贫血、胃肠疾病或其他原因不能耐受阿司匹林、布洛芬的患儿。

6.类固醇抗炎退热药

类固醇抗炎退热药又称肾上腺糖皮质激素,通过非特异性抗炎、抗毒作用,抑制白细胞致热原生成及释放,并降低下丘脑体温调节中枢对致热原的敏感性而起退热作用,并减轻临床不适症状。但因为:①激素可抑制免疫系统,降低机体抵抗力,诱发和加重感染,如结核病、水痘、带状疱疹等;②在病因未明前使用激素可掩盖病情,延误诊断治疗,如急性白血病患儿骨髓细胞学检查前使用激素,可使骨髓细胞形态不典型而造成误诊;③激素退热易产生依赖性,除对超高热、脓毒症、脑膜炎、病毒性脑膜炎或自身免疫性疾病可使用糖皮质激素外,对病毒感染应慎用,严重变态反应和全身真菌感染禁用。必须指出的是糖皮质激素不应作为普通退热药使用,因其对机体是有害的。

7.冬眠疗法

超高热、脓毒症、严重中枢神经系统感染伴有脑水肿时,可用冬眠疗法,氯丙嗪+异丙嗪首次按 0.5～1 mg/kg,首次静脉滴注入半小时后,脉率、呼吸均平稳,可用等量肌内注射 1 次,待患儿沉睡后,加冰袋降温,对躁动的患儿可加镇静剂,注意补足液体,维持血压稳定。一般用药 2～4 小时后体温下降至 35～36 ℃(肛温),一般每 2～4 小时重复给冬眠合剂 1 次。

退热剂不能预防热性惊厥,不应以预防惊厥为目的使用退热剂。通常不宜几种退热剂联合使用或交替使用,只在首次用退热剂无反应时,考虑交替用两种退热剂。没有感染指征或单纯病毒感染不应常规使用抗菌药物。急性重症感染或脓毒症时,宜早期选用强力有效抗菌药物,尽早静脉输注给药,使用强力有效抗菌药物后才能使用激素,且在停用抗菌药前先停激素。

(董晓明)

第二节　呼吸困难

呼吸困难指患者主观上感觉到缺氧和呼吸费力,客观上表现为辅助呼吸肌参与呼吸运动,出现呼吸增快,或呼吸节律、深度及呼气与吸气比值发生改变。

一、发生机制

正常呼吸维持是一个复杂的生理过程,包括呼吸中枢的控制,神经、化学感受器的反射调节,胸廓的正常结构及运动,呼吸道畅通及足够通气,血循环正常,使吸入肺泡的氧气能与血液中的二氧化碳进行有效的交换等。在病理因素作用下,以上任何一环节发生障碍,均可引起机体缺氧和/或二氧化碳潴留而致呼吸困难。机体通过辅助呼吸肌参与呼吸运动及呼吸频率、深度等的改变进行代偿,有时仍可维持血气正常;当代偿不全时,即可导致动脉血氧分压(PaO_2)降低和/或动脉血二氧化碳分压($PaCO_2$)升高,严重者出现低氧血症(Ⅰ型呼吸衰竭)和/或高碳酸血症

（Ⅱ型呼吸衰竭）。

二、病因及分类

临床上根据病因和发生部位不同,呼吸困难可归纳为肺源性、心源性、中毒性、神经精神性和血源性呼吸困难。

（一）肺源性呼吸困难

呼吸系统疾病时,通气、换气功能障碍导致机体缺氧和/或二氧化碳潴留所致。临床上又可细分为三种类型。

1.吸气性呼吸困难

炎症、水肿、痉挛、异物或肿瘤等因素使上呼吸道(喉部、气管、支气管等)狭窄和阻塞所致。表现为吸气显著费力,吸气相延长,严重者由于呼吸肌极度用力,胸腔负压增加而出现三凹征。喉部炎性水肿导致狭窄时,可伴有犬吠样咳嗽;喉软骨发育不全梗阻时,可出现高调吸气性喉鸣;鼻腔或咽部梗阻时则可出现张口呼吸及鼾声。此外,较小婴儿常不会张口呼吸,也可引起吸气性呼吸困难。

2.呼气性呼吸困难

主要由于肺泡弹性减弱和/或细小支气管等下呼吸道炎症、水肿和痉挛。常见于喘息性支气管炎、支气管哮喘和弥漫性泛细支气管炎等疾病。表现为呼气费力和缓慢,呼气时间延长,可伴有呼吸音降低和呼气哮鸣音。

3.混合性呼吸困难

主要由于肺或胸腔病变使肺泡面积减少,换气功能出现障碍。见于重症肺炎、重症肺结核、严重肺不张、弥漫性肺间质性疾病、大量胸腔积液、气胸和广泛性胸膜增厚等疾病,表现为吸气和呼气均费力,呼吸频率增快,深度变浅,可伴有异常呼吸音和湿啰音。

（二）心源性呼吸困难

主要见于各种严重心血管疾病,如先天性心脏病、心肌炎和心力衰竭等引起,表现为混合性呼吸困难。

左心衰竭所致的呼吸困难较为严重,其发生原因和机制为:①肺淤血,气体弥散能力下降。②肺泡弹性减退,肺活量减少。③肺泡张力增高及肺循环压力增高,对呼吸中枢具有反射性刺激作用。

急性左心衰竭患儿可出现夜间阵发性呼吸困难和心源性哮喘,其发生原因和机制是:①睡眠时迷走神经兴奋性增高,冠状动脉收缩,心肌供血减少,心功能降低;②小支气管收缩,肺通气量减少;③卧位时肺活量减少,下半身静脉回心血量增加,使肺淤血加重;④睡眠时呼吸中枢敏感性降低,对肺淤血引起的轻度缺氧反应迟钝,只有当淤血加重、缺氧明显时才会刺激呼吸中枢引起应答反应。

右心衰竭所致的呼吸困难相对较轻,主要体循环淤血所致。其发生机制是:①右心房和上腔静脉压升高,刺激压力感受器反射性地兴奋呼吸中枢;②血氧含量降低,无氧酵解增强,酸性代谢产物(乳酸、丙酮酸等)增加,刺激呼吸中枢;③胸腔积液、腹水、淤血性肝大,使呼吸运动受限。儿科临床上主要见于某些先天性心脏病和重症肺炎合并右心衰竭者。

此外,各种原因所致的急性或慢性心包积液也可引起呼吸困难,主要机制是大量心包渗出液填塞心包或心包纤维性增厚、钙化并发生缩窄,使心脏舒张受限,体循环淤血所致。

(三)中毒性呼吸困难

由代谢性酸中毒、某些中枢神经抑制药(巴比妥类和吗啡类等)、某些化学毒物(一氧化碳、亚硝酸盐、苯胺类等)引起。水杨酸盐和氨茶碱中毒也可兴奋呼吸中枢引起呼吸深快。各种原因(重症感染并休克、心肺复苏后、慢性肾小球肾炎并尿毒症、糖尿病酮症酸中毒、有机酸血症等)所致代谢性酸中毒时,酸性代谢产物堆积,动脉血 H^+ 浓度增高,刺激颈动脉窦和主动脉体化学感受器,或脑脊液中 H^+ 浓度增高,直接刺激呼吸中枢,使肺通气量增大,出现呼吸困难(深大呼吸)。巴比妥类、吗啡类等中枢神经抑制药中毒时,可抑制呼吸中枢引起呼吸困难;一氧化碳、亚硝酸盐和苯胺类等可与血红蛋白结合,分别形成碳氧血红蛋白和高铁血红蛋白,使之失去携氧能力,导致组织细胞缺氧,出现呼吸困难;氰化物等化学毒物可抑制细胞色素氧化酶的活性,影响细胞呼吸作用(细胞内窒息),导致组织缺氧,出现呼吸困难。

(四)神经精神性呼吸困难

神经性呼吸困难主要是各种原因所致颅内压增高和/或供血减少刺激/损害呼吸中枢所致,如脑炎、脑膜炎、中毒性脑病、颅内出血、缺氧缺血性脑病等均可引起呼吸中枢过度兴奋,最终导致脑水肿、颅内压增高及脑疝,引起呼吸困难,严重者出现呼吸衰竭。急性感染性多发性神经根炎、脊髓灰质炎、急性脊髓炎、重症肌无力危象、严重低钾血症、有机磷中毒、肉毒中毒所致末梢神经和/或呼吸肌麻痹而引起的呼吸困难,也属神经性呼吸困难范畴(严格地说,应该是神经肌肉性呼吸困难)。精神性呼吸困难主要是过度通气诱发呼吸性碱中毒(如通气过度综合征)所致。

(五)血源性呼吸困难

严重贫血患者,红细胞数量减少,血氧含量下降,不能满足机体组织对氧的需求,刺激呼吸中枢,代偿性引起呼吸困难。若存在贫血性心功能不全时,呼吸困难更加明显。大出血或休克时,由于缺氧和血压下降,刺激呼吸中枢,呼吸加快。

三、诊断与鉴别诊断

正常小儿呼吸频率:新生儿为 40 次/分,婴幼儿为 30 次/分,儿童为 20 次/分左右。发现患儿存在呼吸困难时,应正确判断呼吸困难的程度,并积极寻找呼吸困难的原因,并对其进行正确分类。

(一)呼吸困难的程度

临床上,将呼吸困难程度分为轻、中、重三度,具体如下。①轻度:患儿仅表现为呼吸增快或节律略有不整,哭闹或活动后可出现轻度青紫,睡眠不受影响。②中度:患儿烦躁不安,呼吸急促,可有节律不整,鼻翼翕动,点头呼吸,明显三凹征(吸气时胸骨上窝、锁骨上窝和肋间隙凹陷),活动受限,影响睡眠,安静时口周青紫,吸氧后有所缓解。③重度:上述呼吸困难症状明显加重,患儿极度烦躁或处于抑制状态,可出现张口呼吸、端坐呼吸、呻吟喘息,且有呼吸深度和节律改变(呼吸表浅或深浅不一、呼吸暂停等),口周及四肢末梢青紫严重,吸氧不能使青紫缓解。明确呼吸困难的严重程度,对临床治疗具有重要指导意义。

(二)呼吸困难的病因

临床上,明确呼吸困难的病因并正确分类(肺源性、心源性、中毒性、神经精神性和血源性呼吸困难)在疾病诊断、鉴别诊断和治疗方面具有极其重要意义。

1.肺源性呼吸困难

主要由上呼吸道疾病、下呼吸道疾病、胸腔及胸廓疾病等引起。

（1）上呼吸道疾病：鼻后孔闭锁、鼻炎、鼻甲肥大、皮-罗综合征（小下颌和舌后坠）、巨舌症、先天性喉喘鸣（喉软骨软化病）、喉蹼、喉囊肿、扁桃体炎（极度肥大）、咽后壁脓肿、会厌炎、急性喉气管支气管炎、声门下狭窄、气管软化、气管异物、气管外部受压（颈部、纵隔肿瘤或血管畸形）等。

（2）下呼吸道疾病：各种肺炎、休克肺、透明膜病、胎粪吸入综合征、支气管肺发育不良、支气管扩张、肺水肿、肺出血、肺不张、肺大疱、肺囊肿、肺隔离症、肺脓肿、肺栓塞、急性呼吸窘迫综合征、膈疝、朗格汉斯细胞组织细胞增生症、特发性肺含铁血黄素沉着症、肺泡蛋白沉积症和肺部肿瘤等。

（3）胸腔及胸廓疾病：各种病因所致胸腔积液、气胸、液气胸、纵隔积气、胸廓畸形，或腹压增高（腹水、腹胀或腹部肿物）使膈肌运动受限等。

不同年龄小儿，引起其不同类型肺源性呼吸困难的病因有所不同。不同年龄患儿肺源性呼吸困难的常见病因见表 2-2。

表 2-2　不同年龄患儿肺源性呼吸困难的常见病因

类型	新生儿	婴幼儿	年长儿
吸气性呼吸困难	急性上呼吸道感染、先天性喉蹼、先天性喉软骨软化病、鼻后孔闭锁、声门下狭窄、皮-罗综合征	急性喉炎、喉头水肿、喉痉挛、咽后壁脓肿、支气管异物、气管炎	感染、过敏、化学刺激所致急性喉梗阻、气管异物
呼气性呼吸困难	慢性肺疾病（支气管肺发育不良）	毛细支气管炎、婴幼儿哮喘、支气管淋巴结结核	儿童哮喘病、肺嗜酸性粒细胞浸润症
混合性呼吸困难	透明膜病、胎粪吸入综合征、肺出血、肺不张、肺水肿、肺发育不全、先天性膈疝、食管气管瘘、新生儿肺气漏、脓胸	支气管肺炎、肺结核、脓胸、气胸、肺气肿、肺不张、肺水肿、肺大疱、纵隔气肿	肺炎、肺脓肿、脓胸、气胸、肺气肿、肺不张、肺水肿、支气管扩张、支气管异物、结缔组织病肺部浸润、胸部外伤

2.心源性呼吸困难

呼吸困难是心力衰竭的常见症状，可见于各种心血管疾病如先天性心脏病、风湿性心脏病、病毒性心肌炎、心肌病、心内膜弹力纤维增生症合并心力衰竭。青紫性心脏病（法洛四联症、重度肺动脉狭窄、肺动脉高压、肺动静脉瘘等）缺氧发作、心律失常（阵发性室上性心动过速等）、急性或慢性心包积液时，可出现呼吸困难。此外，急性肾小球肾炎严重循环充血、严重贫血患儿并心力衰竭时，也可出现呼吸困难。

左心衰竭所致的呼吸困难较为严重，其临床特点为：①基础疾病存在，如风湿性心脏病等。②活动时呼吸困难出现或加重，休息时减轻或消失；卧位时明显，坐位或立位时减轻，故患儿病情较重时，往往被迫采取半坐位或端坐位（端坐呼吸）。③两肺底或全肺可闻及湿啰音。④心影异常，肺野充血或肺水肿。⑤应用强心药、利尿剂和血管扩张药改善左心功能后，呼吸困难好转。

急性左心衰竭时，患者夜间出现阵发性呼吸困难，表现为睡眠中突感胸闷气急而清醒，惊恐不安，被迫坐起。轻者数分钟内症状逐渐减轻或消失；重者端坐呼吸，面色青紫，大汗淋漓，出现哮鸣音，咳粉红色泡沫痰，两肺底湿啰音，心率增快，可有奔马律（心源性哮喘）。

右心衰竭所致的呼吸困难相对较轻，主要由体循环淤血所致。其临床特点是：①基础疾病所致,如重症肺炎和某些先天性心脏病等。②静脉压升高表现,包括颈静脉曲张、淤血性肝大和下肢水肿等。③心率、呼吸增快,口周青紫。④应用强心药和利尿剂后,呼吸困难好转。

临床上,呼吸困难患儿有时伴有哮喘,其病因可以是肺源性,也可以是心源性。两者的鉴别非常重要,因为其治疗方法完全不同。肺源性与心源性哮喘的鉴别见表2-3。

表 2-3　肺源性和心源性哮喘的鉴别

	肺源性哮喘	心源性哮喘
病史	既往有哮喘病史、过敏病史	既往有心脏病史
发作时间	任何时候,冬、春、秋季多发	常在夜间睡眠时出现,阵发性,端坐呼吸
肺部体征	双肺哮鸣音,呼气延长,可有其他干、湿啰音	双肺底可闻及较多湿啰音
心脏体征	正常	心脏扩大,心动过速,奔马律,器质性心脏杂音
胸部 X 线片	肺野透亮度增加,肺气肿	肺淤血表现、心脏扩大

3.中毒性呼吸困难

严重代谢性酸中毒,巴比妥类及吗啡类等中枢神经抑制药和有机磷中毒时,均可出现呼吸困难。

代谢性酸中毒呼吸困难的特点是:①基础疾病(糖尿病酮症和尿毒症等)存在;②呼吸深长而规则,可伴有鼾音,即所谓酸中毒深大呼吸(库斯莫尔呼吸)。

中枢性抑制药引起呼吸困难的特点是:①药物中毒史;②呼吸缓慢、深度变浅,伴有呼吸节律改变,即所谓潮式呼吸或间停呼吸。

此外,一氧化碳中毒所致碳氧血红蛋白血症,亚硝酸盐、苯胺类、磺胺和非那西丁所致高铁血红蛋白血症,苦杏仁等含氰苷果仁中毒,氰化物中毒所致组织细胞缺氧(细胞内窒息症)等也可引起呼吸困难。

4.神经精神性呼吸困难

该症多见于重症颅脑疾病(脑出血、脑炎、脑膜炎、脑脓肿、脑外伤及脑肿瘤等),表现为呼吸深慢,并有呼吸节律改变,如双吸气(抽泣样呼吸)、呼吸突然停止(呼吸遏止)等中枢性呼吸衰竭症状,同时伴昏迷、反复惊厥或青紫等。少部分患儿可出现呼吸中枢过度兴奋表现,如呼吸急促、深大,严重者发生呼吸性碱中毒。肋间肌麻痹患儿除有辅助呼吸肌参与呼吸运动出现三凹征外,尚有呼吸急促、表浅及矛盾呼吸运动,即吸气时胸廓下陷而腹部隆起,呼气时则相反。呼吸肌麻痹患儿在呼吸困难的同时,常伴有肢体弛缓性瘫痪或吞咽困难(舌咽肌麻痹)。膈肌麻痹时腹式呼吸消失,X 线透视下无横膈运动。神经性(心因性)呼吸困难主要见于通气过度综合征患者,多见于女性青少年,自觉憋气、头晕、乏力、焦虑,呼吸困难突然发生,为叹息样呼吸,有时伴手足抽搐。

5.血源性呼吸困难

该症主要见于严重贫血、大出血和休克患者。患儿因红细胞数量减少,血氧含量下降,刺激呼吸中枢,反射性引起呼吸困难。若存在贫血性心功能不全时,临床上呼吸困难更加明显,表现为呼吸浅和心率快同时出现。大出血和休克时,由于有效血容量下降,血压下降和组织缺氧,反射性刺激呼吸中枢引起呼吸加快。

(董晓明)

第三节 咯 血

喉及喉以下呼吸道任何部位的出血,经口腔排出称为咯血。婴幼儿及体弱患儿不易将咯出物从口腔清除,而是被吞咽后经肠道排出,亦可经鼻腔溢出或涌出。咯血可表现为痰中带血丝,或血与痰混合,或血凝块,或大量鲜血。依据出血量的多少可将咯血分为三度:①Ⅰ度,痰中带血,失血量少于有效循环血量的5%,外周血红细胞计数及血红蛋白值无明显改变;②Ⅱ度,1次或反复加重的咯血,失血量达有效循环血量的5%~10%,外周血红细胞计数及血红蛋白值较出血前降低10%~20%;③Ⅲ度,大口咯血,口鼻喷血,失血量大于有效循环血量的15%,血压下降,外周血红细胞计数及血红蛋白值较出血前降低20%以上。咯血量与病因或病变性质有关,而与病变范围或病变的严重程度并不一定平行。如特发性肺含铁血黄素沉着症患儿,咯血症状常不明显,但是肺泡壁、毛细血管壁变性、增生及肺泡腔、细支气管腔出血量较多,常引起严重贫血及呼吸道阻塞症状。因此对大量咯血者要高度警惕,采取积极有效的止血措施,对仅有少量咯血症状者也不应疏忽麻痹,要详细询问病史,细致检查,弄清原因,妥善处理。

一、病因

咯血的病因很多,涉及面很广,主要有以下五种。

(一)气管、支气管疾病

如支气管扩张症、支气管内膜结核、气管炎、支气管炎、气管支气管肿瘤、支气管结石、支气管囊肿等。

(二)肺部疾病

例如:肺炎链球菌、金黄色葡萄球菌、流感嗜血杆菌等引起的细菌性肺炎;腺病毒、流感病毒、呼吸道合胞病毒等引起的病毒性肺炎;白念珠菌、放线菌、曲霉、隐球菌、毛霉等引起的真菌性肺炎、支原体肺炎、衣原体肺炎、肺孢子菌肺炎、肺结核;肺吸虫、血吸虫、蛔虫、钩虫、丝虫等引起的肺部寄生虫感染;特发性肺含铁血黄素沉着症;弥漫性肺间质纤维化;肺部肿瘤;肺隔离症;肺出血-肾炎综合征;肺泡蛋白沉积症;肺囊肿等。

(三)心血管、肺循环改变

其主要包括各种原因引起的肺动脉高压、左心衰竭、肺动静脉瘘、心脏瓣膜病、肺栓塞等。

(四)全身性疾病

如新生儿出血症、血友病、白血病、再生障碍性贫血、弥散性血管内凝血、血小板减少性紫癜、贝赫切特综合征、系统性红斑狼疮、流行性出血热、遗传性毛细血管扩张症等。

(五)理化因素刺激

理化因素刺激主要包括放射性肺炎、异物吸入、胸部外伤、氯气、碳酸铵等。

二、发病机制

(一)肺部微血管壁通透性增加

当肺部感染、中毒、血管栓塞时,病原体及代谢产物可直接损伤微血管或通过血管活性物质间接使微血管通透性增加,红细胞自扩张的微血管内皮细胞间隙进入肺泡引起咯血,该类咯血一般量比较少。

(二)支气管及肺血管壁损伤破裂

异物、外伤、医疗操作可直接损伤支气管、肺血管壁,病变直接侵犯血管,使血管破裂出血,常见的有空洞型肺结核、支气管扩张症、动脉瘤等。血管破裂所致咯血常为大咯血。

(三)肺血管压力增高

各种原因引起的肺血管压力增高,达到一定程度,红细胞通过血管壁向肺泡内渗透,出现咯血。如原发性肺动脉高压、左心衰竭引起肺静脉压力增高、肺淤血等均可致咯血。

(四)凝血功能障碍

白血病、血友病、弥散性血管内凝血等由于凝血功能障碍,在全身出血的基础上亦可出现咯血。

(五)血管活性物质代谢障碍

肺部参与前列腺素、5-羟色胺、血小板活化因子、血管紧张素等多种血管活性物质的代谢,以及肺部病变可直接影响血管活性物质形成、释放、灭活,进而影响血管的舒缩效应,促使血小板聚集引起肺血管微血栓形成,而致咯血。

(六)其他

有 10%～20%咯血患儿,经各项检查均未能发现引起咯血的原发疾病,称此为特发性咯血。

三、诊断

(一)确定是否为咯血

咯血是指喉及喉以下呼吸道任何部位的出血,经口腔排出,因此首先要排除口腔及鼻咽部的出血,其次要注意与呕血进行鉴别(表 2-4)。

表 2-4　咯血与呕血的鉴别

鉴别要点	咯血	呕血
病史	多有心肺病病史	多有胃病、肝病史
出血方式	咳出	呕出
出血前症状	咽部痒感、胸闷、咳嗽等	上腹部不适、恶心、呕吐等
血的颜色	多为鲜血	多为暗红、棕黑
血中混有物	痰、泡沫	常有食物残渣、胃液
酸碱反应	碱性	酸性
粪便	无改变,除非吞咽部分血液	黑便、柏油样便
出血后的症状	常有少量血痰数天	无血痰
胸部 X 线片	有肺部病变	无肺部病变
肺部体征	常有湿啰音	无阳性体征

(二)病史

应详细询问年龄、性别、病程、服药史、咯血量、性状、伴随症状,以及是否早产、有无高浓度吸氧史、麻疹史、百日咳病史、结核接触史等。小婴儿咯血可见于先天性支气管肺畸形或发育不良、肺囊性纤维化等;儿童及青少年咯血可见于气管与支气管炎症、支气管扩张、肺结核、特发性肺含铁血黄素沉着症等;女性周期性咯血要考虑子宫内膜异位症。咯粉红色泡沫痰见于左心衰竭、肺水肿;铁锈色痰见于大叶性肺炎;砖红色胶冻样痰见于克雷伯杆菌肺炎。

（三）体格检查

对咯血患儿查体应观察精神反应、营养状况及有无全身出血表现、有无杵状指（趾）等,特别要对患儿进行全面细致、反复的胸部检查。

（四）相关辅助检查

1.痰液检查

痰液检查是重要的检查项目,包括肉眼观察痰液的颜色,如红色、粉红色、褐色均提示含有血液,粉红色泡沫痰见于肺水肿,铁锈色痰见于大叶性肺炎,果酱样痰见于肺吸虫病,脓血痰见于支气管扩张等。除肉眼观察外检查方式还有痰涂片、细菌及真菌培养、病毒分离等。

2.血液检查

主要查血常规及凝血功能。

3.影像学检查

主要包括胸部透视、胸片、胸部 CT、CT 仿真支气管镜等检查。

4.纤维支气管镜检查

可以明确出血原因及部位,并进行止血治疗,一般多用于止血效果不佳、诊断不明确的患儿。

5.动脉造影

有利于发现动脉瘤、有无血管栓塞,并对栓塞进行治疗。

四、鉴别诊断

（一）支气管扩张

多数患者有反复咯脓痰、咯血病史,有呼吸道感染、麻疹、百日咳、肺炎后咳嗽迁延不愈等,高分辨率CT 显示支气管腔扩大的异常影像学改变,纤维支气管镜检查或局部支气管造影,可明确扩张的部位。

（二）大叶性肺炎

典型患者一般起病较急,有发热、咳嗽、胸痛、咯铁锈色痰等临床症状,致病菌以肺炎链球菌最多见,其次为葡萄球菌、大肠埃希菌、肺炎克雷伯杆菌等,胸部 X 线片显示肺叶或肺段的实变阴影。

（三）肺结核

典型患者有午后低热、盗汗、疲乏无力、体重减轻等结核中毒症状,结合卡介苗接种史、结核病接触史、结核菌素试验等对明确诊断有较大帮助,胸片可见病变多在肺门,表现为肺门结构不清或肿块影或为原发病灶、淋巴管炎、淋巴结炎组成的典型的"哑铃"状改变,痰中可找到结核分枝杆菌,一般抗菌治疗无效。

（四）气管、支气管炎

一般咯血量少,多表现为痰中带血,不持续,一般不反复,胸片表现为肺纹理增粗、紊乱,抗感染治疗有效。

（五）肺部真菌病

常发生于免疫力低下的患儿,长期应用抗生素、激素、免疫抑制剂或婴幼儿肺炎迁延不愈时,要考虑继发肺部真菌感染。肺部体征及胸片较一般肺部感染无特异性改变,经痰液或血液培养出真菌是确诊的依据。

（六）肺含铁血黄素沉着症

本病大多在7岁以前发病，以反复咳嗽、咯血、气促、喘鸣伴明显贫血为特征，贫血程度与咯血量不成比例，贫血为小细胞低色素性贫血，痰或胃液中查见含铁血黄素吞噬细胞是诊断的主要依据。

（七）肺栓塞

典型患者多因血栓性静脉炎或先天性心脏病，或在外伤、手术后突然出现胸闷、胸痛、呼吸困难、咯血等症状，胸片及CT可见尖端指向肺门的楔形阴影，心电图检查可出现异常改变。

（八）弥散性血管内凝血

典型患者有导致弥散性血管内凝血的基础疾病，有多发出血倾向，血小板明显下降或进行性下降，凝血功能异常，咯血可为其全身出血的一部分。

五、治疗

咯血的治疗重点是及时制止出血，保持呼吸道通畅，防止气道阻塞窒息，维持患儿的生命功能，并同时进行病因治疗。

（一）一般治疗

1.镇静、休息与对症处理

Ⅰ度咯血出血量少，一般无须特殊处理，适当减少活动量，对症处理即可。Ⅱ度及Ⅱ度以上咯血常可危及患儿生命，应作紧急处理。首先宜取半卧位，如果发生大咯血窒息时，则取头低足高位，轻拍背部，使血液排出；如不能迅速改善，应及时气管插管，以保持气道通畅，并清除积血。镇静一般用苯巴比妥，镇咳药物一般不用，咳嗽剧烈时，酌情应用二氧丙嗪、喷托维林等，吗啡有强烈的抑制中枢咳嗽反射的作用，不宜使用。

2.观察与护理

进食易消化食物，保持排便通畅，避免用力屏气排便，对Ⅱ度及Ⅱ度以上咯血的患儿，应监测心率、呼吸、脉搏及血压，并做好大咯血与窒息的各项抢救准备。

（二）止血药物的应用

止血药物主要通过改善凝血机制、毛细血管及血小板功能而起作用。常用的止血药物有巴曲酶、酚磺乙胺、叶绿基甲萘醌（维生素 K_1）、氨基己酸、垂体后叶素、高渗氯化钠等。

（三）纤维支气管镜下止血

纤维支气管镜不仅能帮助确定出血部位，同时能清理积血并进行镜下止血治疗。

（四）手术治疗

出血部位明确，大咯血经内科治疗、保守治疗无效，有发生窒息和休克可能，但无手术禁忌者，应及时手术治疗，以挽救患儿生命。

（五）病因治疗

细菌、真菌、寄生虫、结核分枝杆菌、病毒感染引起者，及时予以有效的抗菌、驱虫及抗病毒治疗；对自身免疫性疾病、肺含铁血黄素沉着症等所致者，及时予以皮质激素治疗；对肿瘤引起者，应及时手术治疗。

六、咯血并发窒息的识别抢救

窒息是咯血患儿迅速死亡的主要原因，应及早识别和抢救。当患儿出现：①烦躁不安、气促、发绀;②突然呼吸困难,伴明显痰鸣音、神情呆滞、发绀;③咯血突然中止,呼吸困难加剧、张口瞪目、双手乱抓、面色转灰白,均提示有窒息发生,应立即采取急救措施,重点是保持呼吸道通畅和纠正缺氧,将患儿置头低足高位,轻拍患儿背部,并清除口腔内血凝块,如不能迅速改善,则立即予以气管插管或气管切开,通畅气道,抢救的同时予以高流量吸氧。

（董晓明）

第四节　呕　　吐

　　呕吐是致吐因素通过呕吐中枢引起食管、胃、肠逆蠕动,并伴腹肌强力痉挛性收缩,迫使胃内容物从口腔、鼻腔排出。呕吐是儿科最常见的症状之一,消化系统和全身其他系统的疾病均可引起呕吐,其表现轻重不一。剧烈呕吐可致全身水、电解质紊乱及酸碱平衡失调,甚至危及生命,长期慢性呕吐可导致营养不良和生长发育障碍。

一、诊断与鉴别诊断

　　呕吐病因错综复杂,根据病因分类见表 2-5。

表 2-5　呕吐分类

类型	疾病
感染	①消化道为急性胃肠炎,消化性溃疡,病毒性肝炎,胰腺炎,胆囊炎,阑尾炎,肠道寄生虫病;②呼吸道为发热,扁桃体炎,中耳炎,肺炎;③中枢神经系统为颅内感染(脑炎、脑膜炎、脑脓肿);④尿路感染,急性肾小球肾炎或肾盂肾炎,尿毒症;⑤败血症
消化道梗阻	肠梗阻,肠套叠,中毒性肠麻痹,先天性消化道畸形(食管闭锁、肥厚性幽门狭窄、肠闭锁、肠旋转不良、巨结肠、肛门、直肠闭锁)
中枢神经病变	颅内占位性病变、颅脑损伤,颅内出血,呕吐型癫痫,周期性呕吐
代谢性疾病	糖尿病,酮症酸中毒,肾小管性酸中毒,低钠血症,肾上腺危象
中毒及其他	药物、农药、有机溶剂、金属中毒,误吞异物,晕车(船)

（一）诊断程序

1.首先要了解呕吐的时间、性质、内容物及伴随的症状

（1）时间:呕吐的时间随疾病不同而异。出生后即出现呕吐多为消化道畸形,肥厚性幽门狭窄的患儿常在出生后 2 周发生呕吐。进食后立即出现呕吐多提示食管和贲门部位病变。突然发生的呕吐且与进食相关者,考虑急性胃(肠)炎或食物中毒。

（2）性质:呕吐可分为 3 种类型,即溢乳、普通呕吐、喷射性呕吐。溢乳是奶汁从口角溢出,多发生在小婴儿;普通呕吐是呕吐最常见的表现;喷射性呕吐是大量的胃内容物突然从口腔、鼻孔喷涌而出,常由于颅内高压、中枢神经系统感染、幽门梗阻等引起。

（3）内容物:酸性呕吐物混有食物或食物残渣,常见于急性胃炎、溃疡病;呕吐物含有隔天宿食,见于幽门梗阻;呕吐物为咖啡色内容物时,考虑为上消化道出血、肝硬化、食管胃底静脉曲张破裂出血;呕吐物伴胆汁,提示胆汁反流性胃炎,呕吐严重者可见于高位小肠梗阻及胆管蛔虫病;

27

呕吐物有粪汁或粪臭,见于低位肠梗阻。

(4)伴随的症状:呕吐伴腹泻提示急性胃肠炎;呕吐伴便血多为消化道出血;呕吐伴腹胀,无粪便,可能消化道梗阻;呕吐伴婴儿阵发性哭吵可见于肠套叠、嵌顿疝;呕吐伴腹痛要排除胆囊炎、胰腺炎、腹膜炎;呕吐伴有发热要考虑感染性疾病;呕吐伴有头痛、嗜睡、惊厥多为中枢神经系统感染。

2.体格检查

全身状态的检查不可忽视,如体温、脉搏、呼吸、血压、神志、精神状态等常可反映病情的轻重。重点检查腹部体征,是否有肠型、压痛、包块、肠鸣音等。例如:腹胀,甚至皮肤发亮并伴有静脉曲张,有肠型,说明有肠梗阻可能;右上腹触及包块,可能为肥厚性幽门狭窄;疑有中枢病变,应仔细检查脑膜刺激征及病理反射。

3.辅助检查

(1)常规检查。①血、尿、粪便常规检查:常可初步明确呕吐原因。②血电解质检查:常可了解呕吐的程度及电解质紊乱情况。

(2)特殊检查。①腰椎穿刺脑脊液检查:疑有颅内感染的患者应进行脑脊液检查。②肝功能:可帮助了解肝胆疾病的情况。③腹部B超:可了解腹部脏器及包块性疾病。④腹部X线与钡餐、电子胃镜检查:有助于诊断消化道的畸形、梗阻,食管、胃部炎症和溃疡性疾病。⑤头颅计算机断层扫描术(CT)和磁共振成像(MRI):可确诊有无颅内出血、占位性病变。

(二)诊断思维

1.不同年龄阶段引起的呕吐

不同年龄阶段引起呕吐的疾病见表 2-6。

表 2-6 不同年龄阶段引起呕吐的疾病

	内科疾病	外科疾病
新生儿期	新生儿感染、颅脑损伤、羊水吞入	消化道畸形、肥厚性幽门狭窄
婴幼儿期	喂养不当、胃食管反流、消化道感染、中枢感染、中毒性疾病	消化道畸形、胃食管异物、急腹症(肠梗阻、胆管蛔虫病、肠套叠)
儿童期	消化道炎症、溃疡、中枢感染、周期性呕吐	急腹症(阑尾炎、腹膜炎、嵌顿疝、胆管蛔虫病)、颅内病变(肿瘤、出血)

2.感染性与非感染性呕吐的鉴别

见图 2-1。

3.鉴别诊断

呕吐需与以下疾病鉴别。

(1)消化道畸形:食管闭锁、食管-气管瘘、膈疝,往往出生后不久即出现呕吐;肥厚性幽门狭窄常在出生后 2 周左右出现呕吐,同时可见胃蠕动波,在右上腹可扪及枣核样肿块;肠旋转不良、消化道重复畸形除呕吐外,常伴腹胀;先天性巨结肠及肛门闭锁行肛指检查时可发现,如有较多的粪便和气体随手指拔出而喷出,可能为巨结肠。消化道的畸形,常常出现腹部梗阻性的症状,要注意腹胀的情况、呕吐物的性质,如含胆汁和粪汁要考虑下消化道梗阻。可进行 X 线腹部平片或钡剂灌肠检查,对确诊食管闭锁、肠旋转不良、消化道重复畸形、先天性巨结肠及肛门闭锁有重要意义。另外,B超检查有助于先天性肥厚性幽门狭窄的诊断。

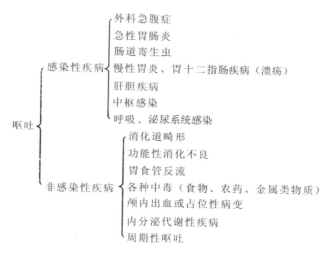

图 2-1　感染性与非感染性呕吐的鉴别

（2）急腹症：包括阑尾炎、腹膜炎、肠套叠、嵌顿疝、胆管蛔虫病、肠梗阻等疾病，起病急，往往伴有呕吐，但腹痛症状突出，腹部检查压痛、肌紧张、反跳痛等明显，肠套叠、嵌顿疝在腹部或腹股沟处可扪及块状物。除肠套叠、嵌顿疝外，周围血象检查示白细胞和中性粒细胞数均增高。腹部X线检查有助于腹膜炎、胆管蛔虫病、肠梗阻的诊断；B超检查和空气灌肠可确诊肠套叠。

（3）感染性疾病可分普通感染和颅内感染。①普通感染：如急慢性咽喉炎、中耳炎、急性肺炎、泌尿道感染、败血症等感染在发病的急性期都可以有呕吐表现，但同时应伴有鼻塞、流涕、打喷嚏、咽痛、咳嗽、耳痛等呼吸道症状，以及尿频、尿急、尿痛、血尿等泌尿道症状。血、尿常规和X线胸片检查可助诊。②颅内感染：发热、头痛、嗜睡、呕吐、惊厥，且呕吐呈喷射状，提示中枢神经系统感染，应进行神经系统和脑脊液的检查，尽早作出脑炎、脑膜炎、脑脓肿等中枢感染性疾病的诊断。

（4）消化系统疾病可有以下五种。①急性胃肠炎：是由肠道病毒和细菌引起的胃肠道的急性病变，主要表现为发热、恶心、呕吐、腹泻，但临床上常起病急，呕吐在先，在腹泻出现前容易误诊。临床诊断依赖病史、临床表现和粪便的形状、肠道病原学的检测。②胃食管反流病：典型的症状是反酸、反胃、打嗝、胃灼热，但儿童表现常不典型。新生儿常表现为频繁溢乳，婴幼儿常见反复呕吐，年长儿可有腹痛、胸痛、胸闷、反胃等。部分患者可有吸入综合征，引起口腔溃疡、咽喉炎、哮喘，婴幼儿重者可突然窒息死亡。24小时食管pH监测、食管胆汁反流检测和核素胃食管反流检查可以帮助诊断。③功能性消化不良：其表现是近1年内至少12周持续或反复出现上腹不适或疼痛，伴有餐后饱胀、腹部胀气、嗳气、恶心、呕吐等，且通过X线钡餐和胃镜检查没有发现食管、胃、肠等器质性疾病可解释的症状。④胃、十二指肠疾病：急性胃炎或慢性胃炎急性发作可表现为腹痛，以上腹痛或脐周痛为主，可伴餐后呕吐、恶心、嗳气、腹胀，寒冷及刺激性食物可加重，伴胃黏膜糜烂者可有呕血和黑便。消化性溃疡主要是指胃和十二指肠的溃疡，可发生在任何年龄，但学龄儿童明显增加。婴幼儿的主要症状是呕吐、食欲缺乏；学龄期儿童可有腹痛、腹胀、反酸、嗳气等表现，严重者可有呕血、黑便等症状。胃镜检查是急、慢性胃炎和胃十二指肠溃疡的可靠方法，可直接观察到炎症的轻重、溃疡的变化。上消化道的钡餐造影也能帮助我们了解病变的情况。其他如血常规、粪便隐血和幽门螺杆菌检查能协助诊断。⑤周期性呕吐：表现为突然发生的反复、刻板的恶心、呕吐,呕吐症状很严重,可持续数小时和几天。呕吐的特点是在晚上和清早发生,50%的呕吐可呈喷射状,含有胆汁、黏液和血液,可伴有腹痛、头痛、心动过速等。呕吐发作严重者伴有脱水和电解质紊乱,大多数患者需要静脉补液。需做详细检查,排除器质性的疾病,方可诊断。

(5)各种中毒(药物、农药、金属类物质):其特点为病情呈急进性加剧,临床症状可累及全身各系统。误服或吸入是造成各种中毒的首要条件,应尽快了解误服的病史,或可以从患儿的气味辨别,或对血、尿、呕吐物和胃液进行快速检验,以利于及早诊治。

(6)内分泌代谢性疾病:尤其是糖尿病酮症酸中毒,其表现恶心、呕吐、嗜睡,甚至昏迷。有时由于脱水、腹痛、白细胞增高而误诊为急腹症。临床上血糖增高和尿酮体阳性、血气酸中毒及原有的糖尿病病史有助诊断。

(7)颅内占位性病变:起病急骤,表现剧烈头痛、头晕、恶心、呕吐等,需做头颅 CT 和 MRI 明确诊断。

二、处理措施

(一)确立是否需要外科处理

决不能因对症治疗而延误诊断。

(二)一般治疗

对呕吐严重者应暂时禁食,防止呕吐物吸入到肺,引起窒息或吸入性肺炎;对有脱水和电解质紊乱的应积极纠正。

(三)对症治疗

根据不同病因,临床症状选用不同药物。

1.周围性镇吐药

(1)阿托品、颠茄可解除平滑肌的痉挛,抑制反应性的呕吐。

(2)多潘立酮为外周多巴胺受体拮抗剂,可增加食管下部括约肌的张力,增加胃蠕动,促进排空,防止胃、食管反流,抑制恶心、呕吐。

(3)莫沙必利。

2.中枢性镇吐药

(1)氯丙嗪为多巴胺受体拮抗剂,可抑制呕吐中枢,有强大的止吐作用,但肝功能衰竭和心血管疾病者禁用。

(2)甲氧氯普胺对中枢及周围性的呕吐都有抑制作用,不良反应为直立性低血压,消化性溃疡患者不宜应用。

(3)舒必利除有抗精神病作用外,可用作中枢性止吐药,常用于周期性呕吐。

(4)维生素 B_6 及谷维素可调节自主神经,有轻度止吐作用,对使用红霉素和抗肿瘤药物引起的呕吐有效。

(四)病因治疗

根据不同的病因作出相应的治疗。

(董晓明)

第五节 水 肿

一、定义

过多的液体在组织间隙积聚称为水肿。按水肿波及的范围可分为全身性水肿和局部性水肿;按发病原因可分为肾性水肿、肝源性水肿、心源性水肿、营养不良性水肿、淋巴水肿、炎性水肿等。

二、病理生理

正常人体液总量和组织间隙液体的量是保持相对恒定的。组织间液量和质的恒定性是通过血管内外和机体内外液体交换的动态平衡来维持的。水肿发生的基本机制是组织间液的生成异常,其生成量大于回流量,以致过多的体液在组织间隙或体腔内积聚。水肿在不同疾病或同一疾病不同时期其发病机制不完全相同,但基本发病因素不外两大方面。①组织间液的生成大于回流:血管内外液体交换失衡导致组织间液增多;②体内水、钠潴留:细胞外液增多导致组织间液增多。

(一)组织间液的生成大于回流

机体血管内外液体交换动态平衡,主要依靠以下四个因素:有效流体静压(驱使血管内液体向组织间隙滤过)、有效胶体渗透压(使组织间液回吸到血管内)、毛细血管壁的通透性、淋巴回流。当上述一种或几种因素发生变化,影响了这一动态平衡,使组织液的生成量超过回流量时,就会引起组织间隙的液体增多而造成水肿。

1.毛细血管有效流体静压升高

全身或局部的静脉压升高是有效流体静压增高的主要成因。静脉压升高可逆向传递到微静脉和毛细血管静脉端,使后者的流体静压增高,有效流体静压便随之升高。这种情况常见于全身或局部淤血。如右心衰竭引起的全身性水肿、左心衰竭引起的肺水肿、肝硬化引起的腹水及局部静脉受阻时(如静脉内血栓形成、肿瘤或瘢痕压迫静脉壁等)引起的局部性水肿等。此时常伴有淋巴回流增加,从而可排除增多的组织间液。若组织间液的增多超过了淋巴回流的代偿程度,就会发生水肿。

2.有效胶体渗透压下降

当血浆胶体渗透压下降或组织间液胶体渗透压升高,均可导致有效胶体渗透压下降,而引起毛细血管动脉端滤出增多和静脉端回流减少,利于液体在组织间隙积聚。常见于下列情况。

(1)血浆蛋白浓度降低。血浆胶体渗透压的高低取决于血浆蛋白含量,尤其是清蛋白的含量。引起水肿的血浆清蛋白临界浓度,有人认为大约是 20.0 g/L。但这不是绝对的,因往往不是单因素引起水肿。血浆蛋白浓度下降的主要原因如下。①蛋白质摄入不足:如禁食、胃肠道消化吸收功能障碍。②蛋白质丢失:如肾病综合征或肾炎引起大量尿蛋白、蛋白质丢失性肠病,以及严重烧伤、创伤使血浆蛋白从创面大量丢失等。③蛋白合成减少:如肝实质严重损害(肝功能不全、肝硬化等)或营养不良。④蛋白质分解代谢增强:见于慢性消耗性疾病,如慢性感染、恶性肿

31

瘤等。

(2)组织间液中蛋白质积聚:正常组织间液只含少量蛋白质,这些蛋白质再由淋巴携带经淋巴管流入静脉,故不在组织间隙中积聚。蛋白质在组织间隙中积聚的原因,主要有微血管滤出蛋白增多、组织分解代谢增强及炎症等情况,造成组织间液中蛋白质的增多超过淋巴引流速度,另也见于淋巴回流受阻时。

3.微血管壁通透性增高

正常的毛细血管壁只容许微量的血浆蛋白滤出,其他微血管则完全不容许蛋白质滤过,因而毛细血管内外胶体渗透压梯度很大。毛细血管壁通透性增高常伴有微静脉壁通透性的增高,故合称为微血管壁通透性增高。通透性增高的最重要表现是含大量蛋白质的血管内液体渗入组织间液中,使组织间液胶体渗透压升高,降低有效胶体渗透压,而促使溶质及水分在组织间隙积聚,见于各种炎症性、过敏性疾病,可于炎症灶内产生多种炎症介质,如组胺、5-羟色胺、缓激肽、激肽、前列腺素、白三烯、胶原酶等,使微血管壁的通透性增高。

4.淋巴回流受阻

在某些病理情况下,当淋巴管阻塞使淋巴回流受阻时,可使含蛋白的淋巴液在组织间隙中积聚而引起水肿。这种情况可见于:①淋巴结的摘除,如乳腺癌根治手术时广泛摘除腋部淋巴结引起该侧上肢水肿。②淋巴管堵塞,如恶性肿瘤细胞侵入并堵塞淋巴管、丝虫病时主要淋巴管被丝虫阻塞,均可引起下肢和阴囊的慢性水肿。

(二)体内水、钠潴留

水、钠潴留是指血浆及组织间液中钠与水成比例地积聚过多,血管内液体增多时,必然引起血管外组织间液增多。若事先已有组织间液增多,则水、钠潴留会加重水肿的发展。

正常时机体摄入较多的钠、水并不引起水、钠潴留,这是因为机体有对钠、水的强大调节功能,也有肾脏的肾小球-肾小管平衡(球-管平衡)为保证。若出现球-管失平衡,则导致水、钠潴留和细胞外液量增多。引起水、钠潴留的机制主要是因为:①肾小球滤过率下降;②肾小管对钠、水的重吸收增强。

以上是水肿发病机制中的基本因素。在不同类型的水肿发生发展中,通常是多种因素先后或同时发挥作用。

三、病因及鉴别诊断

(一)心源性水肿

心源性水肿指原发的疾病为心脏病,出现充血性心力衰竭而引起的水肿。轻度的心源性水肿可以仅表现踝部有些水肿,重度的患者不仅两下肢有水肿,上肢、胸部、背部、面部均可发生,甚至出现胸腔、腹腔及心包积液。

心源性水肿的主要特点:①有心脏病的病史及症状表现,如有心悸、气急、端坐呼吸、咳嗽、吐白色泡沫样痰等症状;②心脏病的体征,如心脏扩大、器质性心脏杂音、颈静脉扩张、肝淤血肿大、中心静脉压增高、肺底湿啰音等;③为全身性凹陷性水肿,与体位有关。水肿的程度与心功能的变化密切相关,心力衰竭好转水肿将明显减轻。

(二)肾性水肿

肾性水肿表现在皮下组织疏松和皮肤松软的部位,眼睑部或面部显著。肾性水肿在临床常见于肾病综合征、急性肾小球肾炎和慢性肾小球肾炎的患儿。由于肾脏疾病的不同,所引起的水肿表现及机制都有很大差异。

1.肾病综合征的水肿

常表现为全身高度水肿,而眼睑、面部更显著。尿液中含大量蛋白质并可见多量脂性和蜡样管型。血浆清蛋白减少,胆固醇增加。主要机制是低蛋白血症和继发性的水、钠潴留。

2.急性肾小球肾炎的水肿

其水肿的程度多为轻度或中度,有时仅限于颜面或眼睑。水肿可以骤起,迅即发展到全身。急性期(2~4周)过后,水肿可以消退。发病机制主要为肾小球病变所致肾小球滤过率明显降低,管球失衡致水、钠潴留所致。

3.慢性肾小球肾炎的水肿

水肿多仅限于眼睑。常见有轻度血尿、中度蛋白尿及管型尿。肾功能显著受损,血尿素氮增高,血压升高。

(三)肝源性水肿

肝源性水肿往往以腹水为主要表现。患儿多有慢性肝炎的病史,肝脾大,质硬,腹壁有侧支循环,食管静脉曲张,有些患儿皮肤可见蜘蛛痣和肝掌。实验室检查可见肝功能明显受损,血浆清蛋白降低。

肝源性水肿最常见的原因是肝硬化,且多见于失代偿期的肝硬化患儿。此时由于肝静脉回流受阻及门脉高压,滤出的液体主要经肝包膜渗出并静脉滴注入腹腔。同时,肝脏蛋白质合成障碍使血浆清蛋白减少、醛固酮和抗利尿激素等在肝内灭活减少使水、钠潴留,均为肝源性水肿发生的重要因素。

(四)营养不良性水肿

营养不良性水肿是由低蛋白血症所引起。水肿发生较慢,其分布一般是从组织疏松处开始,当水肿发展到一定程度之后,低垂部位如两下肢水肿表现明显。

(五)静脉阻塞性水肿

此型水肿由于静脉回流受阻。常发生于肿瘤压迫、静脉血栓形成等。临床上较常见的有以下四种。

1.上腔静脉阻塞综合征

早期的症状是头痛、眩晕和眼睑水肿,以及头、颈、上肢及胸壁上部静脉扩张,而水肿是上腔静脉阻塞综合征的主要体征。

2.下腔静脉阻塞综合征

其特点是下肢水肿,其症状和体征与下腔静脉阻塞的水平有关。阻塞如发生在下腔静脉的上段,在肝静脉入口的上方,则出现明显腹水,而双下肢水肿相对不明显;阻塞如发生在下腔静脉中段,肾静脉入口的上方,则下肢水肿伴腰背部疼痛;阻塞如在下腔静脉的下段,则水肿仅限于双下肢。

3.肢体静脉血栓形成及血栓性静脉炎

浅层组织静脉血栓形成与血栓性静脉炎的区别是后者除有水肿外局部还有炎症的表现。而深层组织的静脉炎与静脉血栓形成则很难鉴别,因两者除水肿外都有疼痛及压痛,只是前者常有发热,而后者很少有发热。

4.慢性静脉功能不全

慢性静脉功能不全一般是指静脉的慢性炎症、静脉曲张、静脉的瓣膜功能不全和动静脉瘘等所致的静脉血回流受阻或障碍。水肿是慢性静脉功能不全的重要临床表现之一。水肿起初常在下午出现,夜间卧床后可消退,长期发展后还可致皮下组织纤维化,有的患儿踝部及小腿下部的皮肤出现猪皮样硬化。由于静脉淤血,局部可显青紫、色素沉着,可合并湿疹或溃疡。

（六）淋巴水肿

淋巴水肿为淋巴回流受阻所致的水肿。根据病因不同,可分为原发性和继发性两大类。

原发性淋巴水肿原因不明,故又称特发性淋巴水肿,可发生在一侧下肢,也可发生在其他部位。发生这种水肿的皮肤和皮下组织均变厚,皮肤表面粗糙,有明显的色素沉着。皮下组织中有扩张和曲张的淋巴管。

继发性淋巴水肿多为肿瘤、手术、感染等造成淋巴管受压或阻塞而引起。感染的病因可以是细菌也可以是寄生虫。在细菌中最常见的是溶血性链球菌所引起的反复发作的淋巴管炎和蜂窝织炎。在寄生虫中最常见丝虫寄生于淋巴系统引起淋巴管炎和淋巴结炎,称为丝虫病。丝虫病以下肢受侵最多见,最后演变成象皮肿,象皮肿的皮肤明显增厚,皮肤粗糙如皮革样,有皱褶。根据患儿的临床表现,血中检出微丝蚴和病变皮肤活组织检查,一般不难诊断。

（七）其他

甲状腺功能低下可出现水肿,为黏液性水肿。水、钠和黏蛋白的复合体在组织间隙中积聚,患儿常表现颜面和手足水肿,皮肤粗厚,呈苍白色。血 T_3、T_4 降低和促甲状腺激素（TSH）增高有助于诊断。新生儿硬肿症、极低出生体重儿、早产儿维生素 E 缺乏及摄食盐或输注含钠液过多均可引起水肿。

（董晓明）

第三章

儿科常用治疗方法

第一节 退热疗法

一、发热

（一）发热的原因

可分四种。①发热物质作用于体温中枢引起，如感染、恶性肿瘤、变态反应等。②不适当的保育环境，如室温过高、衣着过多等影响热的散发。③热散发障碍，如无汗症、热射病等。④体温中枢异常，如中枢神经系统疾病等。

在这些发热原因中，婴幼儿以感染、恶性肿瘤、不适当的保育环境为主。

（二）热型

在儿科，大多数发热为短期内容易治愈的感染性疾病所致（以上呼吸道感染为甚），少数患儿发热可持续较长时间，发热持续达 2 周称为长期发热。对原因不明的发热应明确热型，必要时可暂时停止某些治疗以观察热型。一天中体温差在 1 ℃以上，最低体温在 37 ℃以上的发热称为弛张热，多见于败血症、心内膜炎、泌尿道感染等；日体温差在 1 ℃以下的持续性高热称为稽留热，多见于川崎病、恶性肿瘤等；体温下降后热度又升高称为双峰热，多见于麻疹、脊髓灰质炎、病毒性脑膜炎等。

（三）发热的病理生理

发热通常作为机体对感染微生物、免疫复合物或其他炎症因子反应的结果，急性呼吸道感染患儿发热常见于病毒或细菌感染时。机体对入侵的病毒或细菌的反应，是通过微循环血液中的单核细胞、淋巴细胞和组织中的巨噬细胞释放的化学物质细胞因子来完成的，这些细胞因子具有"内源性致热原"的作用，包括白细胞介素-1、白细胞介素-6、肿瘤坏死因子及干扰素。在这些致热原刺激下，丘脑前区产生前列腺素 E_2，通过各种生理机制，升高体温调控点。

（四）发热对机体的影响

发热是机体的适应性反应，是机体的抗感染机制之一。许多研究显示，发热时机体各种特异和非特异的免疫成分均增加，活性增强，如中性粒细胞的移行增加并产生抗菌物质，干扰素的抗病毒及抗肿瘤活性增加，T 细胞繁殖旺盛。

发热也存在有害的一面，如发热可产生头痛、肌肉疼痛、厌食及全身不适等。在一些难以控制的炎症反应中（如内毒素性休克），发热还可加剧炎症反应。身体衰弱或有重症肺炎或心力衰竭(简称心衰)的患儿,发热可增加氧耗量和心排血量,并可加重病情。5岁以下小儿有引起高热惊厥的危险,体温高于42 ℃能导致神经系统永久损害。

二、退热疗法

(一)退热治疗的指征

退热治疗的主要功用是改善患儿身体舒适度,原则上对于极度不适的患儿使用退热治疗会对病情改善大有帮助。是否给予退热治疗,需要权衡其可能的利、弊而决定。一般在38.5～39 ℃可给予中成药退热,39 ℃以上患儿应用解热抗炎药,有多次高热惊厥史者,应控制体温并应用镇静剂。同一种解热剂反复应用时,原则上应间隔4～6小时,在4～6小时需再度使用解热剂时应改用其他的解热剂。解热剂起效时间为20～40分钟。

(二)物理降温

物理降温是指采用物理方法如冷敷、温水浴或酒精浴等方法使体表温度降低的一种手段。世界卫生组织曾专门对呼吸道感染伴发热的患儿做了专门研究,证明这些传统的物理降温方法不仅无效,反而可导致全身发抖,且酒精还可经儿童皮肤吸收产生中毒症状。显然,这样做违反了热调定的生理机制。只有用药来降低下丘脑的调定点,才能使体温下降。但在某些特定条件下,如体温高于41 ℃时,急需迅速降低体温,此时温水浴可作为退热治疗的辅助措施。

(三)药物退热

药物退热即应用非甾体抗炎药(NSAID)退热。NSAID是一类非同质且具有不同药理作用机制的化合物。其临床药理学特征为:起效迅速,可减轻炎症反应,缓解疼痛和改善机体功能,但无病因性治疗作用,也不能防止疾病的再发展及合并症的发生。NSAID主要药理作用为抑制环氧合酶活性,阻断前列腺素类物质(PGs)的生物合成,某些NSAID对中性粒细胞的聚集、激活、趋化及氧自由基的产生有抑制作用,这亦为其发挥抗炎作用机制之一。根据化学特点NSAIIDs分为:水杨酸类(乙酰水杨酸、阿司匹林精氨酸等)、丙酸类(萘普生、布洛芬等)、乙酸类(双氯芬酸、托美丁等)、灭酸类(氯芬那酸、氟芬那酸等)、喜康类(吡罗昔康、湿痛喜康等)、吡唑啉酮类(保泰松、对乙酰氨基酚等)。下面将儿科常用的七种解热抗炎药介绍如下。

1.乙酰水杨酸

乙酰水杨酸又名阿司匹林。它可抑制前列腺素合成酶,减少PGs的生成,因而具有抗炎作用。此外尚可通过抑制白细胞凝聚、减少激肽形成、抑制透明质酸酶、抑制血小板聚集及钙的移动而发挥抗炎作用。生理剂量的PGs可抑制绝大部分与T细胞有关联的细胞免疫功能。NSAID抑制PGs的产生,故可促进淋巴细胞的转化与增殖,刺激淋巴因子的产生,激活自然杀伤细胞和杀伤细胞的活性,增加迟发型变态反应。内热原可使中枢合成和释放PGs增多,PGs再作用于体温调节中枢而引起发热。阿司匹林由于抑制中枢PGs合成而发挥解热作用。PGs具有痛觉增敏作用,增加痛觉感受器对缓激肽等致痛物质的敏感性,且PGE、PGE$_2$等也有致敏作用,阿司匹林由于减少炎症部位PGs的生成,故有明显镇痛作用。

阿司匹林口服后小部分在胃、大部分在小肠迅速吸收,服后30分钟血药浓度明显上升,2小时达高峰。剂量:解热时每次5～10 mg/kg,发热时服1次,必要时每天3～4次;抗风湿时80～100 mg/(kg·d);川崎病急性期时用30～50 mg/(kg·d),退热后用10～30 mg/(kg·d),每1个疗程2～3个月,有冠状动脉瘤应持续服至冠状动脉瘤消失,剂量为5 mg/(kg·d)。

阿司匹林短期应用不良反应较少,用量较大时,可致消化道出血。流感和水痘患儿应用阿司匹林可发生瑞氏综合征,故 WHO 对急性呼吸道感染引起发热患儿不主张应用此药。此药尚有赖氨阿司匹林复方制剂可供肌内或静脉注射,剂量每次 $10\sim15$ mg/kg。

2.对乙酰氨基酚

对乙酰氨基酚又名扑热息痛,为非那西丁的代谢产物,解热作用与阿司匹林相似,但很安全,因此,WHO 推荐作为儿童急性呼吸道感染所致发热的首选药。临床上一般剂量无抗炎作用,因它只可抑制 PGs 在脑中合成,而很难抑制其在外周血中的合成。口服后 $30\sim60$ 分钟血药浓度在高峰,作用快而安全。剂量为每次 $10\sim15$ mg/kg。

3.萘普生

此药可抑制花生四烯酸中的环氧合酶,减少 PGs 的形成,具有抗炎、解热、镇痛作用,并影响血小板的功能,其抗炎作用是阿司匹林的 5.5 倍,镇痛作用为阿司匹林的 5 倍,解热作用为阿司匹林的 22 倍,是一种高效低毒的消炎、镇痛及解热药物。口服后 $2\sim4$ 小时血药浓度达高峰,半衰期为 $3\sim14$ 小时,对各种疾病引起的发热和疼痛均有较好的解热镇痛作用,用于类风湿性关节炎,其有效率可达 86% 以上。尤其适用于贫血、胃肠疾病或其他原因不能耐受阿司匹林、布洛芬等疾病患儿,剂量为每次 $5\sim10$ mg/kg,每天 2 次,学龄儿童每天最大剂量不得超过 1 000 mg。

4.布洛芬

布洛芬是目前唯一能安全用于临床的抗炎症介质药物。布洛芬为环氧合酶抑制剂,既抑制前列腺素合成,又可抑制肿瘤细胞因子的释放,既可解热、镇痛,又有明显抗炎作用。可防治急性肺损伤,减少急性呼吸窘迫综合征产生,可用于急性感染及感染性休克的治疗,同时影响免疫功能。口服后 $1\sim2$ 小时血药浓度达高峰,半衰期 2 小时,常用剂量每次 $5\sim10$ mg/kg。长期应用亦可致胃溃疡、胃出血等。

5.双氯芬酸

双氯芬酸为强效消炎、镇痛、解热药。其消炎、镇痛、解热作用较阿司匹林强 $20\sim50$ 倍。口服后 $1\sim2$ 小时血药浓度达高峰,口服每次 $0.5\sim1.0$ mg/kg,儿童一次剂量不超过 25 mg,每天 3 次。肌内注射同口服剂量,每天 1 次。

6.尼美舒利

化学名为 4-硝基-2-苯氧基甲烷磺酰苯胺,具有明显的抗炎、解热和镇痛作用。其机制为:①选择性抑制环氧合酶的活性;②抑制白三烯产生;③抑制蛋白酶活性;④抑制炎症细胞因子介导的组织损伤;⑤抑制自由基产生。该药对发热、呼吸道感染、类风湿性关节炎等具有明显的治疗作用,不良反应发生率低。剂量为每次 $2\sim5$ mg/kg,每天 2 次,儿童最大剂量 1 次不超过 100 mg。

7.氨基比林

20 世纪 80 年代以来国内外已将其淘汰,但其复方制剂如复方氨基比林在我国仍在应用。氨基比林注射,其解热镇痛作用甚为显著,但过量易致虚脱,甚至休克,且应用后有可能导致颗粒白细胞减少,有致命危险,其发生率远远高于氯霉素。另外,安替比林除过量引起休克外,易产生皮疹、发绀,故两者在儿童不宜应用。

(孟垂雪)

第二节 氧气疗法

氧气疗法(简称氧疗)是儿科临床的重要治疗措施,正确的应用可有效地提高血氧分压,改善机体的缺氧,而应用不当不仅影响其效果,还可能带来各种危害。现将小儿氧疗的有关问题介绍如下。

一、氧疗的适应证

凡可引起低氧血症或有组织缺氧者均为氧疗的适应证。如:①各种原因所致的呼吸功能不全,包括呼吸系统疾病所引起的和其他系统疾病影响呼吸中枢者;②循环功能不全,包括各种原因所致的心力衰竭及休克;③严重贫血;④循环血量不足,由急性失血或脱水所致。

(一)临床指征

(1)发绀。

(2)烦躁不安:是严重缺氧的重要表现,常伴有心率加快。

(3)呼吸异常:包括呼吸过快、过缓、费力或新生儿期出现的呼吸暂停。

(4)休克、心力衰竭、高颅压。

(5)严重高热或伴有意识障碍。

(6)严重贫血。

(二)血气指标

(1)动脉血氧分压(PaO_2)<8.0 kPa(60 mmHg)。

(2)动脉血氧饱和度(SaO_2)<90%。

(三)氧疗的作用

氧疗的作用是提高氧分压,改善人体的氧气供应,减轻因代偿缺氧所增加的呼吸和循环的负担。缺氧改善的指标为发绀消失,面色好转,患儿由烦躁转为安静,心率减慢,呼吸情况改善。血气指标为:PaO_2 维持在 8.0~11.3 kPa,SaO_2>90%。新生儿、早产儿易有中毒倾向,PaO_2 以不超过10.6 kPa(80 mmHg)为宜,而循环不良患儿组织缺氧明显,应尽量维持在10.6 kPa以上。

二、常用氧疗方法

(一)鼻导管给氧

其多用于中度缺氧的患儿。一般将鼻导管放入鼻内约 1 cm,氧流量一般按:婴儿每分钟0.5 L,学龄前儿童每分钟 1.0 L,学龄儿童每分钟 1.5 L,可使吸入氧浓度达 30% 左右。

(1)优点:简便、易行、舒适。

(2)缺点:吸入氧浓度不高(≤30%),双侧鼻导管或双侧鼻塞,可使吸入氧浓度明显升高,但缺点是鼻腔堵塞,不易让患儿接受,而且患儿张口呼吸,使吸氧效果受影响。

(二)面罩给氧

分开放式面罩和闭式面罩两种,小儿一般用开放式面罩,使用时将面罩置于口鼻前略加固定,不密闭,口罩距口鼻位置一般 0.5~1 cm,氧流量宜大于 5 L/min,以免造成罩内 CO_2 潴留,吸氧浓度（FIO_2）可达 40%～50%。此法优点是简单、方便，可获较大吸氧浓度；缺点是面罩位置不易固定，影响吸氧浓度且耗氧量大。

（三）头罩给氧

用有机玻璃制成，整个头部放在匣内。用于婴幼儿或不合作的患儿，应注意防止患儿皮肤受损。氧流量为 4～6 L/min，FIO_2 可达 50%～60%。

（1）优点：舒适，氧浓度可依病情调节，并可保持一定湿度。

（2）缺点：不适应发热或炎热季节使用，耗氧量大。

（四）持续气道正压通气（CPAP）

CPAP 是在自主呼吸的前提下给予呼吸末正压，目的是防止肺内分流（动静脉短路），纠正严重的低氧血症。应用指征是当严重的低氧血症用普通吸氧方式且 $FIO_2 > 60\%$ 而仍不能达到氧疗目标时。临床用于 RDS、ARDS、肺出血、肺水肿及机械呼吸停机前的过渡。

三、氧疗的注意事项

（一）解决小儿的缺氧不能只靠供氧

除原发病的治疗外，在给氧的同时，还应特别注意改善循环功能和纠正贫血。

（二）氧气需湿化

不管何种方式给氧，氧气均需湿化，即吸入前必须经过湿化水瓶。

（三）慢性呼吸功能不全患儿

长期的二氧化碳潴留已不能刺激呼吸，缺氧是刺激呼吸的主要因素。要防止给氧后由于缺氧刺激的解除而引起呼吸抑制，故一般只给小流量、低浓度氧气吸入，必要时检查血液 $PaCO_2$，以防二氧化碳潴留加重引起的昏迷。

（四）预防氧疗的不良反应发生

当患儿缺氧情况好转后，应及时停止吸氧。不恰当的过高浓度（60%以上）、过长时间（24 小时以上）吸氧，特别是应用呼吸机时，要注意氧中毒。

（五）氧气治疗应特别注意安全

治疗环境内要防火、防油，平时要检查氧气开关，勿使漏气。

四、氧疗的不良反应

（一）氧中毒肺损害

长期高浓度吸氧（$FIO_2 > 60\%$）可造成中毒性肺损害。临床表现为呼吸困难、胸闷、咳嗽、咯血、呼吸窘迫等。病理改变为肺泡壁增厚、肺间质水肿、炎性细胞浸润、肺泡上皮增生、黏膜纤毛功能抑制、肺透明膜形成等。此种损害在大儿童是一种可逆性的，降低 FIO_2 可恢复，但在新生儿和早产儿则是不可逆的肺损害，导致支气管肺发育不良。故一般主张吸氧浓度：轻、中度缺氧为 30%～40%，严重缺氧为 50%～60%，$FIO_2 > 60\%$ 的高浓度吸氧不超过 24 小时，纯氧吸氧不超过 6 小时，病情好转后及时减低吸氧浓度。

（二）晶状体后纤维增生

动脉血氧分压持续高于正常（$PaO_2 > 13.33$ kPa）致视网膜动脉血氧分压持续增高，对体重小于 2 000 g 的早产儿可造成晶体后纤维增生症。

（孟垂雪）

第三节　雾化吸入疗法

雾化吸入疗法是通过特定方式将药物溶液或粉末分散成微小的雾滴微粒,使其悬浮于气体中,然后吸入呼吸道以达到治疗的目的。近年来,雾化疗法进展很快,特别是对呼吸道感染、哮喘的治疗,疗效明显。

一、影响雾化吸入效果的主要因素

雾化吸入的理想效果是药物雾化微粒能沉着在需治疗的各级支气管而产生药理作用,而药物雾化微粒的沉着与以下因素有关。

(一)药物雾化微粒的大小

药物微粒的气体动力学直径(微粒的物理直径与密度平方根的乘积)是影响其沉着部位的重要因素。直径在 $1 \sim 5 \mu m$ 的气雾微粒最容易在下呼吸道沉着。直径小于 $1 \mu m$ 时,易随呼吸运动呼出,而直径大于 $5 \mu m$ 时,则易沉着在上呼吸道。

(二)患者呼吸的模式

快而浅的呼吸,气体吸入速度快(如哮喘急性发作时),药物雾化微粒沉着在上呼吸道的数量增多,沉着在下呼吸道的数量减少,故治疗效果不佳。相反,缓慢而深的呼吸能使沉着肺泡和终末细支气管的药物雾化微粒数量增多,在吸气末作短暂屏气 $1 \sim 2$ 秒后,可使沉着量增多,从而提高雾化吸入治疗效果。因此,理想的呼吸模式应该是在功能残气位(平静呼气后)缓慢深吸气,并在吸气末作屏气,以增加药物微粒由于自身重力沉着于下呼吸道的量。在做雾化吸入时,特别是使用定量雾化吸入时,应教会患者这种呼吸形式。

(三)雾化药物的理化性状

气管和支气管黏膜表面覆盖着假复层柱状纤毛上皮细胞,纤毛运动可将气道内的异物或分泌物运动至气道管口咳出,使呼吸道始终保持清洁通畅,对肺起着积极的防御作用。因此,用作雾化的药物除无刺激性外,还必须要有适合的温度和 pH,如果药液的 pH 小于 6.5,纤毛运动会停止。

二、雾化吸入的优点

(一)起效快、疗效好

药物随气体直接进入呼吸道,很快作用于气管内的各种神经受体,解除呼吸道痉挛。同时由于是局部用药,局部药物浓度大,疗效迅速,缩短治疗时间。

(二)用药量小,不良反应少

雾化吸入疗法的药物剂量,仅是全身用药量的 $1/2 \sim 1/5$,有利于节省药物减少对全身的毒副作用。

(三)湿化、清洁呼吸道

使用药物溶液经雾化后吸入,可保持呼吸道应有的湿度和湿化的程度,解除支气管痉挛,减少气道阻力,清洁呼吸道分泌物,有利于分泌物的排出。

三、雾化吸入器的类型及使用方法

(一)超声雾化吸入器

由振荡器和雾化装置两部分组成,振荡器产生电磁振荡,经电缆接到雾化装置中的压电晶片上,在高频电压作用下,产生同频率的轴向振动,使电磁能转变为机械能,产生超声波。由于超声波在液体表面的空化作用,破坏液体表面的张力和惯性而产生雾滴,其雾滴大小与振荡频率成反比,频率越高,雾滴越小。频率在 1.5 Hz 时,超声雾化器产生雾滴的直径约 25% 在 2.5 μm 以下,65% 在 2.5~5 μm,即 90% 左右的雾滴直径在 5 μm 以下,能直接吸入到终末细支气管和肺泡,因此该频率最适合临床雾化吸入治疗的要求。

(二)气动雾化器

利用压缩空气作为动力,当气体向一个方向高速运动时,在其后方或四周形成负压,在其前方由于空气阻力而产生正压,使药液在通过喷射器的细管成雾状喷出,雾粒运动的速度行程与气源压力成正比,雾粒的粗细、雾量的大小与气源压力、喷射器细管的直径、前方受阻物质的表面形态、粗细的过滤程度、液体的黏稠度等因素有关。气源压力:一般气体需 3~5 kg,若用氧气作气源则氧流量需每分钟 8~10 L。此类雾化器的优点是仅要求患者用潮气量呼吸,不需特殊的训练,对儿童较适合,对 3 岁以下的婴幼儿可辅以面罩吸入。缺点为耗氧量大,且雾滴的大小受气源量的影响较大。

(三)定量吸入器(metereddose inhaler,MDI)

药物溶解或悬浮在液体混合推进剂内,放在密封的气筒内,内腔高压,当按压雾化器顶部时,利用其氯氟碳引发正压力,药物即由喷嘴喷出。一般雾滴直径为 2.8~4.3 μm。目前临床上主要用于哮喘患儿,常用的有必可酮、喘乐宁等。但此雾化需用手操作,且需熟练掌握使用技巧,故婴幼儿使用时,往往达不到理想的效果,现特设计了一种贮雾器,可弥补这一不足。

(四)碟式吸纳器

这是一种用以装有干粉末吸入药物,帮助其被吸入呼吸道的干粉雾化吸入器,临床常用的产品为"旋达碟",常用于治疗哮喘,常用药物为必酮碟、喘宁碟等,适用于儿童。

(五)呼吸激动定量干粉吸入器

此为 Astra 公司最近推出的新吸入器,商品名为"都保"。将药物放在有一特殊开口的药瓶中,药物通过开口在患儿吸气时进入呼吸道。3 岁以下儿童使用较困难。

四、雾化治疗的常用药物

(一)平喘药

目前世界上哮喘治疗方案都采用吸入治疗。比较常用的药物有必可酮、喘乐宁气雾剂和特布他林气雾剂等。

(二)抗微生物药物

1.抗生素

目前普遍认为,多数抗生素制剂本身对气道有刺激作用,可导致气管痉挛。而且,其抗菌效果不佳并容易产生耐药性等。临床上普遍认同的抗生素有庆大霉素、卡那霉素、新霉素等。亦可用青霉素、苯唑西林、异烟肼等,其雾化剂量以常用肌内或静脉注射剂量的 1/2~1/4 计算。

2.抗真菌药

这是雾化吸入治疗呼吸道真菌感染值得研究的一个方面,可减少全身应用抗真菌药所致的毒副作用。如心、肝、肾的损害等。常用抗真菌药有:两性霉素(0.25～0.5 mg/d,浓度为0.025%～0.1%)、制霉菌素(5 万单位/次)等。

3.抗病毒药

临床上常用的抗病毒药有利巴韦林和干扰素等。剂量为:利巴韦林,每天 10～20 mg/kg,分2～4 次,共5 天;干扰素,2 万单位/次,每天 2 次。

(三)祛痰药

祛痰药经雾化吸入有局部刺激作用,且长期吸入可溶解肺组织,故应尽量少用。对一般黏稠痰液,可用生理盐水或 2%～4%碳酸氢钠雾化,利用其高渗性吸收水分,使痰液变稀,利于咳出或吸收。如果无效,可试用糜蛋白酶每次 1～2 mg。

(四)其他药物

除上述药物外,临床上还应用了许多药物治疗疾病,均有一定的疗效。例如:酚妥拉明、硝普钠、呋塞米等吸入治疗哮喘;雾化吸入维生素 K_3、肝素、利多卡因等治疗毛细支气管炎;板蓝根、鱼腥草治疗上呼吸道感染;雾化吸入分泌型免疫球蛋白 A 可治疗病毒性肺炎等。总之,雾化吸入药物的选择应根据病情加以选择。

五、雾化吸入的不良反应

(1)支气管痉挛引起的低氧血症。

(2)雾化器的污染和交叉感染:雾化吸入时的过度增湿和体温调节障碍。其他如口腔干燥、咽痛、声嘶及霉菌感染等,一般不影响治疗。

(孟垂雪)

第四节 光照疗法

光照疗法简称光疗,是在光作用下,将脂溶性未结合胆红素转化为一种水溶性的异构体,从而降低血清未结合胆红素的方法。此法简便易行,不良反应少,效果明显,自 20 世纪 80 年代初国内已普遍开展。

一、光疗原理

胆红素能吸收光线,在光的作用下,未结合胆红素由IX aZ 型转化为水溶性的同分异构体IX aE 型和光红素,该异构体能经胆汁排泄至肠腔或从尿中排出,从而使血清胆红素浓度降低。胆红素吸收光线的波长在 450～460 nm 作用最强,由于蓝光的波长主峰在 425～475 nm,故认为是最好的光源,一般均采用蓝光照射。Vecch 等认为波长超过 500 nm 时仍有效,且光穿入皮肤深度增长,对人体更为有利。绿光波长主峰在 510～530 nm,经临床试用,胆红素平均下降值及下降幅度大于蓝光,不良反应较蓝光小。无蓝光或绿光灯管时,白光也有一定效果,因白光含有一定比例各种色彩的光谱,包括蓝光和绿光。但波峰较低,疗效略差。

二、光疗指征及适应证

（一）光疗指征

（1）凡患儿总胆红素达204~255 $\mu mol/L$，早产儿170 $\mu mol/L$ 以上者，在检查病因的同时开始光疗。

（2）出生后24小时内出现黄疸且进展较快者，不必等胆红素达204~255 $\mu mol/L$ 便可进行光疗。

（3）产前已确诊为新生儿溶血病者，出生后一旦出现黄疸即可开始光疗。

（4）早产儿合并其他高危因素者胆红素达102.6 $\mu mol/L$ 开始光疗。

（5）胆红素达342 $\mu mol/L$ 以上需换血者，在做换血准备工作时应争取光疗，换血后应继续光疗，以减少换血后胆红素的回升以致再次换血。光疗不能代替换血，因不能去除抗体、致敏红细胞，也不能纠正贫血，早期预防和治疗可减少换血的机会。

（二）光疗适应证

用于各种原因所致的高胆红素血症。如新生儿溶血病（母婴 Rh、ABO 血型不合）G-6-PD 缺乏，感染，血肿，克里格勒-纳赛尔综合征等。但当血未结合胆红素＞342 $\mu mol/L$ 时可影响肝脏排结合胆红素的功能，发生胆汁淤积，当结合胆红素达68.4 $\mu mol/L$ 时可引起青铜症，应禁用光疗。

三、光疗方法

光疗方法分单光治疗、双光治疗及毯式光纤黄疸治疗仪三种。

（一）单光治疗

单光治疗适用于预防性治疗。用20瓦或40瓦蓝光或绿光荧光屏光灯6~8只，呈弧形排列于上方，形成如地灯，灯管间距2.5 cm，灯管距患儿35~40 cm。患儿需裸体，每隔2~4小时翻身一次，天冷可睡于暖箱内照光，但应去掉有机玻璃箱盖，以增加蓝光（绿光）照射强度。天热可置于开放暖箱内，周围环境温度维持在30 ℃左右。目前一般开放或闭式暖箱上方已配备有蓝光装置。

（二）双光治疗

双光治疗适用于胆红素已达高胆红素血症的诊断标准的治疗。常选用蓝光箱治疗，箱内上下均有6只荧光管，排列呈弧形，灯管间距2.5 cm，上方距患儿35 cm，下方距患儿25 cm，患儿睡在箱中央有机玻璃板上。疗效优于单光治疗。

（三）毯式光纤黄疸治疗仪

毯式光纤黄疸治疗仪适用于母婴同室母乳喂养的早期新生儿或家庭治疗。治疗仪包括一个主机（体积24 cm×10 cm×21 cm）和一个由一条4 m长的纤维光缆连接的光垫。光垫直接贴于婴儿的胸部或背部，其外包裹衣被，不妨碍喂奶，输液和护理。光垫虽直接与皮肤接触，但几乎不产生热，也不直接照射脸部，不良反应很小。缺点是照射面积较小。

四、光疗照射时间

光疗照射时间分连续照射和间歇照射两种。间歇照射方法各异，有的照6~12小时停2~4小时，有时照8小时停16小时，有时照12小时停12小时，间歇照射与连续照射效果并无差别，但前者可减少不良反应,临床一般选用间歇照射。疗程一般 2～3 天,发病早、程度重、病因未消除者需适当延长,待胆红素降至220.5 μmol/L以下可停止光疗。

五、光疗注意事项

(1)光疗时应充分暴露小儿皮肤,使之有较大接触面积。一般需裸体,用黑布遮住双眼,防止损伤视网膜;用尿布遮盖生殖器,防止损伤生殖器功能。尿布只垫在肛门至耻骨上方,不宜过厚。小儿洗浴后不要扑粉,以免影响疗效。

(2)光疗时不显性失水增加,每天液体入量应增加 25%,并应监测尿量。

(3)光疗时加速维生素 B_2 破坏,应适当补充之,每天 3 次,每次 5 mg,光疗结束后改为每天一次,连服 3 天。

(4)光疗时需细心护理,因患儿裸体光疗箱的温度要求在 30 ℃ 左右,相对湿度50%,夏季防止过热,冬季注意保暖,每 2～4 小时测体温及箱温一次,以便随时调整。

(5)光疗的作用部位在皮肤的浅层组织,光疗可降低皮肤黄疸的可见度,不代表血胆红素相应下降,需每 12～24 小时监测血胆红素一次。

(6)灯管使用后其照射强度会减退,蓝色荧光灯照射强度的衰减比白色荧光灯快,20 W 比 40 W 衰减更快,使用 2 000 小时后,能量减弱 45%。因此,每次照射后要做记录,超过 2 000 小时应更换灯管,也可用蓝光辐射计测功率,功率<200 μW/cm² 时必须换管,以免影响疗效。

(7)密切观察全身情况,有无呕吐、发绀、皮疹及大便性状,并详细记录生命体征。

(8)光疗时哭闹不安者,可给予苯巴比妥,防止皮肤擦伤。

六、光疗不良反应

目前认为光疗相当安全,虽有不良反应,但并无危害性,停止光疗后即消失。

(一)发热

为常见的表现,约占 47%。体温常达 38～39 ℃,亦有 39 ℃ 以上者。这是荧光灯的热能所致,天热更易发生。适当降低箱温,体温可下降,以此与继发性感染相区别。

(二)腹泻

也较常见,约占 55%,大便稀薄呈绿色,每天 4～5 次,最早于光疗 3～4 小时即可出现。但光疗结束不久即停止,其主要原因是光疗分解产物经肠道排出时刺激肠壁。应注意补充水分。

(三)皮疹

较少见,约占 7%。在面部、躯干及下肢可见斑丘疹、色素沉着或瘀点,停光后很快消退,不留痕迹。原因尚不明,可能与光照射和血小板减少有关。

(四)核黄素缺乏或溶血

光疗超过 24 小时,可以造成机体内维生素 B_2 缺乏。维生素 B_2 吸收高峰在 450 nm,这正是蓝光对胆红素起作用的最大光谱,因此胆红素与维生素 B_2 同时分解,维生素 B_2 水平降低,影响黄素腺嘌呤二核苷酸的合成,导致红细胞谷胱甘肽还原酶活性降低,使溶血加重。绿光治疗核黄素缺乏症发生率较蓝光低,因绿光的波长主峰位置在 510 nm 左右。

(五)贫血

光疗可使有的葡萄糖-6-磷酸脱氢酶缺乏症(G-6-PD)缺陷患儿溶血加重导致贫血。由于光疗时维生素 B_2 被氧化,红细胞内维生素 B_2 水平降低,从而使烟酰胺腺嘌呤二核苷酸磷酸(辅酶

Ⅱ)的产生受抑制,导致 G-6-PD 及谷胱甘肽还原酶活性减低加重溶血和贫血,需及时停止照射。

（六）低血钙

光疗中可引起低血钙的发生,机制尚不明确。大多无临床症状,严重者可引起呼吸暂停、抽搐、青紫,甚至危及生命。补充钙剂或停止光疗后,低血钙可恢复。

（七）青铜症

血清结合胆红素高于 68.41 μmol/L 且血清谷丙转氨酶、碱性磷酸酶升高时,光疗后可使皮肤呈青铜色,血及尿呈暗灰棕色,应停止光疗,以后可逐渐消退。机制不清,可能是由于胆汁淤积,照光后阻止了胆管对胆红素光氧化产物的排泄,也有认为与铜卟啉有关。

（八）其他

光疗可损伤视网膜,用眼罩可防止;光疗还可影响垂体-生殖腺功能,因此要用尿布遮盖生殖器;有报道光疗可使体细胞受损,DNA 被破坏,有潜在发生癌变和细胞突变可能,但经过 30 分钟可基本恢复;也有报道连续较长时间光照过程中的化学反应产生过氧化物质,对机体有损害,提示应同时应用自由基清除剂。

光疗是一种简单易行、安全、快速的降低未结合胆红素的首选治疗方法。一般光疗后胆红素浓度每天可下降 51.3～85.5 μmol/L,平均 3 天可降至 220.5 μmol/L 以下。疗效与胆红素浓度、日龄、病因有关,胆红素浓度越高,降低越小,因此,光疗开始第一天疗效较好;日龄越大,下降也越快;围产因素所致者下降快;感染因素及时得到控制下降也快。另外,新生儿溶血病光疗中,胆红素尚可继续上升,因光疗不能阻止溶血,切勿认为无效,若血总胆红素上升不快,未超过换血指标,仍应继续光疗。

（孟垂雪）

第四章

循环系统疾病的诊疗

第一节　原发性心肌病

一、概述

原发性心肌病是以心肌病变为主的心肌疾病,基本病变为心肌肥厚、退行性变及纤维性变。根据病理生理分为扩张型、肥厚型、限制型,儿科临床以扩张型及肥厚型多见。若室间隔增厚显著重于左心室后壁者,则称为梗阻性肥厚型心肌病,心室壁及室间隔等均肥厚者称为非梗阻性肥厚型心肌病(又称特发性肥厚性主动脉瓣下狭窄)。

二、病史

(1)起病缓急,有无心功能不全及心律失常表现及其进展、变化过程,是否进行性加重。

(2)有无心前区疼痛、不适或晕厥发作史。

(3)询问各种继发性心肌病的有关病史,以便除外。

三、体格检查

(1)心脏体征:心脏扩大的程度,杂音部位及特点,有无第三、四心音。

(2)有无心力衰竭及脏器栓塞征。

四、辅助检查

(一)X线检查

X线可观察心影大小及形态、心搏强弱及肺淤血程度。

(二)心电图检查

心电图可了解房室肥大及心律失常的类型和演变。

(三)超声心动图检查

超声心动图可确诊肥厚性梗阻性心肌病,鉴别扩张型心肌病及瓣膜病。

五、诊断与鉴别诊断

(一)扩张型与肥厚性梗阻型心肌病的诊断和鉴别

1.扩张型心肌病

(1)心脏血管体征：心脏明显扩大，心搏减弱，二、三尖瓣区有相对性关闭不全的全收缩期杂音，心功能Ⅲ级以下，常有奔马律、脉压低及充血性心力衰竭的体征。

(2)X线检查：心影扩大如球形，心搏减弱，肺淤血。

(3)心电图检查：左心室肥厚最多，常合并心肌损害，部分有心房扩大、期前收缩、传导阻滞、心动过速或复合型心律失常。

(4)超声心动图检查：左心室内径增大，左心室流出道增宽，房室瓣、房室隔及左心室厚度失常，因心腔明显扩大形成大心腔及二尖瓣开放幅度小，如钻石样改变。

2.肥厚性梗阻型心肌病

(1)心脏血管体征：心脏向左扩大，胸骨左缘第3～4肋骨有喷射性收缩期杂音，向心尖传导，偶有震颤，第二心音逆分裂(主动脉瓣膜关闭延迟)，可听到第三、四心音。脉搏有双重搏动感。

(2)X线检查：心影稍大，左心室增大为主，心搏正常，肺纹理大多正常，晚期可有肺淤血。

(3)心电图检查：左心室肥厚或劳损，运动后可诱致 $V_5 \sim V_6$ 导联 ST-T 改变，Ⅰ、aVL 及 $V_4 \sim V_6$ 导联可出现深 Q 波(室隔肥厚引起)，心律失常较充血型少见。

(4)超声心动图检查：室间隔明显肥厚，与左心室后壁厚度之比＞1.3，左心室流出道狭窄，二尖瓣曲线前移，左心室内径缩小。

(二)心内膜弹力纤维增生症

主要病变为心内膜下弹力纤维及胶原纤维增生，病变以左心室为主，多见于婴儿。诊断要点：①1 岁以内早期发生充血性心力衰竭，较顽固且反复加重；②一般无杂音，少数可有二尖瓣关闭不全的Ⅲ级杂音；③X 线检查示心脏增大，左心为主；④心电图示左心室肥厚，胸前导联 T 波呈缺血性倒置；⑤排除其他心血管疾病。

(三)克山病(地方性心肌病)

心肌病理改变以实质细胞的变性、坏死和瘢痕为主，2 岁以下少见。急性型常表现有心源性休克和猝死。慢性型以慢性心功能不全伴心脏扩大为主要表现，体征与充血性心肌病不易鉴别，但常有地区性流行病学特点。心电图常有低电压、ST-T 改变，多伴房室传导阻滞、各种心律失常，具有易变多变特点。

六、病情观察及随访要点

(1)观察心率、心律、血压的动态变化，严重心律失常需心电监护以便及时抢救。

(2)若有晕厥发作，应做好电起搏准备。

(3)注意洋地黄毒性反应及抗心律失常药的不良反应。

七、防治措施

(1)心力衰竭：心肌病以慢性心力衰竭为主要临床表现，洋地黄制剂用维持量法为宜，结合利尿剂、血管扩张药可改善心功能。由于扩张型心肌病及心内膜弹力纤维增生症，患儿交感神经系统、肾素-血管紧张素-醛固酮系统长期处于激活状态，引起心肌 β 受体密度下降、心肌细胞凋亡等,即心肌重构。因此,对这类患儿除常规强心、利尿、扩血管外,还需给予β受体阻滞剂、血管紧张素转化酶抑制剂,以阻断心肌重构,从根本上改善心功能。具体用法:倍他乐克开始剂量每天0.2～0.5 mg/kg,分2次口服,每5～7天倍增剂量,4～6周加量至每天2 mg/kg,每次服药及加量前须监测心率、血压。卡托普利常用剂量为每天2 mg/kg,分2次口服,或洛汀新以每天0.1 mg/kg,一天一次,至少服药6个月。

（2）梗阻性肥厚型心肌病,忌用洋地黄,应用β受体阻滞剂如普萘洛尔每天1～2 mg/kg,分2次口服,或钙通道阻滞剂维拉帕米每次2 mg/kg,每天3次,以减轻流出道梗阻改善症状。严重者手术切除解除流出道梗阻。

（3）改善心肌代谢用丹参、三磷酸腺苷（ATP）、辅酶A、维生素C等。

（4）频发严重心律失常如心房颤动者,需服用阿司匹林5 mg/kg,每天一次,防止血栓形成。

（5）注意休息,控制活动量,预防感染。

（梁　超）

第二节　病毒性心肌炎

一、概述

病毒性心肌炎即由病毒侵犯心脏所引起的以心肌炎性病变为主要表现的疾病,有时病变也可累及心包或心内膜,其病理特征为心肌细胞的变性、坏死。儿童期的发病率尚不确切。国外资料显示在因意外事故死亡的年轻人尸体解剖中检出率为4%。流行病学资料显示,儿童中可引起心肌炎的常见病毒有柯萨奇病毒（B组和A组）、埃可病毒、脊髓灰质炎病毒、腺病毒、肝炎病毒、流行性感冒病毒和副流感病毒、麻疹病毒及单纯疱疹病毒,以及流行性腮腺炎病毒等。值得注意的是,新生儿期柯萨奇病毒B组感染可导致群体流行,其病死率可高达50%以上。

二、发病机制

本病的发病机制尚不完全清楚,但随着分子病毒学、分子免疫学的发展,认为该病涉及病毒对被感染的心肌细胞的直接损害和病毒触发人体自身的免疫反应而引起的心肌损害。在病毒性心肌炎急性期,柯萨奇病毒和腺病毒对细胞的直接损害与心肌细胞的受体有关,病毒通过受体引起病毒复制和细胞变性,导致细胞坏死溶解。机体的细胞和体液免疫反应使机体产生抗心肌抗体,通过白细胞介素、肿瘤坏死因子α和γ干扰素诱导产生的细胞黏附因子,促使免疫细胞有选择地向损害的心肌组织黏附、浸润。

三、临床表现

（一）症状

轻重不一,取决于年龄和感染的急性或慢性过程,预后大多良好。部分患儿起病隐匿,有乏力、活动受限、心悸、胸痛等症状,少数重症患儿可发生心力衰竭,并发严重心律失常、心源性休克,甚至猝死。少部分患儿呈慢性进程,演变为扩张型心肌病。新生儿患病时病情进展快,常见高热、反应低下、呼吸困难和发绀，常有神经、肝脏和肺的并发症。

（二）体征

心脏轻度扩大，伴心动过速、心音低钝及奔马律，可导致心力衰竭及昏厥等。反复心力衰竭者，心脏明显扩大，肺部出现湿啰音，肝脾大，呼吸急促和发绀。重症患者可突然发生心源性休克，脉搏细弱，血压下降。

四、辅助检查

（一）心电图

可见严重心律失常，包括各种期前收缩、室上性和室性心动过速、心房颤动（房颤）、心室颤动（室颤）、二度或三度房室传导阻滞。心肌受累明显时可见 T 波降低、ST-T 段改变，但是心电图缺乏特异性，强调动态观察的重要性。

（二）血生化指标

血清肌酸激酶（CPK）在早期多有增高，其中以来自心肌的同工酶为主。血清乳酸脱氢酶（LDH）同工酶增高在心肌炎早期诊断有提示意义。心肌肌钙蛋白（cTnI 或 cTnT）的变化对心肌炎诊断的特异性更强。

（三）超声心动图检查

可显示心房、心室扩大，心室收缩功能受损程度，可观察有无心包积液及瓣膜功能是否损害。

（四）病毒学诊断

疾病早期可从咽拭子标本、咽冲洗液、粪便、血液中分离出病毒，但需结合血清抗体测定才更有意义。恢复期血清抗体滴度比急性期增高 4 倍以上，病程早期血中特异性免疫球蛋白 M（IgM）抗体滴度在 1：128 以上，利用聚合酶链反应或病毒核酸探针原位杂交从血液或心肌组织中查到病毒核酸可作为某一型病毒存在的依据。

（五）心肌活检

仍被认为是诊断的"金标准"，但由于取样部位的局限性，阳性率仍然不高，而且因为具有创伤性而限制了其临床应用。

五、治疗

（一）休息

急性期需卧床休息，减轻心脏负荷。

（二）药物治疗

1.抗病毒治疗

对于仍处于病毒血症阶段的早期患儿，可选用抗病毒治疗，但疗效不确定。

2.改善心肌营养

果糖-1,6-二磷酸可改善心肌能量代谢，促进受损细胞的修复，常用剂量为 100～250 mg/kg，静脉滴注，疗程 10～14 天。同时可选用大剂量维生素 C、辅酶 Q_{10}（CoQ_{10}）、维生素 E、中药生脉饮、黄芪口服液等。

3.大剂量丙种球蛋白

通过免疫调节作用减轻心肌细胞损害，剂量 2 g/kg，静脉滴注。

4.糖皮质激素

一般患者不主张使用。对重型患儿合并心源性休克、致死性心律失常(三度房室传导阻滞、室性心动过速)、心肌活检证实慢性自身免疫性心肌炎症反应者应足量、早期应用,可用氢化可的松10 mg/(kg·d)。

5.抗心力衰竭治疗

可根据病情联合应用利尿剂、洋地黄、血管活性药物,应特别注意用洋地黄时饱和量应较常规剂量减少,并注意补充氯化钾,以避免洋地黄中毒。

(梁 超)

第三节 感染性心内膜炎

感染性心内膜炎指各种病原体感染引起的心内膜炎症病变,常累及心脏瓣膜,也可累及室间隔缺损处、心内膜或未闭动脉导管、动静脉瘘等处,在住院患儿中发生率为0.5/1 000～1/1 000。致病微生物除了最常见的细菌外,尚有真菌、衣原体、立克次体及病毒等。近年来随着新型抗生素的不断出现和外科手术的进步,死亡率已显著下降,但由于致病微生物的变迁、心脏手术和心导管检查的广泛开展、长期静脉插管输液的增多等因素,最近几年儿童感染性心内膜炎的发病率似乎有上升趋势。在应用抗生素治疗前本病的病死率几乎为100%,经合理应用抗生素治疗以后,近年病死率已下降为20%～25%。

一、病因

(一)易感因素

92%的感染性心内膜炎患者有原发心脏病变,其中以先天性心血管病(先心病)最为多见,占78%,室间隔缺损最常见,其他为法洛四联症、动脉导管未闭、肺动脉瓣狭窄、主动脉瓣狭窄、主动脉瓣二叶畸形等。后天性心脏病如风湿性心脏病、二尖瓣脱垂综合征等也可并发感染性心内膜炎。随着小儿心脏外科技术的发展,越来越多的小儿心脏病得以纠正、根治,但因此而留置在心腔内的装置或材料(如心内补片、人造心脏瓣等)是近年感染性心内膜炎常见的易感因素。

(二)病原体

几乎所有细菌均可导致感染性心内膜炎,甲型溶血性链球菌为最常见的致病菌,但近年来所占比例已显著下降,金黄色葡萄球菌、表皮葡萄球菌,以及肠球菌、产气荚膜梭菌等革兰氏阳性菌引起的感染性心内膜炎显著增多。真菌性心内膜炎极少见,多有其他致病因素,如长期应用抗生素、糖皮质激素或免疫抑制剂等。立克次体及病毒感染所致的心内膜炎罕见。少数情况下,感染性心内膜炎由一种以上的病原体引起,常见于人工瓣膜手术者。

(三)诱发因素

1/3的患儿在病史中可找到诱发因素,常见的诱发因素为纠治牙病和扁桃体摘除术。近年心导管检查和介入性治疗、人工瓣膜置换、心内直视手术的广泛开展,也是感染性心内膜炎的重要诱发因素之一,其他诱发因素如长期使用抗生素、糖皮质激素和免疫抑制剂等。

二、病理机制

正常人口腔和上呼吸道常聚集一些细菌,一般不会致病,只有在机体防御功能低下时可侵入血流,特别是口腔感染、拔牙、扁桃体摘除术时易侵入血流,当心内膜,特别是心瓣膜存在病理改变时,细菌易附着在损伤处生长繁殖,从而形成心内膜炎。例如,当左、右心室或主、肺动脉之间存在异常交通时,两侧间较大的压力差能够产生高速的血流,冲击心内膜面,使之损伤并暴露心内膜下胶原组织,与血小板和纤维蛋白聚积形成无菌性赘生物。当有菌血症时,细菌易在上述部位黏附、定植和繁殖,形成赘生物。受累部位多在压力低的一侧,如室间隔缺损感染性赘生物常见于缺损的右缘、三尖瓣的隔叶及肺动脉瓣。狭窄瓣孔及异常通道两侧心室或管腔之间的压力差越大、湍流越明显,压力低的一侧越容易形成血栓和赘生物。

基本病理改变是心瓣膜、心内膜及大血管内膜面附着疣状感染性赘生物。赘生物由血小板、白细胞、红细胞、纤维蛋白、胶原纤维和致病微生物等组成。心脏瓣膜的赘生物可致瓣膜溃疡、穿孔,若累及腱索和乳头肌,可使腱索缩短及断裂。累及瓣环和心肌,可致心肌脓肿、室间隔穿孔和动脉瘤,大的或多量的赘生物可堵塞瓣膜口或肺动脉,致急性循环障碍。

赘生物受高速血流冲击可有血栓脱落,随血流散布到全身血管导致器官栓塞。右心的栓子会引起肺栓塞,左心的栓子会引起肾、脑、脾、四肢、肠系膜等动脉栓塞。微小栓子会栓塞毛细血管产生皮肤瘀点,即欧氏小结。肾栓塞时可致梗死、局灶性肾炎或弥漫性肾小球肾炎。脑栓塞时可发生脑膜、脑实质、脊髓、脑神经等弥漫性炎症,产生出血、水肿、脑软化、脑脓肿、颅内动脉瘤破裂等病变。后者破裂可引起颅内各部位的出血如脑出血、蜘网膜下腔出血。

三、临床表现

起病缓慢,症状多种多样。大多数患者有器质性心脏病,部分患儿发病前有龋齿、扁桃体炎、静脉插管、介入治疗或心内手术史。

(一)感染症状

发热是最常见的症状,几乎所有的患者都有过不同程度的发热,热型不规则,热程较长,个别患者无发热,此外患者有疲乏、盗汗、食欲减退、体重减轻、关节痛、皮肤苍白等表现,病情进展较慢。

(二)心脏方面的症状

原有的心脏杂音可因心脏瓣膜的赘生物而发生改变,出现粗糙、响亮、呈海鸥鸣样或音乐样的杂音。原无心脏杂音者可出现音乐样杂音。一半患儿因心瓣膜病变、中毒性心肌炎等产生充血性心力衰竭,出现心音低钝、奔马律等。

(三)栓塞症状

视栓塞部位的不同而出现不同的临床表现,一般发生于病程后期,但1/3的患者为首发症状。皮肤栓塞可见散在的小瘀点,指(趾)屈面可有隆起的紫红色小结节,略有触痛,此即欧氏小结。内脏栓塞可致脾大、腹痛、血尿、便血,有时脾大很显著。肺栓塞可有胸痛、咳嗽、咯血和肺部啰音。脑动脉栓塞则有头痛、呕吐、偏瘫、失语、抽搐甚至昏迷等。病程久者可见杵状指(趾),但无发绀。

同时具有以上三个方面症状的典型患者不多,尤其2岁以下婴儿往往以全身感染症状为主,仅少数患儿有栓塞症状和/或心脏杂音。

四、辅助检查

（一）血培养

血培养阳性是确诊感染性心内膜炎的重要依据,凡原因未明的发热、体温持续在 1 周以上,且原有心脏病者,均应反复多次进行血培养,以提高阳性率。若血培养阳性,尚应做药物敏感试验。

（二）超声心动图检查

超声心动图检查能够检出直径大于 2 mm 的赘生物,因此对诊断感染性心内膜炎很有帮助,此外在治疗过程中超声心动图还可动态观察赘生物大小、形态、活动和瓣膜功能状态,了解瓣膜损害程度,对决定是否做换瓣手术有参考价值。该检查还可发现原有的心脏病。

（三）CT 检查

对怀疑有颅内病变者应及时做 CT,了解病变部位和范围。

（四）其他检查

血常规可见进行性贫血,多为正常细胞性贫血,白细胞数增高和中性粒细胞计数升高,血沉快,C 反应蛋白阳性,血清球蛋白常常增多,免疫球蛋白升高,循环免疫复合物及类风湿因子阳性,尿常规有红细胞,发热期可出现蛋白尿。

五、诊断

对原有心脏病的患儿,如出现 1 周以上不明原因的发热应想到本病的可能,诊断除了病史、临床表现外,血培养是确诊的关键。超声心动图对判断赘生物的数目、大小、形态、位置和瓣膜的功能有重要的价值,但结果阴性不能排除本病的诊断。

中华医学会儿科学分会心血管学组 2010 年发布了诊断标准建议。

（一）病理学指标

(1)赘生物(包括已形成栓塞的)或心脏感染组织经培养或镜检发现微生物。

(2)赘生物(包括已形成栓塞的)或心脏感染组织经病理检查证实伴活动性心内膜炎。

（二）临床指标

1.主要指标

分别 2 次血培养有相同的感染性心内膜炎的常见微生物(如甲型溶血性链球菌、金黄色葡萄球菌、凝固酶阴性葡萄球菌、肠球菌等)。

(1)血培养阳性。

(2)心内膜受累证据(超声心动图征象):附着于瓣膜、瓣膜装置、心脏或大血管内膜、人工材料上的赘生物。腱索断裂、瓣膜穿孔、人工瓣膜或缺损补片有新的部分裂开。心腔内脓肿。

2.次要指标

(1)易感染条件:基础心脏疾病、心脏手术、心导管术、经导管介入治疗、中心静脉内插管。

(2)较长时间的发热(≥38 ℃),伴贫血。

(3)原有心脏杂音加重,出现新的心脏杂音,或心功能不全。

(4)血管征象:重要动脉栓塞、感染性动脉瘤、瘀斑、脾大、颅内出血、结膜出血、詹韦损害。

(5)免疫学征象:肾小球肾炎、奥斯勒结节、罗特斑、类风湿因子阳性。

(6)微生物学证据:血培养阳性,但未符合主要指标中的要求。

3.诊断依据

(1)具备以下①～⑤项任何之一者可诊断为感染性心内膜炎:①临床主要指标 2 项;②临床主要指标 1 项和次要指标 3 项;③心内膜受累证据和临床次要指标 2 项;④临床次要指标 5 项;⑤病理学指标 1 项。

(2)有以下情况时可排除感染性心内膜炎诊断:有明确的其他诊断解释临床表现;经抗生素治疗≤4 天临床表现消失;抗生素治疗≤4 天,手术或尸检无感染性心内膜炎的病理证据。

(3)临床考虑感染性心内膜炎,但不具备确诊依据的仍应进行治疗,根据临床观察及进一步的检查结果确诊或排除感染性心内膜炎。

六、治疗

积极抗感染、加强支持疗法。在应用抗生素之前必须先做几次血培养和药物敏感试验,以指导选用抗生素及剂量。

(一)抗生素

应用原则是早期、联合应用,选用敏感的杀菌药,剂量要足,疗程要长。在具体应用时,对不同的病原菌感染选用不同的抗生素。

1.甲型溶血性链球菌

首选青霉素 G 40 万～60 万 U/(kg·d),每 6 小时 1 次,静脉滴注,疗程 4～6 周;加庆大霉素 4～6 mg/(kg·d),每 8 小时 1 次,疗程 2 周。对青霉素过敏者可选用头孢菌素类或万古霉素。

2.金黄色葡萄球菌

对青霉素敏感者选用青霉素 G 40 万～60 万 U/kg·d,加庆大霉素,用法同上;青霉素耐药时才选用苯唑西林钠或萘夫西林 200～300 mg/(kg·d),每 6 小时 1 次,静脉滴注。治疗不满意或对青霉素过敏者选用头孢曲松或万古霉素 40～60 mg/(kg·d),分 2～3 次静脉滴注,疗程6～8 周。

3.革兰氏阴性杆菌或大肠埃希菌

选用氨苄西林 300 mg/(kg·d),每 6 小时 1 次,静脉滴注,疗程 4～6 周;或用头孢哌酮或头孢曲松 200 mg/(kg·d),每 6 小时 1 次,静脉滴注,疗程 4～6 周,加用庆大霉素 2 周。铜绿假单胞菌感染可加用阿莫西林 200～400 mg/(kg·d),每 6 小时 1 次,静脉滴注。

4.真菌

应停用抗生素,选用两性霉素 B 0.1～0.25 mg/(kg·d),以后每天逐渐增加至 1 mg/(kg·d),静脉滴注 1 次。可合用氟胞嘧啶 50～150 mg/(kg·d),分 3～4 次服用。

5.病原菌不明或术后者

选用萘夫西林加氨苄西林及庆大霉素,或头孢菌素类,或万古霉素。

上述抗感染药物应连用 4～8 周,用至体温正常,栓塞现象消失,血常规、血沉恢复正常,血培养阴性后逐渐停药。

(二)一般治疗

保证患者充足的热量供应,可少量多次输新鲜血或血浆,也可输注丙种球蛋白。

(三)手术治疗

近年早期外科治疗感染性心内膜炎取得了良好效果。对心脏赘生物和污染的人造代用品清创,修复或置换损害的瓣膜,挽救了严重患者,提高了治愈率。手术指征为:①瓣膜功能不全引起的中重度心力衰竭;②赘生物阻塞瓣口;③反复发生栓塞;④真菌感染;⑤经最佳抗生素治疗无效;⑥新发生的心脏传导阻滞。

七、预防

有先天性或风湿性心脏病患儿平时应注意口腔卫生,防止齿龈炎、龋齿;预防感染;若施行口腔手术、扁桃体摘除术、心导管和心脏手术,可于术前 1~2 小时及术后 48 小时内肌内注射青霉素 80 万 U/d,或长效青霉素 120 万 U 1 剂。青霉素过敏者,可选用头孢菌素类或万古霉素静脉注射一次,然后改口服红霉素 30 mg/(kg·d),分 4 次服用,连续 2 天。

(梁　超)

第四节　心内膜弹力纤维增生症

心内膜弹力纤维增生症(endocardial fibroelastosis,EFE)是指心内膜弥漫性的弹力纤维增生性疾病,可伴有心肌退行性变,为婴儿心肌病中较为常见的一种,又称原发性心内膜弹力纤维增生症,与其他先天性心脏病并存。先天性心脏病如主动脉缩窄、主动脉瓣狭窄、主动脉瓣闭锁等并发心内膜弹力纤维增生症,称继发性心内膜弹力纤维增生症。临床上分暴发型、急性型及慢性型。

一、病因及发病机制

其病因尚未明了,发病机制可能与下列因素有关。

(一)病毒感染

胎儿期或出生后病毒感染引起心肌炎症反应所致。认为柯萨奇 B 组病毒、腮腺炎病毒及传染性单核细胞增多症病毒感染与本病有关。

(二)宫内缺氧

宫内缺氧可致心内膜发育障碍。

(三)遗传因素

9% 患者呈家族性发病,认为本病系常染色体遗传。

(四)遗传代谢性缺陷

有报告糖原贮积病、黏多糖贮积症及维生素 B_1 缺乏的患儿发生心内膜弹力纤维增生症。

(五)继发于血流动力学的改变

心室高度扩大时,心室壁承受之应力增加,血流动力学的影响使心内膜弹力纤维增生,认为心内膜弹力纤维增生是非特异性的改变。主要病理改变为心内膜下弹力纤维及胶原纤维增生。

二、诊断

（一）一般症状

1.暴发型

起病急骤，突然出现呼吸困难、呕吐、拒食、唇周发绀、面色苍白、烦躁不安、心动过速。肺部有散在喘鸣音或干啰音，肝大，还可见水肿，均是充血性心力衰竭的体征。少数患儿呈现心源性休克，可见烦躁、面色灰白、四肢湿冷及脉搏加速而微弱等症状。此型患儿多在 6 个月以内猝死。

2.急性型

起病较快，但充血性心力衰竭的发展不如暴发型者急剧，常并发肺炎，伴有发热，肺部出现湿啰音。有些患儿因附壁血栓的脱落而发生脑栓塞等。此型患儿在 6 个月以内，多数死于心力衰竭，少数经治疗可获缓解。

3.慢性型

起病稍缓慢，症状如急性型，但进展缓慢，有些患儿的生长发育受影响，经治疗可获缓解，活至成人期，如及时诊治，可获痊愈，也可因反复发作心力衰竭而死亡。大部分患儿属于急性型。慢性型占1/3。新生儿期发病者较少，常为缩窄型，临床表现为左心室梗阻的症状。偶有在宫内即发生心力衰竭者，出生后数小时即死亡。年龄多在 6 个月～1 岁。

（二）体征方面

心脏呈中度以上扩大，在慢性患儿可见心前区隆起。心尖冲动减弱，心音钝，心动过速，可有奔马律，一般无杂音或仅有轻度的收缩期杂音。少数患儿合并二尖瓣关闭不全或因心脏扩大而产生相对的二尖瓣关闭不全者，可在心尖部听到收缩期杂音，一般为Ⅱ～Ⅲ级。

（三）辅助检查

(1)并发感染者外周血常规白细胞和中性粒细胞增多，常有血红蛋白下降等改变。

(2)X 线检查：以左心室增大为明显，心影普遍增大，近似主动脉型心影，左心缘搏动减弱，特别在透视下左前斜位观察时左心室搏动消失而右心室搏动正常者，更有诊断意义。左心房常增大。肺纹理增多，肺淤血明显。

(3)心电图检查：多数呈左心室肥大，ST 段及 T 波改变。长期心力衰竭致肺动脉压力增高时，可出现右心室肥大或左、右心室同时肥大。此外，偶见期前收缩及房室传导阻滞。缩窄型呈右心室肥厚及心电轴右偏。

(4)超声心动图检查：可见左心室腔扩大，左心室后壁运动幅度减弱，左心室内膜回声增强。左心室收缩功能减退，缩短分数及射血分数均降低。心脏指数和射血分数明显下降者，预后不良。

(5)心导管检查：可显示左心房、肺动脉平均压及左心室舒张期末压增高。左心室选择性造影可发现左心室增大、室壁增厚，收缩与舒张时心室大小几乎固定，左心室内造影剂排空延迟。二尖瓣及主动脉瓣关闭不全常见。

(6)心血管造影：扩张期显示左心室扩张、肥厚，收缩和舒张期容量改变很小，左心室造影剂排空延迟。缩窄型显示右心室扩张，左心室腔正常或变小，左心室排空延迟，左心房压增高，肺动脉压接近体循环压。

2/3 心内膜弹力纤维增生症患儿的发病年龄都在 1 岁以内。临床表现以充血性心力衰竭为主，常在呼吸道感染之后发生，具体表现：①烦躁不安、面色苍白、出冷汗、拒食；②咳嗽、气促、发绀,双肺可闻及水泡音或哮鸣音;③脉搏细速,心前区隆起,心界扩大,心音低钝,少数患者心尖部可闻及 2 级以上收缩期杂音;④肝大。

本病多发生于 6 个月左右的婴儿,其临床表现为心脏扩大(以左心室大为主)和充血性心力衰竭,可由上呼吸道感染诱发,心电图表现为电压高,提示心房或心室大(以左心室大为主),EFE 的超声心动图主要表现为心内膜反光增强、增厚,心肌收缩无力。

三、诊断依据

(1)1 岁以内,尤其是 6 个月以内儿童发生充血性心力衰竭。洋地黄对心力衰竭对有效,但易反复。

(2)心脏杂音较轻或无,少数可在心尖部闻及提示二尖瓣关闭不全的收缩期杂音。

(3)心脏 X 线检查示心影增大,以左心为主,可见肺静脉淤血。透视下心影搏动减弱。

(4)心电图示左心室肥厚。常伴 T 波呈缺血型倒置。少数可有心律失常。

(5)超声心动图示左心室增大,左心室收缩幅度减小及顺应性下降。

(6)排除其他心血管疾病。

四、鉴别诊断

本病需与婴儿期出现心力衰竭、无明显杂音及左心室增大为主的心脏病鉴别。

(一)急性病毒性心肌炎

有病毒感染的历史,心电图表现以 QRS 波低电压、Q-T 间期延长及 ST-T 改变为主。而心内膜弹力纤维增生症则为左心室肥厚,$RV_{5、6}$ 电压高,$TV_{5、6}$ 倒置。有时需进行心内膜心肌活检方能区别。

(二)左冠状动脉起源于肺动脉畸形

因心肌缺血,患儿极度烦躁不安、哭闹,心绞痛,心电图常示前壁心肌梗死的图形,Ⅰ、aVL 及 $V_{5、6}$ 导联 ST 段上升或降低及 QS 波型。心脏彩超可明确诊断。

(三)Ⅱ型糖原贮积症

患儿肌力低下,舌大,心电图 P-R 间期常缩短,骨骼肌活检可资鉴别。

(四)主动脉缩窄

下肢动脉搏动减弱或消失,上肢血压升高,脉搏增强可资鉴别。

(五)扩张型心肌病

多见于 2 岁以上小儿。此外,尚须与肺炎、毛细支气管炎、心包炎及心包积液相鉴别。特别应注意本症在临床上极易误诊为肺炎,必须重视心脏检查,从而引致早期诊断和治疗。胸部 X 线及超声心动图检查对本病的诊断非常重要。由于巨大心脏的左心缘贴近胸壁,而会误诊为胸腔积液或纵隔肿瘤,应予警惕。

五、治疗

心内膜弹力纤维增生症可并发心力衰竭、心源性休克、肺炎、脑栓塞、二尖瓣关闭不全等。

(1)控制心力衰竭:急性心力衰竭需静脉注射地高辛或毛花苷 C 快速洋地黄化,或其他正性肌力药物和强效利尿剂,并应长期服用地高辛维持量,可达 2~3 年或数年之久,至心脏回缩至正常,过早停药可导致病情恶化。近年来加用卡托普利长期口服,对改善心功能有明显效果。

（2）如有心源性休克者：加用多巴胺、多巴酚丁胺、呋塞米及皮质激素治疗。

（3）肾上腺糖皮质激素的应用：本病发病机制可能与免疫功能失调有关，主要用泼尼松1.5 mg/(kg·d)，服用8周后逐渐减量，每隔2周减1.25～2.5 mg，至每天0.25～0.5 mg/kg作为维持量，至心电图正常，胸部X线片心脏接近正常，逐渐停药，疗程1～1.5年。

（4）防治感染：有肺部感染者应选用有效抗生素，以静脉应用为主。

（5）病情急重者应以静脉应用快速起效的洋地黄（如去乙酰毛花苷等）、强有力的利尿剂（如呋塞米）及扩血管药物，辅助以其他辅助治疗。

（6）加强心肌营养：所有患者均应予营养心肌药物。

（7）外科治疗：合并二尖瓣关闭不全者应做瓣膜置换术，术后心功能可改善。对于心脏重度扩大、射血分数严重降低及药物治疗反应差者，考虑进行心脏移植术。

（梁　超）

第五节　心　包　炎

一、急性心包炎

急性心包炎是由心包脏层和壁层急性炎症引起的综合征。急性心包炎临床表现具有隐袭性，容易漏诊。

（一）病因

急性心包炎的病因可来自心包本身或为全身性疾病的一部分，心包本身的病因包含有特发性（非特异性）、感染性（病毒、细菌、结核等）、免疫炎症性、肿瘤及创伤等。其中以结核性、非特异性、肿瘤性较为常见。全身性疾病如系统性红斑狼疮、尿毒症等。

（二）诊断

1.临床表现

（1）症状表现如下所述。①心前区疼痛的症状常于体位改变、深呼吸、咳嗽、吞咽、卧位尤其当抬腿或左侧卧位时加剧，坐位或前倾位时减轻。疼痛通常局限于胸骨下或心前区，常放射到左肩、背部、颈部或上腹部，偶向下颌、左前臂和手放射。有的心包炎疼痛较明显，如急性非特异性心包炎；有的则轻微或完全无痛，如结核性和尿毒症性心包炎。②心脏压塞的症状：可出现呼吸困难、面色苍白、烦躁不安、发绀、乏力、上腹部疼痛、水肿甚至休克。③心包积液对邻近器官压迫的症状：肺、气管、支气管和大血管受压迫引起肺淤血，肺活量减少，通气受限制，加重呼吸困难，使呼吸浅而速。患者常自动采取前卧坐位，使心包渗液向下及向前移位，以减轻压迫症状。气管受压可产生咳嗽和声音嘶哑。食管受压可出现咽下困难症状。④全身症状：心包炎本身亦可引起畏寒、发热、心悸、出汗、乏力等症状，与原发疾病的症状常难以区分。

（2）体征

心包摩擦音：是急性纤维蛋白性心包炎的典型体征。在胸骨左缘第三和第四肋间、胸骨下部和剑突附近最清楚。常仅出现数小时或持续数天、数周不等。当渗液出现两层心包完全分开时，心包摩擦音消失；如两层心包有部分粘连，虽有大量心包积液，有时仍可闻及摩擦音。在心前区听到心包摩擦音，就可作出心包炎的诊断。

心包积液：积液量在 200～300 mL 或渗液迅速积聚时产生以下体征：①心脏体征，心尖冲动减弱、消失或出现于心浊音界左缘内侧处。心浊音界向两侧扩大，相对浊音区消失，患者由坐位转变为卧位时第二、三肋间的心浊音界增宽。心音轻而远，心率快。少数患者在胸骨左缘第三、四肋间可听得舒张早期额外者（心包叩击音），此音在第二心音后 0.1 秒左右，声音较响，呈拍击样。②左肺受压迫的征象，有大量心包渗液时，心脏向后移位，压迫左侧肺部，可引起左肺下叶不张。左肩胛骨下常有浊音区，语颤增强，并可听到支气管呼吸音。③心脏压塞的征象，快速心包积液，即使仅 100 mL，可引起急性心脏压塞，出现明显的心动过速，如心排血量显著下降，可产生休克。当渗液积聚较慢时，除心率加速外，静脉压显著升高，可产生颈静脉曲张、搏动和吸气时扩张，以及肝大伴触痛、腹水、皮下水肿和肝颈静脉回流征阳性等体循环淤血表现，可出现奇脉。

2.辅助检查

(1)血液化验：急性心包炎患者可有白细胞计数增多、血沉增快及 C 反应蛋白增加。心肌酶学一般为正常，部分患者肌钙蛋白升高。

(2)心电图检查：急性心包炎约有 90% 患者出现心电图异常改变，可在胸痛发生后几小时至数天。典型演变可分为四期：①ST 段呈弓背向下抬高，T 波高。一般急性心包炎为弥漫性病变，故出现于除 aVR 和 V_1 外所有导联，持续 2 天～2 周。V_6 的 ST/T 比值$\geq$0.25。②几天后 ST 段回复到基线，T 波减低、变平。③T 波呈对称型倒置并达最大深度，无对应导联相反的改变（除 aVR 和 V_1 直立外）。可持续数周、数月或长期存在。④T 波恢复直立，一般在 3 个月内。病变较轻或局限时可有不典型的演变，出现部分导联的 ST 段、T 波的改变和仅有 ST 段和 T 波改变。

(3)超声心动图检查：这是诊断心包积液简便、安全、灵敏和可靠的无创性方法，M 型超声心动图检查时，可见一个无回声区（液性暗区）将心肌回声与心包回声隔开，这个区域即为心包积液，二维超声心动图取左心长轴观及心尖四腔观可很容易见有液性暗区较均匀地分布在心脏外围，它较 M 型更能估计心包渗液量的演变，一般认为暗区直径>8 mm，液量约 500 mL，直径$\geq$25 mm 时，液量>1 000 mL。超声心动图可提示有无心包粘连，可确定穿刺部位，指导心包穿刺，并可在床边进行检查。

(4)X 线检查：X 线检查对渗出性心包炎则有一定的价值，可见心脏阴影向两侧扩大，心脏搏动减弱，尤其是肺部无明显充血现象而心影明显增大是心包积液的有力证据。但 X 线检查对纤维蛋白性心包炎的诊断价值有限。

(5)心脏 CT 或心脏 MRI：心脏 CT 和心脏 MRI 两者均可以非常敏感地探测到心包积液和测量心包的厚度，其中磁共振显像能清晰显示心包积液的容量和分布情况，并可分辨积液的性质，如非出血性渗液大都是低信号强度。尿毒症性、外伤性、结核性渗液内含蛋白和细胞较多，可见中或高信号强度。

(6)心包穿刺：当明确有心包积液后，可行心包穿刺对渗液作涂片、培养、细胞学等检查，有助于确定其性质或病原。心包渗液测定腺苷脱氨酶（ADA）活性$\geq$30 U/L 对诊断结核性心包炎具有高度特异性，抽液后再向心包内注入空气（100～150 mL）进行 X 线片，可了解心包的厚度、心包面是否规则（肿瘤可引起局限性隆起）、心脏大小和形态等，在大量心包积液导致心脏压塞时，可行心包治疗性穿刺抽液减压，或针对病因向心包腔内注入药物进行治疗。

（7）纤维心包镜检查：凡有心包积液需手术引流者，可先行纤维心包镜检查，心包镜在光导直视下观察心包病变特征，并可在明视下咬切病变部位做心包活检，从而提高病因诊断的准确性。

3.诊断标准

在可能并发心包炎的疾病过程中，如出现胸痛、呼吸困难、心动过速和原因不明的体循环静脉淤血或心影扩大，应考虑为心包炎的可能。在心前区听到心包摩擦音，则心包炎的诊断即可确立。心电图异常表现者，应注意与早期复极综合征、急性心肌缺血等进行鉴别。目前尚没有统一的诊断标准，但既往的研究提示诊断急性心包炎需要满足以下四个条件中的至少两条：①特征性的胸痛；②心包摩擦音；③具有提示性的心电图改变；④新出现的或者加重的心包积液。

（三）治疗

1.针对原发病治疗

结核性心包炎时应尽早开始抗结核治疗，以足够的剂量，直到结核活动停止后一年左右再停药。化脓性心包炎时应选用足量对致病菌有效的抗生素，并反复心包穿刺抽脓和心包腔内注入抗生素，如疗效不佳，即应及早考虑心包切开引流，心包增厚时可做广泛心包切除。病毒性心包炎应加强抗病毒治疗。风湿性心包炎时应加强抗风湿治疗，一般对肾上腺皮质激素反应较好。非特异性心包炎时可使用肾上腺皮质激素。

2.解除心脏压塞

在超声心动图定位下心包穿刺抽液是解除压迫症状的有效措施。常用的穿刺部位是：①左侧第5肋间心浊音界内侧1~2 cm处，针尖向内向后推进指向脊柱，穿刺时患者应取坐位；②胸骨剑突与左肋缘相交的夹角处，针尖向上、略向后，紧贴胸骨后面推进，穿刺时患者应取半卧位，此穿刺点不易损伤冠状血管，引流通畅，且不经过胸腔，适合于少量心包积液，尤其是化脓性心包炎，可免遭污染；③左背部第7或第8肋间左肩胛线处，穿刺时患者取坐位，左臂应提高，针头向前并略向内推进，当有大量心包积液压迫肺部，而其他部位不能抽出液体时可采用此穿刺部位，如疑为化脓性心包炎时，应避免此处抽液，以防胸部感染。心包穿刺时，也可将穿刺针与绝缘可靠的心电图机的胸导联电极相连接进行监护，用针穿刺时同时观察心电图的变化，如触及心室可见 ST 段抬高，偶见 QS 型室性期前收缩；触及心房时，可见 P-R 段抬高及有倒置 P 波的房性期前收缩出现。心包穿刺应备有急救药品、心脏除颤器及人工呼吸器械等，并注意无菌技术，穿刺部位用 1%~2% 普鲁卡因浸润麻醉，然后将针刺入，直至穿进有抵抗感的心包壁层继而出现"落空感"为止，针头推进应缓慢，如手感有心脏搏动，应将针头稍向后退；抽液不能过快过猛；积液过稠时，可改为心包切开引流术。心包穿刺失败或出现并发症的原因有：①属损伤性心包出血，血液进入心包腔的速度和抽吸一样快；②少量心包积液，超声提示仅在基底部，心脏前面没有液性暗区；③包裹性积液；④罕见的并发症是心脏压塞缓解后，突然的心脏扩张和急性肺水肿，其机制可能是在心功能不全的基础上，心脏压塞解除后静脉回流突然增加所致。如渗液继续产生或有心包缩窄表现，应及时做心包切除，以防止发展为缩窄性心包炎。

3.对症治疗

患者宜卧床休息。胸痛时给予镇静药、阿司匹林、吲哚美辛，必要时可使用吗啡类药物或左侧星状神经节封闭。

二、缩窄性心包炎

缩窄性心包炎是指心脏部分或全部被坚厚、僵硬的心包所包裹,以致在舒张期不能充分扩张,心室不能正常充盈。可发生于急性心包炎后数周,也可由心包疾病经数月或数年缓慢发展而致。

(一)病因

小儿时期多由结核性或化脓性心包炎引起。部分缓慢地发展而引起者,病因大多不明。

(二)病理生理

心包壁层与脏层广泛粘连,纤维组织增生,心包显著增厚,甚至可达 2 cm,形成僵硬的纤维组织外壳,心包腔闭塞,紧紧压迫心脏和大血管,使心脏不能在舒张期有效地扩张,静脉入口处心包增厚、缩窄,静脉回流受阻,静脉显著淤血,心室充盈不足,每搏输出量减少。肝、肺及其他脏器均呈慢性淤血,近似慢性充血性心力衰竭。心包有时与邻近组织粘连,部分患者出现心包钙化。由于心肌长期受压、缺血,可发生心肌变性、萎缩及纤维化,从而使心肌收缩功能受损。

(三)临床表现

急性化脓性心包炎 2~3 周后可出现本症,部分患者经数月或数年后出现症状,表现为全身水肿、静脉充盈、静脉压增高、肝大、腹水等,持续存在,进行性加重。有些患者起病隐匿、缓慢,出现乏力、呼吸困难、咳嗽、食欲缺乏、腹胀、肝区疼痛、腹围增大、水肿等,并日益加重。体格检查发现明显颈静脉及周围静脉充盈。心界正常或稍大,心尖冲动不明显,由于心包与邻近组织粘连,有时可出现收缩期回缩(于收缩期出现心尖附近胸壁内陷)。心率增快,心音低远,无心脏杂音或心包摩擦音,有时可在第二心音后听到心包叩击音。肝大显著。腹水的出现早于肢体水肿,程度亦较重。脉压缩小,静脉压增高。

(四)实验室检查

1.X 线检查

心脏外形不正常,可呈三角形,左、右心缘变直,心搏动微弱或消失。主动脉弓缩小,上腔静脉扩张。部分患者可见到心包钙化。

2.心电图检查

明显低电压及 T 波变化。

3.超声心动图检查

心室壁僵硬,在舒张期呈低平运动,二尖瓣开放幅度减小,舒张期血流 E/A 比值<1,表示左心室灌注充盈受限。室间隔运动异常。房室交界常可见强回声纤维组织。

(五)诊断

凡临床症状类似慢性心脏压塞,而心脏无明显增大应考虑本病,结合 X 线、心电图及超声心动图检查可以作出诊断。但应注意与慢性充血性心力衰竭等鉴别。后者常有器质性心脏病,心脏增大,多伴心脏杂音或奔马律,腹水往往不明显,针对心力衰竭治疗后症状缓解。

(六)治疗

施行心包切除术,将压迫心脏的纤维硬壳剥除。需要注意的是,心包剥除后,长期受压塞的心脏因突然接受大量血液充盈使容量负荷过重,可发生心功能不全,故有人主张在术中及术后给予洋地黄制剂,同时应严格限制补液及输血量。

(梁　超)

第六节 心 律 失 常

一、窦性心动过速

窦性心动过速指窦房结发放冲动超过正常心率范围。小儿心率易受生理和病理因素影响，1 岁以后小儿心率与年龄密切相关，年龄越小，心率越快，1～14 岁不同年龄心率回归方程：心率（次/分）＝114－2.6×年龄（岁）。

（一）病因

1.生理因素

烦躁、哭闹、情绪紧张、运动、进食等。

2.药物

阿托品、麻黄碱、异丙肾上腺素、咖啡碱、甲状腺素等可使心率增快。

3.病理因素

感染、发热、缺氧、低血压、休克、贫血、心力衰竭、心肌炎、甲状腺功能亢进症等能使心率增快，体温升高 1 ℃，心率增加 12～15 次/分。

（二）临床表现

一般无特殊临床症状，年长儿偶感心悸。

（三）诊断

安静时心率：1 岁内≥150 次/分、1～4 岁≥130 次/分、5～9 岁≥110 次/分、10～17 岁≥100 次/分可诊断为窦性心动过速。

心电图表现：①窦性 P 波，心率超过正常范围；②P-R 间期≥0.12 秒；③P-P 间期相差＜0.12 秒；④可能出现 S-T 段上斜型下移及 T 波倒置。

（四）治疗

对因治疗或加用镇静剂。由心力衰竭引起的窦性心动过速可用洋地黄控制心力衰竭减慢心率，甲状腺功能亢进症所致的心动过速用普萘洛尔效果较好。

二、窦性心动过缓

窦性心动过缓指窦房结发放冲动频率低于正常范围，主要为迷走神经张力过高引起。

（一）病因

1.生理因素

睡眠、运动员或体力劳动者、老年人、刺激迷走神经如压迫眼球、压迫颈动脉窦、呕吐等。

2.药物

β 受体阻滞剂、利血平、洋地黄、奎尼丁、利多卡因、胺碘酮、麻醉药等。

3.病理因素

中枢神经系统疾病、颅内压增高、脑缺氧、甲状腺功能减退症、抑郁症、低温、高血钾、窦房结炎症、法洛四联症与大动脉错位术后及伤寒、流行性感冒、钩端螺旋体等传染病恢复期。

（二）临床表现

一般无症状，如心率明显减慢可出现乏力、头昏、胸闷等，心率显著减慢者可发生晕厥或阿-斯综合征。

（三）诊断

窦性心律：在 1 岁内＜100 次/分、1～4 岁＜80 次/分、5～9 岁＜70 次/分、10～17 岁＜60 次/分可诊断为窦性心动过缓。

心电图表现：①窦性 P 波，心率低于正常范围；②P-R 间期≥0.12 秒；③常出现窦性心律不齐。

（四）治疗

1.对因治疗

积极治疗原发病。

2.对症治疗

若心率＞40 次/分而无临床症状则不需对症处理，心率＜40 次/分或发生阿-斯综合征、晕厥者用阿托品、异丙肾上腺素或麻黄碱口服，药效不佳者安装人工心脏起搏器。

三、期前收缩

期前收缩是一种最常见的自发性异位心律，根据出现时间的早晚分舒张早期、舒张中期及舒张晚期期前收缩，根据异位起步点来源不同分窦性、房性、交界性、室性期前收缩。较长时间出现 1 个期前收缩称为偶发性期前收缩，若发作＞6 次/分称为频发（多发）期前收缩，同一导联上出现形态不一致的期前收缩称多源性期前收缩，如兼有频发和多源者称多发多源性期前收缩。若在 2 个正常搏动之间夹 1 个期前收缩称为插入性或间位性期前收缩。如在正常搏动之后有规律地、间隔地发生则形成二联律、三联律等，期前收缩出现后，往往代替了一个正常搏动，其后出现一个较正常窦性心律的心动周期长的间歇称为代偿间歇。偶发的期前收缩多无病理意义，多发多源性期前收缩常提示器质性心脏病的存在。如原有器质性心脏病，期前收缩会对心脏功能带来不利影响。

（一）窦性期前收缩

指窦房结内正常起步点附近提早发生激动引起的期前收缩称为窦性期前收缩。发病罕见。

1.诊断

心电图表现：①提早出现的 P-QRS-T 波群与窦性相同；②偶联间期固定；③代偿间歇不完全。

2.治疗

无须使用抗心律失常药。

3.预后

良好。

（二）房性期前收缩

由心房内异位节奏点主动、提前发出激动而引起的期前收缩称为房性期前收缩。

1.诊断

心电图表现：①P 波提早出现，形态与窦性 P 波不同，称 P 波，其形态可直立或倒置；②P-R 间期≥0.12 秒，若房性期前收缩后无 QRS 波群，示房性期前收缩未下传；③QRS 波形呈室上性，伴有室内差异性传导者 QRS 波形态或多或少变异；④代偿间歇不完全。

2.临床意义

(1)偶发房性期前收缩临床上无重要意义。

(2)频发或持续房性期前收缩、连发的房性期前收缩、多源性房性期前收缩、房性期前收缩形成二联律、三联律、运动后房性期前收缩增加、房性期前收缩伴心房肥大或房内传导阻滞、房性期前收缩后第 1 个窦性搏动存在 T 波改变者多提示为病理性。

(3)频发、多源、成对出现的房性期前收缩常为房性心动过速、心房扑动、心房颤动的先兆。

(4)房性期前收缩提前指数[=(P2-P 间期)/(P1-P2 间期)]<0.5 房颤发生率高,>0.6 房颤发生率低。

(5)提前不很早的房性期前收缩出现室内差异性传导,提示心室内有某种程度的传导功能障碍。

3.治疗

除病因治疗外,可选用维拉帕米、β 受体阻滞剂、胺碘酮、磷酸丙吡胺等,非洋地黄中毒所致或合并心力衰竭者可选地高辛,同时保持生活规律与情绪稳定,纠正电解质紊乱。

(三)房室交界性期前收缩

起源于房室交界区异位节律点提早发生的心脏搏动称房室交界性期前收缩。

1.诊断

心电图表现:①提早出现的 QRS 波群呈室上性;②提前的 QRS 波群前后可以无 P 波,也可出现逆性 P 波,其中 P-R 间期<0.10 秒,R-P 间期<0.20 秒;③代偿间歇多完全。

2.治疗

同房性期前收缩。

3.预后

多数良好。

(四)室性期前收缩

起源于心室内异位节奏点而提早发生的心脏搏动称室性期前收缩。正常儿童静息心电图发生率0.8%～2.2%,Holter 检测新生儿发生率 18%,未经选择的儿童高达 2%～25%,正常儿童室性期前收缩可每小时>10 次,部分每小时>30 次。无器质性心脏病中 74%室性期前收缩由自主神经功能失衡引起,心肌炎占 47%。

1.分型

Holter 检查将单纯性室性期前收缩分三型。Yanaga 将 7 时～18 时定为日间,19 时～次日 6 时定为夜间。

(1)日间型:室性期前收缩占全天 70%以上,多见于学龄前期;可能为交感神经张力增高所致。运动后室性期前收缩增加,不一定是病理性。

(2)夜间型:室性期前收缩占全天 70%以上,多见于学龄期;可能为迷走神经张力增高所致。运动后室性期前收缩减少或消失。若运动后增多,则病理性可能性大。

(3)混合型:室性期前收缩在日间、夜间出现,缺乏规律性。

2.诊断

室性期前收缩心电图表现:①提早出现的宽大畸形的 QRS 波群,其前面无提前的 P 波;②QRS时间增宽,平均≥0.12 秒;③复极化异常,T 波方向与 QRS 波反向;④多数代偿间歇完全。

儿童病理性室性期前收缩的特点：①起源于右心室流出道；②QRS最大向量与60毫秒瞬时向量额面夹角<30°，各平面振幅比<1.5，振幅差额面<0.7，横面<0.5；③正交心电图Y轴以R波为主。

3.治疗

原则是室性期前收缩无血流动力学改变时无须治疗，见于：①临床无症状，活动自如，期前收缩系偶然发现；②X线检查心脏大小及形态正常；③期前收缩在休息或夜间增多，活动后心率增快，期前收缩明显减少或消失；④心电图显示期前收缩呈单源性、配对性而无其他异常，且运动试验阴性；⑤超声切面显像心脏形态结构正常；⑥心脏功能及心肌损伤血清标志物正常。但必须对这类患者长期随访。

Holter显示期前收缩呈多源性、3个以上的异位兴奋点、期前收缩级别进行性增加者应及时抗心律失常药物治疗，以防猝死。一旦症状缓解，期前收缩次数减少50%以上，可逐渐停药，疗程以1～6个月为宜。抗心律失常药物治疗实际上只能对症，并不能改变期前收缩的自然病程，减量或停药后往往期前收缩又出现，一般治疗1～2个月，病情允许时改为维持量，总疗程1～6个月。但要消除患儿及其家长的思想顾虑，必要时长时间随诊。对于频繁发作、症状明显或伴有器质性心脏病者需药物治疗。

具体治疗方法有以下三点。

（1）对因治疗：去除引起室性期前收缩的病因。

（2）抗心律失常药：引起血流动力学改变者应使用抗心律失常药，如普罗帕酮、β受体阻滞剂、胺碘酮、美西律、盐酸莫雷西嗪（乙吗噻嗪）等。由洋地黄引起的室性期前收缩及时停用洋地黄，选用苯妥英钠治疗。

（3）射频导管消融：临床上对有较明确的临床症状、患儿精神上受到较大影响且药物效果不好、不愿用药、要求根治的单形性期前收缩，进行射频导管消融有其必要性。可采用起搏标测和激动顺序标测，前者以起搏时与室性期前收缩QRS波形态完全相同点为消融靶点；后者以期前收缩时最早心室激动点为消融靶点。

4.预后

室性期前收缩的形态和数量不是敏感和特异的预后指标。心脏正常的小儿和青少年成对的室性期前收缩是良性的，可自动消失，心脏异常的成对室性期前收缩患者，28%电生理能诱发出室性心动过速，心脏异常的小儿和青少年成对室性期前收缩可能类似室性心动过速，其预后与潜在的心脏疾病有关。器质性室性期前收缩的预后依病因和病情的严重程度而定，提前指数[（窦性Q到期前收缩Q间期）/（窦性QT间期）]≤1、R-R间期（偶联间期）<0.43，以及R在T上或心脏手术晚期的室性期前收缩等预后较差。

四、阵发性室上性心动过速

阵发性室上性心动过速（PSVT）是小儿较为常见的快速心律失常，常伴发心力衰竭或心源性休克，特点是突发突止。

（一）病因

1.生理

可见于正常儿童，常因疲劳过度、深吸气、过度换气、体位突然变化、吞咽运动、精神紧张、情绪激动等而诱发。

2.药物

洋地黄中毒、拟交感神经药、吸烟饮酒等。

3.病理

预激综合征、风湿性心脏病、心肌病、心肌炎、先心病、二尖瓣脱垂、甲状腺功能亢进症、缺氧、电解质紊乱、支气管肺炎、手术切口等。

(二)机制

1.自律性增高

为异位起步点的细胞4相舒张期自动除极加速所致。异位激动点的自律性常因心房扩大、缺氧、低钾血症、碱中毒、洋地黄作用等增高,引起异位房性心动过速、多源性房性心动过速。期前刺激不能诱发或终止,用快于异位起搏点频率的超速起搏可以抑制。

2.折返激动

折返的途径有窦房结心房折返、心房内折返、房室结内折返及房室旁道引起的折返,适当的期前刺激可诱发或终止。

折返引起心动过速必备三个条件:①两条通路,参加折返激动的二条通路必须具有不同的功能特点,即慢通道与快通道,前者传导速度慢而不应期短,后者传导速度快而不应期长;②传导速度缓慢;③单向传导阻滞。

3.触发活动

由前一个激动驱动或诱发的激动形成异常,后除极化的振荡电流振幅足够大并达到阈电位水平而产生的一个、多个或连续的去极化活动。连续发生触发活动可形成心动过速。洋地黄中毒引起的阵发性室上性心动过速可能与此有关。期前刺激可诱发但不能终止,反而加快心跳。

儿童发生机制与成人有差别。婴儿室上速多为房室折返性心动过速,几乎无房室结内折返性心动过速,随年龄的增长,房室折返性心动过速所占比例减少。旁路分布与是否合并先心病有关,伴先心病者多为右侧旁路,而心脏结构正常者多为左侧旁路。

(三)电生理分类

(1)房室结内折返性心动过速(AVNRT)儿童期占 PSVT 的 60%,房室结双径路存在是其产生的前提,75% 的 PSVT 电生理检查时可见房室结双径路存在,食管心房调搏表现为 SR 跳跃式延长,SR 曲线突然中断,S_1S_1 反扫每减少 10 毫秒时 SR 相差 $>$ 60 毫秒。

(2)旁道折返性心动过速(BTRT)儿童期占 PSVT 的 30%,食管心房调搏 PSVT 发作时心率较 AVNRT 更快,诱发 PSVT 的心搏无 SR 跳跃现象,室上性心动过速(SVT)发作时 P 在 QRS 波之后。

(3)窦房折返性心动过速(SART)少见,因窦房结病变引起。窦房结折返要求心房的有效不应期短,使易于反复应激,窦房结的相对不应期要长,激动在窦房结中要经过较长时间的缓慢传导,才从窦房结传出至心房,保证心房有充分时间恢复应激性。食管心房调搏发生折返激动时心率突然增加,且比较恒定,为 80~210 次/分,P 波形态及电轴与正常 P 窦性 P 波一致,心动过速常由房性期前收缩引起,诱发心搏的 SR 不延长。期前收缩后的窦性 P-P 距离<SVT 前的P-P距离,发作时 P 波在 QRS 波之前,PR/RP<1,RP>110 毫秒,可诱发和终止 SVT。SVT 时常伴房室传导阻滞,压迫颈动脉窦可终止 SVT。

(4)心房内折返性心动过速(IART)多见于心房内有病变者,发作与心房内传导及不应期不一致有关。食管心房调搏诱发时 SR 不延长,SVT 发作时 P 波形态不同于窦性 P 波,具有形状多变特点。QRS 波形态正常,可诱发和终止 SVT。SVT 时可伴房室传导阻滞,压迫颈动脉窦不能终止 SVT。发作时PR/RP<1,RP>110 毫秒,QRS 波呈室上性。

(5)心房自律性心动过速(AAT)为心房异位节律点自律性增高引起。食管心房调搏发作SVT 无须期前收缩诱发,QRS 波呈室上性,PR/RP<1,RP>110 毫秒。不能诱发终止 SVT,压迫颈动脉窦不能终止 SVT。SVT 可伴房室传导阻滞。

(四)临床表现

1.婴儿期阵发性室上性心动过速

80%为房室折返,几乎未见房室结折返。SVT 发作与新生儿或婴儿期心脏胆碱能神经支配占优势以及具有电活动的副束传导组织活性较强有关。随着年龄增长,传导组织解剖发育与肾上腺素能神经发达,PSVT 可自行消失。临床上心血管症状不明显,多以消化系统为首发症状,如呕吐、拒食、软弱无力,继而烦躁不安、面色灰白、发绀、心力衰竭、休克,心率可达 200～300 次/分,年龄越小,心室率越快,发作时间越长,症状越明显。

2.儿童期阵发性室上性心动过速

60%为房室折返,30%为房室结折返。小儿常可自诉心跳增快、心悸不适、烦躁、乏力,间或出现眩晕、恶心、呕吐、腹痛,有时可自然转复为窦性心律。

(五)诊断

心电图表现:①突发突止,R-R 间期绝对匀齐;②心房率为 160～300 次/分;③QRS 波为室上性,少数合并室内差异性传导时可出现 QRS 波增宽;④可有 S-T 段下移、T 波平坦或倒置。若可见 P 波且 PR 间期>0.12 秒考虑为房性心动过速,若 QRS 波前后无 P 波或有逆性 P 波且 PR间期<0.10 秒或 RP 间期<0.20 秒时考虑为交界性心动过速,若 P 波不能辨认统称阵发性室上性心动过速,不必严格区分。

(六)治疗

1.物理疗法

常需在心电监护下进行。

(1)刺激迷走神经:适用于>4 岁小儿。压迫单侧颈动脉窦 5～10 秒,一旦心率减慢立即停止按压。操作者在患儿甲状软骨水平触及颈动脉搏动,向颈椎方向按压,先按右侧,无效再按左侧。

(2)潜水反射:适用于<6 个月婴儿。用一块冷毛巾覆盖患儿面部<15 秒,或用大小足够覆盖患儿面部的塑料袋,盛 2/3 袋的等量冰块与水,覆盖于患儿面部<15 秒(冰袋法),1 次无效隔3～5 分钟可重复,一般<3 次。年长儿可指导其屏气,直至恢复窦性节律。

(3)瓦尔萨尔瓦动作:适用于年长儿。深吸气后屏气做深呼气动作。

(4)穴位按摩:指压神藏及灵墟穴,兴奋下丘脑迷走神经中枢,反射性抑制心脏的快速传导而终止PSVT。具体方法:患者仰卧,医师以拇指腹端置于左神藏穴(胸部左第 2 肋间,前正中线旁开 6 cm)或灵墟穴(胸部左第 3 肋间,前正中线旁开 6 cm),顺时针方向快速按摩捻转,患者出现指感(腹胀、传至左腋下或左肩背),若有效则转为窦性心律,按摩神藏穴 3 分钟无效同法指压灵墟穴。

(5)直肠按摩:医师戴手套涂润滑油后示指伸入患者肛门,用指腹按摩直肠前壁,上下移动1 分钟,部分患者可复律。

（6）心前区叩击：操作者用右手快速叩击心前区数次，部分患者可能迅速转为窦性心律。可能叩击的机械能转换为电能形成期前刺激后长不应期，使下一个兴奋不能传入，中断了折返环。

2.药物治疗

（1）兴奋迷走神经：ATP具有强烈而短暂的迷走神经兴奋作用，可以阻滞或延缓房室结内前向传导，从而阻断折返环路，转复率＞90％，用药过程可出现室性心动过速、心搏骤停等不良反应，但瞬间即逝。使用时须从小剂量开始，每次0.05 mg/kg，2秒内快速静脉注射，无效1分钟后重复使用1～2次，年长儿每次6～12 mg。也可用盐酸去氧肾上腺素（新福林）0.01～0.1 mg/kg静脉滴注，当血压升高1倍或转为窦性时停止，此法已少用。

（2）抗心律失常药：具体用法如下。①维拉帕米：每次0.1～0.2 mg/kg，最大剂量每次＜5 mg，加入生理盐水5 mL稀释后心电监护下以1 mL/min速度静脉推注，复律后改口服维持，每次1～2 mg/kg，3～4次/天，新生儿及小婴儿易致血压下降、休克、心搏骤停，不宜首选，＞6个月小儿可首选。②胺碘酮：每次2～5 mg/kg，加入5％葡萄糖液100 mL静脉滴注，复律后改口服，20 mg/（kg·d），2～3次/天，不宜长期使用。③磷酸丙吡胺：每次2～5 mg/kg，加入10％葡萄糖液20～30 mL在5～10分钟静脉注射，如未终止可再以每次2 mg/kg静脉注射，每6小时1次，复律后改口服，每次3～5 mg/kg，3～4次/天。④普罗帕酮：每次1～2 mg/kg加入10％葡萄糖液10～20 mL中5分钟内缓慢静脉注射，无效则每10～15分钟重复给药一次，直至有效（但连续用药只能＜3次），总量＜6 mg/kg，有效后则改片剂口服维持疗效。

3.电学治疗

对于病情危重、疗效不好或不能耐受药物治疗的患儿可用食管心房调搏法进行递增性起搏或超速抑制，终止PSVT，对AVNRT、AVRT、SART、IART有效，但对AAT无效。心内电生理检查后进行射频消融术能中断折返路径，主要用于AVNRT、AVRT、IART。直流电复律应用于重症心力衰竭、心源性休克或心电图宽大QRS波而不能鉴别室上性心动过速和室性心动过速者，复律能量为每次0.6 ws/kg。如未复律可加大能量但不宜超过3次，正在使用洋地黄或洋地黄中毒者禁用。

（七）预后

无明显器质性心脏病的阵发性室上性心动过速一般预后良好，婴儿期阵发性室上性心动过速随着传导系统的发育成熟而逐渐消失。1岁左右发作SVT婴儿40％～70％在平均4.6～9.0年内无SVT发作。出生后2个月内第1次发作SVT者有93％在出生后8个月内消失，其中仅31％在8岁时复发，而5岁后第1次发作SVT者，心动过速复发率较高，随访7年时复发率为78％。PSVT反复发作者，不能接受射频导管消融治疗则口服普罗帕酮8个月预防复发。

五、阵发性室性心动过速

阵发性室性心动过速可导致严重的血流动力学紊乱而危及生命，小儿发病少见。

（一）病因

1.药物

奎尼丁、普鲁卡因、洋地黄等药物中毒。

2.病理

心肌炎、心肌病、心肌肿瘤、心导管检查及心室造影、心脏手术，长Q-T间期综合征、低钾血症、酸中毒，严重心脏病和临终前等。

（二）临床表现

临床症状取决于心室率快慢，发作时心室率可达 100～270 次/分，心律轻度不规则，有心悸、乏力、胸痛、恶心等，重者可致晕厥、休克、猝死。

（三）诊断

心电图表现：①连续 3 个或 3 个以上宽大畸形的 QRS 波，QRS 宽度＞0.10 秒，心室率 100～270 次/分，或大于正常平均窦性心律的 25％，节律稍不齐；②P 波频率较慢，P-P 匀齐，P 波与 QRS 波无关；③可见心室夺获或室性融合波。

根据心电图畸形 QRS 波形态分类。

1.期前收缩型单形性室性心动过速

占室性心动过速的 70％以上，多见于器质性心脏病，突发突止，称短阵性室速，分三个亚型：①恒速型，R-R 间距恒定不变，75％转为心室颤动；②减速型，R-R 间距逐渐延长，都自动转为窦性心律，常不发生心室颤动；③加速型，R-R 间距逐渐缩短，100％转为心室颤动，需要立即治疗。

2.多源型室性心动过速

畸形 QRS 波有多种形态，QT 间期正常，可见于心肌病、二尖瓣脱垂等。

3.双向型室性心动过速

交替出现两种不同形态宽大畸形的 QRS 波群，方向相反，同轴相和异轴相 R-R 间距相等，室速频率 140～200 次/分。若仅见 QRS 波群幅度的交替性变化，称交替性心动过速。在 PSVT 时若心率＜180 次/分出现 QRS 电交替，AVRT 可能性为 90％。双向性室速由洋地黄中毒及严重心肌损伤引起。

4.反复性阵发性室性心动过速

常见 3～15 个室性期前收缩与窦性心律交替出现，心室率 100～150 次/分，见于无器质性心脏病，预后较好。

5.并行心律型室性心动过速

心脏同时存在两个起步点，一个是窦房结，另一个为心室异位起步点，周围存在传入阻滞而不受窦性激动的干扰，但按时发放冲动至周围心肌，只要周围心肌脱离有效不应期即可除极心肌。心电图表现常间歇出现心动过速，频率 70～140 次/分，诱发的室性期前收缩的耦联间期不等，心动过速之间的间歇期为心动过速时 R-R 间期的整数倍，经常出现融合波。

6.尖端扭转型室性心动过速（T_dP）

QRS 波群振幅与形态多变，每隔 3～20 个心搏 QRS 波的方向围绕基线扭转，心室率 150～300 次/分，发作前数小时～数天频发多源型室性期前收缩或晚期室性期前收缩二联律，或 Ron-T 而诱发心动过速。Q-T 或 QU 间期明显延长，同时心前区导联 T 波宽大畸形、平坦、高大或深倒置，U 波明显。

T_dP 因 Q-T 间期延长、心室复极离散度增加发生折返所致，或与早期后除极有关。临床常见间歇依赖型与肾上腺素依赖型两种。前者由于低钾、低钙、低镁、严重缓慢心率、药物中毒或广泛心肌损害等引起。后者见于先天性长 Q-T 间期综合征，伴有耳聋或不伴有耳聋，多在惊恐、运动、激动等交感神经兴奋或静脉滴注异丙肾上腺素时诱发，窦性心律时心电图出现特征性的 T 波交替性变化。

7.非阵发性室性心动过速

分两型：①Ⅰ型，发作前先有窦性心律减慢，心动过速多以逸搏或心室融合波开始，发作心率

60～110次/分,规则,窦性心律加快后发作自行停止;②Ⅱ型,发作前无窦性心律减慢,常以室性期前收缩开始,发作间期心律不规则,发作期心室率可达130次/分,发作停止后存在一个长的间歇。

8.特发型室性心动过速

常见于无器质性心脏病的患者,不引起血流动力学变化,预后好。分两型:①特发型左心室室速,异位激动多起源于左心室心尖部,较多见,与浦肯野纤维折返或触发激动有关。表现为右束支传导阻滞型室速合并电轴左偏,常为持续性室速,不易被运动、异丙肾上腺素诱发,多被情绪诱发,发作后常不能自行转换为窦性心律。②特发型右心室室速,异位激动起源于右心室流出道,较少见。表现为左束支传导阻滞型室速合并电轴右偏,在非发作期存在同形态的期前收缩或成对期前收缩,多由运动、异丙肾上腺素诱发,常见起源于期前收缩的短阵室速,形态与期前收缩一致,室速持续时间短,可自行终止。

（四）治疗

1.电击复律

为首选,能量选每次0.6 ws/kg。对洋地黄中毒或正在使用洋地黄者禁用。

2.药物

利多卡因每次0.5～1.0 mg/kg,用10％葡萄糖液20 mL稀释后静脉注射,若需要可每间隔3～5分钟重复给药,15～20分钟内最大剂量＜3 mg/kg。如室性心动过速反复发作,可用0.03 mg/(kg·min)浓度持续静脉滴注,血药浓度维持在2～5 μg/mL,若＞7 μg/mL可致中毒。控制发作后用两种抗心律失常药物口服维持。

3.射频导管消融

由折返引起的室性心动过速可在心内电生理检查下进行射频导管消融治疗。

4.几种特殊的室性心动过速的治疗

(1)尖端扭转型室性心动过速:发作时紧急静脉注射利多卡因,有效则用静脉滴注维持,对病态窦房结综合征、完全性房室传导阻滞或基础心率偏慢者利多卡因慎用或不用。增加心肌传导性和兴奋性的药物,首选异丙肾上腺素,0.5～1.0 mg加入10％葡萄糖液250～500 mL以1～4 μg/min速度静脉滴注往往有效。山莨菪碱能延长心肌细胞有效不应期(ERP)及动作电位时程(APD),增加ERP/APD比值,降低心肌细胞自律性,抑制异位兴奋灶,也能迅速纠正尖端扭转型室性心动过速。如药物无效,用直流电击复律或安装人工心脏起搏器。绝对禁用抑制心肌传导性及心肌兴奋性的药物。

(2)洋地黄中毒所致室性心动过速:立即停用洋地黄制剂,静脉注射利多卡因,静脉滴注钾盐和苯妥英钠,禁用电复律。

5.PSVT合并心力衰竭、心源性休克

首选洋地黄制剂,既改善心功能,又转复心律。若效果不明显可加用多巴胺,加强心肌收缩力,提高血压,为适量应用维拉帕米转律准备条件,条件许可首选直流电同步电击复律。

六、心房扑动及颤动

（一）心房扑动

1.病因

(1)生理:健康婴儿、新生儿因心脏传导系统发育未成熟可出现心房扑动,交感神经与迷走神经兴奋后、疲劳等也可出现。

（2）药物：拟交感神经药与拟迷走神经药、洋地黄中毒、长期服用甲状腺素等。

（3）病理：心肌炎、心肌病、风湿性心脏病、房间隔缺损、肺动脉瓣狭窄、感染及心导管检查、心脏术后等。

2.临床表现

取决于心脏原发病及心室率的快慢。心室率正常者可无明显症状，有基础心脏病者可伴发充血性心力衰竭，部分发生晕厥、抽搐、休克等。

新生儿心房扑动：①先天性慢性心房扑动，出生后出现，患儿能耐受，无特殊治疗，1岁内可自愈；②阵发性心房扑动，出生后数周至数月出现，用洋地黄可转复窦律，易复发。

3.诊断

心电图表现：①P波消失，代之以300次/分以上、婴儿可达400～450次/分的大小形状相同、匀齐、连续快速的锯齿状"F"波，在Ⅱ、Ⅲ、aVF及右胸导联V_{3R}、V_1中最明显，F波之间无等电位线；②F-R间期相等；③心室率依据房室间的传导而定，可呈4：1、3：1或2：1房室传导；④QRS波呈室上性。

4.治疗

（1）对因治疗。

（2）抗心律失常药：地高辛、普萘洛尔、胺碘酮、磷酸丙吡胺等。

（3）电学治疗：食管心房调搏超速抑制能终止心房扑动。直流电同步复律用于危重儿或上述药物无效者，不宜超过3次，电击前24小时停用洋地黄，避免出现心室颤动，复律成功后仍需适当使用抗心律失常药物，以防复发。

（二）心房颤动

心房颤动占小儿心律失常的0.26%，由心房各部心肌纤维微折返形成，导致不协调而无规则的颤动，使心房失去正常有效收缩。

1.病因

儿童功能性心房颤动少见，多见于风湿性心脏病伴严重二尖瓣病变引起左心房扩大、三尖瓣下移畸形、三尖瓣闭锁、矫正型大动脉转位、室间隔缺损、肥厚型心肌病、洋地黄中毒等。

2.临床表现

（1）心音强弱不一。

（2）心律绝对不规则。

（3）脉搏脱漏。

心室率快者可有心悸、头晕，严重者可有休克、心力衰竭等。

3.诊断

心电图表现：①P波消失，代之以纤细、快速和形态各异的颤动波（f波），频率为400～700次/分，V_{3R}、V_1导联较明显；②心室节律不规则，R-R间期绝对不等，心室率＞130次/分时称快速性心房颤动；③QRS波呈室上性。

4.治疗

（1）对因治疗。

（2）抗心律失常药物：胺碘酮、洋地黄，后者禁用于合并预激综合征时。

（3）直流电击复律：严重二尖瓣病变或心房颤动持续1年以上者，电击复律效果多不佳，二尖瓣病变术后3个月电击常有效果。

（梁　超）

第五章

呼吸系统疾病的诊疗

第一节　急性感染性喉炎

急性感染性喉炎是喉黏膜急性弥漫性炎症。临床上以犬吠样咳嗽、声嘶、喉鸣、吸气性呼吸困难为特征。可发生于任何季节，以冬春季为多。多见于5岁以下，尤其是婴幼儿，新生儿罕见。

一、病因

引起上感的病毒、细菌均可引起急性喉炎。常见的病毒为副流感病毒、流行性感冒病毒和腺病毒，常见的细菌为金黄色葡萄球菌、链球菌和肺炎链球菌。患麻疹、百日咳、猩红热、流行性感冒、白喉等急性传染病时，也容易并发急性喉炎。小儿喉腔狭窄，喉软骨柔软，黏膜下淋巴组织丰富，组织疏松，炎症时易水肿、充血，发生喉梗阻，所以小儿急性喉炎的病情比成人严重。

二、临床表现

起病急、症状重。患儿可有发热、头痛等上感的全身症状，但多不突出。其主要表现有声嘶、咳嗽、喉鸣、吸气性呼吸困难，其特征是犬吠样咳嗽，呈"空、空"的咳声。喉镜检查可见喉黏膜充血、肿胀，尤以声门下区红肿明显，喉腔狭窄，喉黏膜表面可有脓性或黏液性分泌物附着。一般白天症状较轻，夜间入睡后由于喉部肌肉松弛，分泌物阻塞，症状加重，可出现吸气性喉鸣和吸气性呼吸困难、发憋，甚至出现喉梗阻，严重者可窒息死亡。

喉梗阻按吸气性呼吸困难的轻重，临床上分为4度。①Ⅰ度：安静时无症状，仅活动后吸气性喉鸣、呼吸困难，肺呼吸音清晰，心率无改变。②Ⅱ度：安静时也有吸气性喉鸣和呼吸困难，轻度三凹征。不影响睡眠和进食，肺部听诊可闻及喉传导音或病理性呼吸音，心率增快。无明显缺氧的表现。③Ⅲ度：除上述呼吸梗阻症状进一步加重外，患儿因缺氧而出现烦躁不安，口唇、指趾发绀，头面出汗、惊恐面容。听诊呼吸音明显减低，心音低钝，心率快。④Ⅳ度：患儿渐显衰竭、昏睡状态，由于呼吸无力，三凹征可不明显，面色苍白或发灰，肺部听诊呼吸音几乎消失，仅有气管传导音，心音低钝，心律不齐，如不及时抢救可因严重缺氧和心力衰竭而死亡。

三、诊断和鉴别诊断

根据急起的犬吠样咳嗽、声嘶、吸气性喉鸣和吸气性呼吸困难、昼轻夜重等可作出诊断。但需和急性喉痉挛、白喉、呼吸道异物等其他原因引起的喉梗阻鉴别。

四、治疗

（一）保持呼吸道通畅

清除口咽部分泌物，防止缺氧，必要时，可用1‰麻黄素及肾上腺皮质激素超声雾化吸入，有利于黏膜水肿消退。

（二）积极控制感染

由于病情进展快，难以判断感染是由病毒还是细菌引起，因此，宜选用足量抗生素治疗。常用者为青霉素类、头孢菌素类及大环内酯抗生素。

（三）肾上腺皮质激素

因其非特异性的抗感染、抗过敏作用，能较快减轻喉头水肿，缓解喉梗阻。应与抗生素同时应用。常用泼尼松每天1～2 mg/kg，分次口服。严重者可用地塞米松或氢化可的松注射。激素应用时间不宜过长，一般2～3天即可。

（四）对症治疗

缺氧者给予氧气吸入；烦躁不安者可应用镇静剂，异丙嗪有镇静和减轻喉头水肿的作用，而氯丙嗪可使喉头肌肉松弛，加重呼吸困难不宜使用；痰多者可止咳祛痰，严重时直接喉镜吸痰。

（五）气管切开

经上述处理，病情不见缓解，缺氧进一步加重，或Ⅲ度以上的喉梗阻，应及时气管切开，以挽救生命。

（董晓明）

第二节　反复呼吸道感染

一、定义和诊断标准

呼吸道感染是儿童尤其婴幼儿最常见的疾病，据统计，发展中国家每年每个儿童患4.2～8.7次的呼吸道感染，其中多数是上呼吸道感染，肺炎的发生率则为每年每100个儿童10次。反复呼吸道感染是指一年内发生呼吸道感染次数过于频繁，超过一定范围。根据反复感染的部位可分为反复上呼吸道感染和反复下呼吸道感染（支气管炎和肺炎），对于反复上呼吸道感染或反复支气管炎国外文献未见有明确的定义或标准，反复肺炎国内外较为一致的标准是1年内患2次或2次以上肺炎或在任一时间框架内患3次或3次以上肺炎，每次肺炎的诊断需要有胸部X线的证据。我国儿科学会呼吸学组于1987年制定了反复呼吸道感染的诊断标准，并于2007年进行了修订，见表5-1。

二、病因和基础疾病

小儿反复呼吸道感染病因复杂，除了与小儿时期本身的呼吸系统解剖生理特点及免疫功能尚不成熟有关外，微量元素和维生素缺乏、环境因素、慢性上气道病灶等是反复上呼吸道感染常见原因。反复下呼吸道感染，尤其是反复肺炎患儿，多数存在基础疾病，通过对首都医科大学附属北京儿童医院 106 例反复肺炎患儿回顾性分析发现,其中88.7%存在基础病变,先天性或获得性呼吸系统解剖异常是最常见的原因,其次为呼吸道吸入、先天性心脏病、哮喘、免疫缺陷病和原发性纤毛不动综合征等。

表 5-1　反复呼吸道感染判断条件

年龄(岁)	反复上呼吸道感染(次/年)	反复下呼吸道感染(次/年)	
		反复气管支气管炎	反复肺炎
0～2	7	3	2
3～5	6	2	2
6～14	5	2	2

注:①两次感染间隔时间至少7天以上。②若上呼吸道感染次数不够,可以将上、下呼吸道感染次数相加,反之则不能。但若反复感染是以下呼吸道为主,则应定义为反复下呼吸道感染。③确定次数须连续观察 1 年。④反复肺炎指 1 年内反复患肺炎≥2 次,肺炎须由肺部体征和影像学证实,2次肺炎诊断期间肺部体征和影像学改变应完全消失

(一)小儿呼吸系统解剖生理特点

小儿鼻腔短,后鼻道狭窄,没有鼻毛,对空气中吸入的尘埃及微生物过滤作用差,同时鼻黏膜嫩弱又富于血管,极易受到损伤或感染,由于鼻道狭窄经常引起鼻塞而张口呼吸。鼻窦黏膜与鼻腔黏膜相连续,鼻窦口相对比较大,鼻炎常累及鼻窦。小儿鼻咽部较狭小,喉狭窄而且垂直,其周围的淋巴组织发育不完善,防御功能较弱。婴幼儿的气管、支气管较狭小,软骨柔软,缺乏弹力组织,支撑作用薄弱,黏膜血管丰富,纤毛运动较差,清除能力薄弱,易引起感染,并引起充血、水肿、分泌物增加,易导致呼吸道阻塞。小儿肺的弹力纤维发育较差,血管丰富,间质发育旺盛,肺泡数量较少,造成肺含血量丰富而含气量相对较少,故易感染,并易引起间质性炎症或肺不张等。同时,小儿胸廓较短,前后径相对较大呈桶状,肋骨呈水平位,膈肌位置较高,使心脏呈横位,胸腔较小而肺相对较大,呼吸肌发育不完善,呼吸时胸廓活动范围小,肺不能充分地扩张、通气和换气,易因缺氧和 CO_2 潴留而出现面色青紫。以上特点容易引起小儿呼吸道感染,分泌物容易堵塞且感染容易扩散。

(二)小儿反复呼吸道感染的基础病变

1.免疫功能低下或免疫缺陷病

小儿免疫系统在出生时发育尚未完善,随着年龄增长逐渐达到成人水平,故小儿,特别是婴幼儿处于生理性免疫低下状态,是易患呼吸道感染的重要因素。新生儿外周血 T 细胞数量已达成人水平,其中 CD_4 细胞数较多,但 CD_4 辅助功能较低且具有较高的抑制活性,一般 6 个月时 CD_4 的辅助功能趋于正常。与细胞免疫相比,体液免疫的发育较为迟缓,新生儿 B 细胞能分化产生免疫球蛋白 M(IgM)的浆细胞,但不能分化为产生免疫球蛋白 G(IgG)和免疫球蛋白 A(IgA)的浆细胞,有效的 IgG 类抗体应答需在出生后3 个月后才出现,2 岁时分泌 IgG 的 B 细胞才达成人水平,而分泌 IgA 的 B 细胞 5 岁时才达成人水平。婴儿自身产生的 IgG 从 3 个月开始增多,1 岁时达成人的 60%,6～7 岁时接近成人水平。IgG 有 IgG_1、IgG_2、IgG_3 和 IgG_4 四个亚类,在正常成人血清中比率为 70%、20%、6% 和 4%,其中 IgG_1、IgG_3 为针对蛋白质抗原的主要抗体,而 IgG_2、IgG_4 为抗多糖抗原的重要抗体成分,IgG_1 在 5～6 岁、IgG_3 在 10 岁左右、IgG_2 和 IgG_4 在 14 岁达成人水平。新生儿 IgA 量极微,1 岁时仅为成人的 20%,12 岁达成人水平。另外,婴儿期非特异性免疫如吞噬细胞功能不足,铁蛋白、溶菌酶、干扰素、补体等的数量和活性不足。

除了小儿时期本身特异性免疫功能和非特异性免疫功能较差外,许多研究表明反复呼吸道

感染患儿(复感儿)与健康对照组相比多存在细胞免疫、体液免疫或补体某种程度的降低,尤其是细胞免疫功能异常在小儿反复呼吸道感染中起重要作用,复感儿外周血 CD_3^+ 细胞、CD_4^+ 细胞百分率及 CD_4^+/CD_8^+ 比值降低,这种异常标志着辅助性 T 细胞功能相对不足,不利于对病毒等细胞内微生物的清除,也不利于抗体产生,因只有在抗原和辅助性 T 细胞信号的协同作用下,B 细胞才得以进入增殖周期。在 B 细胞应答过程中,辅助性 T 细胞(Th 细胞)除提供膜接触信号外,还分泌多种细胞因子,影响 B 细胞的分化和应答特征。活化的 Th_1 细胞可通过分泌白细胞介素-2,使 B 细胞分化为以分泌 IgG 抗体为主的浆细胞;而活化的 Th_2 细胞则通过分泌白细胞介素-4,使 B 细胞分化为以分泌 IgE 抗体为主的浆细胞。活化的抑制性 T 细胞(Ts)可通过分泌白细胞介素-10 而抑制 B 细胞应答,就功能分类而言,CD_8 T 细胞属于抑制性 T 细胞。反复呼吸道感染患儿 CD_8 细胞百分率相对升高必然会对体液免疫反应产生不利影响,有报道称复感儿对肺炎链球菌多糖抗原产生抗体的能力不足。分泌型 IgA(SIgA)是呼吸道的第一道免疫屏障,能抑制细菌在气道上皮的黏附及定植,直接刺激杀伤细胞的活性,可特异性或非特异性地防御呼吸道细菌及病毒的侵袭,因此,对反复呼吸道感染患儿注意 SIgA 的检测。IgM 在早期感染中发挥重要的免疫防御作用,且 IgM 是通过激活补体来杀死微生物的,补体系统活化后可通过溶解细胞、细菌和病毒发挥抗感染免疫作用,补体成分降低或缺陷时,机体的吞噬和杀菌作用明显减弱。

呼吸系统是免疫缺陷病最易累及的器官,因此需要特别注意部分反复呼吸道感染患儿不是免疫功能低下或紊乱,而是存在各种类型的原发性免疫缺陷病,最常见的是 B 淋巴细胞功能异常导致体液免疫缺陷病,如 X 连锁无丙种球蛋白血症(XLA),常见变异型免疫缺陷病(CVID)、IgG 亚类缺陷和选择性 IgA 缺陷等。对 106 例反复肺炎患儿研究发现 6 例原发性免疫缺陷病,其中 5 例为体液免疫缺陷病,年龄均在 8 岁以上,反复肺炎病程在 2~9 年,均在 2 岁后发病,表现间断发热、咳嗽和咳痰。肝脾大 3 例,胸部 X 线合并支气管扩张 3 例,诊断根据血清免疫球蛋白的检查,2 例常见变异性免疫缺陷病反复检查血 IgG、IgM 和 IgA 测不出或明显降低。1 例 X 连锁无丙种球蛋白血症为 11 岁男孩,2 岁起每年肺炎 4~5 次,其兄 3 岁时死于多发性骨结核。查体扁桃体未发育,多次测血 IgG、IgM 和 IgA 含量极低,外周血 B 淋巴细胞明显减少,细胞免疫功能正常。1 例选择性 IgA 缺陷和 1 例 IgG 亚类缺陷年龄分别为 10 岁和 15 岁,经免疫球蛋白检测和 IgG 亚类诊断,这例 IgG 亚类缺陷患儿反复发热、咳嗽 6.5 年,每年患肺炎住院 7~8 次。查体:双肺可闻及大量中等水泡音,杵状指(趾)。免疫功能检查 IgG 略低于正常低限,IgG_2、IgG_4 未测出。肺 CT 提示两下肺广泛支气管扩张。慢性肉芽肿病是一种原发吞噬细胞功能缺陷病,由于遗传缺陷导致吞噬细胞杀菌能力低下,临床表现婴幼儿期反复细菌或真菌感染(以肺炎为主)及感染部位肉芽肿形成,氮蓝四唑(NBT)试验可协助诊断,近年来笔者发现多例反复肺炎和曲霉菌肺炎患儿存在吞噬细胞功能缺陷。

继发性免疫缺陷多考虑恶性肿瘤、免疫抑制剂治疗和营养不良,目前人体免疫缺陷病毒(HIV)感染已成为获得性免疫缺陷的常见原因,2 例艾滋病患儿年龄分别为 4 岁和 6 岁,病程分别为 3 月和 2 年,均表现间断发热、咳嗽,1 例伴腹泻和营养不良,2 例均有输血史,X 线表现为两肺间质性肺炎,经查血清 HIV 抗体阳性确诊。

2.先天气道和肺发育畸形

气道发育异常包括喉气管支气管软化、气管性支气管、支气管狭窄和支气管扩张,其中以喉气管支气管软化最为常见,软化可发生于局部或整个气道,气道内径正常,但由于缺乏足够的软骨支撑,这些患儿在呼气时气道发生内陷,气道阻力增加,气道分泌物排出不畅,易于感染,例如,在41例反复肺炎患儿中,16例经纤维支气管镜(纤支镜)诊断为气管支气管软化症,其中1例为2岁男孩,1年内患"肺炎"5次,纤支镜检查提示左总支气管软化症。气管性支气管是指气管内额外的或异常的支气管分支,通常来自气管右侧壁,这种异常损害了右上肺叶分泌物的排出或造成气管的严重狭窄。先天性支气管狭窄导致的肺部感染可发生于主干支气管或中叶支气管,而肺炎和肺不张后的支气管扩张发生于受累支气管狭窄部位的远端。

支气管扩张是先天或获得性损害。获得性支气管扩张多是肺的严重细菌感染后导致的局部气道损害,麻疹病毒、腺病毒、百日咳鲍特菌、结核分枝杆菌是最常见的病原,近年来发现支原体感染也是支气管扩张的常见病原。支气管扩张分为柱状和囊状扩张,早期柱状扩张损害仅涉及弹性组织和气道肌肉支撑组织,积极治疗可部分或完全恢复。晚期囊状扩张损害涉及气道软骨,这时支气管形成圆形的盲囊,不再与肺泡组织交流。抗菌药物不能渗入扩张区域的脓汁和潴留的黏液中,囊状支气管扩张属于不可逆性。易形成反复或持续的肺部感染。

肺发育异常包括左或右肺发育不良、肺隔离症、肺囊肿和先天性囊性腺瘤样畸形均可引起反复肺炎。肺隔离症是一块囊实性成分组成的非功能性肺组织团块异常连接到正常肺,其血供来自主动脉而不是肺血管,通常表现为学龄儿童反复肺炎。支气管源性囊肿常位于气管周围或隆突下,囊肿被覆纤毛柱状上皮、平滑肌、黏液腺和软骨,感染可发生于囊肿本身或被囊肿压迫的周围肺。很多患者在婴儿期表现呼吸困难,这些患儿肺炎的发生往往是囊肿邻近正常肺蔓延而来,而一旦感染发生,由于与正常的支气管树缺乏连接,感染难于清除。先天性囊性腺瘤畸形约80%经出生前的超声诊断,表现为出生后不久出现的呼吸窘迫,一小部分表现为由支气管压迫和分泌物清除障碍引起的反复肺炎。

3.原发性纤毛不动综合征

本病是纤毛先天结构异常导致纤毛运动不良,气道黏液纤毛清除功能障碍,表现反复呼吸道感染和支气管扩张,可同时合并鼻窦炎、中耳炎。部分患者有右位心或内脏转位称为卡塔格内综合征。

4.囊性纤维化

囊性纤维化属遗传性疾病,遗传缺陷引起跨膜传导调节蛋白功能障碍,气道和外分泌腺液体和电解质转运失衡,呼吸道分泌稠厚的黏液并清除障碍,在儿童典型表现为反复肺炎、慢性鼻窦炎、乳糜泻和生长落后。囊性纤维化是欧洲和美洲白人儿童反复肺炎的常见原因,在我国则很少见。

5.先天性心脏病

先心病的患儿易患反复肺炎有三个原因:①心脏扩大的血管或房室压迫气管,引起支气管阻塞和肺段分泌物的排出受损,导致肺不张和继发感染;②左向右分流和肺血流增加,增加了反复呼吸道感染的易感性,其机制尚不清楚;③长期肺水肿伴肺静脉充血使小气道直径变小,肺泡通气减少和分泌物排出减少易于继发感染等。

(三)反复呼吸道感染的原因

1.反复呼吸道吸入

许多原因可以造成反复呼吸道吸入,可能是由于结构或功能的原因不能保护气道,或由于不能把口腔分泌物(食物、液体和口腔分泌物)传送到胃,或由于不能防止胃内容物反流。肺浸润的部位取决于吸入发生时患儿的体位,立位时多发生于中叶或肺底,而仰卧位时则易累及上叶。

吞咽功能障碍可由中枢神经系统疾病、神经肌肉疾病或环咽部的解剖异常引起。闭合性颅脑损伤或缺氧性脑损伤形成的完全性中枢神经系统功能障碍经常发生口咽分泌物控制不良,通常伴有严重的智力落后和脑性瘫痪。慢性反复发作的癫痫也可导致反复吸入发生。外伤、肿瘤、血管炎、神经变性等引起的脑神经损伤或功能障碍也与吞咽功能受损有关。某些婴儿吞咽反射成熟延迟可以引起环咽肌肉不协调导致反复吸入。神经肌肉疾病如肌营养不良可以吞咽功能异常,气道保护反射如咳嗽呕吐反射减弱或缺乏,易于反复微量吸入和感染。上气道的先天性或获得性的解剖损害如腭裂、喉裂和腭黏膜下裂引起吸入与吞咽反射不协调、气道清除能力下降和喂养困难有关。

食管阻塞或动力障碍也可引起呼吸道反复的微量吸入,血管环是外源性的食管阻塞最常见的原因,经肺增强 CT 和血管重建可确诊。其他较少见原因有肠重复畸形、纵隔囊肿、畸胎瘤、心包囊肿、淋巴瘤和神经母细胞瘤等。食管异物是内源性食管阻塞的最常见原因,最重要的主诉是吞咽困难、吞咽痛和口腔分泌物潴留,部分患儿表现为反复喘鸣和胸部感染。食管蹼和食管狭窄也可引起食管内容物的吸入,表现为反复下呼吸道感染。

气管食管瘘与修复前和修复后的食管运动障碍有关,多数的气管食管瘘在出生后不久诊断,但小的 H 型的瘘可引起慢性吸入导致儿童期反复下呼吸道感染。许多儿童在气管食管瘘修复后仍有吸入是由于残留的问题如食管狭窄、食管动力障碍、胃食管反流和气管软化持续存在。胃食管反流的儿童可表现出慢性反应性气道疾病或反复肺炎。

2.支气管腔内阻塞或腔外压迫

(1)腔内阻塞:异物吸入是儿科患者腔内气道阻塞最常见的原因。常发生于 6 个月～3 岁,窒息史或异物吸入史仅见于 40% 的患者,肺炎可发生于异物吸入数天或数周,延迟诊断或异物长期滞留于气道是肺炎反复或持续的原因。例如,1 例 2 岁女孩,临床表现反复发热、咳嗽 4 个月,家长否认异物吸入史,外院反复诊断左下肺炎。查体左肺背部可闻及管状呼吸音及细湿啰音,杵状指(趾)。胸片示左肺广泛蜂窝肺改变,右肺大叶气肿,纤维支气管镜检查为左下异物(瓜子壳)。造成腔内阻塞的其他原因有支气管结核、支气管腺瘤和支气管内脂肪瘤等。

(2)腔外压迫:肿大的淋巴结是腔外气道压迫最常见的原因。感染发生是管外压迫导致局部气道狭窄引起黏液纤毛清除作用下降,气道分泌物在气道远端至阻塞部位潴留,这些分泌物充当了感染的根源,同时反复抗生素治疗可引起耐药病原菌的感染。

气道压迫最常见原因是结核分枝杆菌感染引起的淋巴结肿大,肿大淋巴结可以发生在支气管旁、隆突下和肺门周围区域。在某些地区真菌感染如组织胞质菌病或球孢子菌病也可引起气道压迫和继发细菌性肺炎。

非感染原因引起的肺淋巴结肿大也可导致外源性气道压迫。结节病可引起淋巴组织慢性非干酪性肉芽肿样损害,往往涉及纵隔淋巴结。纵隔的恶性疾病如淋巴瘤偶然引起腔外气道压迫,但以反复肺炎为主要表现并不常见。

心脏和大血管的先天异常也可导致大气道的管外压迫,压迫导致气道狭窄或引起局部的支气管软化,感染的部位取决于血管压迫的区域。这些异常包括双主动脉弓、由右主动脉弓组成的血管环、左锁骨下动脉来源异常、动脉韧带、无名动脉压迫和肺动脉索,其中最常见的是双主动脉弓包围气管和食管,症状通常始于婴儿早期,除了感染并发症外,可能包括喘息、咳嗽和吞咽困难。

3.支气管哮喘

支气管肺炎是哮喘的一个常见并发症,同时也有部分反复肺炎患儿实际上是未诊断的哮喘,这在临床并不少见。造成哮喘误诊为肺炎原因是部分哮喘患儿急性发作时,临床表现不典型,如以咳嗽为主要表现,无明显的喘息症状,由于黏液栓阻塞胸部 X 线表现为肺不张,也有部分原因是对哮喘的认识不够。

4.营养不良、微量元素及维生素缺乏

营养不良能引起广泛免疫功能损伤,由于蛋白质合成减少,胸腺、淋巴结萎缩,各种免疫激活剂缺乏,免疫功能全面降低,尤其是细胞免疫异常。营养不良引起免疫功能低下容易导致感染,反复感染又可引起营养吸收障碍而加重营养不良,造成恶性循环。

钙剂能增强气管、支气管纤毛运动,使呼吸道清除功能增强,同时又可提高肺巨噬细胞的吞噬能力,加强呼吸道防御功能。因此,血钙降低必然会影响机体免疫状态导致机体抵抗力下降及易致呼吸道感染。当患维生素 D 缺乏病时,患儿可出现肋骨串珠样改变、肋膈沟、肋骨外翻、鸡胸等骨骼的改变,能使胸廓的生理活动受到限制而影响小儿呼吸,并加重呼吸肌的负担。

微量元素锌、铁缺乏可影响机体的免疫功能,与反复呼吸道感染有关。锌对免疫系统的发育和免疫功能的正常会产生一定的影响。锌参与体内 40 多种酶的合成,并与 200 多种酶活性有关。缺锌可引起体内相关酶的活性下降,导致核酸、蛋白、糖、脂肪等多种代谢障碍。同时,缺锌可使机体的免疫器官胸腺、脾脏和全身淋巴器官重量减轻,甚至萎缩,致使 T 细胞功能下降,体液免疫功能受损而削弱机体免疫力,导致反复呼吸道感染。

铁是人体中最丰富的微量元素,婴幼儿正处在生长发育的黄金时期,对铁的需要相对多,如体内储蓄铁减少,不及时补充,可导致铁缺乏。铁也与多种酶的活性有关,如过氧化氢酶、过氧化物酶、单胺氧化酶等。缺铁时这些酶的活性降低,影响机体的代谢过程及肝内 DNA 的合成,儿茶酚胺的代谢受抑制,并且铁能直接影响淋巴组织的发育和对感染的抵抗力。缺铁性贫血或铁缺乏症儿童的特异性免疫功能(包括细胞和体液免疫功能)和非特异性免疫功能均有一定程度的损害,故易发生反复呼吸道感染。有研究表明,反复呼吸道感染患儿急性期血清铁水平明显低于正常,感染发生频度与血清铁下降程度有关,补充铁剂后感染次数明显减少,再感染症状也明显减轻。

铅暴露对儿童及青少年健康可产生多方面危害,除了对神经系统、精神记忆功能、智商及行为能力等方面的影响外,铅暴露对幼儿免疫系统功能也有影响,且随着血铅水平的增高,这种影响越显著。有研究表明铅能抑制某些免疫细胞的生长和分化,削弱机体的抵抗力,使机体对细菌、病毒感染的易感性增加。血铅含量与血 IgA、IgG 水平存在较明显的负相关,因此血铅升高也是反复呼吸道感染的一个原因。

维生素 A 对维持呼吸道上皮细胞的分化及保持上皮细胞的完整性具有重要的作用。正常水平的维生素 A 对维持小儿的免疫功能具有重要的作用。当维生素 A 缺乏时,呼吸道黏膜上皮细胞的生长和组织修复发生障碍,带纤毛的柱状上皮细胞的纤毛消失,上皮细胞出现角化,脱落阻塞气道管腔,而且腺细胞功能丧失,分泌减少,呼吸道局部的防御功能下降,此时病毒和细菌等微生物易于侵入造成感染。有研究表明反复呼吸道感染患儿血维生素 A 的水平降低,且降低水平与疾病严重程度呈正相关,回升情况与疾病的恢复水平平行,补充维生素 A 可降低呼吸道感染的发生率。

5.环境因素

环境的变化与呼吸道的防卫有密切关系,尤其是小儿对较大的气候变化的调节能力较差,在北方多见于冬春时,南方多见于夏秋两季气温波动较大时。当白天与夜间温差加大、气温多变、忽冷忽热时,小儿机体内环境不稳定,对外界适应力差,很易患呼吸道感染。此外,空气污染程度与小儿的呼吸道感染密切相关,居住在城镇儿童比居住在农村儿童发病率高,与城镇内汽车尾气、工业污水、废气等污染有关。家庭内化学纤维地毯、室内装修、油漆和被动吸烟等,有害气体吸入呼吸道,直接破坏支气管黏膜的纤毛上皮,降低呼吸道黏膜抵抗力,易患呼吸道感染。居住人口密集,人员流动多,空气流动差,也会增加发病率。

家庭中有呼吸系统病患者、入托、家里饲养宠物也是易患反复呼吸道感染的环境因素,原因是这些情况下儿童易受生活环境中病原体的传染、变应原刺激及脱离家庭进入陌生的环境(托儿所)发生心理、生理、免疫方面的改变和缺少了家里父母的悉心照顾。

6.上呼吸道慢性病灶

小儿上呼吸道感染如治疗不及时,可形成慢性病灶如慢性扁桃体炎、鼻炎和鼻窦炎,细菌长期处于隐伏状态,一旦受凉、过劳或抵抗力下降时,就会引起反复发病。小儿鼻窦炎症状表现不典型,常因鼻涕倒流入咽以致流涕症状不明显,而以咳嗽为主要症状。脓性分泌物流入咽部或吸入支气管导致咽炎、腺样体炎、支气管炎等疾病。因此慢性扁桃体炎、慢性鼻窦炎和变应性鼻炎是部分患儿反复呼吸道感染的原因。

三、诊断思路

对于反复呼吸道感染患儿首先是根据我国儿科呼吸组制定的诊断标准,然后区分该患儿是反复上呼吸道感染,还是反复下呼吸道感染(支气管炎、肺炎),或者是二者皆有。

对于反复上呼吸道感染患儿,多与免疫功能不成熟或低下、护理不当、入托幼机构的起始阶段、环境因素(居室污染和被动吸烟)、营养因素(微量元素缺乏、营养不良)有关,部分儿童与慢性病灶有关,如慢性扁桃体炎、慢性鼻窦炎和变应性鼻炎等,进一步的检查包括血常规、微量元素和免疫功能检查,摄鼻窦片,请五官科会诊等。

对于反复支气管炎的学前儿童,多由于反复上呼吸道感染治疗不当,病情向下蔓延,少数有潜在基础疾病,如先天性喉气管支气管软化,伴有反复喘息的患儿尤其应与婴幼儿哮喘、支气管异物相鉴别。反复支气管炎的学龄儿童,多与反复上呼吸道感染治疗不当、鼻咽部慢性病灶、咳嗽变异性哮喘和免疫功能低下引起一些病原体反复感染有关,进一步的检查包括血常规、免疫功能检查、变应原筛查、病原学检查(咽培养、支原体抗体等)、肺功能、五官科检查(纤维喉镜),必要时行支气管镜检查。

对于反复肺炎患儿多数存在基础疾病,应进行详细检查,首先根据胸部 X 线片表现区分是反复或持续的单一部位肺炎还是多部位肺炎,在此基础上结合病史和体征选择必要的辅助检查。对于反复单一部位的肺炎,诊断第一步应进行支气管镜检查,对于支气管异物可达到诊断和治疗目的,也可发现其他的腔内阻塞如结核结节、支气管腺瘤或某些支气管先天异常如支气管软化、狭窄,开口异常或变异。如果支气管镜正常或不能显示,胸部 CT 增强和气管血管重建可以明确腔外压迫造成支气管阻塞(纵隔肿物、淋巴结或血管环)、支气管扩张和支气管镜不能发现的远端支气管腔阻塞,以及先天性肺发育异常如肺发育不良、肺隔离症、先天性肺囊肿和先天囊腺瘤样畸形等。

对于反复或持续的多部位的肺炎,如果患儿为婴幼儿,以呛奶、溢奶或呕吐为主要表现,考虑呼吸道吸入为反复肺炎的基础原因,应进行消化道造影、24 小时食管 pH 检测。心脏彩超检查可以排除有无先天性心脏病。免疫功能检查除了常规的 CD 系列和 Ig 系列外,应进行 IgG 亚类、SIgA、补体及 NBT 试验检查。年长儿自幼反复肺炎伴慢性鼻窦炎或中耳炎,应考虑免疫缺陷病、原发性纤毛不动综合征或囊性纤维化,应进行免疫功能检查、纤毛活检电镜超微结构检查或汗液试验。反复肺炎伴右肺中叶不张,应考虑哮喘,应进行变应原筛查、气道可逆性试验或支气管激发试验有助于诊断。有输血史、反复间质性肺炎应考虑 HIV 感染进行血 HIV 抗体检测。反复肺炎伴贫血应怀疑特发性肺含铁血黄素沉着症,应进行胃液或支气管肺泡灌洗液含铁血黄素细胞检查。

四、鉴别诊断

(一)支气管哮喘

哮喘常因呼吸道感染诱发,因此常被误诊为反复支气管炎或肺炎。鉴别主要是哮喘往往有家族史、患儿多为特应性体质如易患湿疹、变应性鼻炎,肺部可多次闻及喘鸣音,变应原筛查阳性,肺功能检查可协助诊断。

(二)特发性肺含铁血黄素沉着症

急性出血等易误诊为反复肺炎,特点为反复发作的小量咯血,往往为痰中带血,同时伴有小细胞低色素性贫血,咯血和贫血不成比例,胸片双肺浸润病灶短期内消失。慢性反复发作后胸片呈网点状或粟粒状阴影,易误诊为血行播散型肺结核。

(三)闭塞性细支气管炎并(或)机化性肺炎

闭塞性细支气管炎(BO)、闭塞性细支气管炎并机化性肺炎(BOOP)多为特发性,感染、有毒气体或化学物质吸入等也可诱发,临床表现为反复咳嗽、喘息,肺部听诊可闻及喘鸣音和固定的中小水泡音。肺功能提示严重阻塞和限制性通气障碍。肺片和高分辨 CT 表现为过度充气,细支气管阻塞及支气管扩张。BOOP 并发肺实变,有时呈游走性。

(四)肺结核

小儿肺结核临床多以咳嗽和发热为主要表现,如纵隔淋巴结明显肿大可压迫气管、支气管出现喘息症状,易于误诊为反复肺炎和肺不张。鉴别主要通过结核接触史、卡介苗接种史和结核菌素试验及肺 CT 上有无纵隔和肺门淋巴结肿大等。

五、治疗

小儿反复呼吸道感染病因复杂,因此积极寻找病因,进行针对性的病因治疗是这类患儿的基本的治疗原则。

(一)免疫调节治疗

当免疫功能检查,发现患儿存在免疫功能低下时,可使用免疫调节剂进行免疫调节治疗。所谓免疫调节剂泛指调节、增强和恢复机体免疫功能的药物。此类药物能激活一种或多种免疫活性细胞,增强机体的非特异性和特异性免疫功能,包括增强淋巴细胞对抗原的免疫应答能力,提高机体内 IgA、IgG 水平,从而使患儿低下的免疫功能好转或恢复正常,以达到减少呼吸道感染的次数。目前常用的免疫调节剂有以下四种,在临床中可以根据经验和患儿具体情况选用。

1.细菌提取物

(1)必思添:含有两个从肺炎克雷伯菌中提取的糖蛋白,能增强巨噬细胞的趋化作用和使白细胞介素-1 分泌增加,从而提高特异性和非特异性细胞免疫及体液免疫,增加 T、B 淋巴细胞活性,提高自然杀伤细胞、多核细胞、单核细胞的吞噬功能。用法为每月服用 8 天,停 22 天,第 1 个月为1 mg,2 次/天;第 2、3 个月为 1 mg,1 次/天,空腹口服,连续 3 个月为 1 个疗程。这种疗法是反复刺激机体免疫系统,使淋巴细胞活化,并产生免疫回忆反应,达到增强免疫功能的作用。

(2)泛福舒:自 8 种呼吸道常见致病菌(流感嗜血杆菌、肺炎链球菌、肺炎克雷伯菌和臭鼻克雷伯菌、金黄色葡萄球菌、化脓性链球菌、绿色链球菌、脑膜炎球菌)提取,具有特异和非特异免疫刺激作用,能提高反复呼吸道感染患儿 T 淋巴细胞反应性及抗病毒活性,能激活黏膜源性淋巴细胞,刺激补体及细胞因子生成及促进气管黏膜分泌免疫球蛋白(Ig)。试验表明,口服泛福舒后能提高 IgA 在小鼠血清中的浓度及肠、肺中的分泌。用法为每天早晨空腹口服 1 粒胶囊(3.5 mg/cap),连服 10 天,停20 天,3 个月为 1 个疗程。

(3)兰菌净(lantigen B):为呼吸道常见的 6 种致病菌(肺炎链球菌、流感嗜血杆菌 b 型、卡他莫拉菌、金黄色葡萄球菌、A 组化脓性链球菌和肺炎克雷伯菌)经特殊处理而制成的含有细菌溶解物和核糖体提取物的混悬液,抗原可透过口腔黏膜进入白细胞丰富的黏膜下层,通过刺激巨噬细胞,释放淋巴因子,激活 T 淋巴细胞和促进 B 淋巴细胞成熟,并向浆细胞转化产生 IgA。研究证实,舌下滴入兰菌净可提高唾液分泌型 IgA(SIgA)水平,尤适用于婴幼儿反复呼吸道感染。用法为将药液滴于舌下或唇与牙龈之间,小于 10 岁7 滴/次,早晚各 1 次,直至用完 1 瓶(18 mL),大于等于 10 岁的患儿,15 滴/次,早晚各 1 次,直至用完 2 瓶(36 mL)。用完上述剂量后停药2 周,不限年龄再用 1 瓶。

(4)卡介苗:是减毒的卡介苗及其膜成分的提取物,能调节体内细胞免疫、体液免疫、刺激单核吞噬细胞系统,激活单核细胞与巨噬细胞功能,增强自然杀伤细胞活性,诱生白细胞介素、干扰素来增强机体抗病毒能力,可用于反复呼吸道感染治疗。2~3 次/周,每次 0.5 mL(每支0.5 mg),肌内注射,3 个月为 1 个疗程。

2.生物制剂

(1)静脉注射免疫球蛋白(IVIG):其成分 95% 为 IgG 及微量 IgA、IgM。IgG 除能防止某些细菌(金黄色葡萄球菌、白喉棒状杆菌、链球菌)感染外,对呼吸道合胞病毒(RSV)、腺病毒(ADV)、埃可病毒引起的感染也有效。IVIG 的生物功能主要是识别、清除抗原和参与免疫反应的调节。用于替代治疗性连锁低丙种球蛋白血症或 IgG 亚类缺陷,血清 IgG<2.5 g/L 者,常用剂量为 0.2~0.4 g/(kg·次),1 次/月,静脉滴注。也可短期应用于继发性免疫缺陷患儿,补充多种抗体,防治感染或控制已发生的感染。但选择性 IgA 缺乏者禁用。另外需注意掌握适应证,避免滥用。

(2)干扰素(IFN):能诱导靶器官的细胞转录出翻译抑制蛋白(TIP)-mRNA 蛋白,它能指导合成 TIP,TIP 与核蛋白体结合使病毒的 mRNA 与宿主细胞核蛋白体的结合受到抑制,因而妨碍病毒蛋白、病毒核酸及复制病毒所需要的酶合成,使病毒的繁殖受到抑制。其还能明显增强免疫调节活性及巨噬细胞功能。1 次/天,每次 10 万~50 万 U,肌内注射,3~5 天为 1 个疗程。也可用干扰素雾化吸入防治呼吸道感染。

(3)转移因子:是从健康人白细胞、脾、扁桃体提取的小分子肽类物质,作用机制可能是诱导原有无活性的淋巴细胞合成细胞膜上的特异性受体,使之成为活性淋巴细胞,这种致敏淋巴细胞遇到相应抗原后能识别自己,排斥异己而引起一系列细胞反应,致敏的小淋巴细胞变为淋巴母细胞,并进一步增殖、分裂,并释放出多种免疫活性神经递质,以提高和触发机体的免疫防御功能,改善机体免疫状态。用法为 1~2 次/周,每次 2 mL,肌内注射或皮下注射,3 个月为 1 个疗程。转移因子口服液含有多种免疫调节因子,与注射制剂有相似作用,且无明显不良反应,更易被患儿接受。

(4)胸腺素:从动物(小牛或猪)或人胚胎胸腺提取纯化而得。可使由骨髓产生的干细胞转变成 T 淋巴细胞,它可诱导 T 淋巴细胞分化发育,使之成为效应 T 细胞,也能调节 T 细胞各亚群的平衡,并对白细胞介素、干扰素、集落刺激因子等生物合成起调节作用,从而增强人体细胞免疫功能,用于原发性或继发性免疫缺陷病的辅助治疗。

(5)分泌型 IgA(SIgA):对侵入黏膜中的多种微生物有局部防御作用,当不足时,可补充 SIgA 制剂。临床应用的 SIgA 制剂如乳清液,为人乳初乳所制成,富含 SIgA。SIgA 可防止细菌、病毒吸附、繁殖,对侵入黏膜中的细菌、病毒、真菌、毒素等具有抗侵袭的局部防御作用。每次 5 mL,2 次/天口服,连服 2~3 周。

3.其他免疫调节剂

(1)西咪替丁:为组胺受体拮抗剂,近年发现其有抗病毒及免疫增强作用。15~20 mg/(kg·d),分 2~3 次口服,每 2 周连服 5 天,3 个月为 1 个疗程。

(2)左旋咪唑:为小分子免疫调节剂,可激活免疫活性细胞,促进 T 细胞有丝分裂,长期服用可使 IgA 分泌增加,增强网状内皮系统的吞噬能力,因此能预防反复呼吸道感染。2~3 mg/(kg·d),分 1~2 次口服,每周连服 2~3 天,3 个月为 1 个疗程。

(3)卡慢舒:又名羧甲基淀粉,可使胸腺增大,胸腺细胞增多,选择性刺激 T 细胞,提高细胞免疫功能,增加血清 IgG、IgA 浓度。3 岁以下每次 5 mL;3~6 岁每次 10 mL;7 岁以上每次 15 mL,口服,3 次/天,3 个月为 1 个疗程。

(4)匹多莫德:是一种人工合成的高纯度二肽,能促进非特异性和特异性免疫反应,可作用于免疫反应的不同阶段。在快反应期,它可刺激非特异性免疫,增强自然杀伤细胞的细胞毒作用,增强中性粒细胞和巨噬细胞的趋化作用、吞噬作用及杀伤作用;在免疫反应中期,它可调节细胞免疫,促进白细胞介素-2 和 γ 干扰素的产生;诱导 T 淋巴细胞母细胞化,调节辅助性 T 细胞(Th 细胞)与抑制性 T 细胞(Ts 细胞)的比例使之正常化;在慢反应期,可调节体液免疫,刺激 B 淋巴细胞增殖和抗体产生。该药本身不具有抗菌活性,但与抗生素治疗相结合,可有效地改善感染的症状和体征,缩短住院日,因此该药不仅可用于预防感染,也可用于急性感染发作的控制。

4.中药制剂

黄芪是一种常用的扶正中药,具有增强机体和非特异免疫功能的作用,能使脾脏重量及其细胞数量增加,促进抗体生成,增加自然杀伤细胞活性和单核细胞吞噬功能。其他常用的中成药有玉屏风散(生黄芪、白术、防风等)、黄芪防风散(生黄芪、生牡蛎、山药、白术、陈皮、防风)、健脾粉(黄芪、党参、茯苓、白术、甘草)等。

(二)补充微量元素和各种维生素

铁、锌、钙及维生素 A、B 族维生素、维生素 C、维生素 D 等,可促进体内各种酶及蛋白的合成,促进淋巴组织发育,维持体内正常营养状态和生理功能,增强机体的抗病能力。

(三)去除环境因素,注意加强营养

合理饮食;避免被动吸烟及异味刺激,保持室内空气新鲜,适当安排户外活动及身体锻炼;治疗慢性鼻窦炎和变应性鼻炎,手术治疗先天性肺囊性病和先心病等。

（四）合理使用抗病毒药以及抗菌药物

应严格掌握各种抗菌和抗病毒药的适应证、应用剂量和方法,防止产生耐药性或混合感染。避免滥用激素导致患儿免疫功能下降继发新的感染。

（董晓明）

第三节 急性上呼吸道梗阻

呼吸道梗阻包括发生于呼吸道任何部位的正常气流被阻断。阻断的部位如果位于呼吸道隆突以上,往往会迅速引起窒息,危及生命。阻断的部位如果位于呼吸道隆突以下,影响支气管或小气道的气流,但不致立刻危及生命。急性上呼吸道梗阻不仅包括上呼吸道,也包括隆突以上所有气道的梗阻。上呼吸道梗阻危及患儿的情况取决于多方面的因素,包括梗阻的部位、梗阻的程度、梗阻发展的速度及患儿心脏和肺的功能状态。

一、病因

（一）引起急性上呼吸道梗阻病因的解剖分布

1.鼻咽和口咽

其包括:①严重的面部创伤、骨折;②咽部异物;③扁桃体周围脓肿;④咽旁脓肿;⑤腭垂肿胀伴血管神经性水肿;⑥黏膜天疱疮。

2.咽后壁软组织

其包括:①咽后壁脓肿;②咽后壁出血;③颈椎损伤后水肿;④烫伤和化学性损伤。

3.颈部软组织

其包括:①创伤及医源性血肿;②颌下蜂窝织炎。

4.会厌

其包括:①急性会厌炎;②外伤性会厌肿胀;③过敏性会厌肿胀。

5.声门

其包括:①创伤性声门损伤(常为医源性);②手术引起的声带麻痹。

6.喉

其包括:①急性喉炎;②血管神经性水肿,喉痉挛;③异物;④手足抽搐伴发的喉痉挛、喉软骨软化病;⑤外伤、骨折、水肿、局部血肿;⑥白喉的膜性渗出;⑦传染性单核细胞增多症的膜性渗出;⑧喉脓肿;⑨软骨炎。

7.声门下区和气管

其包括:①喉气管炎;②气管软化;③异物;④插管、器械、手术引起的医源性水肿;⑤膜性喉气管炎。

8.食管

其包括:①食管异物;②呕吐物急性吸入。

(二)引起急性上呼吸道梗阻病因的年龄分布

1.新生儿及小婴儿

其包括喉软骨软化病、声门下狭窄、声带麻痹、气管软化、血管畸形、血管瘤等。

2.新生儿～1岁

其包括先天性畸形(同上)、气管炎、咽后壁脓肿、异物等。

3.1～2岁

其包括如气管炎、异物、会厌炎等。

4.3～6岁

有肿大的扁桃体及腺样体、鼻充血、会厌炎和异物等。

二、临床表现

气道部分梗阻时可听到喘鸣音,可见到呼吸困难,呼吸费力,辅助呼吸肌参加呼吸活动。肋间隙、锁骨上窝、胸骨上窝凹陷。严重患者呼吸极度困难,头向后仰、发绀并窒息,如瞪眼、口唇凸出和流涎。患儿欲咳嗽,但咳不出。辅助呼吸肌剧烈运动,呈矛盾呼吸运动,吸气时胸壁下陷,而腹部却隆起,呼气时则相反。虽然拼命用力呼吸,但仍无气流,旋即呼吸停止,继而出现心律失常,最终发生致命的室性心律失常,可因低氧和迷走神经反射引起心跳停止而迅速死亡。

三、鉴别诊断

临床上常以喘鸣音作为鉴别诊断的依据。喘鸣是由鼻和气管之间的上呼吸道因部分梗阻而部分中断了气体的通道,由一股或多股湍流的气体所产生。喘鸣的重要意义在于反映部分性的气道梗阻。儿童患者的气道并非一固定的管道,而为一相当软的管道,其管腔的横截面积随压力的不同而发生变化。在正常呼吸时其变化较小,当有阻塞性病变时则表现得相当重要。正常呼吸时,作用于气道的压力变化在胸腔内外是完全相反的。吸气时,在胸腔内,作用于气道壁的外周压力降低,因此,胸内气道趋于增宽;呼气时,外周压力升高使胸内气道变窄。胸外气道在吸气时,其周围软组织的压力保持近于不变,而胸腔内压力降低,使气道变窄;呼气时,胸腔内压力升高使胸外气道变宽。部分梗阻如果发生在气道内径能发生变化的部位,当气道变为最小时,梗阻将是最严重的。气道内径变小会使气流变慢并分裂,从而产生喘鸣。因此,胸外气道梗阻会产生吸气性喘鸣,胸内气道梗阻会产生呼气性喘鸣。较大的病变会产生吸气性和呼气性双相气流梗阻,从而引起双相(往返)喘鸣,双相喘鸣比单相喘鸣有更紧急的临床严重性。

喉是一固定性结构,其内径不随呼吸发生明显变化,婴儿喉腔最窄部位在声带处,横截面积为 $14\sim15$ mm^2。该部黏膜水肿仅1 mm时,即可使气道面积减少 65%。喉部病变多产生双相喘鸣。

不同病变引起的喘鸣的呼吸时相有以下三种病变。

(一)倾向于产生吸气性喘鸣的病变

其包括:①先天性声带麻痹;②喉软骨软化病;③插管后喘鸣;④急性喉炎;⑤小颌、巨舌;⑥甲状舌骨囊肿;⑦声门上及声门蹼;⑧声门下血管瘤;⑨喉气管炎;⑩会厌炎;⑪咽后壁脓肿;⑫白喉。

(二)常产生双期喘鸣的病变

其包括:①先天性声门下狭窄;②气管狭窄;③血管环、血管悬带;④声门下血管瘤;⑤声门下蹼。

（三）倾向产生呼气性喘鸣的病变

其包括：①气管软化；②气管异物；③纵隔肿瘤。

喘鸣的听觉特征可能对诊断有帮助，如喉软化症的喘鸣为高调、鸡鸣样、吸气性。声门梗阻亦产生高调喘鸣；而声门上病变通常产生低调、浑厚的喘鸣。粗糙的鼾声是咽部梗阻的表现。

发音的特征对上呼吸道梗阻的病因也可能提供诊断线索。例如：声音嘶哑，常见于急性喉炎、喉气管炎、白喉和喉乳头状瘤病；声音低沉或无声，常见于喉蹼、会厌炎和喉部异物。

咳嗽的声音也有一定诊断意义。例如：犬吠样咳嗽高度提示声门下腔病变；"钢管乐样"咳嗽常提示气管内异物。

由于上呼吸道与食管相毗邻，因此，上呼吸道梗阻也可引起进食困难。在婴儿，鼻咽梗阻时，由于鼻呼吸障碍，其所引起的进食困难常伴有窒息和吸入性呼吸困难；口咽梗阻，特别是舌根部病变及声门上喉部病变，均影响吞咽；咽后壁脓肿及声门上腔炎症，如会厌炎，不仅极不愿吞咽而且引起流涎。

X线诊断：上呼吸道的梗阻在X线下有些疾病有特异性改变，有些则不具有特异性改变。在胸片上，上呼吸道梗阻的其他表现包括：①肺充气量趋于正常或减少，这与其他原因引起的呼吸困难所见的肺过度膨胀相反；②气道可见狭窄的部分；③若下咽包括在X线片内，则可见扩张。

四、治疗

（一）恢复气道通畅

急性上呼吸道梗阻患儿应立即设法使其气道通畅，尽量使患儿头向后仰。让患儿仰卧，抢救人员将一手置于患儿颈部，将颈部抬高，另一手置于额部，并向下压，使头和颈部呈过度伸展状态，此时舌可自咽后部推向前，使气道梗阻缓解。若气道仍未能恢复通畅，抢救者可改变手法，将一手指置于患儿下颌之后，然后尽力把下颌骨推向前，同时使头向后仰，用拇指使患儿下唇回缩，以便恢复通过口、鼻呼吸。如气道恢复通畅后，患儿仍无呼吸，应即刻进行人工气道机械通气。

（二）迅速寻找并取出异物

如果气道已经通畅，患儿仍无自主呼吸，通过人工气道机械通气肺仍不能扩张，应立即用手指清除咽喉部的分泌物或异物。患儿宜侧卧，医师用拇指和示指使患儿张口，用另一只手清除患儿口、咽部的分泌物或异物，以排出堵塞物。可用一长塑料钳，自口腔置入，深入患儿咽后部，探取异物，切勿使软组织损伤；亦可通过突然增加胸膜腔内压的方法，以形成足够的呼出气压力和流量，使气管内异物排出。具体做法是用力拍其肩胛间区或自患儿后方将手置于患儿的腹部，两手交叉，向上腹部施加压力。较安全的方法是手臂围绕于胸廓中部，婴儿围绕于下胸廓，用力向内挤压或用力拍击中背部，亦可得到类似结果。因为大部分吸入异物位于咽部稍下方的狭窄处，不易进一步深入，患儿因无足够的潮气量而无法将阻塞的异物排出。但此时患儿肺内尚有足够的残气量，故对胸或腹部迅速加压，排出的气量足以将异物排出。如有条件可在气管镜下异物。

（三）气管插管、气管切开或环甲膜穿刺通气

来不及用上述方法或用上述方法失败的患者，以及其他情况紧急窒息时，如手足搐搦、喉痉挛、咽后壁脓肿、甲状舌骨囊肿等，可先做气管插管，必要时可做气管切开。来不及做气管切开时,可先用血浆针头做环甲膜穿刺,或连接高频通气,以缓解患儿缺氧,然后再做气管插管或做气管切开,并置入套管。

(四)病因治疗

引起上呼吸道梗阻的病因除了异物按上述方法抢救外,由其他病因所引起者,应分别按照病因进行处理。

(董晓明)

第四节　急性细支气管炎

急性细支气管炎是 2 岁以下婴幼儿特有的一种呼吸道感染性疾病,尤其以 6 个月内的婴儿最为多见,是此年龄最常见的一种严重的急性下呼吸道感染。以呼吸急促、三凹征和喘鸣为主要临床表现。主要为病毒感染,50％以上为呼吸道合胞病毒(RSV),其他如副流感病毒、腺病毒亦可引起,RSV 是本病流行时唯一的病原。寒冷季节发病率较高,多为散发性,也可成为流行性。发病率男女相似,但男婴重症较多。早产儿、慢性肺疾病及先天性心脏病患儿为高危人群。

一、诊断

(一)临床表现

1.症状

(1)2 岁以内婴幼儿,急性发病。

(2)上呼吸道感染后 2～3 天出现持续性干咳和发作性喘憋,咳嗽和喘憋同时发生,症状轻重不等。

(3)无热、低热、中度发热,少见高热。

2.体征

(1)呼吸浅快,60～80 次/分,甚至 100 次/分以上;脉搏快而细,常达 160～200 次/分。

(2)鼻翕明显,有三凹征;重症面色苍白或发绀。

(3)胸廓饱满呈桶状胸,叩诊过清音,听诊呼气相呼吸音延长,呼气性喘鸣。细支气管梗阻严重时,呼吸音明显减低或消失,喘憋稍缓解时,可闻及弥漫性中、细湿啰音。

(4)因肺气肿的存在,肝脾被推向下方,肋缘下可触及,合并心力衰竭时肝脏可进行性增大。

(5)因不显性失水量增加和液体摄入量不足,部分患儿可出现脱水症状。

(二)辅助检查

1.胸部 X 线检查

可见不同程度的梗阻性肺气肿(肺野清晰,透亮度增加),约 1/3 的患儿有肺纹理增粗及散在的小点片状实变影(肺不张或肺泡炎症)。

2.病原学检查

可取鼻咽部洗液做病毒分离检查,呼吸道病毒抗原的特异性快速诊断、呼吸道合胞病毒感染的血清学诊断,都可对临床诊断提供有力的佐证。

二、鉴别诊断

患儿年龄偏小,在发病初期即出现明显的发作性喘憋,体检及 X 线检查在初期即出现明显肺气肿,故与其他急性肺炎较易区别。但本病还需与以下疾病鉴别。

(一)婴幼儿哮喘

婴儿的第一次感染性喘息发作,多数是细支气管炎。当喘憋严重时,细支气管接近于完全梗阻,呼吸音明显降低,此时湿啰音也不易听到,不应误认为是婴幼儿哮喘发作。如有反复多次喘息发作,亲属有变态反应史,则有婴幼儿哮喘的可能。婴幼儿哮喘一般不发热,表现为突发突止的喘憋,可闻及大量哮鸣音,支气管扩张药及皮下注射小剂量肾上腺素效果明显。

(二)喘息性支气管炎

喘息性支气管炎发病年龄多见于 1~3 岁幼儿,常继发于上呼吸道感染之后,多为低至中等度发热,肺部可闻及较多不固定的中等湿啰音、喘鸣音。病情多不重,呼吸困难、缺氧不明显。

(三)血行播散型肺结核

血行播散型肺结核有时呈发作性喘憋,发绀明显,多无啰音。有结核接触史或家庭病史,结核中毒症状,结核菌素试验阳性,可与急性细支气管炎鉴别。

(四)可发生喘憋的其他疾病

如百日咳、充血性心力衰竭、心内膜弹力纤维增生症、吸入异物等。

(1)因肺脏过度充气,肝脏被推向下方,可在肋缘下触及,且患儿的心率与呼吸频率均较快,应与充血性心力衰竭鉴别。

(2)急性细支气管炎一般多以上呼吸道感染症状开始,此点可与充血性心力衰竭、心内膜弹力纤维增生症、吸入异物等鉴别。

(3)百日咳为百日咳鲍特菌引起的急性呼吸道传染病,人群对百日咳普遍易感。目前我国百日咳疫苗为计划免疫接种,发病率明显下降。百日咳典型表现为阵发、痉挛性咳嗽,痉挛性咳嗽后伴 1 次深长吸气,发出特殊的高调鸡鸣样吸气性吼声,俗称"回勾"。咳嗽一般持续 2~6 周。发病早期外周血白细胞计数增高,以淋巴细胞为主。采用鼻咽拭子法培养阳性率较高,第 1 周可达 90%。百日咳发生喘憋时需与急性毛细支气管炎鉴别,典型的痉挛性咳嗽、鸡鸣样吸气性吼声、白细胞计数增高以淋巴细胞为主、细菌培养百日咳鲍特菌阳性可鉴别。

三、治疗

该病最危险的时期是咳嗽及呼吸困难发生后的 48~72 小时。主要死因是过长的呼吸暂停、严重的失代偿性呼吸性酸中毒、严重脱水。病死率为 1%~3%。

(一)对症治疗

吸氧、补液、湿化气道、镇静、控制喘憋。

(二)抗生素

考虑有继发细菌感染时,应想到金黄色葡萄球菌、大肠埃希菌或其他医院内感染病菌的可能。对继发细菌感染的重症患儿,应根据细菌培养结果选用敏感抗生素。

(三)并发症的治疗

及时发现和处理代谢性酸中毒、呼吸性酸中毒、心力衰竭及呼吸衰竭。并发心力衰竭时应及时采用快速洋地黄药物,如毛花苷 C。对疑似心力衰竭的患儿,也可及早试用洋地黄药物观察病情变化。

（1）监测心电图、呼吸和血氧饱和度，通过监测及时发现低氧血症、呼吸暂停及呼吸衰竭的发生。一般吸入氧气浓度在40%以上即可纠正大多数低氧血症。当患儿出现吸气时呼吸音消失、严重三凹征，吸入氧气浓度在40%仍有发绀，对刺激反应减弱或消失，动脉血二氧化碳分压升高，应考虑做辅助通气治疗。病情较重的小婴儿可有代谢性酸中毒，需做血气分析。约1/10的患者有呼吸性酸中毒。

（2）细支气管炎患儿因缺氧、烦躁而导致呼吸、心跳增快，需特别注意观察肝脏有无在短期内进行性增大，从而判断有无心力衰竭的发生。小婴儿和有先天性心脏病的患儿发生心力衰竭的机会较多。

（3）过度换气及液体摄入量不足的患儿要考虑脱水的可能。观察患儿哭时有无眼泪、皮肤及口唇黏膜是否干燥、皮肤弹性及尿量多少等，以判断脱水程度。

（四）抗病毒治疗

利巴韦林、中药双黄连。

1.利巴韦林

常用剂量为每天10～15 mg/kg，分3～4次。利巴韦林是于1972年首次合成的核苷类广谱抗病毒药，最初的研究认为，它在体外有抗RSV作用，但进一步的试验却未能得到证实。目前美国儿科学会不再推荐常规应用这种药物，但强调对某些高危、病情严重患儿可以用利巴韦林治疗。

2.中药双黄连

北京儿童医院采用双盲随机对照方法的研究表明，双黄连雾化吸入治疗RSV引起的下呼吸道感染是安全有效的方法。

（五）呼吸道合胞病毒（RSV）特异治疗

1.静脉用呼吸道合胞病毒免疫球蛋白（RSV-IVIG）

在治疗RSV感染时，RSV-IVIG有两种用法：①一次性静脉滴注RSV-IVIG 1 500 mg/kg。②吸入疗法，只在住院第1天给予RSV-IVIG制剂吸入，共2次，每次50 mg/kg，约20分钟，间隔30～60分钟。两种用法均能有效改善临床症状，明显降低鼻咽分泌物中的病毒含量。

2.RSV单克隆抗体

用法为每月肌内注射1次，每次15 mg/kg，用于整个RSV感染季节，在RSV感染开始的季节提前应用效果更佳。

（六）支气管扩张药及肾上腺糖皮质激素

1.支气管扩张药

过去认为支气管扩张药对细支气管炎无效，目前多数学者认为，用β受体激动剂治疗毛细支气管炎有一定的效果。综合多个研究表明，肾上腺素为支气管扩张药中的首选药。

2.肾上腺糖皮质激素

长期以来对糖皮质激素治疗急性毛细支气管炎的争议仍然存在，目前尚无定论。但有研究表明，糖皮质激素对细支气管炎的复发有一定的抑制作用。

四、疗效分析

(一)病程

一般为 5～15 天。恰当的治疗可缩短病程。

(二)病情加重

如果经过合理治疗病情无明显缓解,应考虑以下方面:①有无并发症出现,如合并心力衰竭者病程可延长。②有无先天性免疫缺陷病或使用免疫抑制剂。③小婴儿是否输液过多,加重喘憋症状。

五、预后

预后大多良好。婴儿期患细支气管炎的患儿易于在病后半年内反复咳喘,随访 2～7 年有 20%～50%发生哮喘。其危险因素为过敏体质、哮喘家族史、先天小气道等。

(董晓明)

第五节　支气管扩张症

支气管扩张症是以感染及支气管阻塞为根本病因的慢性支气管病患,分为先天性与后天性两种。前者因支气管发育不良,后者常继发于麻疹、百日咳、细支气管炎、腺病毒性肺炎、支气管哮喘、局部异物堵塞或肿块压迫。本病属于中医"肺络张"范畴,系痰热壅肺,瘀阻肺络所致。

一、诊断要点

(一)临床表现

慢性咳嗽,痰多,多见于清晨起床后或变换体位时,痰量或多或少,含稠厚脓液,臭味不重,痰液呈脓性,静置后可分层,反复咳血,时有发热。患儿发育差,发绀,消瘦,贫血。病久可有杵状指(趾)、胸廓畸形,最终可致肺源性心脏病。

(二)实验室检查

1.血常规

血红蛋白降低,急性感染时白细胞总数及中性粒细胞增高。可见核左移。

2.痰培养

可获致病菌,多为混合感染。

3.胸部 X 线片

早期见肺纹理增多,粗而紊乱。典型后期变化为两中下肺野蜂窝状阴影,常伴肺不张、心脏及纵隔移位。继发感染时可见支气管周围炎症改变,必要时可行肺部 CT 检查。

4.支气管造影

支气管造影可示支气管呈柱状、梭状、囊状扩张,是确诊及决定是否手术与手术范围的重要手段,宜在感染控制后进行。

二、鉴别诊断

本病与慢性肺结核、慢性支气管炎、肺脓肿、先天性肺囊肿、肺隔离症、肺吸虫病等的鉴别主要在于X线表现不同。此外,痰液检查、结核菌素试验、肺吸虫抗原皮试等亦可帮助诊断。

三、中医治疗

（一）辨证论治

1.风热犯肺（初期）

（1）主证:咳嗽痰多,痰稠色黄,可见血丝,口干欲饮,恶寒发热,咽喉痛痒,头痛,舌红,苔薄黄,脉浮数。

（2）治法:疏风清热,辛凉解表。

（3）方药:桑菊饮加减。桑叶、菊花、黄芩、连翘、杏仁、桔梗、薄荷、甘草。

2.痰热壅肺（急性发作期）

（1）主证:发热咳嗽,痰多浓稠,甚则咳血,口渴喜饮,尿黄便干,苔黄腻,脉滑数。

（2）治法:清热,涤痰,肃肺。

（3）方药:清金化痰汤加减。桑白皮、黄芩、栀子、知母、贝母、瓜蒌、桔梗、麦冬、橘红、茯苓、冬瓜子、鱼腥草、白茅根。

3.肝火犯肺

（1）主证:烦躁易怒,啼哭无常,咳嗽,痰中带血,或咳血深红色,口苦咽干,咳则胸胁牵痛,大便干结,小便黄,舌红,苔薄黄,脉弦数。

（2）治法:清肝泻肺,和络止血。

（3）方药:黛蛤散合泻白散加减。桑白皮、地骨皮、海蛤壳、青黛、粳米、甘草。

4.正虚邪恋（缓解期）

（1）主证:咳嗽痰少,咳声无力,痰中带血,口干咽燥,神倦消瘦,舌淡红,脉虚细。

（2）治法:益气养阴,兼清余邪。

（3）方药:人参五味子汤合泻白散加减。人参、白术、茯苓、五味子、麦冬、桑白皮、地骨皮、仙鹤草、藕节、紫菀、阿胶、当归、炙甘草、大枣。

（二）其他疗法

1.中成药

咳嗽痰多可选蛇胆川贝液、橘红丸、达肺丸。咯血可选十灰散、云南白药、三七粉。

2.单方验方

百合方由百合 2 份,白及 3 份,沙参与百部各 1 份组成,诸药研为散剂或制成丸剂,每次3～6 g,每天2次,用于恢复期。

3.针灸

主穴取肺俞、巨骨、尺泽穴,配穴取列缺、孔最、太渊穴。每次针刺3～5穴,平补平泻法,留针5～10分钟,每天1～2次。

四、西医治疗

(一)一般治疗

多晒太阳,呼吸新鲜空气,注意休息,加强营养。

(二)排除支气管分泌物

(1)顺位排痰法每天进行 2 次,每次 20 分钟。

(2)痰稠者可服氯化铵,30～60 mg/(kg·d),分 3 次口服。

(3)雾化吸入:在雾化液中加入异丙肾上腺素有利痰液排出。

(三)控制感染

急性发作期选用有效抗生素,针对肺炎链球菌及流感嗜血杆菌,有效的抗生素如阿莫西林、磺胺二甲嘧啶、新的大环内酯类药物、第二代头孢菌素是合理的选择。疗程不定,至少7～10 天。

(四)人免疫球蛋白

对于低丙种球蛋白血症的患儿,人免疫球蛋白替代治疗能够阻止支气管扩张病变的进展。

(五)咳血的处理

一般可予止血药,如酚磺乙胺、卡巴克络等。大量咳血可用垂体后叶素 0.3 U/kg,溶于 10% 葡萄糖注射液内缓慢静脉滴注。

(六)手术治疗

切除病肺为根本疗法。手术适应证为病肺不超过一叶或一侧、反复咳血或反复感染用药物不易控制、体位引流不合作、小儿内科治疗 9～12 个月无效、患儿一般情况日趋恶化者。

(董晓明)

第六节　支气管哮喘

支气管哮喘是一种以嗜酸性粒细胞、肥大细胞、T 细胞等多种炎症细胞参与的气道慢性炎症性疾病,患者气道具有对各种激发因子刺激的高反应性。临床以反复发作性喘息、呼吸困难、胸闷或咳嗽为特点。常在夜间和/或清晨发作或加剧,多数患者可自行缓解或治疗后缓解。

一、病因

(一)遗传因素

遗传过敏体质(特异体质)对本病的形成关系很大,多数患儿有婴儿湿疹、变应性鼻炎和/或食物(药物)过敏史。本病多数属于多基因遗传病,遗传度 70%～80%,家族成员中气道高反应性普遍存在,双亲均有遗传基因者哮喘患病率明显增高。国内报道约 20% 的哮喘患儿家族中有哮喘患者。

(二)环境因素

1.感染

最常见的是呼吸道感染。其中主要是病毒感染,如呼吸道合胞病毒、腺病毒、副流感病毒等。

此外支原体、衣原体及细菌感染都可引起。

2.吸入变应原

如灰尘、花粉、尘螨、烟雾、真菌、宠物、蟑螂等。

3.食入变应原

主要是摄入异类蛋白质如牛奶、鸡蛋、鱼、虾等。

4.气候变化

气温突然下降或气压降低,刺激呼吸道,可激发哮喘。

5.运动

运动性哮喘多见于学龄儿童,运动后突然发病,持续时间较短。病因尚未完全明了。

6.情绪因素

情绪过于激动,如大笑、大哭引起深吸气,以及过度吸入冷而干燥的空气可激发哮喘。另外情绪紧张时也可通过神经因素激发哮喘。

7.药物

如阿司匹林可诱发儿童哮喘。

二、发病机制

20 世纪 70 年代和 20 世纪 80 年代初的"痉挛学说",认为支气管痉挛导致气道狭窄是引起哮喘的唯一原因,因而治疗的宗旨是解除支气管痉挛。20 世纪 80 年代和 20 世纪 90 年代初的"炎症学说",认为哮喘发作的重要机制是炎症细胞浸润,炎性神经递质引起黏膜水肿,腺体分泌亢进,气道阻塞。因此,在治疗时除强调解除支气管痉挛外,还要针对气道的变态反应性气道炎症应用抗感染药物。这是对发病机制认识的一个重大进展。变应原进入机体可引发两种类型的哮喘反应。

(一)速发相哮喘反应(IAR)

进入机体的抗原与肥大细胞细胞膜上的特异性 IgE 抗体结合,而后激活肥大细胞内的一系列酶促反应,释放多种递质,引起支气管痉挛而发病。患儿接触抗原后 10 分钟内产生反应,10~30 分钟达高峰,1~3 小时变应原被机体清除,自行缓解,往往表现为突发突止。

(二)迟发相哮喘反应(LAR)

变应原进入机体后引起变态反应性气道炎症,嗜酸性粒细胞、中性粒细胞、巨噬细胞等浸润,炎性神经递质释放,一方面使支气管黏膜上皮细胞受损、脱落,神经末梢暴露,另一方面使肺部的微血管通透性增加、黏液分泌增加,阻塞气道,使呼吸道狭窄,导致哮喘发作。患儿在接触抗原后一般 3 小时发病,数小时达高峰。24 小时后变应原才能被清除。

此外,无论轻患者或是急性发作的患者,其气道反应性均高,都可有炎症存在,而且这种炎症在急性发作期和无症状的缓解期均存在。

三、临床表现

起病可急可缓。婴幼儿常有 1~2 天的上呼吸道感染表现,年长儿起病较急。发作时患儿主要表现为严重的呼气性呼吸困难,严重时端坐呼吸,患儿焦躁不安,大汗淋漓,可出现发绀。肺部检查可有肺气肿的体征:两肺满布哮鸣音(有时不用听诊器即可听到),呼吸音减低。部分患儿可闻及不同程度的湿啰音,且多在发作好转时出现。

根据年龄及临床特点分为婴幼儿哮喘、儿童哮喘和咳嗽变异性哮喘。

哮喘持续发作超过 24 小时,经合理使用拟交感神经药物和茶碱类药物,呼吸困难不能缓解者,称之为哮喘持续状态。但需要指出,小儿的哮喘持续状态不应过分强调时间的限制,而应以临床症状持续严重性为主要依据。

四、辅助检查

(一)血常规
白细胞大多正常,若合并细菌感染可增高,嗜酸性粒细胞增高。

(二)血气分析
一般为轻度低氧血症,严重患者伴有二氧化碳潴留。

(三)肺功能检查
呼气流量峰值(PEF)减低,指肺在最大充满状态下,用力呼气时所产生的最大流速;1 秒最大呼气量降低。

(四)变应原测定
可作为发作诱因的参考。

(五)X 线片检查
在发作期间可见肺气肿及肺纹理增重。

五、诊断

支气管哮喘可通过详细询问病史做出诊断。不同类型的哮喘诊断条件如下。

(一)婴幼儿哮喘
(1)年龄小于 3 岁,喘憋发作不低于 3 次。

(2)发作时双肺闻及以呼气相为主的哮鸣音,呼气相延长。

(3)具有特异体质,如湿疹、变应性鼻炎等。

(4)父母有哮喘等过敏史。

(5)除外其他疾病引起的哮喘。

符合(1)、(2)、(5)条即可诊断哮喘;如喘息发作 2 次,并具有(2)、(5)条诊断可疑哮喘或喘息性支气管炎;若同时有(3)和/或(4)条者,给予哮喘诊断性治疗。

(二)儿童哮喘
(1)年龄不低于 3 岁,喘息反复发作。

(2)发作时双肺闻及以呼气相为主的哮鸣音,呼气相延长。

(3)支气管扩张剂有明显疗效。

(4)除外其他可致喘息、胸闷和咳嗽的疾病。

疑似患者可选用 1‰肾上腺素皮下注射,0.01 mL/kg,最大量不超过每次 0.3 mL,或用沙丁胺醇吸入,15 分钟后观察,若肺部哮鸣音明显减少,或用力呼气量上升不低于 15%,即为支气管舒张试验阳性,可诊断支气管哮喘。

(三)咳嗽变异性哮喘
各年龄均可发病。①咳嗽持续或反复发作超过 1 个月,特点为夜间(或清晨)发作性的咳嗽,痰少,运动后加重,临床无感染征象,或经较长时间的抗生素治疗无效;②支气管扩张剂可使咳嗽发作缓解(基本诊断条件);③有个人或家族过敏史,变应原皮试可阳性(辅助诊断条件);④气道呈高反应性,支气管舒张试验阳性(辅助诊断条件);⑤除外其他原因引起的慢性咳嗽。

六、鉴别诊断

(一)细支气管炎

此病多见于 1 岁以内的婴儿,病原体为呼吸道合胞病毒或副流感病毒,也有呼吸困难和喘鸣,但其呼吸困难发生较慢,对支气管扩张剂反应差。

(二)支气管淋巴结核

可引起顽固性咳嗽和哮喘样发作,但阵发性发作的特点不明显,结核菌素试验阳性,X 线片检查有助于诊断。

(三)支气管异物

患儿会出现哮喘样呼吸困难,但患儿有异物吸入或呛咳史,肺部 X 线片检查有助于诊断,纤维支气管镜检可确诊。

七、治疗

(一)治疗原则

坚持长期、持续、规范、个体化的治疗原则。

1.发作期

快速缓解症状、抗感染、平喘。

2.持续期

长期控制症状、抗感染、降低气道高反应性、避免触发因素、自我保健。

(二)发作期治疗

1.一般治疗

注意休息,去除可能的诱因及致敏物。保持室内环境清洁,适宜的空气湿度和温度,良好的通风换气和日照。

2.平喘治疗

(1)β_2 肾上腺素能受体激动剂:松弛气道平滑肌,扩张支气管,稳定肥大细胞细胞膜,增加气道的黏液纤毛清除力,改善呼吸肌的收缩力。①沙丁胺醇气雾剂:每揿 100 μg。每次 1~2 揿,每天 3~4 次。0.5％水溶液每次 0.01~0.03 mL/kg,最大量 1 mL,用 2~3 mL 生理盐水稀释后雾化吸入,重症患儿每 4~6 小时1 次。片剂每次 0.1~0.15 mg/kg,每天 2~3 次。或小于 5 岁每次 0.5~1 mg,5~14 岁每次 2 mg,每天 3 次;②特布他林:每片 2.5 mg,1~2 岁每次 1/4~1/3 片,3~5 岁每次 1/3~2/3 片,6~14 岁每次 2/3~1 片,每天 3 次;③其他 β_2 受体激动剂,如丙卡特罗等。

(2)茶碱类:氨茶碱口服每次 4~5 mg/kg,每 6~8 小时一次,严重者可静脉给药,应用时间长者,应监测血药浓度。

(3)抗胆碱类药:可抑制支气管平滑肌的毒蕈碱受体,引起支气管扩张,也能抑制迷走神经反射所致的支气管平滑肌收缩。以 β 受体阻滞剂更为有效。可用溴化异丙托品,对心血管系统作用弱,用药后峰值出现在 30~60 分钟,其作用部位以大中气道为主,而 β_2 受体激动剂主要作用于小气道,故两种药物有协同作用。气雾剂每揿20 μg,每次 1~2 揿,每天 3~4 次。

3.肾上腺皮质激素的应用

肾上腺皮质激素可以抑制特应性炎症反应,减低毛细血管通透性,减少渗出及黏膜水肿,降低气道的高反应性,故在哮喘治疗中的地位受到高度重视。除在严重发作或持续状态时可予短期静脉应用地塞米松或氢化可的松外,多主张吸入治疗。常用的吸入制剂有:①丙酸倍氯松气雾剂(BDP),每揿 200 μg。②丙酸氟替卡松气雾剂(FP),每揿 125 μg。以上药物根据病情每天 1～3 次,每次 1～2 揿。现认为每天 200～400 μg 是很安全的剂量,重度年长儿可达到 600～800 μg,病情一旦控制,可逐渐减少剂量,疗程要长。

4.抗过敏治疗

(1)色甘酸钠(SOG):能稳定肥大细胞细胞膜,抑制释放炎性神经递质,阻止迟发性变态反应,抑制气道高反应性。气雾剂每揿 2 mg,每次 2 揿,每天 3～4 次。

(2)酮替芬:为碱性抗过敏药,抑制炎性神经递质释放和拮抗神经递质,改善 β 受体功能。对儿童哮喘疗效较成人好,对已发作的哮喘无即刻止喘作用。每片 1 mg。小儿每次 0.25～0.5 mg,1～5 岁0.5 mg,5～7 岁0.5～1 mg,7 岁以上 1 mg,每天 2 次。

5.哮喘持续状态的治疗

哮喘持续状态是支气管哮喘的危症,需要积极抢救治疗,否则会因呼吸衰竭导致死亡。

(1)一般治疗:保证液体入量。因机体脱水时呼吸道分泌物黏稠,阻塞呼吸道使病情加重。一般补 1/4～1/5 张液即可,补液的量根据病情决定,一般 24 小时液体需要量为 1 000～1 200 mL/m²。如有代谢性酸中毒,应及时纠正,注意保持电解质平衡。如患儿烦躁不安,可适当应用镇静剂,但应避免使用抑制呼吸的镇静剂(如吗啡、哌替啶)。如合并细菌感染,应用抗生素。

(2)吸氧:保证组织细胞不发生严重缺氧。

(3)迅速解除支气管痉挛:静脉应用氨茶碱,肾上腺皮质激素,超声雾化吸入。若经上述治疗仍无效,可用异丙肾上腺素静脉滴注,剂量为 0.5 mg 加入 10％葡萄糖 100 mL 中(5 μg/mL),开始以每分钟 0.1 μg/kg 缓慢静脉滴注,在心电图及血气监测下,每 15～20 分钟增加0.1 μg/kg,直到氧分压及通气功能改善,或达 6 μg/(kg·min),症状减轻后,逐渐减量维持用药 24 小时。如用药过程中心率达到或超过200 次/分或有心律失常应停药。

(4)机械通气:严重患者应用呼吸机辅助呼吸。

(三)缓解期治疗及预防

(1)增强抵抗力,预防呼吸道感染,可减少哮喘发病的机会。

(2)避免接触变应原。

(3)根据不同情况选用适当的免疫疗法,如转移因子、胸腺素、脱敏疗法、气管炎菌苗、卡介苗。

(4)可用丙酸倍氯松吸入,每天不超过 400 μg,长期吸入,疗程达 1 年以上;酮替芬用量同前所述,疗程 3 个月;色甘酸钠长期吸入。

总之,哮喘是一种慢性疾病,仅在发作期治疗是不够的,需进行长期的管理,提高对疾病的认识,配合防治、控制哮喘发作、维持长期稳定,提高患者生活质量,这是一个非常复杂的系统工程。

(董晓明)

第七节　哮喘持续状态

哮喘持续状态是指哮喘发作时出现严重呼吸困难,持续 12~24 小时,合理应用拟交感神经药及茶碱类药物仍不见缓解者。其主要病理改变为广泛而持续的气道平滑肌痉挛、黏膜水肿和黏液栓塞,而导致明显的通气功能障碍,如不及时治疗可发展成呼吸衰竭至死亡。

一、病因

(一)持续的变应原刺激

变态反应为支气管哮喘的主要原因。具有过敏体质者接触特异性抗原后,体内即产生特异性反应素抗体免疫球蛋白 E(IgE),IgE 与支气管黏膜和黏膜下层的肥大细胞及血液中嗜碱性粒细胞等靶细胞表面的 Fc 受体结合,即产生致敏作用。当机体再次接触抗原时,抗原即与 IgE 分子的 Fab 片段结合,通过一系列反应而激活磷酸二酯酶,水解环磷酸腺苷(cAMP)。由于 cAMP 浓度下降,肥大细胞脱颗粒而释放其内的活性物质,如组胺、5-羟色胺、慢反应物质、缓激肽和嗜酸性细胞趋化因子等。这些物质可直接或间接通过刺激迷走神经引起支气管平滑肌收缩,组织水肿及分泌增加。当有持续的变应原刺激时,上述过程不断发生,而致哮喘不能被控制或自然缓解。

(二)感染

病毒感染为内源性哮喘的发病原因,有外源性变应原所致的哮喘患者,亦常因呼吸道感染而诱发哮喘。且在儿科其他感染所致的喘息性疾病如细支气管炎、喘息性支气管炎与哮喘关系密切,三者都表现为气道高反应性,有不少患者以后发展成哮喘。感染因素中以病毒为主,细菌感染无论在哮喘发作还是在支气管哮喘的继发感染中均不占重要地位。有学者通过检测呼吸道合胞病毒(RSV)和副流感病毒感染患者鼻咽分泌物中的特异性 IgE 发现,感染 RSV 和副流感病毒后发生喘鸣的患者,其鼻咽分泌物中 IgE 滴度明显高于只患肺炎或上呼吸道感染而无喘鸣者,且前者在 3 个月的观察中 IgE 滴度持续上升。以上结果表明,病毒感染可引起与外源性哮喘类似的 Ⅰ 型变态反应。病毒感染还可使气道反应性增高,可能通过以下四种途径。

(1)引起支气管黏膜上皮损伤,抗原物质易渗入上皮间隙与致敏的靶细胞结合;同时上皮损伤暴露了气道上皮下的激惹受体或乙酰胆碱受体,当其与刺激物接触时被活化,可引起气道的广泛收缩。

(2)某些病毒能部分抑制 β 受体,还可使循环血中的嗜碱性细胞容易释放组胺和免疫活性介质。

(3)病毒感染可刺激神经末梢受体,引起自主神经功能紊乱,副交感神经兴奋,支气管收缩。

(4)RSV 与抗 RSV 抗体复合物可引起白细胞释放花生四烯酸代谢产物,引起支气管平滑肌收缩。

病毒感染引起哮喘发作原因可能是多方面的,一方面引起炎症反应和气管高反应性,另一方面可引起机体免疫功能紊乱伴 IgE 合成过多。因此当感染持续存在时,哮喘发作常难以控制。

（三）脱水及酸碱平衡失调

哮喘持续状态时，由于张口呼吸、出汗及茶碱类的利尿作用等使体液大量丢失，易造成脱水。失水可致痰黏稠形成痰栓阻塞小支气管，同时脱水状态下，对肾上腺素常呈无反应状态。肺通气障碍造成缺氧及高碳酸血症可致呼吸性酸中毒及代谢性酸中毒，均可使支气管扩张剂失效。因此，当哮喘发作合并脱水及酸中毒时常常不易控制。

（四）呼吸道热量或（和）水分的丢失

急性哮喘初发阶段常呈过度通气状态，造成气道局部温度下降及失水，成为对呼吸道的持续刺激，引起支气管反应性收缩，使呼吸困难进一步加重。

（五）其他因素

如精神因素、合并心力衰竭、肾上腺皮质功能不全或长期应用皮质激素而耐药时，发作常不易控制而呈持续状态。

二、诊断要点

哮喘持续状态时临床表现为严重呼吸困难，端坐呼吸，呼吸表浅，呼吸节律变慢，哮鸣音减低甚至消失，发绀，面色苍白，表情惊恐，大汗淋漓。当发作持续时间较长时，患者可呈极度衰竭状态，发绀严重，持续吸氧不能改善，肢端发冷，脉搏细速，咳嗽无力，不能说话，甚至昏迷。如不及时治疗或治疗不当则可发生呼吸衰竭或因支气管持续痉挛或痰栓阻塞窒息死亡。

当患者出现上述表现，并且经合理应用拟交感神经药及茶碱类药物治疗，12～24小时仍不缓解，再结合以往反复发作史及过敏史，排除其他可造成呼吸困难的疾病如细支气管炎、喘息性支气管炎、气管异物等即可做出哮喘持续状态的诊断。

三、病情判断

虽然近年来对哮喘的治疗有了一系列改进，但病死率并没有下降，在某些国家反而有所上升。原因可能在于对哮喘持续状态患者的严重性认识不足，对哮喘患者的监测不够，没有对患者的病情做出明确判断或没有给予进一步的治疗，亦没有充分重视发作间期的预防，以及哮喘急性发作时支气管扩张剂及皮质激素用量不足。重症哮喘持续状态可发生呼吸衰竭、心力衰竭、严重水电解质及酸碱平衡紊乱，易窒息而导致死亡。哮喘持续状态预后不佳，应予充分重视。

四、治疗

（一）吸氧

氧气吸入可改善低氧血症，防止并纠正代谢性酸中毒。一般以4～5 L/min流量为宜，氧浓度以40%为宜，相当于氧流量6～8 L/min，使PaO_2保持在9.3～12.0 kPa（70～90 mmHg），如用面罩将雾化吸入剂与氧气同时吸入，更为理想。

（二）纠正脱水及酸碱平衡失调

脱水及酸中毒常常是造成哮喘持续难以控制的重要原因，因此补液及纠正酸中毒是控制哮喘的有效方法。补液量可根据年龄及失水程度计算。开始以1/3～1/2张含钠液体，最初2小时内给5～10 mL/(kg·h)，以后用1/4～1/3张含钠液维持，有尿后补钾。呼吸性酸中毒应该靠加强通气来改善，轻度代谢性酸中毒可通过给氧及补液纠正，只有在明显的代谢性酸中毒时才使用碱性液。计算公式为：碱性液用量（mmol）＝0.15×体重（kg）×（－BE）（碱缺乏），稀释至等张:碳酸氢钠为1.4%,乳酸钠为1.87%,三羟甲基氨基甲烷(Tris)为3.6%。当应用碳酸氢钠来纠正代谢性酸中毒时,机体内必将产生大量碳酸,加重了呼吸性酸中毒,因此加强通气才是防止和治疗酸中毒的根本措施。从此考虑,碱性液应先选用乳酸钠及 Tris,可避免体内产生大量的碳酸。

（三）支气管扩张剂的应用

1.β 受体激动剂

β 受体激动剂通过直接兴奋支气管平滑肌上的 β 受体,而使支气管扩张。可雾化吸入,也可全身用药。

（1）沙丁胺醇:溶液雾化吸入,沙丁胺醇几乎为纯 β_2 受体激动剂,对心血管不良反应小,雾化吸入为治疗急性哮喘的首选方法。常用的气雾剂因微粒不够细,不易进入气道深处而效果不令人满意。可将0.5%沙丁胺醇溶液根据年龄按下表5-2剂量加入超声雾化器中,面罩吸入。如病情严重,开始时每隔1~2小时吸入1次,并注意心率和呼吸情况的监护,好转后6~8小时吸入1次。亦可用克仑特罗雾化吸入,4 mg/100 mL,每次吸入10~15 mL,一般每天2~3次。

表 5-2　不同年龄患者吸入沙丁胺醇雾化浓度的配制

年龄（岁）	0.5%沙丁胺醇（mL）	蒸馏水（mL）
1~4	0.25	1.75
4~8	0.5	1.5
8~12	0.75	1.25

（2）沙丁胺醇静脉注射:应用本药雾化吸入及静脉滴注氨茶碱无效时,可考虑静脉注射沙丁胺醇。学龄儿剂量每次为 5 $\mu g/kg$,病情严重时,亦可将沙丁胺醇 2 mg 加入 10% 葡萄糖溶液 250 mL 中静脉滴注,速度为8 $\mu g/min$(1 mL/min)左右,静脉滴注 20~30 分钟。严密观察病情,注意心率变化,若病情好转应减慢滴速。6~8 小时后可重复用药,学龄前儿童沙丁胺醇剂量应减半。

（3）异丙肾上腺素:经用茶碱类、皮质激素及其他支气管扩张剂无效时,可考虑异丙肾上腺素静脉滴注。将本药 0.5 mg 加入 10% 葡萄糖液 100 mL 中,最初以每分 0.1 $\mu g/kg$ 的速度缓慢滴注,在心电和血气监护下,可每 10~15 分钟增加 0.1 $\mu g/(kg \cdot min)$,直至 PaO_2 及通气功能改善,或心率达到 180~200 次/分时停用。症状好转后可维持用药 24 小时。

（4）抗胆碱药:异丙托溴铵(爱喘乐)与 β_2 受体激动剂联合吸入,可增加后者的疗效,该药主要通过降低迷走神经张力而舒张支气管,哮喘持续状态时与沙丁胺醇溶液混合一起吸入,不大于2岁者,每次125 μg(0.5 mL);2 岁以上者,每次 250 μg(1 mL),其他用法同沙丁胺醇。

（5）硫酸镁:主要通过干扰支气管平滑肌细胞内钙内流起到松弛气道平滑肌的作用,在用上述药物效果不佳时,往往能收到较好疗效。其用法为 0.025 g/kg(25%硫酸镁 0.1 mL/kg)加入10%葡萄糖液30 mL内,20~30 分钟静脉滴注,每天1~2次。给药期间应注意呼吸、血压变化,如有过量表现可用 10% 葡萄糖酸钙拮抗。

（6）特布他林(博利康尼):每片 2.5 mg,儿童每次 1/4~1/2 片,每天 2 次,亦有人用作雾化吸入治疗,对喘息患者取得一定疗效。

2.茶碱

茶碱类扩张支气管平滑肌的作用机制尚未完全明了,过去普遍认为是通过抑制磷酸二酯酶,减少 cAMP 的水解,使细胞内 cAMP 浓度升高,而产生平滑肌松弛作用。近来研究表明,茶碱的作用是多方面的:支气管平滑肌上存在腺苷受体,腺苷受体兴奋可使平滑肌收缩,茶碱类可与腺苷竞争支气管平滑肌上的腺苷受体,使支气管扩张;茶碱还可抑制变态反应中介质的释放并增加 cAMP 与 cAMP 结合蛋白的亲和力,使 cAMP 作用加强;还可刺激肾上腺髓质释放肾上腺素及去甲肾上腺素。茶碱的最适治疗血药浓度为 $10 \sim 20$ $\mu g/mL$,血药浓度超过 20 $\mu g/mL$ 时将随着血药浓度的增加出现各种不良反应。茶碱的有效血药浓度范围窄,因此有条件最好做血药浓度监测。哮喘持续状态时氨茶碱负荷量为 4 岁以下 6 mg/kg,5～10 岁 5.5 mg/kg,10 岁以上 4.5 mg/kg,稀释后在 20 分钟内缓慢静脉注入。如 6 小时内已用过茶碱类药物,应酌情减量(如用 1/3～1/2),然后再以维持量持续静脉点滴,速度为 1～9 岁 1 mg/(kg·h),9 岁以上 0.8 mg/(kg·h)。因茶碱清除率个体差异大,最好有血药浓度监测,以调整剂量,使血药浓度维持在 $10 \sim 20$ $\mu g/mL$。

3.其他支气管扩张药

(1)普鲁卡因:曾有报道应用普鲁卡因静脉滴注进行治疗,有效率为 100%。其作用机制尚不明确,可能是通过提高腺苷酸环化酶的活性使细胞内 cAMP 浓度升高或是直接对平滑肌有抑制作用。剂量为每次 3～5 mg/kg,最大不超过每次 10 mg/kg,加入 10% 葡萄糖液 50～100 mL 内静脉滴注,每天 1 次,严重者 6 小时后可重复 1 次。

(2)叶绿基甲萘醌:作用机制不明,实验证明有解除平滑肌痉挛的作用。剂量为 2 岁以内每次 2～4 mg,2 岁以上每次 5～10 mg,肌内注射,每天 2～3 次。

(四)肾上腺皮质激素

肾上腺皮质激素无论对慢性哮喘还是哮喘急性发作都有很好的疗效。皮质激素可能通过以下两种途径发挥作用:①通过抗炎及抗过敏作用,降低毛细血管通透性,减轻水肿,稳定溶酶体膜和肥大细胞膜,防止释出水解酶及肥大细胞脱颗粒。②增加 β 肾上腺素能受体的活性。在哮喘持续状态时应早期大剂量应用本药,可选用氢化可的松每次 4～8 mg/kg 或甲泼尼龙每次 1～2 mg/kg 静脉滴注,每 6 小时 1 次,病情缓解后改口服泼尼松 1～2 mg/(kg·d),症状控制后力争在 1 周内停药,对慢性哮喘尽量在 1～2 月停药或逐渐用皮质激素吸入剂替代。

(五)机械通气

机械通气的适应证为:①持续严重的呼吸困难。②呼吸音减低到几乎听不到哮鸣音及呼吸音。③因过度通气和呼吸肌疲劳而使胸廓运动受阻。④意识障碍;烦躁或抑制甚至昏迷。⑤吸入 40% 氧后发绀仍无改善。⑥$PaCO_2 \geqslant 8.6$ kPa(65 mmHg)。有学者建议有 3 项或 3 项以上上述指征时用机械呼吸。呼吸器以定容型为好。

机械通气时应注意以下三点:①潮气量应较一般标准偏大而频率偏慢。②改变常规应用的吸呼气时间比 1:1.5 为 1:2 或 1:3,以保证有较长的呼气时间。③可并用肌肉松弛药,同时用支气管扩张剂雾化吸入并经常吸出呼吸道黏液以降低气道的高阻力。有学者报道采用持续气道正压(CPAP)治疗急性哮喘,当 CPAP 为 (0.52 ± 0.27)kPa$(M \pm SD)$$(5.3 \pm 2.8$ cmH_2O$)$时患者感觉最为舒适。吸气时间(T_1)减少 8.65%$(P < 0.01)$,T_1 缩短反映了吸气肌工作负荷减少,从而改善了气体交换。急性哮喘应用低至中度的 CPAP 可改善气促症状。

(六)祛痰剂

祛痰剂可清除呼吸道痰液,改善通气,防止发生痰栓阻塞,常用祛痰药有以下三种。

1.乙酰半胱氨酸(痰易净)

使痰液中黏蛋白的二硫键断裂,黏蛋白分解,痰液黏稠度下降,易于咳出。常用 10% 溶液

1～3 mL 雾化吸入,每天 2～3 次。

2.溴已新(必嗽平)

使痰液中黏多糖纤维分解和断裂,以降低痰液黏稠度,使之易于咳出,剂量为每次 0.2～0.3 mg,3～4 次/天,口服;或用 0.1% 溶液 2 mL 雾化吸入,每天 1～2 次。

3.糜蛋白酶

使痰液内蛋白分解黏度降低易于咳出,按每次 5 mg,肌内注射,1～2 次/天;或每次 5 mg 加生理盐水10 mL 雾化吸入,1～2 次/天。

(七)镇静剂

一般不主张应用。患者烦躁不安时可用水合氯醛,在有呼吸监护的情况下可用地西泮,其他镇静剂应禁用。

(八)强心药

有心力衰竭时可给予洋地黄强心治疗。

(九)抗生素

合并细菌感染时应选用有效抗生素。

(十)中医中药

对重度发作的哮喘持续状态可用人参 3～10 g,蛤蚧 1 对煎服,每天 1/2 剂,连服 1～2 天,症状缓解后改用上药研粉,每天服 2～5 g。针刺鱼际、关元、气海、足三里、大椎等穴位可解除支气管痉挛,降低气道阻力,对改善肺功能有一定疗效。

(十一)呼吸衰竭的治疗

哮喘是否发生呼吸衰竭,可根据动脉血气分析加以判断。急性哮喘时血气改变见表 5-3。

表 5-3　哮喘持续状态的血气判断

气道阻塞	PaO_2	$PaCO_2$	pH
程度	(正常为 12.0～13.3 kPa)	4.7～6.0 kPa	7.35～7.45
↑	正常	↓	>7.45 呼吸性碱中毒
↑↑	↓	↓↓	>7.45 呼吸性碱中毒
↑↑↑	↓↓	正常	正常
↑↑↑	↓↓↓	↑↑↑	<7.35 呼吸性酸中毒

注:↑表示加重或增高;↓表示降低

如无条件做血气分析,亦可参考 Wood 等提出的哮喘临床评分法作出诊断,见表 5-4。

表 5-4　Wood 哮喘临床评分法

观察项目	0 分	1 分	2 分
PaO_2(kPa)	9.33～13.3(吸入空气时)	≤9.33(吸入空气时)	≤9.33(吸 40%氧时)
发绀	无	有	有
吸气性呼吸音	正常	变化不等	减低→消失
辅助呼吸肌的使用	无	中等	最大
吸气性喘鸣	无	中等	显著
脑功能	正常	抑制或烦躁	昏迷

当得分不低于 5 分时提示将要发生呼吸衰竭；当得分不低于 7 分或 $PaCO_2 \geqslant 8.6$ kPa（64.5 mmHg）时，则为呼吸衰竭的指征。

（十二）缓解期的治疗

为了进一步减轻症状和预防再次严重发作，长期应用皮质激素及维持茶碱的有效血浓度的作用是肯定的，但其不良反应及茶碱类药物较短的半衰期使其临床应用受到限制。应避免接触变应原，并给予脱敏治疗；避免或减少呼吸道感染；应用中药治疗等。

1.丙酸倍氯米松气雾剂（BDA）

BDA 系人工合成的皮质激素，局部作用异常强大而全身作用轻微。有人认为较监测血浓度的氨茶碱疗法更为有效，更安全。由于用药后 7～10 天才能发挥作用，故仅适用于缓解期的治疗。对于长期应用大量皮质激素或对其产生依赖的患者，吸入本药可减少皮质激素的用量乃至停用。吸入本药的主要不良反应为引起口及咽部真菌感染，同时辅用酮康唑气雾剂可阻止真菌生长。

2.免疫疗法

机制尚不清楚，可能与下列因素有关：①小剂量抗原进入机体后使体内产生相应的抗体（主要为 IgG），从而减少或阻断了抗原与 IgE 结合的机会。②使 IgE 生成受抑制。③使释放介质的细胞反应性减低。应用方法为选择引起临床症状，且皮试呈阳性反应，又无法避免的变应原，按浓度逐渐递增的方法分 10 次经皮下注入体内，每周 1～2 次，直至不引起明显的局部和全身反应的最大浓度为止，然后维持此剂量并逐渐延长用药间隔至 4 周，这样再继续用药 3～5 年，待哮喘症状消失后即可停用。

还有人报道用人脾转移因子 1 mL 或猪脾转移因子 4 mL 皮下注射，每周 1 次，共 9～12 次，有效率为 78%～98%。

3.中药治疗

补肾或健脾对预防儿童哮喘有重要作用，脾虚时可采用参苓白术散或六君子汤，肾虚者可给予六味地黄丸或附桂八味丸等。亦可用黄芪浸出液双侧足三里穴位注射疗法，有人观察其有效率为86.4%。

4.长效支气管扩张药

（1）班布特罗：据报道每天下午 6～7 时按0.27 mg/kg服用一次本药，可明显减少白天及夜间的喘息症状。此药为间羟舒喘宁的双二甲基氨基甲酸酯，吸收后经肝脏水解和氧化为间羟喘舒宁，通过内源性慢释放，可维持持久而稳定的血浓度。

（2）茶碱控释片：此药口服后在肠道内缓慢释放出茶碱，可维持较长时间的有效血浓度，用法为16 mg/(kg·d)，分 2 次口服。

（李 蓓）

第八节　特发性间质性肺炎

特发性间质性肺炎（IIP）是一组原因不明的间质性疾病，主要病变为弥漫性的肺泡炎，最终可导致肺的纤维化，临床主要表现为进行性的呼吸困难、干咳，肺内可闻及 velcro 啰音，常有杵状指（趾），胸部 X 线片示双肺弥漫性的网点状阴影，肺功能为限制性的通气功能障碍。曾称为弥漫性间质性肺炎、弥漫性肺间质纤维化、特发性肺纤维化和隐源性致纤维化性肺泡炎（cryptogenic fibrosing alveolitis，CFA）。在欧洲，称为隐源性致纤维化性肺泡炎，但通常还包括结缔组织疾病导致的肺纤维化，不含结缔组织疾病导致的肺纤维化则称为孤立性 CFA（lone CFA）。特发性间质性肺炎过去均称为特发性肺纤维化（IPF），但随着人们认识的提高，发现特发性肺纤维化仅指普通间质性肺炎，不包括其他分型，因此，病理学家建议用特发性间质性肺炎作为称谓更为贴切。

一、病因

病因不明，可能与病毒和细菌感染、吸入的粉尘或气体、药物过敏、自身免疫性疾病有关。但均未得到证实。近年来认为系自身免疫性疾病，可能与遗传因素有关，因有些患者有明显的家族史。

二、发病机制

特发性间质性肺炎的病理基础为肺泡壁的慢性炎症。肺损伤起因于肺组织对未知的创伤和刺激因素的一种炎症反应。首先肺泡上皮的损伤，随后大量的血浆蛋白成分的渗出，通过纤维化的方式愈合，最后导致了肺组织的重建，即完全被纤维组织取代。

在肺纤维化的发病过程中，肺泡上皮的损伤为启动因素。损伤发生后，肺脏可出现炎症、组织成型和组织重塑，为正常的修复过程。如果损伤严重且慢性化，则组织炎症和成型的时间延长，导致肺纤维化和肺功能的丧失。单核巨噬细胞在疾病的发生中起重要作用，可分泌中性粒细胞趋化因子，趋化中性粒细胞至肺泡壁，并释放细胞因子破坏细胞壁，对引起肺泡炎的形成起重要的作用。目前研究认为肿瘤坏死因子、白细胞介素-1 在启动炎症的反应过程中起重要作用。单核巨噬细胞还能分泌血小板源性生长因子，而后者可刺激成纤维细胞增生和胶原产生。

三、病理及分型

1972 年 Liebow 基于特定的组织病理所见，将间质性肺炎分为 5 种不同的类型：①普通型间质性肺炎（UIP）。②脱屑性间质性肺炎（DIP）。③闭塞性细支气管炎伴机化性肺炎（Boop）。④淋巴细胞性间质性肺炎（LIP）。⑤巨细胞间质性肺炎（GIP）。

随着开胸肺活检和电视胸腔镜手术肺活检的开展，1998 年 Katzenstein 提出病理学的新分类。新的分类方法将间质性肺炎分为 4 类：①普通型间质性肺炎（UIP）。②脱屑性间质性肺炎（DIP）。③急性间质性肺炎（AIP）。④非特异性间质性肺炎（NSIP）。

因为淋巴细胞性间质性肺炎多与反应性或肿瘤性的淋巴细胞增殖性疾病有关。因此将其剔除。BOOP 因为原因不明，一部分与感染、结缔组织疾病、移植相关，并且对激素治疗反应好、预后好，因此不包括在内。

2002 年美国胸科协会（ATS）/欧洲呼吸学会（ERS）新的病理分型将 IIP 分为七型，包括了 LIP 和 BOOP，并且提出了所有的最后诊断由病理医师和呼吸医师、放射科医师共同完成，即临床-影像-病理诊断（CRP 诊断）（表 5-5）。

表 5-5　2002 年 ATS/ERS 特发性间质性肺炎分型

过去 组织学诊断	现在 组织学诊断	CRP 诊断 临床、放射、病理的诊断
普通型间质性肺炎	普通型间质性肺炎	特发性肺纤维化,也称为致纤维化性肺泡炎
非特性异性间质性肺炎	非特性异性间质性肺炎	非特性异性间质性肺炎
闭塞性细支气管炎伴机化性肺炎	机化性肺炎	隐源性机化性肺炎
急性间质性肺炎	弥漫性肺损害	急性间质性肺炎
呼吸性细支气管炎伴间质性肺炎	呼吸性细支气管炎	呼吸性细支气管炎伴间质性肺炎
脱屑性间质性肺炎	脱屑性间质性肺炎	脱屑性间质性肺炎
淋巴细胞性间质性肺炎	淋巴细胞性间质性肺炎	淋巴细胞性间质性肺炎

四、临床表现

间质性肺炎往往起病不易被发现,自有症状到明确诊断往往需数月到数年。临床表现主要为呼吸困难、呼吸快及咳嗽。呼吸快很常见,尤其是婴儿,可表现为三凹征、喂养困难。年长儿主要表现为不能耐受运动。咳嗽多为干咳,也是常见的症状,有时可以是小儿间质性肺疾病的唯一表现。其他症状包括咯血、喘息,年长儿可诉胸痛,还有全身的表现如生长发育停止、食欲缺乏、乏力、体重减少,感染者可有发热、咳嗽、咳痰的表现。急性间质性肺炎起病可快,很快出现呼吸衰竭。

深吸气时肺底部和肩胛区部可闻细小清脆的捻发音,又称 velcro 啰音。很快出现杵状指(趾)。合并肺动脉高压的患者可有右心肥厚的表现如第二心音亢进和分裂。

五、实验室检查

(1)血气分析示低氧血症。

(2)肺功能:呈限制性通气功能障碍,部分患者为混合性通气功能障碍。

(3)KL-6:KL-6 为成纤维细胞的趋化因子,KL-6 的增高反映间质纤维化的存在。KL-6 是具有较高敏感性和特异性的反映成人间质性肺疾病的指标,并能反应疾病的严重性。

(4)支气管肺泡灌洗液:特发性间质性肺炎时,支气管肺泡灌洗液(BALF)的细胞分析可帮助判断预后。淋巴细胞高可能对糖皮质激素反应好,中性粒细胞、嗜酸性粒细胞高可能对细胞毒性药比激素效果好。支气管肺泡灌洗液的肺泡巨噬细胞的数目也与预后有关。如前所述,<63% 的患者预示高死亡率。

(5)肺活检多采用开胸或经胸腔镜肺活检,有足够的标本有利于诊断。肺活检不仅可排除其他间质性肺疾病,还可对特发性间质性肺炎进行病理分型。

六、影像学检查

(一)胸片

主要为弥漫性网点状的阴影,或磨玻璃样影。

（二）肺高分辨 CT(HRCT)或薄层 CT

CT 可发现诊断弥漫性实质性肺疾病(DPLD)的一些特征性的表现,可决定病变的范围。高分辨 CT(HRCT)可显示肺的次小叶水平。主要表现为磨玻璃样影、网状影、实变影。可显示肺间隔的增厚。晚期可出现蜂窝肺,主要见于 UIP。含气腔的实变影主要见于 BOOP 和 AIP,很少见于其他间质性肺炎。结节影主要见于 BOOP,很少见于其他间质性肺炎。不同类型的间质性肺炎其影像学的表现不同。

七、诊断

间质性肺炎的临床无特异的表现,主要靠呼吸困难、呼吸快、运动不耐受引起注视,影像学的检查提供诊断线索。可结合病原学检查排除感染因素,如 HIV、巨细胞病毒(CMV)、EB 病毒(EBV)的感染。可结合血清学的检查排除结缔组织病、血管炎、免疫缺陷病。确诊主要靠肺活检。

辅助检查(非侵入性)红细胞沉降率、细菌培养、病毒抗体检查等病原检查、自身抗体、24 小时食管 pH 监测,以排除其他原因引起的弥漫性实质性肺疾病。

侵入性的检查如纤维支气管镜的肺泡灌洗液的获取、肺组织病理检查。侵入性检查可分为非外科性[如 BALF、经支气管镜肺活检术(TBLB)、经皮针刺肺活检]和外科性的肺活检[如电视胸腔镜外科手术(VATS)和开胸肺活检]。

肺活检为确诊的依据,肺活检可提供病理分型。根据病变的部位、分布范围,选取活检的方法,最后得到病理诊断。根据 2002 年的 ATS/ERS 的要求,所有的患者诊断由病理医师和呼吸医师、放射科医师共同完成,其临床-影像-病理诊断(CRP 诊断)。

八、鉴别诊断

（一）继发性的间质性肺疾病

病毒感染如 CMV、EBV、腺病毒感染均可导致间质性肺炎,但病毒感染均有感染的症状和体征,如发热、肝脾淋巴结的肿大,以及血清病毒学的证据。结缔组织疾病也可导致间质性肺炎的表现,但其全身表现如多个脏器受累、关节的症状,以及自身抗体和抗中性粒细胞质抗体(ANCA)阳性可协助鉴别诊断。

（二）组织细胞增生症

可有咳嗽、呼吸困难、肺部湿啰音的表现,影像学肺内有弥漫的结节影和囊泡影。但同时多有发热、肝脾大及皮疹。多根据皮肤活检见大量的朗汉斯巨细胞确诊。

（三）闭塞性细支气管炎

为小儿时期较常见的小气道阻塞性疾病。多有急性肺损伤的病史如严重的肺炎、重症的渗出性多形红斑等,之后持续咳嗽、喘息为主要表现,肺内可闻及喘鸣音。肺高分辨 CT 可见马赛克灌注、过度通气、支气管扩张等表现。肺功能为阻塞性的通气功能障碍。

九、治疗

无特异治疗。

(1)常用肾上腺糖皮质激素,在早期患者疗效较好,晚期患者则疗效较差。①一般泼尼松开始每天用 1～2 mg/kg,症状缓解后可逐渐减量,小量维持,可治疗 1～2 年。如疗效不佳,可加用免疫抑制剂。②也有应用甲泼尼龙每天 10～30 mg/kg,连用 3 天,每月 1 次,连用 3 次。

(2)其他免疫抑制剂:对激素治疗效果不好的患者,可考虑选用免疫抑制剂如羟氯喹、硫唑嘌呤、环孢素、环磷酰胺等。①羟氯喹 10 mg/(kg·d)口服;硫酸盐羟氯喹不要超过400 mg/d。②硫唑嘌呤按 2～3 mg/(kg·d)给药,起始量 1 mg/(kg·d),每周增加0.5 mg,直至 2.5 mg/(kg·d)出现治疗反应,成人最大量 150 mg。③环磷酰胺 5～10 mg/kg 静脉注射,每 2～3 周 1 次;每次不超过成人用量范围 500～1 800 mg。

(3)N-乙酰半胱氨酸(NAC):IPF 的上皮损伤可能是氧自由基介导,因此推测抗氧化剂可能有效。欧洲多中心、大样本、随机的研究发现 NAC 可延缓特发性肺纤维化患者的肺功能下降的速度。

其他还有干扰素、细胞因子抑制剂治疗特发性肺纤维化取得满意的报道。

其他对症及支持疗法,可适当给氧治疗。有呼吸道感染时,可给抗生素。

十、不同类型 IIP 的特点

(一)急性间质性肺炎

急性间质性肺炎是一种不明原因的暴发性的疾病,常发生于既往健康的人,组织学为弥漫性的肺泡损害。AIP 病理改变为急性期(亦称渗出期)和机化期(亦称增殖期)。急性期的病理特点为肺泡上皮乃至上皮基底膜的损伤,炎性细胞进入肺泡腔内,在受损的肺泡壁上可见Ⅱ型上皮细胞再生并替代Ⅰ型上皮细胞,可见灶状分布的由脱落的上皮细胞和纤维蛋白所构成的透明膜充填在肺泡腔内。另可见肺泡隔的水肿和肺泡腔内出血。此期在肺泡腔内逐渐可见成纤维细胞成分,进而导致肺泡腔内纤维化。机化期的病理特点是肺泡腔内及肺泡隔内呈现纤维化并有显著的肺泡壁增厚。其特点为纤维化是活动的,主要由增生的成纤维细胞和肌成纤维细胞组成,伴有轻度胶原沉积。此外还有细支气管鳞状上皮化生(图 5-1)。

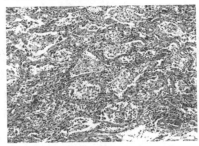

图 5-1　急性间质性肺炎机化期

注:男性,10 岁,主因咳嗽伴气促乏力入院,入院后患儿呼吸困难,出现
Ⅱ型呼吸衰竭。图中可见弥漫性肺泡损伤,肺泡腔内有泡沫细胞渗出

AIP 发病无明显性别差异,平均发病年龄 49 岁,7～77 岁病例均有报道。起病急剧,表现为咳嗽、呼吸困难,随之很快进入呼吸衰竭,类似急性呼吸窘迫综合征(ARDS)。多数患者 AIP 发病前有"感冒"样表现,半数患者有发热。常规实验室检查无特异性。AIP 病死率极高(>60%),多数在 1～2 个月内死亡。

急性间质性肺炎 CT 表现主要为弥漫的磨玻璃影和含气腔的实变影(图 5-2)。Johkoh T 等的报道中,36 例患者中均有区域性的磨玻璃样改变,见牵拉性的支气管扩张,33 例(92%)有含气腔的实变,并且区域性的磨玻璃改变和牵拉性的支气管扩张与疾病的病程有关。其他的表现包括支气管血管束的增厚和小叶间隔的增厚,分别占 86% 和 89%。

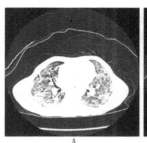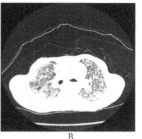

图 5-2 急性间质性肺炎

注：男性，10 岁，病理诊断为急性间质性肺炎。入院后 4 天，肺
CT 可见两肺弥漫的磨玻璃改变、实变影、牵拉性支气管扩张

AIP 治疗上无特殊方法，病死率极高，如果除去尸检诊断的 AIP 患者，病死率可达 50%～88%（平均 62%），平均生存期限短，多在 1～2 个月死亡。近年应用大剂量的糖皮质激素冲击治疗有成功的报道。我们也有 2 例诊断为急性间质性肺炎的患者应用激素治疗成功。

（二）特发性肺纤维化

即普通型间质性肺炎（usual interstitial pneumonia，UIP）。其病理特点为出现片状、不均一、分布多变的间质改变。每个低倍镜下都不一致，包括间质纤维化、间质炎症及蜂窝变与正常肺组织间呈灶状分布、交替出现。可见成纤维细胞灶分布于炎症区、纤维变区和蜂窝变区，为 UIP 诊断所必需的条件，但并不具有特异病理意义。成纤维细胞灶代表纤维化正在进行，并非既往已发生损害的结局。由此可见成纤维细胞灶、伴胶原沉积的瘢痕化和蜂窝变组成的不同时相病变共存构成诊断 UIP 的重要特征。

主要发生在成年人，男女比例约为 2∶1。起病过程隐袭，主要表现为干咳气短，活动时更明显。全身症状有发热、倦怠、关节痛及体重下降。50% 患者体检发现杵状指（趾），大多数可闻及细小爆裂音（velcro 啰音），儿科少见。

实验室检查常出现异常，如红细胞沉降率的增快，抗核抗体阳性，冷球蛋白阳性，类风湿因子阳性等。

UIP 的胸片和 CT 可发现肺容积缩小，线状、网状阴影、磨玻璃样改变及不同程度蜂窝状变。上述病变在肺底明显。1999 年 Johkoh T 报道，UIP 患者中，46% 有磨玻璃样的改变，33% 有网点状的影，20% 有蜂窝状的改变，1% 有片状实变，并且病变主要累及外周肺野和下肺区域。

肺功能呈中至重度的限制性通气障碍及弥散障碍。BALF 见中性粒细胞比例升高，轻度嗜酸性粒细胞增多。

治疗：尽管只有 10%～20% 患者可见到临床效果，应用糖皮质激素仍是主要手段。有证据表明环磷酰胺/硫唑嘌呤也有一定效果，最近有报道秋水仙碱效果与激素相近。对治疗无反应的终末期患者可以考虑肺移植。

UIP 预后不良，病死率为 59%～70%，平均生存期为 2.8～6 年。极少数患者自然缓解或稳定，多需治疗。而在儿童报道的 100 多例的 IPF 中，并无成纤维细胞灶的存在，因此，多数学者认为，小儿并无 UIP/IPF 的报道。并且在小儿诊断为 UIP 的患儿中，多数预后较好，也与成人的 UIP/IPF 不符合。

（三）脱屑性间质性肺炎

组织学特点为肺泡腔内肺泡巨噬细胞均匀分布，见散在的多核巨细胞。同时有轻中度肺泡间隔增厚,主要为胶原沉积而少有细胞浸润。在低倍镜下各视野外观呈单一均匀性分布,而与 UIP 分布的多样性形成鲜明对比。在成人多见于吸烟的人群。在小儿诊断的 DIP 与成人不同,与吸烟无关,并且比成人的 DIP 预后差。

DIP 男性发病是女性的 2 倍。主要症状为干咳和呼吸困难,通常隐匿起病。半数患者出现杵状指(趾)。实验室通常无特殊发现。肺功能表现为限制性通气功能障碍,弥散功能障碍,但不如 UIP 明显。

DIP 的主要影像学的改变在中、下肺区域,有时呈外周分布。主要为磨玻璃样改变,有时可见不规则的线状影和网状结节影。以广泛性磨玻璃状改变和轻度纤维化的改变多提示脱屑性间质性肺炎。与 UIP 不同,DIP 通常不出现蜂窝变,即使高分辨 CT(HRCT)上也不出现。

儿童治疗主要多采用糖皮质激素治疗,成人首先要戒烟和激素治疗。对糖皮质激素治疗反应较好,10 年生存率在 70% 以上。在 Carrington 较大样本的研究中,27.5% 在平均生存 12 年后死亡,更有趣的是 22% 患者未经治疗而改善;在接受治疗的患者中 60% 对糖皮质激素治疗有良好反应。在小儿 DIP 较成人预后差。

(四)呼吸性细支气管炎相关间质性肺炎(RBILD)

与 DIP 极为相似。病理为呼吸性细支气管炎伴发周围的气腔内大量含色素的巨噬细胞聚积,与 DIP 的病理不同之处是肺泡巨噬细胞聚集只局限于这些区域而远端气腔不受累,而有明显的呼吸性细支气管炎。间质肥厚与 DIP 相似,所伴气腔改变只限于细支气管周围肺实质。近年来认为 DIP/RBILD 可能为同一疾病的不同结果,因为这两种改变并没有明确的组织学上的区别,而且表现和病程相似。

RBILD 发病平均年龄为 36 岁,男性略多于女性,所有患者均是吸烟者,主要症状是咳嗽气短。杵状指(趾)相对少见。影像学上 2/3 出现网状结节影,未见磨玻璃影,胸部影像学也可以正常。BALF 见含色素沉着的肺泡巨噬细胞。成人患者戒烟后病情通常可以改变或稳定,经糖皮质激素治疗的少数患者收到明显效果。可以长期稳定生存。

(五)非特异性间质性肺炎(NSIP)

非特异性间质性肺炎是近年提出的新概念,起初包括那些难以分类的间质性肺炎,随后不断加以摒除,逐渐演变为独立的临床病理概念。虽然 NSIP 的病因不清,但可能与下列情况相关:某些潜在的结缔组织疾病、药物反应、有机粉尘的吸入、急性肺损伤的缓解期等,也可见于 BOOP 的不典型的活检区域。这种情形类似于 BOOP,既可能是很多病因的继发表现,又可以是特发性的。所以十分强调结合临床影像和病理资料来诊断 NSIP。NSIP 的特点是肺泡壁内出现不同程度的炎症及纤维化,但缺乏诊断 UIP、DIP 或 AIP 的特异表现,或表现炎症伴轻度纤维化,或表现为炎症及纤维化的混合。病变可以呈灶状,间隔未受波及的肺组织,但病变在时相上是均一的,这一点与 UIP 形成强烈的对比。肺泡间隔内由淋巴细胞和浆细胞混合构成的慢性炎性细胞浸润是 NSIP 的特点。浆细胞通常很多,这种病变在细支气管周围的间质更明显(图 5-3)。

在 NSIP 中,近 50% 患者可见腔内机化病灶,显示 BOOP 的特征表现,但通常病灶小而显著,仅占整个病变的 10% 以下;30% 患者有片状分布的肺泡腔内炎性细胞聚积,这一点容易与 DIP 相区别,因为 NSIP 有其灶性分布和明显的间质纤维化;1/4 的 NSIP 可出现淋巴样聚合体伴发中心(所谓淋巴样增生),这些病变散在分布,为数不多;罕见的还有形成不良灶性分布的非坏死性肉芽肿。

NSIP 主要发生于中年人,平均年龄 49 岁,NSIP 也可发生于儿童,男女比例为 1:1.4。起病隐匿或呈亚急性经过。主要临床表现为咳嗽气短,渐进性呼吸困难,10%有发热。肺功能为限制性通气功能障碍。

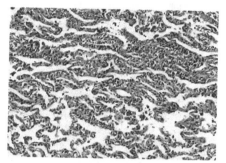

图 5-3　非特异性间质性肺炎
注:可见肺泡间隔的增厚和淋巴细胞的浸润

　　NSIP 的影像学的改变主要为广泛的磨玻璃样改变和网状影,少数可见实变影。磨玻璃改变为主要的 CT 改变。其网点改变较 UIP 为细小。NSIP 和 UIP 之间的影像学有相当的重叠。BALF 见淋巴细胞增多。

　　NSIP 治疗用皮质激素效果好,复发时仍可以继续使用。与 UIP 相比,大部分 NSIP 患者对皮质激素有较好的反应和相对较好的预后,5 年内病死率为 15%～20%。Katzenstein 和 Fiorelli 研究中,11%死于本病,然而有 45%完全恢复,42%保持稳定或改善。预后取决于病变范围。

　　(六)隐源性机化性肺炎(COP)

　　病理以闭塞性细支气管炎和机化性肺炎为主要特点,两者在肺内均呈弥漫性分布。主要表现为终末细支气管、呼吸性细支气管、肺泡管及肺泡内均可见到疏松的结缔组织渗出物,其中可见到单核细胞、巨噬细胞、淋巴细胞及少量的嗜酸性粒细胞、中性粒细胞、肥大细胞,此外尚可见到成纤维细胞浸润。在细支气管、肺泡管及肺泡内可形成肉芽组织,导致管腔阻塞,可见肺泡间隔的增厚。组织纤维化机化后,并不破坏原来的肺组织结构,因而无肺泡壁的塌陷及蜂窝状的改变。

　　COP 多见于 50 岁以上的成年人,男女均可发病,大多病史在 3 个月内,近期多有上感的病史。病初有流感样的症状如发热、咳嗽、乏力、周身不适和体重降低等,常可闻及吸气末的爆裂音。肺功能为限制性通气功能障碍。

　　COP 患者胸片最常见、最特征性的表现为游走性、斑片状肺泡浸润影,呈磨玻璃样,边缘不清。典型患者在斑片状阴影的部位可见细支气管充气征,阴影在早期多为孤立性,随着病程而呈多发性,在两肺上、中、下肺野均可见到,但以中、下肺野多见。CT 扫描显示阴影大部分分布在胸膜下或支气管周围,斑片状阴影的大小一般不超过小叶范围。COP 患者的 CT 可见结节影,同时有含气腔的实变、结节影和外周的分布为 COP 患者的 CT 特点。BALF 见淋巴细胞的比例升高。

　　COP 对激素治疗反应好,预后较好。

　　(七)淋巴细胞性间质性肺炎(LIP)

　　病理为肉眼上可见间质内肺静脉和细支气管周围有大小不等黄棕色的结节,坚实如橡皮,结节有融合趋势;镜下可见肺叶间隔、肺泡壁、支气管、细支气管和血管周围可见块状混合性细胞浸润,以成熟淋巴细胞为主,有时可见生发中心,未见核分裂,此外还有浆细胞、组织细胞和大单核细胞等。浆细胞为多克隆,可有 B 细胞和 T 细胞,但是以一种为优势(图 5-4)。

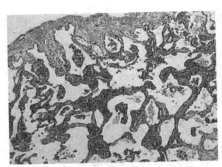

图 5-4　淋巴细胞间质性肺炎

注:男性,5 岁 8 个月,主因咳嗽、气促 1 年余,加重 3 个月入院,肺
组织示肺泡间隔增厚,有大量的淋巴细胞浸润,纤维组织增生

诊断的平均年龄为 50～60 岁,在婴儿和老人也可见到。在儿童,多与 HIV、EBV 感染有关。LIP 的临床表现为非特异性,包括咳嗽和进行性的呼吸困难,肺外表现为体重减轻、乏力,发热、胸痛和咯血少见。从就诊到确诊往往需要 1 年左右的时间。一些症状如咳嗽可在 X 线异常出现发生前出现。

肺部听诊可闻及肺底湿啰音,杵状指(趾),肺外淋巴结肿大、脾大少见。

最常见的实验室异常为丙种球蛋白异常,其发生率可达 80%。通常包括多克隆的高丙种球蛋白血症。单克隆的高丙种球蛋白病和低丙种球蛋白血症虽少见但也有描述。肺功能示限制性的肺功能障碍。一氧化碳弥散能力下降,氧分压下降。

淋巴细胞性间质性肺炎的影像学为网状结节状的渗出,边缘不整齐的小结。有时可见片状实变,大的多发结节。在小儿,可见双侧间质或网点状的渗出,通常有纵隔增宽和肺门增大显示淋巴组织的过度发育。蜂窝肺在 1/3 成人患者中出现。胸腔渗出不常见。肺 CT 多示 2～4 mm 结节或磨玻璃样阴影。CT 可用于疾病的随访,长期的随访可显示纤维化的发展、支气管扩张的出现、微小结节、肺大疱、囊性变(图 5-5)。

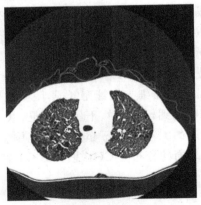

图 5-5　淋巴细胞间质性肺炎

注:男性,5 岁 8 个月,病理诊断为淋巴细胞间质性肺炎,
2 年后肺内可见磨玻璃影和小囊泡影

治疗:目前尚无特效的疗法,主要为糖皮质激素治疗,有时可用细胞毒性药物。激素治疗后有的患者症状改善,有的患者示肺部浸润进展,不久后恶化。用环磷酰胺和长春新碱等抗肿瘤治

疗,效果不确实。

预后:33%~50%的患者在诊断的 5 年内死亡,大约 5%LIP 转化为淋巴瘤。

(李 蓓)

第九节 肺 不 张

一侧一叶或一段肺内气体减少和体积缩小,称肺不张。肺不张不是一个独立疾病,而是一种病理表现。

一、临床表现

临床症状取决于病因或肺不张的程度。轻者可无自觉症状或咳嗽经久不愈。急性大叶性肺不张或一侧肺不张,可出现呼吸困难、发绀等严重气体交换障碍。

二、病理生理

气道阻塞是肺不张最常见原因。小儿由于支气管柔软,呼吸道感染机会多,淋巴系统反应明显,故胸腔内淋巴结容易肿大。这些原因可使支气管受到管内阻塞或管外压迫,其结果是气体不能通过,其远端肺泡内气体被吸收,使肺的体积缩小引起肺不张。此外,大量胸腔积液、气胸或胸腔内肿物的压迫,均可产生压迫性肺不张。由肺部纤维化所致局限性或普遍性肺组织体积缩小,亦可由于表面活性物质缺乏而产生弥漫性点状肺不张。

三、诊断

诊断根据临床表现。实验室检查无特异,如由于细菌感染,可有白细胞及中性粒细胞数增加。有肺不张的年长儿,可做肺功能测定,可表现为肺容量降低。大部分有明显肺不张患者,特别是气道高反应性疾病如哮喘,有最大呼气流量(MEFR)下降和 PW 下降。

胸部 X 线片是诊断肺不张唯一可靠的方法。其表现有不张肺叶容积缩小,密度增加,与不张相邻的叶间胸膜向不张肺叶移位,在不张肺叶内肺纹理和支气管呈聚拢现象。上叶肺不张常有气管向患侧移位,下叶肺不张常伴有同侧横膈升高。其他肺叶则可出现代偿性过度膨胀,另外大叶或一侧全肺不张还可见到肋间隙变窄。

(一)一侧肺不张

常见于一侧主支气管阻塞或由于大量气胸或胸腔积液引起。在儿科引起支气管阻塞而致一侧肺不张主要为异物及结核,后者由结节型肿大淋巴结或支气管内膜结核所致。胸腔内,特别是纵隔占位性病变,可压迫左右主支气管而引起。

(二)上叶肺不张

多见于感染,如有慢性迁延性肺不张,应考虑结核或肿物。

(三)右中叶肺不张

正位胸片显示右侧肺门下部和心缘旁有一片密度增高的三角形阴影,又称右肺中叶综合征。由于右肺中叶支气管较短,管径较小,且与上右主支气管成锐角关系,加之其周围有一组引流上叶、下叶的淋巴结,因此很容易引起管腔阻塞而致肺不张。小儿多因结核性或非特异性淋巴结炎引起,有时还可反复继发肺部感染。

(四)下叶肺不张

多见于感染。特别要注意左下叶肺不张可完全隐蔽在心影之后,很容易漏诊,应注意是否有肺门下移、心影移位、横裂下移或消失、横膈抬高和膈影模糊等 X 线征象。

四、治疗

(一)去除病因

根据发病原因选用敏感抗生素或抗结核治疗。怀疑有异物或分泌物黏稠堵塞或肺不张部位长期不能复张,应做纤维支气管镜检查,取出异物或吸出分泌物,或取分泌物培养和做活体组织检查。

(二)分泌物引流

在肺部感染或哮喘持续状态而致黏液栓塞时,可口服祛痰剂,使痰液稀释,利于排出。要鼓励咳嗽,经常变换或采用体位引流,有的患者还可定期叩背吸痰促使痰液排出,使肺迅速复张。

(三)外科治疗

如内科积极治疗包括支气管镜检查,而肺不张仍持续 12～18 个月,应进一步做支气管碘油造影明确诊断。如有局部支气管扩张,应考虑肺叶切除;如肿瘤引起肺不张,应尽早手术切除。

(李 蓓)

第十节 肺 水 肿

肺水肿是一种肺血管外液体增多的病理状态,浆液从肺循环中漏出或渗出,当超过淋巴引流时,多余的液体即进入肺间质或肺泡腔内,形成肺水肿。

一、临床表现

起病或急或缓。胸部不适,或有局部痛感。呼吸困难和咳嗽为主要症状。常见苍白、青紫及惶恐神情,咳嗽时往往吐出泡沫性痰液,并可见少量血液。初起时,胸部物理征主要见于后下胸,如轻度浊音及多数粗大水泡音,逐渐发展到全肺。心音一般微弱,脉搏速而微弱,当病变进展可出现倒气样呼吸,呼吸暂停,周围血管收缩,心搏过缓。

二、病理生理

基本原因是肺毛细血管及间质的流体静力压(跨壁压)和胶体渗透压间的平衡遭到破坏所致。肺水肿常见病因如下。

(1)肺毛细血管静水压升高:即血液动力性肺水肿。①血容量过多。②左心室功能不全、排血不足,致左心房舒张压增高。③肺毛细管跨壁压力梯度增加。

(2)血浆蛋白渗透压降低。

(3)肺毛细血管通透性增加,亦称中毒性肺水肿或非心源性肺水肿。

(4)淋巴管阻塞,淋巴回流障碍也是肺水肿的原因之一。

(5)肺泡毛细血管膜气液界面表面张力增高。

(6)其他原因形成肺水肿:①神经源性肺水肿。②高原肺水肿。③革兰氏阴性菌败血症。④呼吸道梗阻,如细支气管炎和哮喘。

间质性肺水肿及肺泡角新月状积液时,多不影响气体交换,但可能引起轻度肺顺应性下降。肺泡大量积液时可出现下列变化:①肺容量包括肺总量、肺活量及残气量减少。②肺顺应性下降,气道阻力及呼吸功能增加。③弥散功能障碍。④气体交换障碍导致动静脉分流,结果动脉血氧分压减低。气道出现泡沫状液体时,上述通气障碍及换气障碍进一步加重,大量肺内静动脉血分流出现,低氧血症加剧。当通气严重不足时,动脉血二氧化碳分压升高,血液氢离子浓度增加,出现呼吸性酸中毒。若缺氧严重,心排血量减低,组织血灌注不足,无氧代谢造成乳酸蓄积,可并发代谢性酸中毒。

三、诊断

间质性肺水肿多无临床症状及体征。肺泡水肿时,肺顺应性减低,首先出现症状为呼吸增快,动脉血氧降低,PCO_2 由于通气过度可下降,表现为呼吸性碱中毒。肺泡水肿极期时,上述症状及体征进展,缺氧加重,如抢救不及时可因呼吸循环衰竭而死亡。

X线片检查间质肺水肿可见索条阴影,淋巴管扩张和小叶间隔积液各表现为肺门区斜直线条和肺底水平条状的 Kerby A 和 B 线影。肺泡水肿则可见小斑片状阴影。随病程进展,阴影多融合在肺门附近及肺底部,形成典型的蝴蝶状阴影或双侧弥散片絮状阴影,致心影模糊不清。可伴叶间及胸腔积液。

四、鉴别诊断

肺水肿需与急性肺炎、肺不张及多器官功能衰竭肺功能衰竭等相鉴别。

五、治疗

治疗的目的是改善气体交换,迅速减少液体蓄积和去除病因。

(一)改善肺脏通气及换气功能、缓解缺氧

首先抽吸痰液保持气道通畅,对轻度肺水肿缺氧不严重者可给鼻导管低流量氧。如肺水肿严重,缺氧显著,可相应提高吸氧浓度,甚至开始时用 100% 氧吸入。在下列情况用机械通气治疗:①有大量泡沫痰、呼吸窘迫。②动静脉分流增多,且当吸氧浓度虽增至 50%～60% 而动脉血氧分压仍低于 6.7～8.0 kPa(50～60 mmHg)时,表示肺内动静脉分流量超过 30%。③动脉血二氧化碳分压升高。应用人工通气前,应尽量将泡沫吸干净。如间歇正压通气用 50% 氧吸入而动脉氧分压仍低 8.0 kPa(60 mmHg)时,则应用呼气末加压呼吸。

(二)采取措施,将水肿液驱回血循环

(1)快速作用的利尿剂如呋塞米对肺水肿有良效,在利尿前症状即可有好转,这是由于肾外效应,血重新分布,血从肺循环到体循环去。注射呋塞米 5～15 分钟后,肺毛细血管压可降低,然后较慢出现肾效应:利尿及排出钠、钾,大量利尿后,肺血量减少。

(2)终末正压通气,提高了平均肺泡压,使肺毛细血管跨壁压力差减少,使水肿液回流入毛细血管。

(3)肢体缚止血带及头高位以减少静脉回心血量,可将增多的肺血量重新分布到周身。

（4）吗啡引起周围血管扩张，减少静脉回心血量，降低前负荷。又可减少焦虑，降低基础代谢。

（三）针对病因治疗

例如：针对高血容量采取脱水疗法；针对左心衰竭应用强心药，用 α 受体阻滞剂如酚妥拉明 5 mg 静脉注射，使血管扩张，减少周围循环阻力及肺血容量，效果很好。近年来有用静脉滴注硝普钠以减轻心脏前后负荷，加强心肌收缩能力，降低高血压。

（四）降低肺毛细血管通透性

激素对毛细血管通透性增加所致的非心源性肺水肿，以及如吸入化学气体、呼吸窘迫综合征及感染性休克所致的肺水肿有良效。可用氢化可的松 5～10 mg/(kg·d) 静脉滴注，病情好转后及早停用。使用抗生素对因感染中毒引起的肺毛细血管通透性增高所致的肺水肿有效。

（五）其他治疗

严重酸中毒若适当给予碳酸氢钠或三羟甲基氨基甲烷（Tris）等碱性药物，酸中毒纠正后收缩的肺血管可舒张，肺毛细血管静水压降低，肺水肿减轻。

当肺损伤可能因有毒性的氧自由基引起时可用抗氧化剂治疗，以清除氧自由基，减轻肺水肿。

（李　蓓）

第十一节　肺　脓　肿

肺脓肿是肺实质由于炎性病变坏死，液化形成脓肿之谓。可见于任何年龄。

一、临床表现

起病多隐匿，发热无定型，有持续或弛张型高热，可伴寒战。咳嗽可为阵发性，有时出现呼吸增快或喘憋，胸痛或腹痛，常见盗汗、乏力、体重下降，婴幼儿多伴呕吐与腹泻。如脓肿与呼吸道相通，咳出臭味脓痰，则与厌氧菌感染有关，可咳血痰，甚至大咯血。如脓肿破溃，与胸腔相通，则成脓胸及支气管胸膜瘘。痰量多时，收集起来静置后可分 3 层：上层为黏液或泡沫，中层为浆液，下层为脓块或坏死组织。个别可伴有血痰或咯血。婴儿不会吐痰，常导致呕吐、腹泻，症状可随大量脓痰排出而减轻。肺部体征因病变部位、范围和周围炎症程度而异，一般局部叩诊呈浊音，呼吸音减低。如脓腔较大，并与支气管相通，咳出较多痰液后，局部叩诊可呈空瓮音，并可闻管状呼吸音或干湿啰音，语音传导增强。严重者可有呼吸困难及发绀，数周后有的还可出现杵状指（趾）。

二、分型

临床上常分为吸入性肺脓肿、血源性肺脓肿与继发性肺脓肿 3 类。

三、病理生理

主要继发于肺炎，其次并发脓毒血症或败血症引起的血源性肺脓肿。偶自邻近组织化脓病灶，如肝脓肿、膈下脓肿或脓胸蔓延到肺部。此外，异物吸入（包括神志不清时吸入上呼吸道分泌物或呕吐物）、肿瘤或异物压迫可使支气管阻塞而继发化脓性感染，肺吸虫、蛔虫及阿米巴原虫等也可引起肺脓肿。病原菌以金黄色葡萄球菌、厌氧菌为多见，其次为肺炎链球菌、各型链球菌、流感嗜血杆菌及大肠埃希菌、克雷伯菌和铜绿假单胞菌等。原发性或继发性免疫功能低下和免疫抑制剂应用均可促其发生。

早期有肺组织炎症和细支气管阻塞，继之有血管栓塞、肺组织坏死和液化形成脓腔，最后可破溃到支气管内，致脓痰和坏死组织排出，脓腔消失后病灶愈合。如脓肿靠近胸膜，可发生局限性纤维蛋白性胸膜炎。周围健全的肺组织显示代偿性膨胀。若治疗不充分或支气管引流不畅，坏死组织留在脓腔内，炎症持续存在则转为慢性，脓腔周围肉芽组织和纤维组织增生，腔壁变厚，引流支气管上皮向内增生，覆盖于脓腔壁上，周围的细支气管受累变形或发生程度不等的扩张。少数患者脓毒栓子可经体循环或椎外前静脉丛逆行至脑，引起脑脓肿。

四、诊断

（1）有原发病病史。

（2）发病急剧，寒战、高热、胸痛、咳嗽，伴全身乏力、食欲减退，1～2周后当脓肿破溃与支气管相通后痰量突然增多，为脓痰或脓血痰。若为厌氧菌感染，则痰有恶臭味。

（3）如病变范围小且位于肺的深处，离胸部表面较远，体检时可无异常体征。如病变范围较大且距胸部表面较近，相应局部叩诊呈浊音，语颤增强，呼吸音减低，或可闻及湿啰音。

（4）血白细胞计数增多，中性粒细胞增高。病程较长可出现贫血，脓痰可多至数百毫升。镜检时见弹力纤维，证明肺组织有破坏，脓痰或气管吸取分泌物培养可得病原菌。

（5）胸部X线片检查：早期可见大片浓密模糊的炎性浸润阴影，脓腔形成后出现圆形透亮区，内有液平面，其周围有浓密的炎性浸润阴影，脓肿可单发或多发。病变好发于上叶后段，下叶背段及后基底段，右肺多于左肺。异物吸入引起者，以两肺下叶多见。金黄色葡萄球菌败血症引起者，常见两肺多发性小脓肿及泡性肺气肿。治疗后可残留少许纤维索条阴影。慢性肺脓肿腔壁增厚，周围有纤维组织增生，可伴支气管扩张、胸膜增厚。

（6）痰涂片或痰培养可检出致病菌。

（7）纤维支气管镜检查：对病因诊断不能肯定的肺脓肿，纤维支气管镜检查是鉴别单纯肺脓肿和肺结核的重要方法。可获取与病因诊断有关的细菌学和细胞学证据，又可对吸出痰液、帮助引流起一定的治疗作用。

五、鉴别诊断

（一）肺大疱

在胸部X线片上肺大疱壁薄，形成迅速，并可在短时间内自然消失。

（二）支气管扩张继发感染

根据既往严重肺炎或结核病等病史，典型的清晨起床后大量咳痰，以及胸部X线片、CT检查及支气管造影所见，可以鉴别。

（三）肺结核

肺脓肿可与结核球、慢性纤维空洞型肺结核和干酪性肺炎相混。应做结核菌素试验、痰液涂片或培养寻找结核菌。在胸部X线片上，肺结核空洞周围有浸润影，一般无液平面，常有同侧或对侧结核播散病灶。

(四)先天性肺囊肿

其周围肺组织无浸润,液性囊肿呈界限清晰的圆形或椭圆形阴影。

(五)肺隔离症

叶内型肺隔离症与支气管相通的囊肿型肺隔离症继发感染时,胸部 X 线片上可显示带有液平面的类似肺脓肿征象。病灶常位于左下叶后段,胸部 CT、纤维支气管镜检查、主动脉造影可证实。

(六)肺棘球蚴病

肺棘球蚴病多见于牧区,患者常有犬、牛、羊密切接触史,临床症状较轻。胸部 X 线片上可见单个或多个圆形囊肿,边缘清楚、密度均匀,多位于肺下部,典型者可呈现双弓征、半月征、水上浮莲征等。

(七)肺吸虫病

肺吸虫病是以肺部病变为主要改变的全身性疾病,早期表现为低热、乏力、盗汗、消瘦。患者咳黏稠腥臭痰,反复咯血,伴胸痛或沉重感。胸部 X 线片开始表现为边缘模糊的云雾状浸润影,内部密度不均,形成脓肿时呈圆形、椭圆形阴影,密度较高,多位于中下肺野。囊肿成熟期表现为大小不等的片状、结节状阴影,边缘清楚,内部有多发性蜂窝状透光区,痰中可查到虫卵。此外,还可进行皮肤试验和补体结合试验。

(八)阿米巴肺脓肿

可有肠道、肝脏阿米巴病病史。本病主要表现为发热、乏力、盗汗、食欲缺乏、胸痛,咳少量黏液痰或脓性痰、血痰、脓血痰。肝原性阿米巴肺脓肿患者典型痰为巧克力样脓痰。胸部 X 线片上显示右肺中、下野中心区密度浓厚,而周围呈云雾状浸润阴影。如与支气管相通,内容物被排出则会出现液平面。

六、治疗

(一)抗生素治疗

在一般抗细菌感染经验用药基础上,根据痰液细菌培养及敏感试验选用抗生素。对革兰氏阳性菌选用半合成青霉素、第一或二代头孢菌素类、大环内酯类及万古霉素等;对革兰氏阴性菌则选用氨基糖苷类及广谱青霉素、第二或第三代头孢菌素。甲硝唑对各种专性厌氧菌有强大的杀菌作用,但对需氧菌、兼性厌氧菌及微量需氧菌无作用。甲硝唑常用剂量为 $20\sim50$ mg (kg·d),分 $3\sim4$ 次口服。对重症或不能口服者,应静脉滴注,$10\sim15$ mg/(kg·d),分 2 次静脉滴注。一般疗程较长,$4\sim6$ 周。停药要根据临床症状、体温、胸部 X 线片检查,待脓腔关闭、周围炎症吸收好转,应逐渐减药至停药。

(二)痰液引流

保证引流通畅,是治疗成功的关键。常用:①体位引流,根据脓肿部位和支气管位置采用不同体位,每次 20 分钟,每天 $2\sim3$ 次。引流前可先作雾化吸入,再协助叩背,使痰液易于排出。但对脓痰量极多而体格衰弱的患儿宜慎重,以免大量脓痰涌出,窒息气道。②抗生素治疗。效果不佳或引流不畅者,可进行支气管镜检查,吸出痰液和腔内注入药物。③脓腔较大,与胸腔壁有粘连,亦可经胸壁穿刺排脓。④通过支气管肺泡灌洗术排脓,术前充分给氧。可在内镜下将吸引管插入支气管镜,直达需灌洗的支气管或脓腔;也可直接将吸引管经气管插管插入,将吸引管前端缓缓推进到目的支气管。⑤鼓励咳嗽和加用祛痰剂。

（三）镇静剂和镇咳剂

原则上不使用镇静剂和镇咳剂，以免妨碍痰液的排出。对咯血者应酌情给予镇静剂，如苯巴比妥或水合氯醛等，并给予止血药物。此外，给予支气管扩张剂、气道湿化、肺部理疗等均有利于痰液排出。

（四）支持疗法

注意高蛋白、高维生素饮食，少量多次输血及氨基酸或脂肪乳等。

（五）外科手术治疗

在经内科治疗 2 个月以上无效者，可考虑外科手术治疗。但术前后仍需用抗生素治疗。

（六）局部治疗

对急性肺脓肿，采用气管穿刺或留置肺导管滴入抗生素进行局部治疗，可望脓腔愈合而避免手术治疗。一般采用环甲膜穿刺，穿刺部位在环状软骨与甲状软骨之间，常规消毒及局部麻醉后，用 7 号血浆抽取针以垂直方向刺入气管，先滴入 4％普鲁卡因 1～2 mL 麻醉气管黏膜，在X线透视下将聚乙烯塑料导管经针孔插至病变部位，其外端口部用消毒纱布包好，胶布固定，滴药前先取适当体位排出脓液，然后缓慢滴入药液，再静卧 1～2 小时。通过留置导管，每天可注药3～4 次。除婴儿外，2 岁以上小儿均可作为治疗对象。

七、预后

一般预后良好。吸入异物所致者，在取出异物后迅速痊愈。有时脓肿经支气管排脓，偶可自愈。并发支气管扩张症、迁徙性脓肿或脓胸时预后较差。

八、临床护理及预防

对急性肺炎和败血症应及时彻底治疗。有呼吸道异物吸入时，需迅速取出异物。在扁桃体切除及其他口腔手术过程中，应避免组织吸入肺部。病菌有葡萄球菌、链球菌、肺炎球菌等。病菌可由呼吸道侵入，也可由血行播散，偶由邻近组织化脓后向肺组织浸润所致。病变与支气管沟通或损伤毛细血管，则引起咳脓痰、咯血。

患儿最好住单间病室，室内要空气新鲜、舒适、安静，定期消毒病室。急性期卧床休息，恢复期可以适当活动。给高蛋白、高热量、高维生素半流质的食物或软饭，鼓励患儿多进食，以补充疾病的消耗。记出入量，必要时按医嘱由静脉输液补充入量。痰液排出不畅，可做体位引流，每天1～2 次，每次 15～20 分钟，饭前、睡前进行。根据病变部位选择引流的体位。口腔护理：早晚刷牙漱口，饭前、饭后漱口。高热患儿按高热护理常规护理，汗多者用温水擦浴，更换内衣。指导家长为患儿安排好锻炼、休息和治疗。定期返院复查。

（李　蓓）

第十二节　脓胸和脓气胸

脓胸指胸膜急性感染并胸膜腔内有脓液积聚。若同时有气体进入脓腔则形成脓气胸。脓胸多继发于肺部感染、邻近器官感染和败血症，少数为原发性。多见于 2 岁以下的小儿，年长儿也较常见。最常见的病原是葡萄球菌和大肠埃希菌,其他如肺炎球菌、链球菌也可引起,厌氧菌也为重要致病菌,偶可见结核分枝杆菌、阿米巴及真菌感染。

一、临床表现

(一)病史采集要点

1.起病情况

多数患者急性起病,持续高热不退。因肺炎引起的表现为肺炎。持久不愈,体温持续不退或下降后复升,年长儿常诉胸痛。慢性脓胸者起病可较缓。

2.主要临床表现

除发热及胸痛表现外,大部分患儿呈轻度呼吸困难,少数患儿呼吸困难明显,可有发绀、鼻翕甚至端坐呼吸。晚期则见苍白、出汗、消瘦、无力等慢性消耗病容。发生张力性气胸时,可突然出现呼吸急促、鼻翼翕动,发绀、烦躁、持续性咳嗽,甚至休克。

3.既往病史

引起脓胸或脓气胸的疾病大致可分为两类:一类为胸膜腔周围的组织和器官炎症蔓延引起;另一类为血源性感染引起,因此要仔细询问患者有无这方面的病史。

(1)肺部感染病:如细菌性肺炎、肺脓肿、支气管扩张继发感染等。

(2)纵隔感染:如纵隔炎、食管炎、淋巴结破溃。

(3)膈下感染:如膈下脓肿、肝脓肿、腹膜炎等。

(4)胸壁的感染及创伤。

(二)体格检查要点

1.一般情况

急性起病者呈急性病容,面色灰白、精神萎靡,可见呼吸困难、发绀。晚期多见贫血、消瘦。病程长者可有营养不良及生长发育迟缓。

2.肺部体征

肺部体征与积液多少有关。大量胸腔积液时患侧胸廓饱满,肋间隙增宽,呼吸运动减弱,气管和心脏向健侧移位,纵隔向健侧和心尖冲动移位。叩诊浊音或实音,语颤减低,呼吸音减低或完全消失。少量胸腔积液时仅叩诊浊音、呼吸音减低或无明显体征。继发于肺炎者可闻干湿啰音。伴脓气胸时,胸上部叩诊为鼓音。脓胸病程超过2周以上可出现胸廓塌陷,肋间隙变窄,胸段脊柱凸向对侧或侧弯,这些畸形在感染完全控制后可逐渐恢复。

3.其他

可见杵状指(趾)。

(三)门诊资料分析

1.血常规

白细胞总数及中性粒细胞增多,可有核左移,严重者可见中毒颗粒。

2.血白细胞碱性磷酸酶和血清C反应蛋白

血白细胞碱性磷酸酶和血清C反应蛋白可升高。

3.X线片检查

积液少者肋膈角消失或膈肌运动受限。有时胸腔下部积液处可见弧形阴影;积液较多则患侧呈一片致密阴影,肋间隙增宽,严重者可见纵隔和心脏移位。有脓气胸时可见液平面。包裹性脓胸可见较固定的圆形或卵圆形密度均匀阴影,不随体位移动。不同体位摄片或透视有助于判断胸膜积液量的多少、积液位置、有无包裹等。

（四）进一步检查项目

（1）胸腔穿刺:若抽出脓液为诊断重要依据。脓液性状与病原菌有关。金黄色葡萄球菌引起者,常为黄绿色或黄褐色黏稠脓液;肺炎球菌、链球菌引起者脓液稀薄呈淡黄色;大肠埃希菌引起者,脓液为黄绿色,有腐败臭味;厌氧菌引起者,脓液有恶臭。胸腔积液比重常高于1.018,蛋白质高于3.0 g,李凡他试验阳性。

（2）脓液培养和直接涂片:有助于病原学诊断。

（3）超声波检查:可确定胸腔积液的有无、部位及多少,以及胸膜的厚度及有无气体存在。在超声引导下进行诊断性和治疗性穿刺可提高准确性。

（4）必要时也可做 CT 协助诊断。

二、诊断

（一）诊断要点

临床上出现高热、胸痛、咳嗽、呼吸困难表现,体检胸廓饱满、肋间隙增宽,叩诊浊音或实音,X 线、B 超有胸腔积液等表现,结合诊断性穿刺结果可确诊。

（二）鉴别诊断要点

常需与以下疾病鉴别。

1.大范围肺萎缩

脓胸肋间隙扩张,气管向对侧偏移;而肺萎缩肋间隙缩窄,气管向患侧偏,穿刺无脓液。

2.巨大肺大疱及肺脓肿

较难与本病鉴别。可根据穿刺减压后,肺组织复张分布情况进行鉴别。脓胸肺组织集中压缩在肺门,而肺大疱则外围有肺组织张开,并出现呼吸音。

3.膈疝

小肠疝入胸腔时胸片见多发气液影、食管裂孔疝入时见大液面易误为脓气胸,胸腔穿刺若为混浊或黏液、粪汁可资鉴别。

4.巨大膈下脓肿

胸腔可产生反应性积液,但肺组织无病变。穿刺放脓后无负压,或负压进气后 X 线片脓肿在膈下,B 超检查可进一步鉴别。

5.结缔组织病并发胸膜炎

胸腔积液外观似渗出液或稀薄脓液,白细胞主要为多形核中性粒细胞。肾上腺皮质激素治疗后很快吸收有助于鉴别。

（三）临床类型

（1）根据起病急缓可分为急性或慢性脓胸。急性脓胸一般起病急骤,病程不超过 6 周～3 个月。急性脓胸经过 4～6 周治疗脓腔未见消失,脓液稠厚并有大量沉积物,提示脓胸已进入慢性期。

（2）按病变累积的范围可分为全脓胸或局限性脓胸:全脓胸是指脓液占据整个胸膜腔,局限性脓胸是指脓液积存于肺与胸壁或横膈或纵隔之间,或肺叶与肺叶之间,也称包裹性脓胸。

（3）根据感染的病原体分为化脓菌、结核菌、真菌及阿米巴脓胸:①化脓菌引起的脓胸一般起病急,中毒症状明显,脓液培养可明确致病菌,一般以葡萄球菌多见。②结核性脓胸由结核分枝杆菌从复发综合征的淋巴结经淋巴管到达胸膜,或胸膜下的结核病灶蔓延至胸膜所致,常有胸痛、气急及结核中毒症状。③真菌引起的脓胸:多由放线菌、白念珠菌累及胸膜所致。④阿米巴脓胸多由阿米巴肝脓肿破入胸腔所致。脓肿破入胸腔时可发生剧烈胸痛和呼吸困难,甚至发生胸膜休克。

三、治疗

(一)治疗原则

治疗原则包括:①尽可能在短时间内有效控制原发感染,迅速排出胸腔积脓、消除脓腔,促使肺复张,以减少并发症和后遗症。②应加强支持疗法,改善全身状况。

(二)治疗计划

1.一般治疗

脓胸时蛋白渗出量大,且感染本身对机体损害较大,患儿可很快出现营养不良、抵抗力低下及贫血,故应注意休息,加强营养,如给高蛋白高热量的食物,补充多种维生素,必要时配合静脉高营养及肠道营养,需要时可输血、血浆、多种氨基酸或静脉用丙种球蛋白等。咳嗽剧烈者给予镇咳剂。呼吸困难者氧气吸入。

2.抗感染治疗

根据脓液细菌培养及药物敏感试验,适当选用两种有效的抗生素联合应用。细菌培养结果未知之前,可选用广谱抗生素。一般抗生素治疗应持续 3~4 周,体温正常后应再给药 2~3 周。疑有厌氧菌感染者可用甲硝唑治疗,疗程 4~6 周。待体温、白细胞正常,脓液吸收后再渐停药。结核分枝杆菌感染者应抗结核治疗,真菌感染者抗真菌治疗。

3.胸腔抽液

应及早反复进行,可每天或隔天一次。每次尽量将脓液抽尽,穿刺排脓后的次日,应行胸部透视,脓液增长较快的应每天一次将脓液抽尽,否则可隔天一次,直到脓液消失为止。脓液黏稠可注入生理盐水冲洗,每次穿刺冲洗后可适当注入少量抗生素,一般常用青霉素 20 万 U 或庆大霉素 1 万~2 万 U,加生理盐水 10~20 mL 稀释后注入。

4.胸膜腔闭式引流

(1)适应证:①患儿年龄小,中毒症状重;②脓液黏稠,反复穿刺排脓不畅或包裹性不易穿刺引流;③张力性气胸;④有支气管胸膜瘘或内科治疗 1 个月,临床症状未见好转或胸壁已并发较严重感染者。

(2)方法:①发生张力性气胸时,引流部位一般在锁骨中线外 2~3 肋间。在局部麻醉下切开皮肤1 cm,用套管针将引流管送入胸腔内 2~3 cm,套管针或导管外端连接水封瓶,导管在水中深度2 cm,使胸内气体只能单方向引流出体外。直至引流管不再排气,胸腔内积液很少,肺大部分复张膨起时可将引流管夹住,再观察 1~2 天无其他变化时即可拔管。②引流是为了排脓,则引流部位应选择胸腔的偏下后方。患儿半仰卧位,患儿手术一侧的手臂上举,取腋中线右侧第 6 肋间、左侧第 7~8 肋间做引流,在局部麻醉下切开皮层 1~2 cm,用止血钳穿通肌层放引流管入胸腔,引流管远端接水封瓶。直到脓液残留很少量或无时可于引流后 3~7 天拔管,拔管前可尝试夹管观察一天,若体温正常,症状无加重即可拔管。拔管后应立即封闭切口,以免气体进入胸腔,引流期宜每天或隔天用生理盐水冲洗脓腔并注入适当抗生素。

5.电视辅助胸腔镜外科手术(VATS)

电视辅助胸腔镜外科手术可分离包裹性脓胸使脓胸引流完全;也可清除肺表面的纤维素,直视下准确地放置引流管,达到促使肺复张和消灭脓腔的目的。

(三)治疗方案的选择

(1)急性脓胸应尽早选择敏感抗生素,积极排除脓液,渗出期内用大号针头胸穿抽脓或胸腔闭式引流治疗,脓胸进入到纤维脓性期,适合于胸腔镜处理。同时应加强支持疗法。

(2)慢性脓胸应改进原有脓腔的引流,根据情况选择开胸膜纤维板剥脱术,胸膜全肺切除术或胸廓成形术等。

(李 蓓)

第十三节 肺 栓 塞

肺栓塞(pulmonary embolism,PE)是以各种栓子阻塞肺动脉系统为发病原因的一组疾病或临床综合征的总称,以肺血栓栓塞症(pulmonary thromboembolism,PTE)最为常见。PTE 为来自静脉系统或右心的血栓阻塞肺动脉或其分支所致。肺动脉栓塞后,其支配区的肺组织因血流受阻或中断而发生梗死。在儿科临床中 PE 诊断较少,大部分是通过死后尸检而诊断,由于其发生率较低及儿科医师对本病认识不足,儿童 PE 的漏诊率及误诊率极高,及时诊断和正确治疗对于降低病死率和提高患儿的生存质量是非常重要的。

一、危险因素

PE 分原发和继发两种。原发性由遗传变异引起,多在青年后起病,可有家族史,儿科报道少。继发性危险因素与成人有明显区别。①先天性心脏病:尤其合并感染性心内膜炎时,瓣膜上赘生物是栓子的主要来源,若发生于三尖瓣,可致反复 PE;②肾病综合征;③留置中心静脉导管;④胃肠外营养;⑤长期卧床和不活动;⑥肿瘤:有肾母细胞瘤、心脏肿瘤等,较少见;⑦先天性血液病:如镰状细胞贫血、真性红细胞增多症等,由于血液黏滞度增加,血流缓慢,微循环障碍,变形或增多的红细胞经过肺小动脉时发生机械性梗阻导致 PE;⑧脑室-心房分流术:与 PE 关系已无质疑,术后若进行常规肺组织显微镜检,发生率高达55%;⑨其他:如骨折后脂肪栓塞,骨髓移植患儿并发 PE,烧伤后 PE,手术,肥胖、脓毒症等导致 PE 均有报道。

二、诊断

(一)症状

可从无症状到血流动力学不稳定,甚至可发生猝死。常为多发及双侧性,肺下叶多于上叶,但左右侧并无明显差异。症状有呼吸困难、气促、胸痛、晕厥、烦躁不安、惊恐,甚至有濒死感、咯血、咳嗽、心悸等。临床上表现呼吸困难、胸痛及咯血的不足30%。

(二)体征

体征主要包括呼吸急促、心动过速、血压变化、发绀、发热、颈静脉充盈或搏动、肺部可闻哮鸣音或细湿啰音、胸腔积液等。鉴于年幼患儿常不能自诉症状,故必须在栓塞高危患儿中加强观察和监测,以免漏诊。

(三)辅助检查

(1)非特异性检查:包括血常规及酶谱、动脉血气分析、肺功能、心电图、胸片、超声心动图等,有一定提示意义,但非确诊依据。

(2)血浆 D-二聚体(D-dimer):为重要初筛试验。若含量低于 $500~\mu g/L$,可基本排除急性 PE。

(3)胸片多有异常发现:区域性肺血管纹理变细、稀疏或消失,肺野透亮度增加;肺野局部浸润性阴影;尖端指向肺门的楔形阴影;肺不张或肺膨胀不全等。若短期内一侧片影消失,另一侧又出现新片影的多发病变,应高度怀疑 PE。

(4)核素肺通气/灌注扫描:为确诊检查之一。

(5)螺旋 CT 和造影 CT:可观察到肺动脉血栓的直接征象,亦属确诊检查。

(6)磁共振成像(MRI):对段以上肺动脉栓子诊断的敏感性和特异性均较高,具有潜在的识别新旧血栓的能力,有望成为确定溶栓方案的依据。

(7)肺动脉造影:仍为诊断 PE 的"金标准",但因其有创,不作为一线检查方法。

三、诊断程序

参考 2000 年欧洲心脏病学会专家委员会制定的急性 PE 的诊断与治疗指南,考虑诊断程序如下。

(1)发现可疑患儿:对于具备前述 PE 高危因素的患儿应高度警惕,当突然发生呼吸困难、胸痛、咳嗽、咯血、发绀、晕厥、手术后肺炎或急性胸膜炎等症状时要高度怀疑 PE。结合胸片、心电图,动脉血气等可初步排除其他疾病。

(2)疑诊 PE 患儿。①怀疑非大面积 PE:首先检测 D-二聚体,如<$500~\mu g/L$,可排除急性 PE,如≥$500~\mu g/L$,行超声心动图检查。如无明显异常,继行肺通气/灌注扫描,结果正常或接近正常者,不予治疗;PE 高度可能者,开始治疗;不能确诊者,行肺动脉造影检查。目前有多中心应用螺旋 CT 来代替肺通气/灌注扫描或肺动脉造影。②怀疑大面积 PE:由于多存在休克或低血压,病情危重,应先行超声心动图检查,如为急性大面积 PE,可显示急性肺动脉高压及右心室超负荷的征象。高度不稳定的患者,可仅根据超声心动图的结果行溶栓治疗(甚至手术),待病情稳定后,再行确定诊断。

四、鉴别诊断

(1)肺炎:肺炎患儿多有发热,症状以咳嗽为主,咯血少见,结合其危险因素、实验室检查鉴别。

(2)胸膜炎:肺栓塞患者可发生胸腔积液,应与之鉴别。

(3)术后肺不张:周围静脉检查正常有助于鉴别。必要时核素肺通气/灌注扫描或肺动脉造影。

五、治疗

(一)内科治疗

(1)一般处理:对高度疑诊或确诊 PE 患儿,应严密监护。对大面积 PE,应住重症监护室。

应绝对卧床,保持大便通畅,避免用力,以防栓子再次脱落。对烦躁患儿予适当镇静。发热、胸痛、咳嗽等症状可予相应对症处理。

（2）呼吸和循环支持治疗。

（3）溶栓治疗:适用于大面积 PE 及有休克和低血压的患者。常用的溶栓药物有链激酶、尿激酶、基因重组组织型纤溶酶原激活物。绝对禁忌证为有活动性内出血。

（4）抗凝治疗:为 PE 和深静脉血栓(DVT)的基本治疗方法,可防止血栓再形成和复发,同时机体自身纤维蛋白溶解机制可溶解已形成的血栓。目前临床主要有普通肝素、低分子量肝素和华法林。低分子量肝素较普通肝素有更大优越性:吸收率及生物利用度高,半衰期长,100 IU/kg,1～2 次/天,安全性高,并发症少,肝素诱导的血小板减少症的发生率明显减低,应用前景更为广泛。疗程视血栓情况而定。华法林与肝素有同样的抗凝作用,长期应用可溶解纤维抗原,可用于需要长期抗凝者。成人初始剂量 5～10 mg/d,2～3 天后减至 2.5 mg/d,儿童酌减。可用血浆凝血酶原时间监测。

（二）外科治疗

血栓切除术。适应证:①急性大面积 PE 患者;②有溶栓禁忌证者;③经溶栓和其他内科治疗无效者。此类手术可迅速缓解血流动力学异常,但死亡率高。随着溶栓治疗的不断成熟和发展,已较少实施该手术。

（李 蓓）

第十四节　急性肺损伤

急性肺损伤(ALI)和急性呼吸窘迫综合征(ARDS)是儿科常见和潜在危害极大的疾病之一。ALI 是 ARDS 的早期阶段,重度的 ALI 即发展为 ARDS。国内最新调查显示,ARDS 患儿的病死率达到 60% 以上。只有在疾病早期有效地控制 ALI 的发展进程,才能遏制 ARDS 的产生和发展,提高 ARDS 的存活率。小儿 ALI/ARDS 正成为临床危重医学的研究重点。

自 1988 年 Murray 等拓展了急性呼吸窘迫综合征(ARDS)的定义以来,便针对它的分期(急性/慢性)、基础疾病和急性肺损伤(ALI)的严重程度等三个方面问题,提出了一个依据胸片上肺浸润的程度、PaO_2/FiO_2 值、维持 PaO_2/FiO_2 所需的呼气末正压(PEEP)水平和肺顺应性四个方面来评价 ALI 程度的评分系统。鉴于 ARDS 的病理特征就是 ALI,所以许多学者提出,为了认识和定义这一连续的病理生理过程,应用 ALI 一词似乎更为合适,因为它在更大范围上涵盖了这一病理过程的全部,同时又感到,ARDS 只是这一过程的最严重的结局,即 ARDS 是 ALI 的一个阶段。故所有 ARDS 患者都有 ALI,但并非所有具有 ALI 的患者都是 ARDS。尽管 ALI 与 ARDS 之间不能完全画等号,但两者都不是特别的病种。基于这一认识,欧美专家经商讨共同为 ALI 下了一个定义,主要包括:①ALI 是一炎症和通透性增加综合征,其汇集临床、放射和生理的异常,不能用左心房或肺毛细血管高压来解释,但可复合存在;②脓毒症综合征、多发性创伤、误吸、原发性肺炎是最多见的原因,其次还有体外循环、输血过多、脂肪栓塞和胰腺炎等;③ALI 和 ARDS 起病急骤,发病持续,其发病常与一种或多种高危因素有关,并以单纯给氧难以纠正的低氧血症和弥漫性双肺浸润为特征;④肺间质纤维化、结节病等慢性肺疾病不在此列。ALI 这一概念总是与全身炎症反应综合征(SIRS)和 ARDS 联系在一起,认为 ALI 是 SIRS 的继发性损伤,重症 ALI 就是 ARDS。

一、病因及发病机制

引起 ALI 的病因可分为直接和继发两个方面,一个是吸入胃内容物、毒性气体和毒性液体、严重的肺部感染等,可直接造成弥漫性肺泡毛细血管膜(ACM)损伤;另一个是全身炎症反应继发性损伤 ACM。近年来特别强调炎症反应在 ALI 发病中的地位。这一地位虽已确定,但仍有许多问题尚不明了,如诸多细胞因子具有广泛的生物活性,在炎症反应中相互刺激诱生,形成复杂的调控网络。各种原因引起的炎性肺损伤都有大量细胞因子产生,如 TNF、白细胞介素-1、白细胞介素-6、白细胞介素-8、白细胞介素-10、白细胞介素-12 等,这些细胞因子引起一系列的炎症级链反应,参与肺损伤过程。

肿瘤坏死因子(TNF)是重要的启动因子,TNF 主要由单核细胞、巨噬细胞产生,它可活化多形核白细胞(PMN),使 PMN 黏附并脱颗粒及呼吸暴发,释放氧自由基,趋化并促进 Fb 分裂,刺激 I 白细胞介素-1、白细胞介素-6、白细胞介素-8、白细胞介素-12 及血小板活化因子(PAF)的产生。静脉或腹腔注射内毒素后可产生大量的 TNF,用 TNF 可复制出急性肺损伤模型。单核细胞、PMN 等细胞可产生白细胞介素-1,白细胞介素-1 能趋化 PMN,刺激内皮细胞产生 PAF 并表达细胞间黏附分子-1(ICAM-1),促进 Fb 分裂。健康人外周血单核细胞受脂多糖(LPS)刺激后白细胞介素-1、白细胞介素-2 产生明显上升。TNF 还可影响再构建或脱酰基-再酰基来降低棕桐酸和卵磷脂的合成,降低磷脂酰胆碱的合成,从而抑制 II 型肺泡细胞表面活性物质的合成。

炎症过程中黏附分子起重要作用,黏附分子大致可分为 4 类,即免疫球蛋白超家族、选择素家族、整合素家族和血管附着素家族。PMN 黏附血管壁时,首先是在血管内皮上滚动,这是由内皮细胞表面的 E 选择素、P 选择素和 PMN 表面的 L 选择素之间相互介导产生的并不强的作用,使 PMN 在内皮细胞上难以黏附;在滚动的基础上,PMN 表面的 CD_{11}/CD_{18} 与内皮细胞表面的 ICAM-1 相互作用,加强了 PMN 与血管内皮细胞的黏附作用。ICAM-1 又称 CD_{54},是免疫球蛋白超家族成员,可出现在活化的 T 细胞、巨噬细胞、血管内皮细胞、胸腺上皮细胞及成纤维细胞等细胞表面,它由 5 个同源区的单链糖蛋白构成,相对分子质量为 90~115 kD,其受体是淋巴细胞功能相关抗原-1(LFA-1),LFA-1 主要表达在淋巴细胞及 PMN。已知 ICAM-1 和 LFA-1 参与淋巴细胞间、白细胞与内皮细胞间、嗜酸性粒细胞与内皮细胞间的黏附。人类 PMN 用金黄色葡萄球菌或 TNF 刺激,经细胞荧光分析法证实,ICAM-1 表达上升。

肺部细胞能产生多种环氧化物和脂氧化物的代谢产物,参与肺损伤的病理过程。患者支气管肺泡灌洗液(BALF)中白三烯(LTB_4)、LTC_4、LTD_4 及血中血栓素(TXB_2)和 6-Keto-$PGI_{1\alpha}$ 增加。白三烯类是强力炎症递质,可明显增加小气道的通透性,LTB_4 可致 PMN 聚集并脱颗粒,还可直接导致肺水肿。TXB_2 能促进血小板与 PMN 在微血管床中聚集,并引起血管收缩。前列环素(PGI_2)可引起血管扩张,抵抗其他缩血管物质的作用。PAF 由 PMN、内皮细胞、血小板、肥大细胞等产生,是很强的趋化因子,能促进炎性细胞聚集,激活 PMN 释放氧自由基等。

内毒素可刺激内皮细胞产生过量的一氧化氮(NO),NO 可导致内皮细胞损伤和死亡。内毒素、TNF、白细胞介素-1 等可诱导一氧化氮合酶(NOs)表达,使 NO 生成过量,导致血管过度扩张,并失去对去甲肾上腺素等缩血等物质的反应。有实验证明 NO 参与了肺损伤过程。

氧自由基亦是重要的炎症递质,PMN、单核细胞、巨噬细胞及嗜酸性粒细胞均能产生氧自由基,并参与肺损伤,它可引起脂质过氧化,形成新的氧自由基,脂质产物丙二醛与蛋白酶发生交链反应,并与毗邻的蛋白质交链,使氨基酸遭到破坏,氧自由基增加磷脂酶(A_2)的活性,催化花生四烯酸的合成和释放,激活并释放 PMN 溶酶体酶,以损伤血管内皮细胞,使肺毛细血管通透性增加。

机体存在炎症反应的同时又存在着代偿性抗感染症反应,由单核细胞等炎性细胞产生的 PGE_2 便具有抑制炎症反应的作用。PGE_2 可抑制 Th 细胞分化成 Th_1 细胞而促使其分化成 Th_2 细胞,还能抑制白细胞介素-1、白细胞介素-2、TNF 和 IFN 的释放,并诱导单核细胞和 Th_2 细胞产生白细胞介素-4、白细胞介素-10、白细胞介素-11、白细胞介素-13 和粒细胞-巨噬细胞集落刺激因子(GM-CSF)等抗感染递质。

NO 既参与肺损伤,又具有抗感染作用,能阻止血小板、PMN 黏附于内皮细胞,并能抑制白细胞介素-4、白细胞介素-6、白细胞介素-8 的释放。

糖皮质激素通过受体能抑制 PMN 的黏附,抑制 TNF、白细胞介素-1 的释放及淋巴细胞的凋亡。在细胞内与胞质受体结合成复合物,进入核内抑制 IFN、白细胞介素类和细胞黏附分子的基因转录。去甲肾上腺素对 LPS 诱导的炎症递质的释放也有抑制作用。白细胞介素-1 受体拮抗剂、可溶性 TNF-α 受体、超氧化物歧化酶、$α_1$ 胰蛋白酶抑制剂等的存在,可不同程度地阻断或减轻细胞因子等炎性递质的作用,使炎症反应适度,不致造成严重组织损伤。炎症过程自始至终贯穿着致炎与抗感染这一对基本矛盾。

Fehrenbach 于 1998 年报道了包括嗜铍性板层小体(LBs)在内的Ⅱ型肺泡上皮细胞(ATⅡ)的早期变化。2005 年报道了内毒素诱导的急性肺损伤(ALI)时新生幼鼠及成年幼鼠 ATⅡ细胞超微结构的对比研究。肺表面活性物质系统的系列变化是 ALL/ARDS 的主要发病机制之一。地塞米松可以抑制由 Fas 抗体和 γ 干扰素诱导的肺泡上皮细胞的凋亡。

急性肺损伤时以 LBs、细胞核、核仁等连续变化为主要特征的 ATⅡ细胞超微结构的改变是时间依赖性的。ATⅡ细胞在 48 小时和 72 小时破坏严重,这可能导致肺表面活性物质合成不足和肺动态平衡的不稳定造成 ALI。地塞米松可能促进 ATⅡ型上皮细胞的胞吐作用,增加 LBs数量,使 LBs 重新绕核排列以便增强防御能力,保持肺的动态平衡。

合成和分泌肺表面活性物质的Ⅱ型肺泡上皮细胞是肺泡上皮最重要的组成部分。肺泡Ⅱ型上皮细胞的正常结构和肺表面活性物质合成与代谢的动态平衡是肺正常生理活动所必需的。

Tesfaigzi 和其同事报道在 ALI 早期由 LPS 诱导的Ⅱ型肺泡上皮细胞的凋亡明显增强。由 LPS 所致的Ⅱ型肺泡上皮细胞凋亡的诱导不需要 TNF-α。在 ALI 时,由 LPS 所致的Ⅰ型肺泡上皮细胞的损伤不能靠Ⅰ型肺泡上皮细胞自身再生,Ⅰ型肺泡上皮细胞的恢复依赖于Ⅱ型肺泡上皮细胞的转化。LPS 产生的对Ⅱ型肺泡上皮细胞的损伤是 AU 发展和恢复的关键环节。

二、诊断条件的评价

ALI 的诊断条件包括:①急性起病;②PaO_2/FiO_2≤40.0 kPa(300 mmHg);③正位胸部 X 线片显示双肺有弥漫浸润影;④肺动脉楔压≤2.4 kPa(18 mmHg)或无左心房压力增高的临床证据。该标准主要特点是 ALI 包括过去 ARDS 早期至终末期全部动态连续过程,并未将机械通气和 PEEP 水平纳入诊断标准,这样有利于早期诊断。

参考上述标准,诊断肺炎合并 ALI 应有以下条件:①急性肺炎;②病情迅速恶化,或一度好转后又明显加重;③正位胸部 X 线片显示,在肺炎的基础上,双肺出现弥漫性浸润阴影;

④$PaO_2/FiO_2 \leqslant 40.0$ kPa(300 mmHg);⑤排除左心衰竭。若将上述标准中的 PaO_2/FiO_2 测值改为26.7 kPa(200 mmHg),就成为 ARDS 的诊断条件。

诊断条件十分明确,但在实际运用过程中却有许多困惑,例如:急性起病,是指几小时还是指几天;反映肺气体交换功能的 PaO_2/FiO_2 不具有特异性;严重肺炎可因肺微血管通透性增加而造成双肺浸润影,但未必都是 ALI;ARDS 患者中有一部分患者可伴有心功能异常,并使肺动脉楔压>2.4 kPa(18 mmHg),因而使 ALI 或 ARDS 被排除而出现假阴性。上述情况提示,符合上述标准未必一定是 ALI,可见"标准"带有一定局限性或机械性,应用"标准"最重要的还是要结合临床进行综合分析。肺组织病理检查有助于确诊,因系创伤性检查而不常用于临床。各种反映血管内皮损伤的标志物,包括内皮素、循环内皮细胞、Ⅷ因子相关抗原和血管紧张素转化酶等,在 ALI 时血中水平明显增高,可预测 ALI 或 ARDS 的发生,但又不具有特异性。测定肺血管外水分含量的各种方法,对 ALI 早期诊断无意义。放射性核素标记流动体外检测技术,测量 ACM 通透性超过正常值4~5倍,虽有助于 ALI 的早期诊断,但尚不能普及。

三、治疗

(1)地塞米松治疗:实验发现地塞米松能够抑制由 Fas 抗体和 γ 干扰素诱导的肺上皮的凋亡。地塞米松除能够抑制炎症递质和细胞因子相互作用外,还能够抑制抗原和抗体的结合,干扰 LPS 引发的杀菌素的激活。地塞米松同时也能够稳定细胞膜和溶酶体膜,致使上皮组织被保护。一份研究提示,Ⅱ型肺泡上皮细胞的胞吐现象证明在应用地塞米松24小时肺表面活性物质的合成和分泌被激活并被加速。线粒体为肺表面活性物质的合成与分泌及嗜锇性板层小体的排列提供了大量能量,以致于线粒体在48小时受到严重损害。线粒体的过度代偿导致线粒体的肿胀和嵴断裂。由线粒体提供能量使嗜锇性板层小体像指环一样围绕核排列。这些表明地塞米松的作用减少了肺损伤程度,并促进肺泡上皮从损伤向恢复方向发展和肺功能的恢复。Ⅱ型肺泡上皮细胞是肺上皮的干细胞,其为肺上皮从损伤向恢复和重建提供了可能性。在地塞米松治疗组临床表现与Ⅱ型肺泡上皮细胞的改善相一致。

(2)按 ARDS 的原则治疗:器官系统的功能障碍是 SIRS 的常见并发症,其中包括 ALI、休克、肾衰竭和多器官功能衰竭(MOF)等。据认为,约有25%的 SIRS 患者发生 ARDS。近年来提出,应从SIRS—器官功能障碍—多器官功能衰竭这一动态过程去考虑 ALI 和 ARDS,认为肺是这一连串病理过程中最容易受损害的首位靶器官,MOF 则是这一过程的严重结局。因此,维护和支持肺及肺外器官功能至关重要。治疗 ALI 与处理 ARDS 的原则基本相同,强调积极处理原发病、机械通气、纠正缺氧,包括液体通气、注意液体管理、防治感染等综合性措施。值得提出的是,近年来有一些新的见解,如机械通气主张应用较小潮气量(5~9 mL/kg)、气道压力限制在2.9 kPa(30 cmH$_2$O)以下,以避免大潮气量、高气道压2.9~3.9 kPa(30~40 cmH$_2$O)引起的肺泡过度膨胀,进而加重 ALI。不主张吸入高浓度氧,因为氧中毒时肺脏首先受累;更不主张作血液透析,因为当白细胞通过透析膜时被激活,并扣押于肺毛细血管内,释放炎性递质,损伤肺泡毛细血管膜(ACM)。近年来主张应用连续性静脉-静脉血液滤过,可清除血液中的炎性递质,减轻炎症反应,改善预后。

(孜依丹·买买提)

第十五节　急性呼吸衰竭

直接或间接原因导致的呼吸功能异常,使肺脏不能满足机体代谢的气体交换需要,造成动脉血氧下降和/或二氧化碳潴留称为呼吸衰竭。呼吸衰竭有着明确的病理生理含义,单靠临床难以确诊,要根据血气分析做诊断。正常人动脉氧分压(PaO_2)为 11.3~14.0 kPa(85~105 mmHg),二氧化碳分压($PaCO_2$)为 4.7~6.0 kPa(35~45 mmHg),pH7.35~7.45。若 PaO_2 低于10.6 kPa(80 mmHg)、$PaCO_2$ 高于 6.0 kPa(45 mmHg)、可认为呼吸功能不全。如 PaO_2 低于 8.0 kPa(60 mmHg),$PaCO_2$ 高于 6.7 kPa(50 mmHg),即可诊断呼吸衰竭。应指出这是成人和儿童的标准,婴幼儿 PaO_2 及 $PaCO_2$ 均较年长儿低,诊断标准也应有所不同。在婴幼儿大致可以将 PaO_2 小于6.7 kPa(50 mmHg)、$PaCO_2$ 大于6.0 kPa(45 mmHg)作为诊断呼吸衰竭的标准。在不同类型呼吸衰竭和不同具体情况也不能一概套用上述标准。如低氧血症型呼吸衰竭 $PaCO_2$ 可不增高,呼吸衰竭患儿吸氧后 PaO_2 可不减低。

小儿呼吸衰竭主要发生在婴幼儿,尤其是新生儿时期。它是新生儿和婴幼儿死亡原因的第一位。由于对小儿呼吸生理的深入了解和医疗技术的进步,小儿呼吸衰竭的治疗效果较过去已明显提高,下面重点介绍新生儿和婴幼儿呼吸衰竭有关问题。

一、病因

呼吸衰竭的病因可分三大类,即呼吸道梗阻、肺实质疾病和呼吸泵异常。

(一)呼吸道梗阻

上呼吸道梗阻在婴幼儿多见。喉是发生梗阻的主要部位,可因感染、神经体液因素(喉痉挛)、异物、先天因素(喉软骨软化病)引起。下呼吸道梗阻包括哮喘、细支气管炎等引起的梗阻。重症肺部感染时的分泌物、病毒性肺炎的坏死物,均可阻塞细支气管,造成下呼吸道梗阻。

(二)肺实质疾病

1.一般肺实质疾病

一般肺实质疾病包括各种肺部感染如肺炎、细支气管炎、间质性肺疾病、肺水肿等。

2.新生儿肺透明膜病

主要由早产儿肺发育不成熟,肺表面活性物质缺乏引起广泛肺不张所致。

3.急性呼吸窘迫综合征(ARDS)

常在严重感染、外伤、大手术或其他严重疾病时出现,以严重肺损伤为特征。两肺间质和肺泡弥漫的浸润和水肿为其病理特点。

(三)呼吸泵异常

呼吸泵异常包括从呼吸中枢、脊髓到呼吸肌和胸廓各部位的病变,共同特点是引起通气不足。各种原因引起的脑水肿和高颅压均可影响呼吸中枢。神经系统的病变可以是软性麻痹,如急性感染性多发性神经根炎,也可以是强直性痉挛,如破伤风。呼吸泵异常还可导致排痰无力,造成呼吸道梗阻、肺不张和感染,使原有的呼吸衰竭加重。胸部手术后引起的呼吸衰竭也常属此类。

二、类型

(一)低氧血症型呼吸衰竭

低氧血症型呼吸衰竭又称Ⅰ型呼吸衰竭或换气障碍型呼吸衰竭,主要因肺实质病变引起。血气主要改变是动脉血氧分压下降,这类患儿在疾病早期常伴有过度通气,故动脉$PaCO_2$常降低或正常。若合并呼吸道梗阻因素,或疾病后期,$PaCO_2$也可增高。由于肺部病变,肺顺应性都下降,换气功能障碍是主要的病理生理改变,通气/血流比例失调是引起血氧下降的主要原因,也大多有不同程度的肺内分流增加。

(二)高碳酸血症型呼吸衰竭

高碳酸血症型呼吸衰竭又称Ⅱ型呼吸衰竭。动脉血气改变特点是$PaCO_2$增高,同时PaO_2下降,可由肺内原因(呼吸道梗阻、生理无效腔增大)或肺外原因(呼吸中枢、呼吸肌或胸廓异常)引起。基本病理生理改变是肺泡通气量不足。这类患儿若无肺内病变,则主要问题是CO_2潴留及呼吸性酸中毒。单纯通气不足所致的低氧血症不会很重,而且治疗较易。因通气不足致动脉氧分压低到危险程度以前,$PaCO_2$的增高已足以致命。

三、临床表现

(一)呼吸的表现

因肺部疾病所致呼吸衰竭,常有不同程度呼吸困难、三凹征、鼻翼翕动等。呼吸频率多增快,到晚期可减慢。中枢性呼吸衰竭主要为呼吸节律的改变,严重者可有呼吸暂停。应特别指出,呼吸衰竭患儿呼吸方面表现可不明显,而类似呼吸困难的表现也可由非呼吸方面的原因引起,如严重代谢性酸中毒。单从临床表现难以对呼吸衰竭做出准确诊断。

(二)缺氧与二氧化碳潴留的影响

早期缺氧的重要表现是心率增快,缺氧开始时血压可升高,继则下降。此外,尚可有面色发青或苍白。急性严重缺氧开始时烦躁不安,进一步发展可出现神志不清、惊厥。当$PaCO_2$在5.3 kPa(40 mmHg)以下时,脑、心、肾等重要器官供氧不足,严重威胁生命。

二氧化碳潴留的常见症状有出汗、烦躁不安、意识障碍等。由于体表毛细血管扩张,可有皮肤潮红、嘴唇暗红,眼结膜充血。早期或轻症心率快,血压升高,严重时血压下降,年长儿可伴有肌肉震颤等,但小婴儿并不多见。二氧化碳潴留的确切诊断要靠血液气体检查,以上临床表现仅供参考,并不经常可见。一般认为$PaCO_2$升高到10.6 kPa(80 mmHg)左右,临床可有嗜睡或谵妄,重者出现昏迷,其影响意识的程度与$PaCO_2$升高的速度有关。若$PaCO_2$在数天内逐渐增加,则机体有一定的代偿和适应,血 pH 可只稍低或在正常范围,对患儿影响较小。若通气量锐减,$PaCO_2$突然增高,则血 pH 可明显下降,当降至7.20以下时,严重影响循环功能及细胞代谢,危险性极大。二氧化碳潴留的严重后果与动脉 pH 的下降有重要关系。缺氧和二氧化碳潴留往往同时存在,临床所见常是二者综合的影响。

(三)呼吸衰竭时其他系统的变化

1.神经系统

烦躁不安是缺氧的早期表现,年长儿可有头痛。动脉 pH 下降、CO_2潴留和严重低氧血症均可影响意识,甚至昏迷、抽搐,症状轻重与呼吸衰竭发生快慢有关。因肺部疾病引起的呼吸衰竭可导致脑水肿,发生中枢性呼吸衰竭。

2.循环系统

早期缺氧心率加快,血压也可升高,严重者血压下降,也可有心律失常。北京大学医学部报告婴幼儿肺炎极期肺动脉压增高,可能与缺氧所致血浆内皮素增加有关。唇和甲床明显发绀是低氧血症的体征,但贫血时可不明显。

3.消化系统

严重呼吸衰竭可出现麻痹性肠梗阻,个别患者可有消化道溃疡、出血,甚至因肝功能受损,谷丙转氨酶增高。

4.水和电解质平衡

呼吸衰竭时血钾多偏高,血钠改变不大,部分患者可有低钠血症。呼吸衰竭时有些患者有水潴留倾向,有时发生水肿,呼吸衰竭持续数天者,为代偿呼吸性酸中毒,血浆氯多降低。长时间重度缺氧可影响肾功能,严重者少尿或无尿,甚至造成急性肾衰竭。

四、诊断

虽然血气分析是诊断呼吸衰竭的主要手段,但对患儿病情的全面诊断和评价,不能只靠血气,还要根据病史、临床表现和其他检查手段做出全面的诊断分析。

(一)病史

在有众多仪器检查手段的当前,仍应详细了解病史,对呼吸衰竭诊断的重要性在于它仍是其他诊断手段所不能代替的,不但有助于我们了解病情发生的基础,还便于有针对性地治疗。以下是需要注意询问了解的内容。

(1)目前患何种疾病,有无感染或大手术,这都是容易发生 ARDS 的高危因素;有无肺、心、神经系统疾病,这些疾病有可能导致呼吸衰竭;有无代谢疾病,尿毒症或糖尿病酮症酸中毒的呼吸表现可酷似呼吸衰竭,要注意鉴别。

(2)有无突然导致呼吸困难的意外情况,如呕吐误吸或异物吸入,婴幼儿尤易发生;是否误服了可抑制呼吸的药物。

(3)有无外伤史,颅脑外伤、胸部外伤均可影响呼吸;有无溺水或呼吸道烧伤。

(4)患儿曾接受何种治疗处理,是否用过抑制呼吸的药物,是否进行了气管插管或气管切开,有无因此导致气胸。

(5)有无发生呼吸困难的既往史,有无哮喘或呼吸道过敏史。

(6)新生儿要注意围生期病史,如母亲用药情况,分娩是否顺利,有无早产,是否有宫内窒息,有无引起呼吸窘迫的先天畸形(横膈疝、食管闭锁)。

(二)可疑呼吸衰竭的临床表现

呼吸困难和气短的感觉、鼻翼翕动,呼吸费力和吸气时胸骨上、下与肋间凹陷都反映呼吸阻力增大,患儿在竭力维持通气量,但并不都表明已发生呼吸衰竭,而呼吸衰竭患儿也不一定都有上述表现。呼吸衰竭时呼吸频率改变不一,严重者减慢,但在肺炎和 ARDS 早期,可以呼吸增快。胸部起伏情况对判断通气量有参考价值,呼吸衰竭时呼吸多较浅,呼吸音减弱,有经验者从呼吸音大致能粗略估计进气量的多少。

(三)血气分析

婴幼儿时期 PaO_2、$PaCO_2$ 和碱剩余(BE)的数值均较儿童低,不同年龄患儿呼吸衰竭的诊断应根据该年龄组血气正常值判断,忽略婴幼儿与儿童的不同、应用同一标准诊断呼吸衰竭是不妥当的。

通常 $PaCO_2$ 反映通气功能，PaO_2 反映换气功能，若 PaO_2 下降而 $PaCO_2$ 不增高表示为单纯换气障碍；$PaCO_2$ 增高表示通气不足，同时可伴有一定程度 PaO_2 下降，但是否合并有换气障碍，应计算肺泡动脉氧分压差。比较简便的方法是计算 PaO_2 与 $PaCO_2$ 之和，此值小于 14.6 kPa（110 mmHg）（包括吸氧患儿），提示换气功能障碍。

对于通气不足引起的呼吸衰竭，要根据病史和临床区分为中枢性还是外周性。中枢性通气不足常表现呼吸节律改变，或呼吸减弱；外周性通气不足常有呼吸道阻塞、气体分布不均匀或呼吸幅度受限制等因素，大多有呼吸困难。对于换气障碍引起的呼吸衰竭，可根据吸入不同浓度氧后血氧分压的改变，判断换气障碍的性质和程度。吸入低浓度（30%）氧时，因弥散功能障碍引起的 PaO_2 下降可明显改善；因通气/血流比例失调引起者可有一定程度改善；因病理的肺内分流增加引起者，吸氧后 PaO_2 升高不明显。根据吸入高浓度（60%以上）氧后动脉 PaO_2 的改变，可从有关的图中查知肺内分流量的大小。

（四）对呼吸衰竭患儿病情的全面评价

除肺功能外，要结合循环情况和血红蛋白数值对氧运输做出评价。患儿是否缺氧，不能只看 PaO_2，而要看组织氧供应能否满足代谢需要。组织缺氧时乳酸堆积。根据北京儿童医院对肺炎患儿乳酸测定结果，II 型呼吸衰竭乳酸增高者在婴幼儿占 54.2%，新生儿占 64.2%。临床诊断可参考碱剩余（BE）的改变判断有无组织缺氧。

要在病情演变过程中根据动态观察做出诊断。对呼吸性酸中毒患儿要注意代偿情况，未代偿者血液 pH 下降，对患儿影响大。代偿能力受肾功能、循环情况和液体平衡各方面影响。急性呼吸衰竭的代偿需 5～7 天。因此，若患儿发病已数天，要注意患儿既往呼吸和血气改变，才能对目前病情做出准确判断。如发病 2 天未代偿的急性呼吸衰竭与发病 8 天已代偿的呼吸衰竭合并代谢性酸中毒可有同样的血气改变（$PaCO_2$ 增高，BE 正常）。

五、呼吸衰竭病程及预后

急性呼吸衰竭的病程视原发病而定，严重者可于数小时内导致死亡，亦可持续数天到数周，演变成慢性呼吸衰竭。原发病能治愈或自行恢复，现代呼吸衰竭抢救技术能使大多数患儿获救，关键在于防止抢救过程中的一系列并发症和医源性损伤，尤其是呼吸道感染。患儿年龄可影响病程，婴儿呼吸衰竭常在短时间内即可恢复或导致死亡，年长儿通常不致发展到呼吸衰竭地步，一旦发生，则治疗较难，且所需时间常比婴儿长。开始抢救的时间对病程长短也有重要影响，并直接影响预后。错过时机过晚抢救，会造成被动局面，大大延长治疗时间，甚至造成脑、肾、心等重要生命器官不可逆的损害。

呼吸衰竭的预后与血气和酸碱平衡的改变有密切关系。有研究曾对 28 例血氧分压 <4.7 kPa（36 mmHg）和 202 例 pH<7.2 的危重患儿进行分析。结果表明：危重低氧血症多见于新生儿（52.6%）和婴儿（44.9%），1 岁以上小儿仅占 2.5%。危重低氧血症的病死率高达 41%，危重低氧血症发生后 24 小时内死亡的患者占死亡总人数的 53%，可见其严重威胁患儿生命。

危重酸中毒的总病死率为 51%，其中单纯呼吸性酸中毒为 32%，危重呼吸衰竭患儿常有混合性酸中毒，其病死率高达 84%，危重酸中毒的严重性还表现在从发病到死亡的时间上，血液 pH 越低，病死率越高，存活时间也越短。如以死亡患儿测定 pH 后平均存活时间计，pH

7.1～7.2患儿平均为 31.7 小时，pH 7.0～7.1 者 21.4 小时，pH 6.9～7.0 者 18.5 小时，pH 在6.9以下仅 11.2 小时。虽然危重酸中毒有很高的病死率，但 pH 在 7.1 以下的 71 例患儿中仍有 21 例存活，其关键在于得到了及时合理治疗。

六、治疗

呼吸衰竭治疗的目的在于改善呼吸功能，维持血液气体正常或近于正常，争取时间渡过危机，更好地对原发病进行治疗。呼吸衰竭的治疗是建立在对病理生理规律深刻了解的基础上，并利用一系列精密的监测和治疗器械，需要的专业知识涉及呼吸生理、麻醉科、耳鼻喉科、胸内科各方面，其发展日趋专业化，治疗效果也较过去有明显提高。处理急性呼吸衰竭，首先要对病情作出准确判断，根据原发病的病史及体检分析引起呼吸衰竭的原因及程度，对病情作出初步估计，看其主要是通气还是换气障碍（二者处理原则不同），然后决定治疗步骤和方法。要对早期呼吸衰竭进行积极处理，这样常可预防发生严重呼衰，减少并发症。严重濒危者则需进行紧急抢救，不要因等待检查结果而耽误时间。呼吸衰竭的治疗只是原发病综合治疗中的一部分，因此要强调同时进行针对原发病的治疗，有时原发病虽无特效疗法，但可自行恢复，则呼吸衰竭的治疗对患儿预后起决定性作用。

改善血气的对症治疗有重要作用，呼吸功能障碍不同，侧重点也不同。呼吸道梗阻患者重点在改善通气，帮助 CO_2 排出；ARDS 患者重点在换气功能，需提高血氧水平；而对肺炎患儿则要兼顾两方面，根据不同患者特点区别对待。本节重点讨论呼吸衰竭的一般内科治疗，呼吸急救技术和呼吸衰竭治疗的新方法。

要重视一般内科治疗，包括呼吸管理，应用得当，可使多数早期呼吸功能不全患儿，不致发展到呼吸衰竭。一旦发生呼吸衰竭，需在应用呼吸急救技术时，尽量从各方面减少对患儿的损伤，尽可能选用无创方法，充分发挥患儿自身恢复的能力。通过气管插管应用呼吸机是现代呼吸急救的重要手段，但可带来一系列不良影响。应用呼吸机时为减少肺损伤，近年特别强调"肺保护通气"，值得重视。不同病情患儿，选用不同治疗呼吸衰竭的新方法，可解决一些过去不能解决的问题，减少或避免对患儿应用损伤更大的治疗，但临床上多数严重呼吸衰竭患儿，还是主要靠常规呼吸机治疗。

七、一般内科治疗

（一）呼吸管理

1.保持呼吸道通畅

呼吸道通畅对改善通气功能有重要作用。由积痰引起的呼吸道梗阻常是造成或加重呼吸衰竭的重要原因，因此在采用其他治疗方法前首先要清除呼吸道分泌物及其他可能引起呼吸道梗阻的因素，以保持呼吸道通畅。口、鼻、咽部的黏痰可用吸痰管吸出，气管深部黏痰常需配合湿化吸入、翻身叩背，甚至气管插管吸痰。昏迷患儿头部应尽量后仰，以免舌根后倒，阻碍呼吸。容易呕吐的患儿应侧卧，以免发生误吸和窒息。昏迷患儿为使舌根向前，唇齿张开，可用口咽通气道保持呼吸道通畅。要选择合适大小的通气道，以防管道太长堵塞会厌部，还要防止因管道刺激引起呕吐误吸。

2.给氧

（1）给氧对新生儿的作用：给氧可提高动脉血氧分压，减少缺氧对机体的不良影响。此外，给氧对新生儿尚有下列作用:①吸入高浓度氧可使动脉导管关闭。②低氧血症时肺血管收缩导致肺动脉高压,给氧后肺动脉压下降,可减轻右心负担。③早产儿周期性呼吸和呼吸暂停可因给氧而减少或消失。④有利于肺表面活性物质的合成。⑤防止胆红素脑病。⑥防止体温不升。新生儿在 32～34 ℃环境下氧消耗量最小,低于此温度,为了维持体温,氧消耗量增加,若同时氧供应不足,则氧消耗量难以增加,不能产生足够热量维持体温,因而体温下降,给氧后可避免发生此种改变。

(2)给氧的适应证与方法:严重呼吸窘迫患儿决定给氧多无困难,中等严重程度患儿是否需要给氧最好进行血氧分压测定。发绀和呼吸困难都是给氧的临床指征。心率快和烦躁不安是早期缺氧的重要表现,在排除缺氧以外的其他原因后,可作为给氧的适应证。由于医用氧含水分很少,不论任何方法给氧,都需对吸入氧进行充分湿化。

常用给氧方法如下:①鼻导管给氧,氧流量儿童 1～2 L/min,婴幼儿 0.5～1 L/min,新生儿 0.3～0.5 L/min,吸入氧浓度 30%～40%。②开式口罩给氧,氧流量儿童 3.5 L/min,婴幼儿 2～4 L/min,新生儿 1～2 L/min,氧浓度 45%～60%。③氧气头罩,氧浓度可根据需要调节,通常 3～6 L/min,氧浓度 40%～50%。

(3)连续气道正压通气:连续气道正压通气(CPAP)是 20 世纪 70 年代初开始用于新生儿的一种给氧方法,其特点是设备简单,操作容易,通常对患儿无损伤,效果明显优于普通给氧方法。最初 CPAP 通过气管插管进行,由于新生儿安静时用鼻呼吸,这是在新生儿可用经鼻 CPAP 的基础。经验表明,婴幼儿用经鼻 CPAP 也可取得良好效果。近十年来国外在 CPAP 仪器的改进和临床应用方面都有不少新进展。国内许多单位正规应用 CPAP 都取得满意效果,但还不够普遍,远未发挥 CPAP 应有的作用。

基本原理和作用:当肺实变、肺不张、肺泡内液体聚集时,肺泡不能进行气体交换,形成肺内分流。进行 CPAP 时,持续气流产生的气道正压可使病变肺泡保持开放,使减少的功能残气增加,其增加量可达正常值的 1/3～2/3,并减少肺泡内液体渗出,从而使肺内分流得到改善,血氧上升。CPAP 的作用与单纯提高吸入氧浓度的普通给氧方法有本质的不同,它是通过改善换气功能而提高血氧的,而不必使用过高的吸入氧浓度。CPAP 时 PaO_2 的增高与 CPAP 的压力值并不是直线关系,而是与肺内压有关,当 CPAP 压力增加到一定程度,大量肺泡开放时,PaO_2 可有明显升高。应用 CPAP 对 $PaCO_2$ 影响与肺部病变性质和压力大小有关,有些气道梗阻患儿由于应用 CPAP 后气道扩张,$PaCO_2$ 可下降。若气道梗阻严重或 CPAP 压力过高,可影响呼气,使 $PaCO_2$ 增高。应用 CPAP 时由于肺泡扩张,肺顺应性增加,呼吸省力,减少呼吸功,由于鼻塞增加气道阻力,呼吸功也可增加。正常新生儿 0.1～0.5 kPa(1～5 cmH_2O)的 CPAP 可使声门上吸气和呼气阻力均减低,这是 CPAP 用于治疗上呼吸道梗阻所致呼吸暂停的基础。近年来研究还表明,CPAP 有稳定胸壁活动、减少早产儿常见的胸腹呼吸活动不协调的作用,这有利于小婴儿呼吸衰竭的恢复。CPAP 早期应用,可及时稳定病情,避免气管插管带来不良影响,还可减少高浓度氧吸入的肺损伤,并减少呼吸机的应用,使感染、气胸等并发症减少。CPAP 还可作为撤离呼吸机时向自主呼吸过度的手段,使患儿较早脱离呼吸机。

应用 CPAP 的适应证:新生儿及婴幼儿肺部疾病、肺炎、肺不张、胎粪吸入综合征、肺水肿等所致低氧血症用普通给氧效果不好,是应用 CPAP 最主要的适应证。新生儿肺透明膜病也是应用 CPAP 最合适的适应证。在 20 世纪 70 年代,由于 CPAP 的应用,新生儿肺透明膜病病死率有较明显下降,但对于危重新生儿肺透明膜病患儿,效果仍不理想,而需应用呼吸机。20 世纪

80年代后期以来,肺表面活性物质气管内滴入是治疗新生儿肺透明膜病的一大进步,肺表面活性物质与经鼻CPAP联合早期应用,为在基层医院治疗中等病情的新生儿肺透明膜病提供了有效的新疗法。

仪器装置和用法:①装置。用简单的自制装置进行CPAP氧疗,虽然也可起一定作用,但效果较差。为取得良好效果,要应用专业的CPAP装置。CPAP氧疗器包括适用于新生儿到儿童的不同型号鼻塞、呼气阀、连接管道、水柱压差计、加温湿化器和支架等部分,应用时需要电源和瓶装氧气,该装置的主要不足是目前缺乏氧浓度控制。鼻塞由硅胶制成,外形乳头样,应用时选择适合鼻孔大小鼻塞,保证鼻孔密封不漏气。加温湿化器可向患儿提供温暖潮湿的吸入气,水柱压差计有利于监测气道压力,同时在压力过高时使气体逸出,起到安全阀作用。②应用方法。CPAP的应用方法简易,但要在理解基本原理和仪器性能基础上再应用,以免发生误差。应用前将管道连接妥当,清除患儿鼻孔分泌物,开启氧气3～4 L/min,将鼻塞置于鼻孔内。开始时压力可保持在0.3～0.4 kPa(3～4 cmH$_2$O),最大可达0.8 kPa(8 cmH$_2$O)。原则上用能保持血氧分压至8.0 kPa(60 mmHg)以上的最低压力。压力大小由氧流量(最大可达8～10 L/min)和呼气阀开口控制,也与患儿口腔和鼻塞密闭程度有关。

不良影响与并发症:正确应用CPAP对患儿大都没有不良影响,发生不良影响主要与持续气道正压有关,压力过大可导致气压伤、气胸,但在经鼻CPAP时,由于口腔经常开放,压力不至过高,故很少造成气压伤。由于大量气体进入胃内,胃肠动力功能不良的小婴儿易有腹胀(可通过胃管排气);先天性胃壁肌层不全患儿,曾有胃穿孔的个例报告。由于长期应用鼻塞,可造成鼻前庭溃疡。国外报告病情危重的早产儿可损伤鼻翼和鼻小柱,严重者坏死,形成狭窄,日后需整形手术。鼻损伤发生率不高,其发生与鼻塞应用时间长短和护理有密切关系。CPAP可增加气道阻力,从而增加呼吸功,使患儿呼吸费力,可成为导致治疗失败的原因。

(4)氧中毒:长期应用氧气治疗,要注意氧中毒。新生儿,尤其是早产儿对高浓度氧特别敏感,吸入氧浓度大于60%、超过24小时,肺内即有渗出、充血、水肿等改变,更长时间吸入高浓度氧、用呼吸机进行正压呼吸的患儿,肺部含气量逐渐减少,可出现增生性改变,严重者表现为广泛的肺间质纤维化和肺组织破坏,即所谓"支气管肺结构不良"。肺氧中毒直接受吸入氧浓度影响,而与动脉血氧分压无直接关系。新生儿,特别是早产儿长时间吸入高浓度氧,导致高于正常的动脉血氧分压,主要影响视网膜血管,开始为血管收缩,继则血管内皮损害,引起堵塞,日后发生增生性变化,血管进入玻璃体,引起出血、纤维化,即晶体后纤维增生症,约30%可致盲。早产儿视网膜病与用氧时间长短和出生体重密切相关,吸入氧浓度也是一个重要因素。在小婴儿应用CPAP时,氧浓度不应超过60%,过高的吸入氧浓度不宜超过24小时。

3.雾化与湿化吸入

呼吸道干燥时,气管黏膜纤毛清除功能减弱。通过向呼吸道输送适当水分,保持呼吸道正常生理功能,已成为呼吸衰竭综合治疗中必不可少的内容。湿化的方式有加温湿化和雾化两种。加温湿化是利用电热棒将水加热到60 ℃左右,使吸入气接近体温并含有将近饱和水蒸气的温热、潮湿气体。此法比较适合生理要求,对患儿不良反应少。应用时要注意水温不可过高,以防呼吸道烧伤。雾化的方法是将水变为直径1～10 μm大小的雾粒,以利进入呼吸道深部。通常应用的是以高压气体为动力的喷射式雾化器,可在给氧同时应用。雾化器内还可加入药物,最常用的是支气管扩张剂,进行呼吸道局部治疗。但同时可能增加将感染带入呼吸道深部的机会,故必须注意雾化液的无菌和雾化器的消毒。以对呼吸道局部进行药物治疗为目的的雾化吸入只需短时间间断应用,以湿化呼吸道为目的时持续应用加湿器较好。超声波雾化器雾量大,有较好的促进排痰作用,由于治疗时水雾的刺激,发生咳喘机会较多,不宜长时间应用,每次应用 0.5 小时,每天数次即可。为了有效地引流黏痰,湿化吸入必须与翻身、叩背、鼓励咳嗽或吸痰密切配合,才能充分发挥作用。

胸部物理治疗包括体位引流、勤翻身、拍击胸背、吸痰等内容。翻身、叩背对防止肺不张、促进肺循环、改善肺功能有重要作用,方法简单而有效,但常被忽视。重症患儿活动少,尤应注意进行,通常 3～4 小时即应进行一次。湿化呼吸道只有与胸部物理治疗密切配合,才能确实起到保证呼吸道通畅的作用。

（二）控制感染

呼吸道感染常是引起呼吸衰竭的原发病或诱因,也是呼吸衰竭治疗过程中的重要并发症,其治疗成败是决定患儿预后的重要因素。应用呼吸机的患儿,呼吸道感染的病原以革兰氏阴性菌多见。抗生素治疗目前仍是控制呼吸道感染的主要手段。除抗生素治疗外,要采用各种方法增加机体免疫力。近年来静脉输注丙种球蛋白取得较好效果。营养支持对机体战胜感染和组织修复都有极重要的作用。此外,还要尽量减少患儿重复受感染的机会,吸痰时工作人员的无菌操作和呼吸机管道的消毒（最好每天进行）必须认真做好,并在条件许可时尽早拔除气管插管。

（三）营养支持

营养支持对呼吸衰竭患儿的预后起重要作用。合理的营养支持有利于肺组织的修复,可增强机体免疫能力,减少呼吸肌疲劳。合理的营养成分还可减少排出 CO_2 的呼吸负担。首先要争取经口进食保证充足的营养,这对保持消化道正常功能有重要作用。呼吸衰竭患儿可因呼吸困难、腹胀、呕吐、消化功能减弱等原因,减少或不能经口进食,对此需通过静脉补充部分或全部营养。可通过外周静脉输入,必要时可经锁骨下静脉向中央静脉输入。

（四）药物治疗

1.呼吸兴奋剂

呼吸兴奋剂的主要作用是兴奋呼吸中枢,增加通气量,对呼吸中枢抑制引起的呼吸衰竭有一定效果,对呼吸道阻塞,肺实质病变或神经、肌肉病变引起的呼吸衰竭效果不大。对于重症或晚期呼吸衰竭,呼吸兴奋剂是在没有进行机械呼吸条件时起辅助作用,因其疗效不确实,在急性呼吸衰竭的现代治疗中已不占重要地位。常用的呼吸兴奋剂有尼可刹米和洛贝林,二甲弗林也有较好兴奋呼吸中枢的效果,可以皮下、肌内或静脉注射,应用时若无效则应停止,不可无限制地加大剂量。多沙普仑为较新的呼吸兴奋剂,大剂量时直接兴奋延髓呼吸中枢与血管运动中枢,安全范围宽,不良反应少,可取代尼可刹米。

2.纠正酸中毒药物的应用

呼吸性酸中毒的纠正,主要应从改善通气功能入手,但当合并代谢性酸中毒,血液 pH 低于7.20 时,应适当应用碱性液纠正酸中毒。常用 5% 碳酸氢钠溶液,用量为每次 2～5 mL/kg,必要时可重复 1 次,通常稀释为 1.4% 等渗溶液静脉滴注,只在少数情况下才直接应用。需注意碳酸氢钠只在有相当的通气功能时才能发挥其纠正酸中毒的作用,否则输入碳酸氢钠将使 $PaCO_2$ 更高。使用碱性液纠正代谢性酸中毒时计算药物剂量的公式如下:

所需碱性液(mmol)＝0.3×BE(mmol)×体重(kg)

5% 碳酸氢钠溶液 1.68 mL＝1 mmol,要密切结合临床病情掌握用量,而不能完全照公式计算。最好在开始只用计划总量的 1/2 左右,在治疗过程中再根据血液酸碱平衡检查结果随时调整，以免治疗过度。

（五）呼吸肌疲劳的防治

目前儿科临床确诊呼吸肌疲劳还不易做到，难以进行针对性的特异治疗，但要在呼吸衰竭治疗的全程中把减少呼吸肌疲劳的发生和增强呼吸肌的能力作为一项重要工作，为此需注意以下五点。

（1）补充足够营养，以利呼吸肌组织的恢复和能源供应。

（2）注意呼吸肌的休息，也要适当锻炼。应用呼吸机也要尽可能发挥自主呼吸的作用。

（3）改善肺的力学特性（减少气道阻力，增加肺顺应性），减少呼吸功，减轻呼吸肌的负担。

（4）改善循环，让呼吸肌能有充足血液供应能源和养料。

（5）增加呼吸肌收缩能力，目前尚无理想药物能有效治疗呼吸肌疲劳，现有药物效果都不确切。氨茶碱和咖啡碱类药物作用于骨骼肌细胞，抑制磷酸二酯酶，从而改变 cAMP 代谢，可使膈肌收缩力加强，预防和治疗膈肌疲劳。

八、呼吸急救技术

当呼吸衰竭时，若一般内科处理难以维持呼吸道通畅时，就要建立人工呼吸道，这是保证正常气体交换的基本措施。根据病情和需要时间的长短，可有不同选择。共同的适应证如下：①解除上呼吸道梗阻；②引流下呼吸道分泌物；③咽麻痹或深昏迷时防止误吸；④应用呼吸机。常用的人工呼吸道是气管插管或气管切开；应用人工呼吸道时气管直接与外界交通，对患儿不良影响包括吸入气失去上呼吸道的生理保护作用，易于造成下呼吸道感染，不能有效咳嗽，不能讲话。

（一）气管插管

气管插管操作简单，便于急救时应用，对患儿创伤较气管切开小，但因对咽喉刺激强，清醒患儿不易接受，且吸痰和管理不如气管切开方便。插管后要尽量避免碰导管，减少对咽喉的刺激。导管管腔易被分泌物堵塞，须注意定时吸痰，保护管腔和呼吸道的通畅。要将气管插管和牙垫固定好，保持插管的正确位置，防止其滑入一侧总支气管（插管常滑入右侧总支气管，使左侧呼吸音减弱或消失）或自气管脱出。气管插管可经口或经鼻进行。经口插管操作较简单，但插管较易活动，进食不便。经鼻插管容易固定，脱管机会少，便于口腔护理，但是插管操作和吸痰不如经口插管方便，插管可压迫鼻腔造成损伤，并将鼻部感染带入下呼吸道。决定插管留置时间主要应考虑的是喉损伤，影响因素包括患者一般状况，插管操作是否轻柔，插管的活动及插管质量。应用刺激性小的聚氯乙烯插管，可留置 1 周左右或更长时间。婴儿喉部软骨细胞成分多而间质少，较柔软，而年长儿则纤维性间质多，喉软骨较硬，故婴儿耐受气管插管时间较长。近年来对新生儿和婴幼儿呼吸衰竭抢救都是进行气管插管，不做气管切开。年长儿呼吸衰竭的抢救，也可用气管插管代替气管切开，但长时间插管发生永久性喉损伤的严重性不容忽视。对于插管时间，由于病情不同，以及呼吸管理技术水平的差异，很难做出统一的、可允许的插管时限，对于年长儿以不超过 1～2 周为宜。

凡呼吸衰竭病情危重、内科保守治疗无效需进行呼吸机治疗者，气管插管是建立人工呼吸道的首选方法。气管插管材料常用聚氯乙烯（一次性制品），硅橡胶管则可重复应用，过去的橡胶制品因刺激性大已不再用。各年龄选用气管插管大小见表 5-6。实际上每个患儿用的号码可略有差别，总的原则是不要管径过大，以免压迫声门，但又不要太细，以防漏气太多。有气囊的气管插管多用于成人，小儿很少应用。经鼻气管插管比经口者略长，其长度大致可按耳屏到鼻孔的 2 倍计算。为保证气管插管发挥作用和治疗成功,根据多年经验,必须认真、细致地做好日常护理工作,包括呼吸道湿化,吸痰操作轻柔,注意无菌,防止脱管、堵管、插管滑入右侧和喉损伤。

表 5-6 不同年龄患儿气管插管的内径及长度

年龄	气管插管内径	最短长度
新生儿	3.0	110
6 月	3.5	120
1 岁半	4.0	130
3 岁	4.5	140
5 岁	5.0	150
6 岁	5.5	160
8 岁	6.0	180
12 岁	6.5	200
16 岁	7.0	210

注:法制号＝3.14(Ⅱ)×气管内径

(二)气管切开

由于成功应用气管插管,气管切开在呼吸急救中的应用较过去减少。与气管插管比较,气管切开可减少呼吸道解剖无效腔,便于吸痰,可长时间应用,不妨碍经口进食,但是手术创伤较大,肺部感染和气管损伤等并发症机会增多,更不能多次使用。气管切开适应证随年龄和病种不同而异。小婴儿气管切开并发症较多,且易使病程拖延,目前已很少应用。儿童可望1～2周病情有明显好转者,也大多用气管插管。若病情虽有好转,仍需继续用呼吸机治疗时,则应考虑气管切开。病情难以在短时间恢复的神经肌肉系统疾病患儿由于气管切开对保持呼吸道通畅和患儿安全有重要作用,切开不宜过迟,以免贻误治疗时机。严重呼吸衰竭患儿最好在气管插管和加压给氧下进行手术,气管切开后即应用呼吸机辅助呼吸,以确保安全。

目前国内大医院较多应用塑料气管切开套管,进口的塑料套管与套囊合而为一,没有内管,质地较柔软,对患儿较舒适,但要防止痰痂堵管。婴儿也有用没有套囊的塑料套管,包括内、外管的银制套管已很少用。在年长儿机械通气应用时要外加套囊充气,以防漏气。气管切开的并发症较气管插管明显更多,包括感染、出血、气胸等,气管黏膜可因套管长期压迫而水肿、缺血、坏死。

九、呼吸衰竭治疗新进展

(一)肺表面活性物质(PS)治疗

1.成分、作用、制剂

PS 是一个极为复杂的系统,它是肺脏本身维持其正常功能而产生的代谢产物,主要成分是饱和卵磷脂,还有少量蛋白,其主要作用是降低肺泡气液界面表面张力,但其作用远不止于此,其他方面的作用还包括防止肺水肿、保持气道通畅和防御感染等。

PS 的应用可以从力学结构改善肺功能,使因 PS 缺乏而萎陷的肺容易扩张,这比现有的方法——用呼吸机使肺在正压下吹张,更接近生理要求,从而减少或缩短呼吸机应用时间及并发症。肺表面活性物质治疗还可阻断因其缺乏引起的恶性循环,提供体内合成的原料,为 PS 缺乏引起的呼吸衰竭提供了全新的治疗途径。

2.临床应用

RDS早期气管内滴入已成为西方先进国家治疗常规，它能改善氧合，缩短应用呼吸机时间，减少并发症，降低病死率。注入的PS能被肺组织吸收再利用，通常只需给药1～2次，最多3次。给药后由于肺泡扩张，换气功能改善，血氧分压迅速升高，肺的静态顺应性也有所改善，$PaCO_2$下降，胸片肺充气改善是普遍现象。应用呼吸机所需通气压力和吸入氧浓度也因肺部情况好转而下降，使肺损伤机会减少。

由于CPAP对RDS肯定的治疗作用，且所需设备简单，已有多篇报告肯定了PS和CPAP联合应用的治疗效果，它可成为减少或不用呼吸机治疗RDS的新方法，这对体重较大、中等病情早期患儿更适用。有对照的研究表明，PS＋CPAP与PS＋间歇指令通气(IMV)的治疗方法比较，前者气胸和颅内出血均较少，需治疗时间也较短。

PS在其他疾病所致呼吸衰竭患儿的应用效果不如RDS。肺表面活性物质减少在ARDS或其他肺损伤时的改变是继发的，Ⅱ型肺泡细胞受损害影响PS的合成与分泌，肺内渗出成分(血浆蛋白、纤维蛋白原等)和炎性产物对PS的抑制也是一个重要原因。

（二）吸入NO

1.临床应用

通常与呼吸机联合应用，目前的趋势是应用偏低的浓度，为10～20 ppm，甚至1～5 ppm也有效果。治疗反应与吸入浓度是否平行，文献报告结果不一，重要的是根据具体患者的反应调整浓度。

呼吸衰竭患儿吸入NO改善氧合的效果与患儿肺部情况和呼吸机的应用方法有关。通常在早期应用或致病因素较单一者，效果较好。ARDS致病因素复杂，低氧血症不是影响预后的唯一因素，其应用效果较差。但吸入NO是否有良好反应可作为判断患儿预后的参考指标。肺的通气情况影响治疗效果。在有病变的肺，用高频通气或肺表面活性剂使肺泡扩张，有利于NO的进入，能达到较好治疗效果。吸入NO可有改善通气作用，因NO使肺血管扩张，可改善有通气、无血流肺泡的呼吸功能，使无效腔减少。

2.吸入NO的不良影响

吸入NO的浓度必须严格控制，因为浓度过高会对患儿造成危害。

（1）高铁血红蛋白增加：NO吸入后，进入体循环与血红蛋白结合而失活，不再有扩张血管作用，同时形成没有携氧能力的高铁血红蛋白。因此，在NO吸入时要注意监测高铁血红蛋白的变化。临床应用的NO浓度在20～40 ppm或更低，高铁血红蛋白的生成通常不会超过1%。

（2）对肺的毒性：NO与O_2结合生成NO_2红色气体，对肺有明显刺激，可产生肺水肿。NO_2生成速度与吸入NO浓度、氧浓度及氧与NO接触时间有关，也受呼吸机类型的影响。根据美国职业安全卫生管理局规定，工作环境中NO的安全浓度应小于6 ppm。

（3）其他毒副作用：进入体循环的NO与血红蛋白结合产生高铁血红蛋白，或NO与氧结合产生NO_2，对肺有损伤作用，由于应用技术的改进，目前已大都不成问题，但吸入NO可延长出血时间。新生儿持续性肺动脉高压(PPHN)吸入40 ppm NO 15分钟，出血时间延长1倍(血小板计数与血小板聚集正常)，停用NO后可于短时间内恢复。长时间吸入NO产生脂类过氧化反应及NO浓度过高对肺表面活性物质失活的影响值得重视。

十、并发症及其防治

呼吸衰竭的并发症包括呼吸衰竭时对机体各系统正常功能的影响及各种治疗措施（主要是呼吸机治疗）带来的危害，以下列举常见并发症。

(1)呼吸道感染。

(2)肺不张。

(3)呼吸肌与肺损伤。

(4)气管插管及气管切开的并发症。

(5)肺水肿与水潴留。

(6)循环系统并发症。

(7)肾脏和酸碱平衡。

十一、婴幼儿呼吸衰竭

本部分介绍发病最多、有代表性的是重症婴幼儿肺炎呼吸衰竭。肺炎是婴幼儿时期重要的常见病，也是住院患儿最重要的死因，主要死于感染不能控制而导致的呼吸衰竭及其并发症。对婴幼儿肺炎呼吸衰竭病理生理的深入认识和以此为基础的合理治疗，是儿科日常急救中的一项重要工作。

(一)通气功能障碍

肺炎患儿呼吸改变的特点首先是潮气量小，呼吸增快、表浅（与肺顺应性下降有关）。病情发展较重时，潮气量进一步减小。因用力加快呼吸，每分钟通气量虽高于正常，但由于生理无效腔增大，实际肺泡通气量却无增加，仅保持在正常水平或略低。动脉血氧饱和度下降，二氧化碳分压稍有增高。病情危重时，患儿极度衰竭，无力呼吸，呼吸次数反减少，潮气量尚不及正常的1/2，生理无效腔更加增大，通气效果更加低下，结果肺泡通气量大幅度下降（仅为正常的1/4），以致严重缺氧，二氧化碳的排出也严重受阻，动脉血二氧化碳分压明显增高，呈非代偿性呼吸性酸中毒，pH 降到危及生命的水平，平均在 7.20 以下。缺氧与呼吸性酸中毒是重症肺炎的主要死因。在危重肺炎的抢救中，关键是改善通气功能，纠正缺氧和呼吸性酸中毒。

(二)动脉血气检查

婴幼儿肺炎急性期动脉血氧下降程度依肺炎种类而不同，以细支气管炎最轻，有广泛实变的肺炎最重，4 个月以下小婴儿肺炎由于代偿能力弱、气道狭窄等因素，PaO_2 下降较明显。换气功能障碍是引起 PaO_2 下降最重要的原因，肺内静动脉血分流引起的缺氧最严重，合并先天性心脏病则 PaO_2 下降更低。肺炎患儿动脉 $PaCO_2$ 改变与 PaO_2 并不都一致，$PaCO_2$ 增加可有肺和中枢两方面原因。

(三)肺顺应性与肺表面活性物质

肺炎时肺顺应性大多有不同程度下降，病情越重，下降越明显，其原因是多方面的，炎症渗出、水肿、组织破坏均可使弹性阻力增加。另外，炎症破坏Ⅱ型肺泡细胞，使肺表面活性物质减少和其功能在炎性渗出物中失活，均可使肺泡气液界面的表面张力增加，降低肺顺应性。有学者观察到肺病变的轻重与肺顺应性及气管吸出物磷脂的改变是一致的，肺病变越重，饱和卵磷脂（肺表面活性物质主要成分）越低，肺顺应性也越差。肺顺应性下降是产生肺不张、引起换气障碍和血氧下降，以及肺扩张困难、通气量不足的一个基本原因。肺顺应性明显下降的肺炎患儿提示肺病变严重预后不良。上述改变为这类患儿用肺表面活性物质治疗提供了依据。

（四）两种不同类型的呼吸衰竭

1.呼吸道梗阻为主

这类患儿肺部病变并不一定严重，由于分泌物堵塞和炎症水肿造成细支气管广泛阻塞，呼吸费力导致呼吸肌疲劳，通气量不能满足机体需要。缺氧的同时都合并有较重的呼吸性酸中毒，引起脑水肿，较早就出现中枢性呼吸衰竭，主要表现为呼吸节律的改变或暂停，这种类型多见于小婴儿。

2.肺部广泛病变为主

此类患儿虽然也可能合并严重的呼吸道梗阻，但缺氧比二氧化碳潴留更为突出。因这类患儿肺内病变广泛、严重，一旦应用呼吸机，常需要较长时间维持。

以上是较典型的情况，临床常见的是混合型，难以确切区分，但不论何种类型，若得不到及时治疗，不能维持足够通气量将是最终导致死亡的共同原因。

（五）四个有关治疗的问题

1.针对病情特点的治疗原则

近年来，重症肺炎患儿的呼吸衰竭因广泛严重病变引起者已较少见，而主要是呼吸道梗阻、呼吸肌疲劳引起的通气功能障碍，如果及时恰当处理，大多能经一般内科保守治疗解决，少数需做气管插管进行机械呼吸。对后者应掌握"早插快拔"的原则，即气管插管时机的选择不要过于保守（要根据临床全面情况综合判断，而不能只靠血气分析），这样可及时纠正呼吸功能障碍，保存患儿体力，避免严重病情对患儿的进一步危害。由于通气和氧合有了保证，病情会很快好转，而病情改善后又要尽早拔管，这样可最大限度地减少并发症。

2.应用呼吸机特点

由于重症肺炎患儿肺顺应性差，气道阻力大，应用呼吸机的通气压力偏高，通常在 $2.0\sim2.5\ kPa(20\sim25\ cmH_2O)$，不宜超过 $3.0\ kPa(30\ cmH_2O)$。为避免肺损伤，潮气量不应过大，为避免气体分布不均匀，机械呼吸频率不宜太快，一般在 $25\sim30$ 次/分。为发挥自主呼吸能力，开始即可应用间歇指令通气（IMV），并加用适当的 PEEP，吸入氧的浓度要根据血氧分压调节，以在30％～60％为好。由于呼吸机的应用保证了必要的通气量，不需再用呼吸兴奋剂，如患儿烦躁，自主呼吸与机械呼吸不协调，可适当应用镇静剂（地西泮、水合氯醛），很少需用肌肉松弛药。

3.肺水肿

肺炎患儿多数有肺水肿，轻者仅见于间质，难以临床诊断，重者液体渗出至肺泡。肺水肿与炎症和缺氧引起的肺毛细血管渗透性改变有关。肺水肿还可发生于输液过多、气胸复张后或支气管梗阻解除后，胸腔积液短时间大量引流也可发生严重肺水肿。应用快速利尿剂（呋塞米 $1\ mg/kg$，肌内注射或静脉注射），可明显减轻症状。严重肺水肿应及时应用呼吸机进行间歇正压通气，并加用 PEEP，以利肺泡内水分回吸收。为防止肺水肿，液体摄入量应偏少，尤其静脉入量不宜多，婴幼儿通常每天总入量在60～80 mL/kg为好。

4.难治的肺炎

目前难治的肺炎主要是那些有严重并发症的肺炎，其治疗重点应针对病情有所不同。合并先天性心脏病的患儿由于肺血多，伴肺动脉高压，心功能差，感染反复不愈，应积极改善心功能，对肺动脉高压可应用酚妥拉明，必要时试用吸入一氧化氮，其根本问题的解决在于手术矫正畸形。合并营养不良的患儿，由于呼吸肌力弱，呼吸肌疲劳更易发生，同时免疫能力低下，影响机体战胜感染,应特别注意营养支持和增强免疫力。严重感染合并脓气胸者在成功胸腔引流的情况下,必要时仍可应用呼吸机,但压力宜偏低或应用高频通气,以利气胸愈合。强有力的抗生素和一般支持疗法必不可少。病变广泛严重、低氧血症难以纠正的可试用肺表面活性物质,也可试用吸入 NO,但这方面尚缺乏足够经验。

（孜依丹·买买提）

第十六节　严重急性呼吸综合征

严重急性呼吸综合征(SARS)是变异的冠状病毒引起的,以突发高热、咳嗽、呼吸困难为主要症状的综合征。SARS 自 2002 年 11 月中旬在中国广东省暴发流行开始,当地称为"传染性非典型肺炎",至 2003 年 5 月在中国达到流行高峰,全国累计患者数达 5 327 例,死亡 343 例。此次疾病流行中国报道儿童的 SARS 患者不足 80 例,以广东、北京地区为主。

一、流行病学

(一)传染源

(1)SARS 的最初传染源仍未被确定。已知中国广东省珠江三角洲是最初的发生地区。

(2)SARS 流行期间的传染源是 SARS 患者。目前尚未发现普遍存在 SARS 隐性感染或健康的 SARS 病毒携带者。处于潜伏期的患者似乎无传染性。

(3)SARS 患者在发病后 7～10 天,病毒负荷量最大、传染性最强。曾有 1 例患者传播给百余人发病的报道,被称为超级传播者。病程早、晚期传染性弱,恢复期患者多没有传染性。

(二)传播途径

(1)主要通过近距离呼吸道飞沫及密切接触传播。特别是给危重患者行气管插管、气管切开等操作的医护人员,直接暴露于患者大量呼吸道飞沫环境下,极易被感染,曾有医护人员聚集被感染 SARS 的现象。

(2)其他可能传播方式:SARS 患者的粪便、尿液、血液中曾检出病毒,因此其他传播方式,如粪-口传播等尚不能排除。如香港淘大花园的暴发流行,出现 1 例伴有腹泻的 SARS 患者,4 周内,在该住宅区的328 人感染 SARS,而且大部分患者都有腹泻症状,最终当地排除建筑物内食物或饮用水的污染,很可能是粪便排水管道系统地面下水口"U"形聚水器干涸而不能起到隔气作用,导致污水气化而发生病毒传播。

(三)易患人群

凡未患 SARS 的个体均为易感者,但以青壮年为主。临床和血清学调查显示,健康人或其他疾病患者的血清中均无 SARS 病毒抗体,说明既往在人类中并未发生过 SARS。

二、病原学

经世界卫生组织确认,冠状病毒的一个变种是引起 SARS 的病原体。变种的冠状病毒与流感病毒有亲缘关系,但它非常独特,以前从未在人类身上发现,科学家将其命名为"SARS 病毒"。

冠状病毒感染在世界各地极为普遍。到目前为止,大约有 15 种不同冠状病毒株被发现,能够感染多种哺乳动物和鸟类,有些可使人发病。冠状病毒引起的人类疾病主要是呼吸系统感染。该病毒对温度很敏感,在 33 ℃时生长良好,但 35 ℃就使之受到抑制。由于这个特性,冬季和早春是该病毒疾病的流行季节。冠状病毒是成人普通感冒的主要病原之一,儿童感染率较高,主要是上呼吸道感染,一般很少波及下呼吸道。另外,还可引起婴儿和新生儿急性肠胃炎,主要症状是水样大便、发热、呕吐,每天可排便 10 余次,严重者甚至出现血水样便,极少数情况下也引起神经系统综合征。

在 SARS 开始流行、病原学上不清楚期间,曾有衣原体、人偏肺病毒、副黏病毒和鼻病毒可能是其致病微生物的报道,但最终均肯定地被排除,而且在 SARS 发病中无协同作用,但衣原体可能与多种细菌一样是 SARS 病程后期发生合并感染的病原。

三、发病机制

由于 SARS 临床和尸体病理解剖的研究患者数有限,目前对其发布机制并未完全了解。但是集中的 SARS 患者临床表现和实验室检查及尸体解剖结果已经显示了其主要的病理、生理机制。

(一)肺组织的病理

可见下列 3 种炎症性变化。

1.重症肺炎样改变

弥漫性肺实变——肉眼显示广泛实变,镜下为肺泡细胞变性、坏死、灶性出血,肺泡腔内可见脱落的肺泡细胞,泡内含包涵体病毒。

2.急性呼吸窘迫综合征样改变

弥漫渗出性炎症——肺泡毛细血管明显扩张,肺泡内较多渗出的蛋白和透明膜、炎性细胞,包括单核细胞、淋巴细胞和浆细胞。

3.肺纤维化样改变

增生性炎症——脱落的肺泡细胞增生形成多核或合体细胞,肺泡周围血管机化性变化形成机化性肺炎。

上述肺组织的广泛渗出、实变、严重水肿和坏死、增生可以是病毒感染引起的直接损害,也可以是病毒感染后期合并继发感染所致的损害。其病理生理机制有全身或炎症反应综合征或脏器局部炎症反应、感染免疫性血管炎、弥散性血管内凝血和感染所致的嗜血细胞反应。

(二)病毒感染直接引起免疫抑制

下列表现提示 SARS 病毒可直接对机体免疫系统造成损害:①周围血常规白细胞数减少,尤其是淋巴细胞显著减少。②CD_4^+ 和 CD_8^+ T 淋巴细胞显著减低,提示该病毒可能直接感染、破坏这些细胞,使机体免疫功能受抑制。脾脏和淋巴结中所见的病理改变支持此点推测,也可解释为何 SARS 患者早期的特异性 IgM 抗体出现迟,且阳性率低。

四、临床表现

根据有限的患者资料得出,SARS 的潜伏期 2~14 天,中位数 7 天。起病急,以高热为首发症状,70%~80%体温在 38.5 ℃以上,偶有畏寒,可伴有头痛、关节酸痛、乏力,有明显的呼吸道症状包括咳嗽、少痰或干咳,也可伴有血丝痰。重症患者发生呼吸衰竭、ARDS、休克和多器官功能衰竭。也有 SARS 患者并发脑炎的症状和体征。

一项研究显示,儿童患者也有近100%发热,体温多达38.5 ℃以上,偶有寒战,个别患者低热,可伴有头痛、关节痛、乏力、腹泻等。重症患者有呼吸急促及发绀,少数有肺部湿啰音或肺部实变体征。根据广州、北京和香港等地区文献报道,儿童患者的临床表现比成人轻,几乎没有发生严重呼吸困难,恢复比较顺利。在流行病学统计资料中有1例儿童SARS死亡,但未见相关的临床资料。

五、辅助检查

(一)血常规

显示外周白细胞总数正常或减低,淋巴细胞绝对值计数降低。

(二)胸部X线

大多数患者在发病1周左右可见肺部斑片状或絮状浸润阴影,多为双侧。胸部CT可见肺部有累及数个肺小叶的"棉花团"影和磨玻璃样改变,恢复期可留有条索状阴影或肺纹理增粗。

(三)免疫学检查

早期即显示CD_3^+、CD_4^+和CD_8^+T淋巴细胞减少。有资料显示,一组SARS患者的上述T淋巴细胞降低的幅度较一组HIV感染的降低幅度大,提示SARS病毒感染直接引起免疫细胞抑制。

(四)特异性病原学实验室检查

特异性病原学实验室检查包括病毒分离、鼻咽分泌物的实时聚合酶链反应(RT-PCR)、特异性抗体检测、免疫组化法、抗原检测法等实验室检查。但上述技术尚缺乏多家实验室标准化,因此对其特异性、敏感性等准确度尚有待评估。

六、诊断

对于一种新出现的、已造成流行的疾病给予统一的诊断标准是完全有必要的,尽管这种诊断主要是经验性的。而经验性的诊断主要依据是临床表现和流行病学资料,并尽力排除类似表现的其他疾病。

(一)诊断依据

1.流行病学史

与发病者有密切接触史或来自发病区域者、属于群体发病之一、有明确的传染他人的证据者。

2.症状与体征

起病急,发热为首发症状,体温高于38 ℃,有咳嗽、呼吸急促、肌肉酸痛,肺部可闻及干、湿啰音等。

3.辅助检查

外周血白细胞计数不高或降低,淋巴细胞计数下降,C反应蛋白不增高。胸部X线片可见单侧或双侧斑片样阴影。

(二)世界卫生组织(WHO)的诊断标准

1.疑似患者

(1)发热(体温38 ℃以上)。

（2）咳嗽或呼吸困难。

（3）症状发生前 10 天有以下一种或多种暴露史：①与可疑或临床诊断 SARS 患者密切接触史；②近期到 SARS 局部传播地区旅游史；③近期在 SARS 局部传播的地区居住史。

2.临床诊断患者

（1）可疑患者：有与肺炎或呼吸窘迫综合征的胸部 X 线变化类似的改变。

（2）可疑患者：存在一种或多种实验室检测阳性结果。

（3）可疑患者：尸检结果与呼吸窘迫综合征的病理改变一致，但无明确病因。

七、鉴别诊断

与其他病毒性肺炎、支原体、衣原体、细菌性或真菌性肺炎、肺结核、流行性出血热、肺嗜酸细胞浸润性肺炎等进行鉴别。

八、治疗

（一）一般治疗

环境通风、休息、多饮水，加强营养。

（二）高热

物理降温或给予布洛芬等解热药，禁用阿司匹林。

（三）抗病毒治疗

可用利巴韦林 10～15 mg/(kg·d)，静脉或口服 7～10 天。

（四）免疫调节剂

丙种球蛋白 400 mg/(kg·d)，静脉给药 3～5 天。

（五）激素

首先需严格排除激素的禁忌证，严格掌握应用指征、时机和剂量、疗程，但尚存在意见分歧。重症患者可用甲泼尼龙 2 mg/(kg·d)，2～3 天后逐渐减停。

（六）抗生素

抗生素的作用是治疗继发的细菌感染或防止免疫功能下降者继发感染。

（七）重症患者治疗

按危重监护专业常规对 ARDS、感染性休克和多器官功能障碍综合征进行给氧、心肺支持和脏器功能支持治疗。

九、儿童患者治疗

全国报告儿童 SARS 患者近 80 例，相对低于成人，临床表现均较轻，均给予综合治疗，包括隔离、环境通风、休息、加强营养、低流量吸氧、清热解毒中药及预防性抗生素等治疗。香港地区报道的 10 例 SARS 患儿均以利巴韦林 20 mg/kg、口服泼尼松或静脉滴注甲泼尼龙 10～20 mg/kg 治疗，抗病毒治疗1～2 周、激素使用 2～4 周后减量停药，其中 4 例给氧，2 例行辅助呼吸机治疗，均康复。SARS 流行病学资料有1例小儿死亡患者，但未见相关报道，亦未见后遗症报道。

（孜依丹·买买提）

第十七节　肺泡蛋白沉积症

肺泡蛋白沉积症(PAP)是一种儿科少见病,以肺泡腔内充满大量过碘酸雪夫染色(PAS)反应阳性的蛋白物质为主要病理特征。多见于 20~50 岁人群,男女比例为 2∶1~4∶1。患者因肺泡内过量聚集蛋白物质而造成肺通气和换气功能异常,出现呼吸困难。多数患者为获得性(特发性)PAP,少部分可继发于其他疾病或因吸入化学物质而引起。

一、肺泡表面活性物质的功能和代谢

肺泡表面活性物质的功能主要在于降低肺泡界面张力,防止肺泡萎陷,而发挥这一作用的主要是脂质成分,它约占表面活性物质成分的 90%,其余 10% 为蛋白质类。这些肺泡表面活性脂质、蛋白由Ⅱ型肺泡上皮细胞产生、储存并分泌入肺泡内,由Ⅱ型肺泡细胞和肺泡巨噬细胞吞噬吸收,并经由嗜锇性板层小体来循环。Ⅱ型肺泡细胞、肺泡巨噬细胞均参与了循环的过程。

肺泡表面活性物质的蛋白质类成分中有四种表面活性物质蛋白(SP)完成了该类物质的功能,分别是两种水溶性蛋白质 SP-A、SP-D,两种疏水蛋白 SP-B、SP-C。SP-A 和 SP-B 与离子钙连接,构成管状鞘磷脂(表面活性物质形成过程的过度结构)的骨架。疏水蛋白 SP-B 和 SP-C 的主要功能在于催化磷脂进入肺泡界面,为磷脂层提供分子构架,并维持管状鞘磷脂的稳定(SP-B 与 SP-A 联合作用)。

粒细胞-巨噬细胞集落刺激因子(GM-CSF)可由肺泡上皮细胞产生,是一种 23 kDa 的生长因子,在中性粒细胞、单核巨噬细胞系统的增殖和分化方面起重要促进作用。它通过与肺泡巨噬细胞表面的特异性受体结合,促进肺泡巨噬细胞的最终分化,刺激其对表面活性物质的降解、病原的识别和吞噬、细菌杀灭等功能,达到对肺泡内脂质和蛋白物质的吞噬和降解作用,维持肺泡表面活性物质的代谢稳态。

二、病因和发病机制

自 1958 年 Rosen SH 等人首次对 PAP 进行总结报道以来,国内外学者经过大量实验研究,认识到 PAP 是肺泡表面活性物质代谢异常的一种疾病,与肺泡巨噬细胞清除表面活性物质的功能下降有关。

基于目前对 PAP 发病机制的认识,可大致将该病分为先天性、继发性和获得性(特发性)3 种。

(一)先天性 PAP

组织病理学表现与年长儿和成年人患者相似。大部分先天性 PAP 为常染色体隐性遗传致病,常因 *SP-B* 基因结构纯合子转座突变(121ins2)导致不稳定 *SP-B* mRNA 出现,引起 *SP-B* 水平下降,并继发 *SP-C* 加工过程的异常,出现 *SP-C* 增高。*SP-B* 缺乏造成嗜锇性板层小体和管状鞘磷脂生成的减少及肺泡腔内蛋白物质的沉积,从而引起发病。有资料显示,*SP-B* 基因突变出现的频率是1/3 000~1/1 000。*SP-C* 和 *SP-D* 的基因变异引起 PAP,也可以引起新生儿呼吸窘迫,但是这两种情况的组织病理学变化与先天性 *SP-B* 缺乏不同,且 *SP-B* 缺乏合并的 *SP-C* 异常加工在 *SP-D* 缺乏时不出现。

另外,一部分先天性 PAP 患儿并不存在上述缺陷,却发现 GM-CSF 特异性受体 βc 链的缺陷。GM-CSF 的受体包括两部分:α 链(绑定单位)和 β 链(信号转导单位,它同时也是白细胞介素-3 和白细胞介素-5 的受体组成部分),该受体存在于肺泡巨噬细胞和 II 型肺泡细胞表面,且在一些造血细胞表面也有这些受体存在。编码 GM-CSF/白细胞介素-3/白细胞介素-5 受体 βc 链的基因突变会导致 PAP 发病,且先天性 PAP 患者单核细胞与中性粒细胞的绑定及细胞对 GM-CSF 和白细胞介素-3 的反应在体外试验中有受损表现。大量临床资料证明这一类传导通路的异常与 PAP 发病有关。

2003 年,Mohammed Tredano 等人对 40 例不明原因呼吸窘迫的患儿进行了研究和分析,结果认为先天性 SP-B 缺乏是因 SFTPB 基因突变(常见 1549C 到 GAA 或 121ins2)造成的,具有常染色体隐性遗传特性,这一缺陷引起嗜锇性板层小体和管状鞘磷脂生成减少及肺泡腔内蛋白物质沉积;而先天性 PAP 不一定存在 SP-B 缺乏,且存在 SP-B 缺乏者也不一定存在 SFTPB 基因突变;并主张将先天性 SP-B 缺乏与先天性 PAP 分别定义。

然而不论是 SFTPB 基因还是编码 GM-CSF/白细胞介素-3/白细胞介素-5 受体 βc 链的基因突变,均有大量资料证明此二者会导致肺泡内沉积大量脂质蛋白物质,且都有明显的常染色体隐性遗传倾向。故先天性 SP-B 缺乏是否为先天性 PAP 的一个亚型或本身就是一种独立的疾病,尚需进一步研究鉴别来建立统一的诊断和分类标准。

(二)继发性 PAP

个体暴露在能够使肺泡巨噬细胞数目减少或功能受损的条件下,引起表面活性物质清除功能异常即可产生 PAP,称继发性 PAP。长时间以来,人们发现很多可引起 PAP 的疾病,如赖氨酸尿性蛋白不良耐受、急性硅肺病和其他吸入综合征、免疫缺陷病、恶性肿瘤、造血系统疾病(如白血病)等。

赖氨酸尿性蛋白不耐受作为一种少见的常染色体隐性遗传病,存在"y+L 氨基酸转移因子 1"基因突变,造成质膜转运氨基二羧酸能力缺陷,引起精氨酸、赖氨酸、鸟氨酸转运障碍,并出现多系统表现。BALF 超微结构检查可见多发的板层结构、致密体,这些都是在 PAP 患者中可见的,提示了本病同时存在有磷脂代谢的问题。本病尚可引起造血系统受累,使 βc 链的表达异常,最终导致 PAP。

急性硅肺病,与短期内大量接触高浓度的可吸入游离二氧化硅有关,最早是在 19 世纪 30 年代发现的一种少见硅肺,为强调其在组织学上与 PAP 的相似,后来被称为"急性硅蛋白沉着症"。其他吸入性物质如水泥尘、纤维素纤维、铝尘、二氧化钛等,均被证实与 PAP 的发生有关。但这些关联是否真的为发病原因尚不完全清楚。

一些潜在的免疫缺陷病,如胸腺淋巴组织发育不良、重症联合免疫缺陷、选择性 IgA 缺陷,或实质脏器移植后的类似医源性免疫抑制状态下,无功能的 T、B 细胞可能会直接干扰肺泡巨噬细胞和 II 型肺泡上皮细胞调节的表面活性物质代谢稳态,从而出现 PAP。

PAP 还与潜在的恶性病有关,特别是造血系统恶性病。PAP 最常见继发于髓系白血病和骨髓增生异常综合征,在这二者中,肺泡巨噬细胞可能衍生自其自身的恶性克隆,或造血系统的异常造成其功能的特异性缺陷,使清除表面活性物质的功能受损。也有证据证明在髓系白血病患者中有 GM-CSF 信号转导的缺陷如 βc 表达的缺失,造成肺泡巨噬细胞对 GM-CSF 无反应,从而影响表面活性物质正常代谢,引起 PAP 的发生。上述缺陷在造血功能成功重建后可被纠正,突出了造血系统异常在继发性 PAP 病因中的重要作用。另外研究还发现了另一重要机制:对

GM-CSF无反应的异常白血病细胞替代或置换了正常的肺泡巨噬细胞,引起 PAP 发病。

（三）获得性（特发性）PAP

获得性 PAP 为最常见类型,约占 PAP 患者总数的 90%。随着多年来人们对肺泡表面活性物质代谢稳态、调节因素等研究的深入,逐渐认识到获得性 PAP 的发病与 GM-CSF 的作用密切相关。

通过培育 GM-CSF 和 βc 的小鼠进行试验,证实了 GM-CSF 的生理学作用,并发现这些小鼠不存在造血功能的异常,却有肺泡巨噬细胞清除表面活性物质功能的障碍,伴有肺部的淋巴细胞浸润。而同时,表面活性物质的产生则不受影响,进一步论证了 PAP 并非表面活性物质生成过多,而是因清除障碍引起的过度沉积。

早在 26 年前就发现获得性 PAP 患者的支气管肺泡灌洗液和血清在体外可阻断单核细胞对促细胞分裂剂的反应,但一直未能找到原因。直到 1999 年,Nakata 等在获得性 PAP 患者支气管肺泡灌洗液和血清中发现一种能中和 GM-CSF 的自身抗体,而这种抗体是先天性和继发性 PAP 及其他肺疾病患者所没有的。

这种自身抗体可竞争性地抑制内源性 GM-CSF 与其受体 βc 链结合,从而阻断了 GM-CSF 的信号转导,造成一种活性 GM-CSF 缺乏的状态,引起肺泡巨噬细胞的吞噬功能、趋向能力、微生物杀灭能力的降低。且随后的研究中又证实在获得性 PAP 患者中不存在 GM-CSF 基因和受体 βc 的缺陷,更加明确了这一自身抗体在发病机制中的重要角色。这种抗体在全身循环系统中广泛存在,解释了进行双肺移植后病情复发的原因。GM-CSF 仅在肺泡巨噬细胞的最终分化和功能上是必要的,而在其他组织的巨噬细胞却不是必需的,解释了仅有肺部产生病变的原因。

正常人在生理状态下产生这种自身抗体的概率很小,仅有0.3%（4/1 258）可以检测到。有自身免疫性疾病的患者比正常人更易产生这种自身抗体。

Thomassen 等人还发现 PAP 患者 BALF 中 GM-CSF 降低,同时,抑制性细胞因子白细胞介素-10（一种B细胞刺激因子,它刺激 B 细胞的增生和 GM-CSF 抗体的生成）增高。正常状态下单核细胞和肺泡巨噬细胞在糖胺聚糖刺激下可分泌 GM-CSF,而白细胞介素-10 可抑制这一现象。对 PAP 患者的 BALF 给予白细胞介素-10 抗体来中和白细胞介素-10 后,会使 GM-CSF 的生成得到增加。

三、病理改变

纤维支气管镜下,气管支气管一般无特殊异常,部分患者可有慢性感染的黏膜水肿表现。支气管肺泡灌洗液（BALF）外观为米汤样混浊,可呈乳白色或淡黄色,静置后管底可见与灌洗液颜色相同的泥浆样沉淀物。BALF 涂片光镜下可见到大量无定形碎片,其内有巨噬细胞,过碘酸希夫染色阳性。

取肺组织活检,肉眼可见肺组织质地变硬,病变区肺组织可呈现小叶中心结节、腺泡结节及大片状改变,病变区与正常肺组织或代偿性肺过度充气混合并存,切面可见白色或黄色液体渗出。光镜下,肺泡结构基本正常,其内 PAS 阳性的磷脂蛋白样物质充盈（图 5-6,图 5-7）,肺泡间隔淋巴细胞浸润、水肿、成纤维细胞增生及胶原沉积形成小叶内间隔和小叶间隔增厚。电镜下可见肺泡腔中有絮状及颗粒状沉着物,Ⅱ型肺泡上皮细胞增生,胞质中可见嗜锇性板层小体,肺泡腔内有大量Ⅱ型肺泡细胞分泌的嗜锇性和絮状物质,肺间质变宽,可见成纤维细胞增生和大量胶原及弹性纤维,还可见淋巴细胞和肥大细胞浸润。

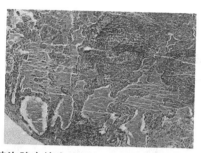

图 5-6　肺泡腔内填充均质粉染物质(HE 染色光镜×40)
注:2 岁女童,主因"气促干咳 8 个月,加重伴指趾端青紫、肿胀 6 个月"住院,经肺活检确诊 PAP

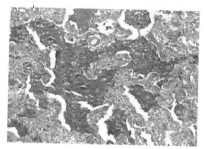

图 5-7　肺泡腔内填充均质粉染物质(PAS 染色光镜×100)
注:2 岁女童,主因"气促干咳 8 个月,加重伴指趾端青紫、肿胀 6 个月"住院,经肺活检确诊 PAP

四、临床表现

PAP 临床表现多样,多数患者均隐匿起病,临床症状缺乏特异性,主要表现为进行性加重的气促和呼吸困难。早期多在中等量活动后自觉症状明显,随病情进展而出现呼吸困难、发绀、杵状指(趾)等表现。咳嗽也是 PAP 主要表现之一,多为干咳,偶尔可有咯血,合并呼吸道感染时可有脓性痰。干咳和呼吸困难的严重程度与肺泡内沉积物的量有关,但临床症状一般较影像学表现为轻。

另外可有乏力、盗汗、体重下降、食欲缺乏等一般症状。

查体可见慢性缺氧体征,如毛细血管扩张、发绀、杵状指(趾)等,肺部听诊呼吸音粗,多无干湿啰音,部分患者可闻及捻发音或小爆裂音。

五、实验室检查

血常规多正常,部分患者可见由慢性缺氧引起的红细胞和血红蛋白增高,合并感染者可有白细胞增高。大部分患者有乳酸脱氢酶不同程度上升。

血气分析呈现不同程度的低氧血症,可有过度通气。pH 大多正常。

肺功能检查可见多数患者肺总量、残气量降低。以弥散功能降低为主,部分患者可有通气功能障碍。

六、影像学特点

(1)胸部 X 线片:X 线片表现可为云絮状密度增高影,高密度阴影内可见肺纹理影和增厚的网格状小叶间隔,病灶多对称分布于双侧中、下肺野,呈弥漫性磨玻璃样改变;有些患者高密度影呈自肺门向外发散状(蝶翼征),有支气管充气相,类似急性肺水肿表现。也可为两肺广泛分布的结节状阴影,其密度不均匀,大小不等,边缘模糊,部分融合,伴有小透亮区(图 5-8)。

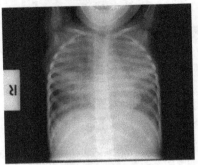

图 5-8 肺泡蛋白沉积症胸片

注:女,2 岁,经肺活检确诊 PAP,胸部 X 线片示双肺弥散性磨玻璃样改变

(2)HRCT 特征(图 5-9,图 5-10):①碎石路征由弥漫性磨玻璃影及其内部的网格状小叶间隔增厚组成。病理学上,磨玻璃影是低密度的脂肪球膜蛋白充填肺泡腔所致。网格状阴影的形成多数认为是小叶间隔和小叶内间隔因水肿、细胞浸润或纤维化而增厚。②病变累及的范围和分布与肺段或肺叶的形态无关,其斑片状或补丁状阴影可跨段或跨叶,可累及部分或全部肺叶,病变可随机分布于肺野中央区、周围区或全肺野。病灶与正常肺组织之间分界清楚,且边缘形态各异,如直线状、不规则或成角等,呈典型的地图样分布。③实变区内可见细支气管充气征,但表现为充气管腔细小且数量和分支稀少,这可能与充盈肺泡腔的脂肪球膜蛋白密度较低和部分小气道被填充等有关。④病变形态学特征在短时间内不发生明显改变。⑤不伴有空洞形成、蜂窝改变、淋巴结肿大、胸腔积液和明显的实变区等。

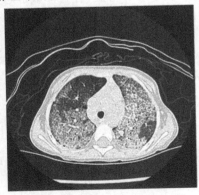

图 5-9 肺泡蛋白沉积症 HRCT

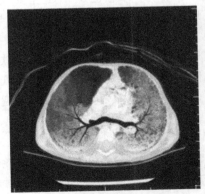

图 5-10 肺泡蛋白沉积症 HRCT

目前认为碎石路征仅为疾病在病程某一阶段内特定的影像改变,而并非 PAP 特征性表现,凡具有形成磨玻璃影和小叶间隔增厚等病理机制的疾病均可呈现碎石路征,如多种原因的肺炎(肺胞子菌肺炎、外源性类脂性肺炎、阻塞性肺炎、急性放射性肺炎和药物性肺炎等)、肺结核、肺

出血、特发性间质性肺炎、肺炎型肺泡癌、弥散性癌性淋巴管炎、成人呼吸窘迫综合征等多种肺弥散性间质和实质性疾病。尚需结合患者临床表现和 HRCT 其他征象做好鉴别。

七、诊断及鉴别诊断

PAP 的确诊需以纤支镜或肺活检的病理检查结果为依据，结合患儿临床特点、影像学检查，可对大多数患者做出诊断。应注意与闭塞性细支气管炎、肺水肿、特发性肺含铁血黄素细胞沉着症、肺纤维化、结节病、肺泡细胞癌等相鉴别。

血清中表面活性蛋白含量增高可见于多数 PAP 患者，但缺乏特异性。特发性肺纤维化、肺炎、肺结核、泛细支气管炎患者中也可见。

八、治疗

以往曾针对 PAP 蛋白脂质沉积的病理特点使用糖皮质激素治疗、碘化钾溶液和胰蛋白酶雾化等方法，但效果均不肯定。也曾采用肺移植治疗 PAP，但有排异反应、并发症多、难度大、费用高，且临床观察和动物实验均发现移植肺仍会继续发生肺泡内表面活性物质的大量沉积，不但不能解决根本问题，而且在改善患者临床症状方面效果也不理想。

（一）全肺灌洗（WLL）

WLL 是目前为止公认行之有效的正规治疗方法。WLL 最早在 1960 年由 Ramirez-Rivera 提出，即在患者口服可待因的基础上，经皮-气管穿刺置入导管，以温生理盐水滴入，并通过改变患者体位来达到灌洗各个肺段的目的。事实证明这种物理清除沉积物的方法在改善症状和肺功能方面作用显著，可提高 5 年存活率。随着全肺灌洗概念被广泛接受、纤维支气管镜技术的不断成熟、全身麻醉技术的常规应用，这一灌洗疗法逐渐被优化，安全性显著提高，每次灌洗液量逐渐加大，在同样一个治疗过程中完成双肺的连续灌洗，缩短治疗时间，减少患者痛苦。若灌洗过程中有低氧血症，必要时还可辅以部分体外模式人工氧合法。

另外，局部肺叶肺段的灌洗是近年来在灌洗治疗方法上的一个演变，操作简单安全，在大部分医院都可以开展，适用于不能耐受常规麻醉下全肺灌洗的患者，或那些轻症的仅用少量灌洗液就可以清除沉积物者。这一操作不需要气管插管、术后特殊护理和常规麻醉，常见的不良反应是剧烈咳嗽，可能因此中断操作，且灌洗液量限制在 2 L，约为全肺灌洗量的 1/10，因此需要更多的治疗次数，增加了患者痛苦。全肺灌洗可以增加巨噬细胞迁徙能力，并防止机会致病菌感染，但肺叶灌洗不存在这些特点。

虽然大量文献证实了这种方法的有效性，但关于疗效评估目前尚无统一标准。全肺灌洗并不能做到一劳永逸，它只是物理性地清除沉积在肺泡腔的物质，并没有从根本上解决 PAP 的发病，故在灌洗治疗后虽有暂时性的病情缓解，但会复发，可能需要再次灌洗。病情缓解的平均持续时间约 15 个月，仅有少于 20% 的患者在 1 次灌洗后的 3 年随访时间内未再次出现 PAP 的症状。

全肺灌洗治疗可能出现的并发症包括低氧血症、血流动力学改变、肺炎、脓毒症、呼吸窘迫综合征和气胸。最常见的是低氧血症，特别是灌洗液的清空阶段，会减低气道压力，增加灌洗肺的灌注。血流动力学的不稳定在治疗过程中也可能出现，这使有创血压监测成为必要的配置并应该伴随灌洗治疗过程。全肺灌洗需要常规麻醉，并需要有经验的麻醉师和手术小组，术后需要相应的护理配置。另外反复的气管插管会造成患者气管内肉芽肿的形成和狭窄。

总之，目前全肺灌洗仍是治疗 PAP 的标准方法之一，且有较好的发展前景。

（二）GM-CSF 的应用

随着特发性 PAP 患者有高滴定度的 GM-CSF 抗体的发现，引出了补充 GM-CSF 的治疗方法。

在既往多项研究中，给予患者 5~9 μg/(kg·d) 的剂量皮下注射 GM-CSF，21 例患者中累计共 10 例患者对这种初始剂量反应好，也有一些患者对高剂量的用药反应好。疗效持续时间平均 39 周。但这一治疗的方法有效率比灌洗治疗低很多，且即使反应好的患者也需要 4~6 周的时间方能提高动脉血氧分压，显然对重症 PAP 患者不能作为应急手段来应用。

GM-CSF 疗法一般耐受很好，既往报道的不良反应包括注射部位的皮肤红斑或硬结、粒细胞减少症（停药后可恢复）、发热、寒战、恶心、呕吐、低氧低血压、面红、心动过速、肌肉痛、骨骼痛、呼吸困难、僵直、不随意的腿部痉挛和昏厥等。虽然没有迟发毒性作用的报道，但是长时间监测对于明确其效果和不良反应仍是十分重要的。

GM-CSF 作为一种针对获得性 PAP 发病机制的治疗，有确定效果，但探索最适剂量、最适疗程、与抗体滴度的关系、最适给药途径，需要进一步积累经验。

（三）造血干细胞和骨髓移植

实验证明：βc 链基因突变小鼠应用野生型小鼠的骨髓进行骨髓移植和造血系统重建可逆转肺部的病理改变；而仅仅进行肺移植，大多数小鼠在不久以后复发，提示骨髓移植有可能对部分继发于血液系统疾病的 PAP 患者有效。作为小儿或青少年少见的遗传性疾病，范科尼贫血和 PAP 均与 GM-CSF/白细胞介素-3/白细胞介素-5 受体 βc 链功能缺失有关，目前有报道用同种异体造血干细胞移植来治疗这两种疾病。该方法作为治疗少见的单基因遗传病的一种新的手段，其疗效尚待进一步证实。

（四）基因治疗

针对先天性 PAP 表面活性蛋白 B 缺乏或 GM-CSF/白细胞介素-3/白细胞介素-5 受体 βc 链基因突变的 PAP 患者，在人上皮细胞的体外试验和小鼠的体内试验中，将带有 SP-B 和 SP-A 的 DNA 转入细胞体内，均有相应的表面活性蛋白的表达。GM-CSF 缺乏的小鼠 II 型肺泡细胞经过基因重组技术后，可选择性表达 GM-CSF，改善 PAP 症状，提示基因治疗有可能成为 PAP 治疗的新途径（图 5-11）。

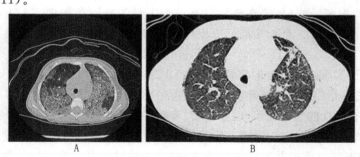

图 5-11 治疗前后 CT 对比
A.治疗前；B.治疗后
注：两肺广泛间质改变及少许实质浸润，肺内病变大部吸收

（五）支持治疗

Uchida 等人曾报道了 GM-CSF 抗体对中性粒细胞功能的影响。他们的研究表明 PAP 患者

中性粒细胞抗微生物功能在基础状态下和受 GM-CSF 激活后的状态下都存在缺陷。尤其是 PAP 患者中性粒细胞的吞噬指数和吞噬功能分别低于正常对照组的 90％和 30％。中性粒细胞的基础黏附功能、全血的超氧化能力、对金黄色葡萄球菌的杀灭能力均减低。而且在体外实验中,中性粒细胞受 GM-CSF 活化后的功能也受损。因此,PAP 患者继发感染很常见,多见奴卡菌。任何感染征象的出现都应该给予强有力的治疗,包括支气管肺泡灌洗。

氧疗、支气管扩张剂、抗生素、呼吸支持等支持治疗,是防止感染、支气管痉挛和呼吸衰竭发生的有效措施。

双肺移植对那些肺灌洗无效的先天性 PAP 或 PAP 关联肺纤维化如硅沉着病或灌洗时反复气胸者适用。但有文献报道,移植后的肺仍可能再次发生 PAP。

九、预后

PAP 预后包括病情稳定但症状持续存在、进行性加重、自行缓解。

有文献统计了 343 例 PAP 患者(包括最后尸检确诊的患者)自确诊之日起的生存时间,平均为 18 个月,最长的是 26 年。2 年、5 年和 10 年的实际生存率分别为 78.9％±8.2％、74.7％±8.1％和 68.3％±8.6％。总体生存率在性别上相差不大(5 年,男 74％女 76％)。5 岁以下的患者很少见,且预后差。

共有 24/303(7.9％)PAP 患者自发缓解。从诊断或出现症状到自发缓解的平均时间分别为 20 个月和 24 个月,没有人症状反复或加重,没有死亡。这些患者中 PAP 处于一种"休眠状态",是疾病的病理生理过程被逆转,还是仅仅在功能、症状和影像学上的严重程度减轻了,尚不明确。目前还没有一个非侵袭性的简单检查可以鉴别到底是病理生理学上的"治愈"了,还是疾病转入了一个亚临床状态。

如上述北京儿童医院确诊的 1 例 PAP 患儿,放弃治疗 2 年后随访,在当地未予任何医疗干预,呼吸困难症状自行好转,杵状指(趾)和肢端发绀等体征减轻,活动耐量与正常儿童无异。复查肺 HRCT,可见肺内病变明显吸收好转,但仍有广泛间质病变;复查肺功能未见显著异常。

(孜依丹·买买提)

第十八节　特发性肺含铁血黄素沉着症

特发性肺含铁血黄素沉着症(IPH)是一组原因不明反复弥漫性肺泡出血,不伴有肾或其他肺外脏器受累的疾病,以大量含铁血黄素沉积于肺内为特征。多见于儿童。

确切病因尚不清楚,可能与基因和环境因素、自身免疫因素有关。

一、诊断

(一)症状

(1)发病情况可分两种,一种为暴发性起病,咳嗽、呼吸困难、咯血,另一种则以反复贫血就诊。

(2)急性期:发作性面色苍白伴乏力和体重下降,咳嗽、低热,咳嗽时痰中带血丝或暗红色小血块,偶有大量吐血及腹痛。亦可见呼吸急促、发绀、心悸及脉搏加速。

(3)慢性期:反复的贫血伴嗜睡、衰弱,常有肺内异物刺激所致的慢性咳嗽、胸痛、低热、哮喘等,咯出物有少量较新鲜的血丝或陈旧小血块。

(4)至肺间质纤维化阶段,临床可出现不同程度的肺功能不全的表现。

(二)体征

1.一般情况

贫血貌,急性期伴呼吸急促,反复发作者可伴生长发育迟缓。

2.肺部体征

可闻及湿啰音,肺纤维化时可闻及爆裂音。

3.其他

长期反复发作的患儿可有心脏扩大、心脏杂音、肝脾大、杵状指(趾)等改变。但现很少见肝大、脾大、肺心病的患者。

(三)辅助检查

1.血液学检查

血红蛋白降低,血清铁、铁饱和度和血清铁蛋白浓度降低,外周血涂片可见中心淡染的小细胞型红细胞,网织红细胞比例上升,骨髓涂片有铁储备的不足,血清中胆红素和尿中尿胆素原含量升高。红细胞沉降率增快,血清 IgA 增高,部分患儿有末梢血嗜酸性粒细胞的增高,冷凝集试验、直接试验和嗜异性凝集试验均可呈阳性,血清乳酸脱氢酶可增高。

2.肺功能和血气检查

早期肺功能正常,随着病情进展可以有轻度的限制性通气功能障碍或气道阻力增加及血氧分压减低。

3.胸部影像学检查

急性发作期胸部 X 线影像可正常,也可有多种改变:两肺纹理增多;两肺弥漫性浸润影,以中、下肺野和肺内带明显,有时融合成大片状或云絮状阴影;少数表现为局限性或单侧肺病变。肺门纵隔淋巴结可肿大。肺部病变多在 12 周内明显吸收,有时可延续数月或反复出现。慢性发作间歇期可见广泛间质纤维化改变,重者可有囊样改变,并可有肺不张、肺气肿、支气管扩张或肺心病等。胸部 CT 可较早显示双侧中、下肺片状阴影或弥漫性肺实变阴影。实质的浸润常为双侧,通常不对称,亦可单侧受累。少数可表现为磨玻璃样变及阴影的游走性变化。

4.支气管肺泡灌洗液(BALF)检查

BALF 检查可见其中红细胞增加,有大量含铁血黄素吞噬细胞,痰、胃液也可见含铁血黄素吞噬细胞。

5.病理学检查

光镜下肺泡腔内可见含铁血黄素吞噬细胞沉积,肺泡壁增厚,Ⅱ型肺泡上皮细胞体积增大,有时增生。病变发作期肺泡腔内存在有大量吞噬含铁血黄素的肺泡巨噬细胞和红细胞。

二、鉴别诊断

(一)肺炎

大叶性肺炎或支气管肺炎可出现不同程度的咯血或痰中带血,而 IPH 急性期肺部可闻及湿啰音,胸片可呈浸润样改变,应予鉴别。但肺炎有明确感染征象,发热、咳嗽、咳痰明显,无贫血表现,可资鉴别。

(二)支气管扩张症

有反复咯血,但伴有慢性咳嗽、大量脓痰,体检肺部可闻及固定性湿啰音,胸部 X 线片、CT 尤其是胸部高分辨 CT 可发现扩张的支气管,据此可鉴别。

(三)血行播散型肺结核

血行播散型肺结核也有弥漫性结节,阴影以两上肺野多。有结核中毒症状,很少咯血,也无贫血。痰含铁血黄素吞噬细胞阴性,抗结核治疗有效。

(四)继发性肺含铁血黄素沉着症

常见于心脏病,尤其是二尖瓣狭窄和各种原因引起的慢性左心衰竭。患儿可反复咯血,可见含铁血黄素吞噬细胞(又称心力衰竭细胞)。根据心脏病史、心脏体征和超声心动图检查,一般不难诊断。

(五)肺出血-肾炎综合征(古德帕斯丘综合征)

临床特点是肺出血、反复咯血、胸部 X 线显示肺浸润性阴影、贫血和急进性肾小球肾炎。其与 IPH 的关系至今不明。临床最主要的区别在于其有肾小球肾炎的改变,常为急进性或亚急性;血清中抗肾小球基底膜抗体阳性。

(六)其他原因所致的肺泡出血性疾病

如系统性红斑狼疮、韦格纳肉芽肿病、结节性多动脉炎、变应性紫癜、特发性冷球蛋白血症等,均可致肺泡出血。但这些疾病均有其原发病的特征,除肺泡出血外,还有其他系统损害和临床症状,组织病理学也有所不同,不难做出正确诊断。

三、治疗

(一)一般治疗

如休息、避免进食牛奶等,以及对症治疗。

(二)急性发作期

(1)间歇供氧,严重贫血者可少量多次输新鲜血。

(2)肾上腺皮质激素:甲泼尼龙 2 mg/(kg·d)或氢化可的松 5～10 mg/(kg·d)静脉滴注,危重患儿可用甲泼尼龙每次 20～30 mg/kg 静脉滴注,连用 3 天,危重期过后,可继续静脉滴注甲泼尼龙 2 mg/(kg·d)或口服泼尼松 2 mg/(kg·d),症状完全缓解(2～3 周)后上述剂量渐减至最低维持量,以能控制症状为标准,维持时间一般为 3～6 个月。症状较重、X 线片病变未静止及减药过程中有反复的患儿,疗程应延长至 1 年,甚至 2 年。停药应缓慢而慎重,并继续严密观察。

(3)硫唑嘌呤:从 1.2～2 mg/(kg·d)增加到 3～5 mg/(kg·d),常与肾上腺皮质激素合用,继续用药至临床及实验室所见已大致正常后,适量维持约 1 年。

(4)发生继发肺部感染者,应给予抗感染治疗。

(三)慢性反复发作期

除用小量肾上腺皮质激素作维持治疗外,可同时用免疫抑制剂如硫唑嘌呤或羟氯喹口服维持治疗,缺铁性贫血也有改善的可能。

(四)静止期

病变静止时或症状大部消失后应重视日常肺功能锻炼,并注意生活护理。

(董晓明)

第六章

消化系统疾病的诊疗

第一节　口　炎

口炎是指口腔黏膜的炎症,如病变仅限于舌、齿龈或口角亦可称为舌炎、齿龈炎或口角炎。本病在小儿时期较多见,尤其是婴幼儿,可单独发生,亦可继发于全身性疾病,如急性感染、腹泻和营养不良。多由病毒、细菌、真菌或螺旋体等引起。

一、鹅口疮

鹅口疮又名雪口病,为白念珠菌引起的慢性炎症,多见于新生儿,以及营养不良、腹泻、长期使用广谱抗生素或激素的患儿,使用污染的喂乳器具及新生儿在出生时经产道亦可污染。

(一)临床表现

本病特征是在口腔黏膜上出现白色或灰白色乳凝块样物,此物略高于黏膜表面,粗糙无光,最常见于颊黏膜,亦可蔓延至口腔其他部位。干燥、不红、不流涎是本病不同于其他口炎的特点,有时灰白色物融合成片,很像乳块。若有怀疑,可用棉签蘸水轻轻拭揩,鹅口疮不易揩去。本病一般无全身症状,若累及食管、肠道、气管、肺等,会出现呕吐、吞咽困难、声音嘶哑或呼吸困难。

(二)治疗

局部涂 1% 龙胆紫溶液,每天 1～2 次。病变广泛者,可用制霉菌素每次 100 000 U 加水 1～2 mL 涂患处,每天 3～4 次,或口服制霉菌素 50 000～100 000 U,每天 3 次。

(三)预防

预防以口腔卫生为主,注意乳瓶、乳头、玩具等的清洁消毒。不要经常为小儿揩洗口腔,因为易揩伤口腔黏膜,并将致病菌带入。

二、单纯疱疹性口炎

单纯疱疹性口炎为单纯疱疹病毒所致,多见于 1～3 岁小儿,全年均可发生,无季节性,传染性较强,在集体托幼机构可引起小流行。

(一)临床表现

有低热或高热达 40 ℃,齿龈红肿,舌、腭等处散布黄白色小溃疡,周围黏膜充血。口唇可红肿裂开,近唇黏膜的皮肤可有疱疹,颈淋巴结肿大。病程较长,发热常在 3 天以上,可持续

5～7天,溃疡需10～14天才完全愈合,淋巴结经2～3周才消肿。本病须和疱疹性咽峡炎鉴别,后者由柯萨奇病毒引起,多发生于夏秋季,疱疹主要是在咽部和软腭,有时见于舌,但不累及齿龈和颊黏膜,颌下淋巴结不肿大,病程较短。

（二）治疗

保持口腔清洁,勤喂水,局部可撒冰硼散或锡类散等中药,为预防感染可涂2.5%～5%金霉素甘油。疼痛重者,在食前用2%利多卡因涂局部,食物以微温或凉的流质为宜。对发热者可给退热剂,对体弱者需补充营养和复合维生素B及维生素C,后期疑有继发细菌感染者,选用抗菌药物。

三、溃疡性口炎

溃疡性口炎主要致病菌有链球菌、金黄色葡萄球菌、肺炎球菌、铜绿假单孢菌、大肠埃希菌等,多见于婴幼儿,常发生于急性感染、长期腹泻等机体抵抗力降低时,口腔不洁更利于细菌繁殖而致病。

（一）临床表现

口腔各部位均可发生,常见于舌、唇内侧及颊黏膜等处,可蔓延到咽喉部。开始时口腔黏膜充血水肿,随后发生大小不等的糜烂或溃疡,可融合成片,表面有较厚的纤维素性炎症渗出物形成的假膜,呈灰白色,边界清楚,易拭去,涂片染色可见大量细菌。局部疼痛、流涎、拒食、烦躁,常有发热,高达39～40℃,局部淋巴结肿大,白细胞增高,饮食少者可出现失水和酸中毒。

（二）治疗

及时控制感染,加强口腔护理。用3%过氧化氢清洗溃疡面后涂1%龙胆紫或2.5%～5%金霉素甘油,局部止痛用2%利多卡因涂抹。较大儿童可用含漱剂如0.1%雷夫奴尔溶液。一般需用抗菌药物。高热者给药物或物理降温,注意热量和液体的补充。宜用微温或凉的流质饮食,出现失水和酸中毒者应及时纠正。

（孟垂雪）

第二节　功能性消化不良

功能性消化不良(functional dyspepsia,FD)是一组无器质性原因的慢性或间歇性消化道症候群,患病率高,易反复发作,严重影响患儿的生长发育和身心健康。临床症状主要有上腹痛、腹胀、早饱、嗳气、厌食、胃灼热、反酸、恶心和呕吐等。

一、病因和发病机制

小儿FD多发于学龄前及学龄儿童,其病因、发病机制、病理生理仍不清楚,可能与多种因素综合作用有关,如与精神心理因素、胃肠运动障碍、内脏高敏感、胃酸分泌等原因相关。特别是与胃排空延缓与停滞及十二指肠反流有密切关系。动力学检查50%～60%患者存在胃近端和远端收缩和舒张障碍。具有某些人口学特征,如家庭居住拥挤,居住条件恶劣,社会经济状况差或家庭内幽门螺杆菌(Hp)感染史,应考虑消化不良的症状可能与Hp感染有关。持续的消化不良症状可继发于病毒性感染或腹泻发作,即使原发病已经缓解后也可发生,对这些患者要怀疑病毒感染后的胃轻瘫。

二、临床表现

功能性消化不良患儿可有不同的临床症状,某些患儿主要表现为上腹部疼痛,另一部分患儿可以表现为上腹部不适,伴有恶心、早饱、腹胀或饱胀感为主。餐后饱胀是指正常餐量即出现饱胀感。早饱是指有饥饿感但进食后不久即有饱感,导致摄入食物明显减少。

三、诊断和鉴别诊断

必须包括以下所有条件。

(1)持续或反复发作的上腹部(脐上)疼痛或不适。

(2)排便后不能缓解,或症状发作与排便频率或粪便性状的改变无关(排除肠易激综合征)。

(3)无炎症性、解剖学、代谢性或肿瘤性疾病的证据可以解释患儿的症状,诊断前至少两个月内,症状出现至少每周一次,符合上述标准。

对于主诉表达清楚的年长儿童(>4 岁),可以参考罗马Ⅲ标准,并根据主要症状的不同将FD 分为餐后不适综合征(表现为餐后饱胀或早饱)和上腹痛综合征(表现为上腹痛或烧灼感)两个亚型。与成人相比,儿童功能性消化不良难以归入溃疡样或动力障碍样消化不良中的任何一型,因此在儿童功能性消化不良的诊断标准中摒弃了这种分型,同时摒弃了为了诊断功能性消化不良强制性进行胃镜检查这条标准,因儿童存在症状描述困难、定位体征不典型等因素为诊断增加了困难。对于消化不良患儿,需详细询问病史和全面体格检查。要了解症状的严重程度与出现频率,其与进餐、排便的关系,尤其注意有否消化不良的报警症状。对有报警症状者要及时行相关检查以排除器质性疾病。

四、实验室检查

应做血常规、肝肾功能、血糖、甲状腺功能、粪隐血试验和胃食管 24 小时 pH 监测。其他辅助检查:应做上消化道内镜、肝胆胰超声、胸部 X 线检查。超声或放射性核素胃排空检查、胃肠道压力测定等多种胃肠道动力检查手段在 FD 的诊断与鉴别诊断上起到了十分重要的作用。

检查目的:内镜检查主要排除食管、胃十二指肠炎症、溃疡、糜烂、肿瘤等器质性病变。超声检查排除肝、胆、胰、肾等疾病。

五、治疗

罗马Ⅲ儿童标准认为,在儿童功能性消化不良的治疗方面,通常经验性治疗多针对主要症状:疼痛、恶心、腹胀、饱胀或早饱。对于临床表现各不相同的 FD 患儿,依据其可能存在的发病机制进行整体治疗,选择个体化方案,旨在迅速缓解症状,提高生活质量。

(一)一般治疗

帮助患儿的家长认识、理解病情,指导其改善患儿生活方式,调整饮食结构和习惯,去除与症状相关的可能发病因素,提高缓解症状的能力。应避免可加重症状的食物(如咖啡、辛辣及油腻食物)和非甾体抗炎药。

（二）药物治疗

根据患儿的临床表现及其与进餐的关系，可选用促动力药和抗酸药，一般疗程为 2～4 周，治疗无效者可适当延长疗程，并可进一步检查，明确诊断后再进行治疗。新近一项 Meta 分析提示 Hp 根除治疗对 FD 患者症状的改善是有益的。所以有 Hp 感染者，需行 Hp 的根除治疗。

1.促动力药

目前小儿常用促进胃肠排空的药物主要有：①多巴胺受体拮抗剂，如甲氧氯普胺，它具有较明显的中枢止吐作用，可增强胃肠动力。因其有导致锥体外系反应的可能，故限制了其在婴幼儿的使用及长期大剂量使用。多潘立酮是选择性外周多巴胺 D_2 拮抗阻滞剂，不能透过血脑屏障，因而无锥体外系不良反应，主要作用是增加胃窦和十二指肠动力，促进胃肠排空，可明显改善 FD 患儿餐后腹胀、早饱等症状。但需要引起注意的是此类药的长期使用可导致血泌乳素升高，个别患者可能出现乳房胀痛或泌乳现象。②5-羟色胺 4（5-HT_4）受体激动剂，如枸橼酸莫沙必利，可明显改善 FD 患者腹胀、早饱等症状。

2.抗酸及抗酸药

现在已广泛应用于功能性消化不良的治疗。目前在临床上常用的抗酸药有铝碳酸镁、复方氢氧化铝、碳酸钙口服混悬液等，在一定程度上可以缓解症状。常用的抗酸药有质子泵抑制剂（PPI），如奥美拉唑；H_2 受体拮抗剂（H_2RA），如西咪替丁、雷尼替丁、法莫替丁等。这类药对于缓解腹痛、腹胀、反酸、嗳气、胃灼热等症状有较显著的作用。

3.根除 Hp 感染

新近一项 Meta 分析，提示 Hp 根除治疗对 FD 患者症状的改善是有益的。因此，对于伴 Hp 感染的 FD 患儿建议进行根除 Hp 的治疗。同时有研究表明对于 Hp 阳性的 FD 患儿，使用奥美拉唑及抗生素根除 Hp 治疗后，部分患儿的症状可以得到长期改善，比单一使用奥美拉唑的患儿疗效显著。

（三）精神心理调整

心理因素在 FD 发病中已越来越受到重视。临床医师应该具备足够的同情心及耐心，给予患儿一定的行为治疗、认知治疗或心理干预，同时可以配合使用一些安慰剂，随着时间的推移，大部分症状都会改善。对于促动力药和抗酸药治疗无效、且伴有明显精神心理障碍的患儿，可以在心理科医师协助诊治的情况下，适当给予抗焦虑、抗抑郁药，以此来改善症状。

六、预防

并非所有的功能性消化不良的患儿均需接受药物治疗，有些患儿根据医师诊断得知无病及检查结果亦属正常后，可通过改变生活方式与调整食物种类来预防。例如：建立良好的生活习惯；避免心理紧张因素和刺激性食物；避免服用非甾体抗炎药；对于无法停药者应同时应用胃黏膜保护剂或 H_2 受体拮抗剂。

（孟垂雪）

第三节 上消化道出血

上消化道出血指十二指肠悬韧带以上的消化道，包括食管、胃、十二指肠、上段空肠及肝、胆、胰腺等病变引起的出血,包括胃空肠吻合术后的空肠病变出血,排除口腔、鼻咽、喉部出血和咯血。上消化道出血是儿科临床常见的急症。其常见原因为消化性溃疡、急慢性胃炎、肝硬化合并食管或胃底静脉曲张破裂、胃痛、应激性溃疡等。消化道出血可发生在任何年龄。临床表现为呕血、便血,大量的消化道出血可导致急性贫血及出血性休克。

一、诊断步骤

(一)病史采集要点

上消化道出血可以是显性出血,也可以是隐性出血,其主要症状是呕血。呕血是指上消化道疾病(十二指肠悬韧带以上的消化器官,包括食管、胃、十二指肠、肝、胆、胰的疾病)或全身性疾病所致的急性上消化道出血,血液经口腔呕出。呕血或呕红色血液提示上消化道出血常为急性出血,通常来源于动脉血管或静脉曲张。呕咖啡样血是因出血缓慢或停止,红色的血红蛋白受胃酸作用变成褐色的正铁血红素。便血常提示下消化道出血,也可因活动性上消化道出血迅速经肠道排出。黑便通常提示上消化道出血,但小肠或右半结肠的出血也可有黑便。通常上消化道出血量达 $100\sim200$ mL 时才会出现黑便,在一次严重的出血后黑便可持续数天之久,不一定表示持续性出血。隐血试验阴性的黑便可能因摄入铁剂、铋剂或各种食物所致,不应误认为出血所致的黑便。长期隐性出血可发生于消化道的任何部位。

小儿各年龄组消化道出血的常见病因有所不同。新生儿期出血多为出生时咽下母血或新生儿出血症、新生儿败血症、新生儿坏死性小肠结肠炎、血小板减少性紫癜、胃坏死出血及严重的酸中毒等。1 个月至 2 岁多为消化性溃疡、反流性食管炎等。2 岁以上多为消化道溃疡、胆管出血。此外,还见于血小板减少性紫癜、过敏性紫癜、血友病及白血病、胃肠道畸形等,可发生于任何年龄。

有进食或服用制酸剂可缓解的上腹部疼痛史的患者,提示消化性溃疡病。然而许多溃疡病出血的患者并无疼痛史。出血前有呕吐或干呕提示食管的马洛斯-魏斯综合征(食管贲门黏膜撕裂综合征),然而有 50% 的撕裂症患者并无这种病史。出血史(如紫癜、瘀斑、血尿)可能表明一种出血性素质(如血友病)。服药史可揭示曾使用过破坏胃屏障和损害胃黏膜的药物(如非甾体抗炎药),服用这些药物的数量和持续时间是重要的。

(二)体格检查

在对患者的生命体征作出评估后,体格检查应包括检查鼻咽部以排除来自鼻和咽部的出血。应寻找外伤的证据,特别是头、胸及腹部。蜘蛛痣、肝脾大和腹水是慢性肝病的表现。动静脉畸形,尤其是胃肠黏膜的动静脉畸形可能与遗传性出血性毛细血管扩张症(郎-奥-韦综合征)有关,其中消化道多发性血管瘤是反复发作性血管瘤的原因。皮肤甲床和消化道的毛细血管扩张可能与硬皮病或混合性结缔组织病有关。

(三)门诊资料分析

急性消化道出血时,门诊化验应包括血常规、血型、出凝血时间、大便或呕吐物的隐血试验、肝功能及血肌酐、尿素氮等。

对疑有上消化道出血的患者应作鼻胃吸引和灌洗。血性鼻胃吸引物提示上消化道出血,但约 10% 的患者鼻胃吸引物阴性;咖啡样吸引物表明出血缓慢或停止;持续的鲜红色吸引物提示活动性大量出血。鼻胃吸引还有助于监测出血状况。

（四）进一步检查项目

1.内镜检查

在急性上消化道出血时，胃镜检查安全可靠，是当前首选的诊断方法，其诊断价值比 X 线钡剂检查高，阳性率一般达 90％以上。对一些 X 线钡剂检查不易发现的贲门黏膜撕裂症、糜烂性胃炎、浅溃疡，内镜可迅速作出诊断。X 线钡剂检查面对所发现的病灶（尤其存在两个病灶时），难以辨别该病灶是否为出血原因，而胃镜直接观察即能确定，并可根据病灶情况作相应的止血治疗。

做纤维胃镜检查时应注意以下问题。

（1）胃镜检查的最好时机是在出血后 24～48 小时进行。如若延误时间，一些表浅性黏膜损害部分或全部修复，从而使诊断的阳性率大大下降。

（2）处于失血性休克的患者，应首先补充血容量，待血压有所平稳后做胃镜较为安全。

（3）事先一般不必洗胃准备，但若出血过多，估计血块会影响观察时，可用冰水洗胃后进行检查。

2.X 线钡剂造影

尽管内镜检查的诊断价值比 X 线钡剂造影优越，但并不能取而代之。对已确定有上消化道出血而全视式内镜检查阴性或不明确的患者，也可考虑进行上消化道钡餐造影检查，因为一些肠道的解剖部位不能被一般的内镜窥见，而且由于某些内镜医师经验不足，有时会遗漏病变，这些都可通过 X 线钡剂造影得以补救。但在活动性出血后不宜过早进行钡剂造影，否则会引起再出血或加重出血。一般主张在出血停止、病情稳定 3 天后谨慎操作。注意残留钡剂可干扰选择性动脉造影及内镜的检查。

3.放射性核素扫描

经内镜及 X 线检查阴性的患者，可做放射性核素扫描。其方法是采用核素（例如^{99m}Tc）标记患者的红细胞后，再从静脉注入患者体内。当有活动性出血，而出血速度能达到 0.1 mL/min 时，核素便可以显示出血部位。注射一次^{99m}Tc 标记的红细胞，可以监视患者消化道出血达 24 小时。经验证明，若该项检查阴性，则选择性动脉造影检查亦往往阴性。

4.选择性动脉造影

当消化道出血经内镜和 X 线检查未能发现病变时，应做选择性动脉造影。若造影剂外渗，能显示出血部位，则出血速度至少在 0.5～1.0 mL/min（750～1 500 mL/d）。故最适宜于活动性出血时做检查，阳性率可达 50％～77％。而且，尚可通过导管滴注血管收缩剂或注入人工栓子止血。禁忌证是碘过敏或肾衰竭等。

二、诊断对策

（一）诊断要点

1.首先鉴别是否消化道出血

临床上常须鉴别呕血与咯血（详见表 6-1）。

2.失血量的估计

对进一步处理极为重要。一般每天出血量在 5 mL 以上，大便色不变，但隐血试验就可以为阳性，50～100 mL 出现黑便。以呕血、便血的数量作为估计失血量的资料，往往不太精确，因为呕血与便血常分别混有胃内容与粪便，另外部分血液尚贮留在胃肠道内，仍未排出体外。因此，可以根据血容量减少导致周围循环的改变作出判断。

表 6-1　呕血与咯血的鉴别

	咯血	呕血
病因	结核病、支气管扩张症、肺炎、肺脓肿、肺癌、心脏病	消化性溃疡、肝硬化、胃癌
出血前症状	喉部痒感、胸闷、咳嗽	上腹不适、恶心、呕吐等
颜色	鲜红	棕黑、暗红,有时鲜红
出血方式	咯出	呕出
血中混合物	痰、泡沫	食物残渣、胃液
反应	碱性	酸性
黑便	除非咽下,否则没有	有,可为柏油便,呕血停止后仍持续数天
出血后痰性状	常有血痰数天	无痰

(1)一般状况:失血量少,血容量轻度减少,可由组织液及脾贮血所补偿,循环血量在 1 小时内即得改善,故可无自觉症状。当出现头晕、心慌、冷汗、乏力、口干等症状时,表示急性失血量较大;如果有晕厥、四肢冰凉、尿少、烦躁不安时,表示出血量大,若出血仍然继续,除晕厥外,尚有气短、无尿。

(2)脉搏:脉搏的改变是失血程度的重要指标。急性消化道出血时血容量锐减,最初的机体代偿功能是心率加快。小血管反射性痉挛,使肝、脾、皮肤血窦内的储血进入循环,增加静脉回心血量,调整体内有效循环量,以保证心、肾、脑等重要器官的供血。一旦由于失血量过大,机体代偿功能不足以维持有效血容量时,就可能进入休克状态,所以当大量出血时,脉搏快而弱(或脉细弱),脉搏增至每分钟 120 次以上,再继续失血则脉搏细微,甚至扪不清。有些患者出血后,在平卧时脉搏、血压都可接近正常,但让患者坐或半卧位时,脉搏会马上增快,出现头晕、冷汗,表示失血量大。如果经改变体位无上述变化,测中心静脉压又正常,则可以排除有过大出血。

(3)血压:血压的变化同脉搏一样,是估计失血量的可靠指标。当急性失血占总血量的 20% 以上时,收缩压可正常或稍升高,脉压缩小。尽管此时血压尚正常,但已进入休克早期,应密切观察血压的动态改变。急性失血占总血量的 20%～40% 时,收缩压可降至 9.3～10.7 kPa(70～80 mmHg),脉压小。急性失血占总血量的 40% 时,收缩压可降至 6.7～9.3 kPa(50～70 mmHg),更严重的出血,血压可降至零。

(4)血常规:血红蛋白测定、红细胞计数、血细胞比容可以帮助估计失血的程度。但在急性失血的初期,由于血浓缩及血液重新分布等代偿机制,上述数值可以暂时无变化。一般需组织液渗入血管内补充血容量,即 3～4 小时后才会出现血红蛋白下降,平均在出血后 32 小时,血红蛋白可被稀释到最大限度。如果患者出血前无贫血,血红蛋白在短时间内下降至 7 g 以下,表示出血量大。大出血后 2～5 小时,白细胞计数可增高,但通常不超过 15×10^9/L。然而在肝硬化、脾功能亢进时,白细胞计数可以不增加。

(5)尿素氮:上消化道大出血后数小时,血尿素氮增高,1～2 天达高峰,3～4 天降至正常。如再次出血,尿素氮可再次增高。尿素氮增高是由于大量血液进入小肠,含氮产物被吸收,而血容量减少导致肾血流量及肾小球滤过率下降,则不仅尿素氮增高,肌酐亦可同时增高。如果肌酐在 133 μmol/L(1.5 mg%)以下,而尿素氮>14.28 mmol/L(40 mg%),则提示上消化道出血量大。

3.失血恢复的评价

绝大多数消化道出血患者可自动停止(如约80％无门静脉高压的上消化道出血患者可自行停止)。大量出血常表现为脉率＞110次/分,收缩压＜13.3 kPa(100 mmHg),直立位血压下降≥2.1 kPa(16 mmHg),以及少尿、四肢湿冷和脑血流灌注减少所致的精神状态的改变(精神错乱、定向力障碍、嗜睡、意识丧失、昏迷)。血细胞比容是失血的有价值指标,但若出血在几小时前发生,则不一定准确,因为通过血液稀释完全恢复血容量需要数小时。若有进一步出血的危险、血管并发症、合并其他病态或严重疾病者,通常需要输血使血细胞比容维持在30左右。在血容量适量恢复后,还需严密观察继续出血的征象(如脉搏加快、血压下降、呕新鲜血液、再次出现稀便或柏油样便等)。

(二)临床类型

消化道出血病因大致可归纳为三类。

1.出血性疾病

新生儿自然出血、过敏性出血(特别是过敏性紫癜)、血友病、白血病等。

2.感染性疾病

新生儿败血症、出血性坏死性肠炎、肠伤寒出血、胆道感染出血等。

3.胃肠道局部病变出血

常见病因有食管静脉曲张(门静脉高压)、婴幼儿溃疡病出血、副胰、胃肠道血管瘤等。

(三)鉴别诊断要点

1.有严重消化道出血的患者

胃肠道内的血液尚未排出体外,仅表现为休克,此时应注意排除心源性休克(急性心肌梗死)、感染性或过敏性休克,以及非消化道的内出血(宫外孕或主动脉瘤破裂)。若发现肠鸣音活跃,肛检有血便,则提示为消化道出血。

2.出血的病因诊断

对消化道大出血的患者,应首先治疗休克,然后努力查找出血的部位和病因,以决定进一步的治疗方针和判断预后。上消化道出血的原因很多,大多数是上消化道本身病变所致,少数是全身疾病的局部表现。常见的病因包括溃疡病、肝硬化所致的食管-胃底静脉曲张破裂和急性胃黏膜病变。其他少见的病因有食管裂孔疝、食管炎、食管贲门黏膜撕裂综合征、十二指肠球炎、胃平滑肌瘤、胃黏膜脱垂、胆道出血等。

(1)消化性溃疡病:出血是溃疡病的常见并发症。溃疡病出血患者约占上消化道出血患者的50％,其中尤以十二指肠球部溃疡居多。致命性出血多属十二指肠球部后壁或胃小弯穿透性溃疡腐蚀黏膜下小动脉或静脉所致。部分患者可有典型的周期性、节律性上腹疼痛,出血前数天疼痛加剧,出血后疼痛减轻或缓解。这些症状对溃疡病的诊断很有帮助。但有30％溃疡病合并出血的患者并无上述临床症状。溃疡病除上腹压痛外,无其他特异体征,尽管如此,该体征仍有助于鉴别诊断。

(2)食管-胃底静脉曲张破裂:绝大部分患者是由肝硬化、门静脉高压所致。临床上往往出血量大,呕出鲜血伴血块,病情凶险,病死率高。如若体检发现有黄疸、肝掌、蜘蛛痣、脾大、腹壁静脉曲张、腹水等体征,不难诊断肝硬化,但确定出血原因并非容易。一方面,大出血后,原先肿大的脾脏可以缩小,甚至扪不到,造成诊断困难;另一方面,肝硬化并发出血并不完全是由于食管-胃底静脉曲张破裂,有1/3患者合并溃疡病或糜烂性胃炎出血。肝硬化合并溃疡病的发生率颇高。肝硬化合并急性糜烂性胃炎可能与慢性门静脉淤血造成缺氧有关。因此，当临床不能肯定出血病因时，应尽快作胃镜检查，以便及时作出判断。

（3）急性胃黏膜病变：急性胃黏膜病变包括急性应激性溃疡和急性糜烂性胃炎两种疾病。而两者主要区别在于病理学。前者病变可穿透黏膜层，以致胃壁穿孔；后者病变表浅，不穿透黏膜肌层。以前的上消化道出血患者中，诊断急性胃黏膜病变仅有5%。自从开展纤维胃镜检查，急性胃黏膜病变占上消化道出血患者的15%～30%。①急性糜烂性胃炎：应激反应、酗酒或服用某些药物（如阿司匹林、吲哚美辛、利血平、肾上腺皮质激素等）可引起急性糜烂性胃炎。病灶表浅，呈多发点、片状糜烂和渗血。②急性应激性溃疡：这是指在应激状态下，在胃和十二指肠及偶尔在食管下端发生的急性溃疡。应激因素常见有烧伤、外伤或大手术、休克、败血症、中枢神经系统疾病及心、肺、肝、肾衰竭等严重疾病。严重烧伤所致的应激性溃疡称柯林溃疡，颅脑外伤、脑肿瘤及颅内神经外科手术所引起的溃疡称库欣溃疡。应激性溃疡的发生机制是复杂的，严重而持久的应激会引起交感神经强烈兴奋，血中儿茶酚胺水平增高，导致胃、十二指肠黏膜缺血。在许多严重应激反应的疾病中，尤其是中枢神经系统损伤，可观察到胃酸和胃蛋白酶分泌增高（可能是通过下丘脑-脑垂体-肾上腺皮质轴兴奋或因颅内压增高直接刺激迷走神经背核所致）从而使胃黏膜自身消化。至于应激反应时出现的胃黏膜屏障受损和胃酸的H^+回渗，亦在急性应激性溃疡的发病中起一定作用。归结起来是由于应激反应造成神经、内分泌失调，造成胃、十二指肠黏膜局部微循环障碍，胃酸、胃蛋白酶、黏液分泌紊乱，结果形成黏膜糜烂和溃疡。溃疡面常较浅，多发，边缘不规则，基底干净。临床主要表现是难以控制的出血，多数发生在疾病的第2～15天。因患者已有严重的原发疾病，故预后多不良。

（4）食管贲门黏膜撕裂综合征：本症是引起上消化道出血的重要病因，约占8%。有食管裂孔疝的患者更易并发本症。多数发生在剧烈干呕或呕吐后，造成贲门或食管下端黏膜下层的纵行性裂伤，有时可深达肌层。常为单发，亦可多发，裂伤长度一般0.3～2 cm。出血量有时较大甚至发生休克。

（5）食管裂孔疝：多属滑动性食管裂孔疝，食管胃连接处经横膈上的食管裂孔进入胸腔。由于食管下段、贲门部抗反流的保护机制丧失，易并发食管黏膜水肿、充血、糜烂，甚至形成溃疡。食管炎及疝囊的胃出现炎症可出血。以慢性渗血多见，有时大量出血。

（6）胆道出血：肝化脓性感染、肝外伤、胆管结石及出血性胆囊炎等可引起胆道出血。临床表现特点是出血前有右上腹绞痛，若同时出现发热、黄疸，则常可明确为胆道出血。出血后血凝块可阻塞胆管，使出血暂停。待胆汁自溶，逐渐增加胆管内压，遂把血凝块排出胆管，结果再度出血。因此，胆道出血有间歇发作倾向。此时有可能触及因积血而肿大的胆囊，积血排出后，疼痛缓解，肿大的胆囊包块亦随之消失。

三、治疗对策

（一）治疗原则

呕血、黑便或便血在被否定前应被视为急症。在进行诊断性检查之前或同时，应采用输血和其他治疗方法以稳定病情。所有患者需要有完整的病史和体格检查、血液学检查，包括凝血功能检查（血小板计数、凝血酶原时间及部分凝血酶原时间）、肝功能试验（胆红素、碱性磷酸酶、清蛋白、谷丙转氨酶、谷草转氨酶）及血红蛋白和血细胞比容的反复监测。

1.一般治疗

加强护理,密切观察,安静休息,大出血者禁食。

2.补充有效循环血量

(1)补充晶体液及胶体液。

(2)中度以上出血,根据病情需要适量输血。

3.根据出血原因和性质选用止血药物

(1)炎症性疾病引起的出血:可用 H_2 受体拮抗剂和质子泵抑制剂。

(2)亦可用冰水加去甲肾上腺素洗胃。

(3)食管静脉曲张破裂出血:用三腔管压迫止血,同时以垂体后叶素静脉注射,再静脉滴注维持直至止血。

(4)凝血酶原时间延长者:可以静脉注射叶绿基甲萘醌,每天 1 次,连续使用 3~6 天;卡巴克络,肌内注射或经胃管注入胃腔内,每 2~4 小时用 1 次。以适量的生理盐水溶解凝血酶,成每毫升含 50~500 U 的溶液,口服或经胃镜局部喷洒,每 1~6 小时用 1 次。

4.内镜下止血

(1)食管静脉曲张硬化剂注射。

(2)喷洒止血剂。

(3)高频电凝术止血。

(4)激光止血。

(5)微波组织凝固止血。

(6)热凝止血。

5.外科治疗

经保守治疗,活动性出血未能控制,宜及早考虑手术治疗。

(二)治疗计划

上消化道出血的治疗原则是在积极抢救休克的同时进一步查明出血原因,随时按可能存在的病因做必要的检查和化验。一般是尽可能以非手术方法控制出血,纠正休克,争取条件确定病因诊断及出血部位,为必要的手术做好准备。在活动性消化道出血,特别是有咽反射功能不全和反应迟钝或意识丧失的患者中,由吸入血液所致的呼吸道并发症常可成为该病发病和病死的主要原因。为了防止患者的这种并发症,应考虑气管内插管以保证呼吸道畅通。

除按照一般原则抢救休克外,大出血的抢救尚需从下列四个方面考虑。

1.镇静疗法

巴比妥类为最常用的镇静剂。吗啡类药物对出血效果较好,但须注意其抑制小儿呼吸中枢的危险性。应用冬眠合剂(降温或不降温方法),对严重出血患儿有保护性作用,但应特别注意对休克或休克前期患儿的特殊抑制作用。一般镇静剂均可使休克患儿中枢衰竭而致死亡,因此应先输液、输血、纠正血容量后,再给镇静剂。使用冬眠合剂快速降温常可停止出血,延长生命,有利于抢救。

2.输液、输血疗法

等量快速输液、输血为抢救大出血的根本措施。一般靠估计失血量,以半小时内 30~50 mL/kg速度加压输入。输完第一步血后测量血压,如不升高,可重复半量为第二步,以后可再重复半量(20~30 mL/kg),直至血压稳定为止。一般早期无休克之出血,可以输浓缩红细胞,有利于预防继续出血;晚期有休克时,应先输碱性等渗溶液及低分子右旋糖酐,再输浓缩红细胞,以免增加血管内凝血的机会。血红蛋白低于60 g/L则需输浓缩红细胞。一般输血输液后即可纠正休克,稳定血压,如仍不能升压,则应考虑出血不止而进行必要的止血手术。大量出血有时较难衡量继续出血的速度、肠腔内存血情况及休克引起心脏变化等。血容量是否已恢复、是否仍需输血输液,可借助于中心静脉压的测定。静脉压低,就可大量快速加压输血(液),每次20~30 mL/kg,之后再测静脉压,如仍低则再输血或输液,直至动脉压上升,中心静脉压正常为止。如果动脉压上升而中心静脉压仍低,则需再输一份,以防血压再降,休克复发。如静脉压过高,则立刻停止静脉输血,此时如估计血容量仍未补足,动脉压不升,则应改行动脉输血或输液,一份血(液)量仍为20~30 mL/kg。同时根据周围循环情况使用多巴胺、山莨菪碱等血管舒张药,根据心脏功能迅速使用速效强心药,如毛花苷C或毒毛花苷等,使心脏迅速洋地黄化。这样可以比较合理地控制排血量、心脏与动静脉活动情况。

3.止血药的应用

一般是从促进凝血方面用药。大出血,特别是曾使用大量羧甲基淀粉或柠檬酸者,同时给予6-氨基己酸为宜(小儿一次剂量为1~2 g,静脉滴注时浓度为6-氨基己酸2 g溶于50 mL葡萄糖或生理盐水中)。也可用对羧基苄胺,其止血作用与前药相同,但作用较强,每次100 mg可与生理盐水或葡萄糖液混合滴入。新生儿出血宜使用叶绿基甲萘醌肌内注射。出血患儿准备进行可能导致一些损伤的检查或手术以前,注射酚磺乙胺可减少出血。疑有其他凝血病或出血病者,按情况使用相应药物如凝血酶原。疑为门静脉高压而出血者,可注射垂体后叶素,以葡萄糖水稀释滴入。疑为幽门溃疡出血者,可静脉注射阿托品0.05 mg/kg,或山莨菪碱等类似药物。局部用药如凝血酶及凝血质,中药云南白药等均可口服或随洗胃注入胃内,引起呕吐者,则应避免口服。

4.止血术

对有局限出血病灶者,首先考虑内镜检查同时止血,一般食管、胃、十二指肠及胆道出血均可鉴别,并能进行必要的处理。如无内镜条件,或患儿不能耐受内镜,最可靠的止血术是外科手术止血。但外科手术需要一定的条件,最起码的条件是出血部位的大致确定,从而决定手术途径及切口的选择。至少要区别食管出血或胃肠出血,以决定进行开胸或开腹探查。使用气囊导尿管或三腔双囊管,成人用管也可用于小儿,但需根据食管的长度,适当减短食管气囊上方的长度,以防压迫气管。在止血的同时还可对出血部位进行鉴别。经鼻(婴儿可经口)插入胃中,吹起气囊,拉紧后将管粘在鼻翼上或加牵引,使其压住贲门,而把胃与食管分隔成两室。然后以另一鼻孔将另一导尿管插入食管,用盐水冲洗(注意小量冲洗,以免水呛入气管)。如果食管内无出血,则很快洗清。如果冲洗时仍有不同程度的出血,则可判断为食管静脉曲张出血。查完食管后,还可再经过该管的胃管冲洗,如能很快冲洗成清水,则可说明胃内无出血。如始终有鲜血洗出,则不能排除胃、十二指肠段出血,则需开腹探查胃、十二指肠(切开探查)、胆管、胰腺。十二指肠悬韧带下用肠钳闭合空肠后冲洗。如果洗胃证明出血不在胃、十二指肠,则可直接探查小肠。小肠出血一般透过肠壁可以看到,但大量出血时,常不易看出原出血灶,则需采取分段夹住肠管后穿刺冲洗肠腔的办法。

一般消化道大出血,绝大多数可经非手术治疗而止血,当呕血、便血停止,排出正常黄色大便,或留置胃管的吸出物已无血时,应立即检查大便及胃液有无潜血。出血停止后,一般情况恢复,条件许可时,应再做如下检查:①X线钡餐检查。若怀疑为上消化道出血,如食管静脉曲张、胃及十二指肠溃疡,可行上消化道X线钡餐检查。②纤维内镜检查。胃、十二指肠镜可诊断与治疗胃、十二指肠病变及逆行胆管造影诊断肝胆病变。不少大出血患儿一次出血后,查不出任何原因,并且也不再发生出血。即使有过一两次大出血发作但无明确的局部出血灶病变者,均不宜采取手术探查,宜努力检查,争取明确诊断。只有出血不止,威胁生命,或屡次出血,严重影响健康(贫血不能控制)时,才考虑诊断性探查手术。

(三)治疗方案的选择

1.迅速补充血容量

大出血后,患者血容量不足,可处于休克状态,此时应首先补充血容量。在着手准备输血时,立即静脉输液。强调不要一开始单独输血而不输液,因为患者急性失血后血液浓缩,血较黏稠,此时输血并不能更有效地改善微循环的缺血、缺氧状态,因此主张先输液,或者紧急时输液、输血同时进行。当收缩压在6.7 kPa(50 mmHg)以下时,输液、输血速度要适当加快,甚至需加压输血,以尽快把收缩压升高至10.7~12.0 kPa(80~90 mmHg),血压能稳住则减慢输液速度。输入库存血较多时,每600 mL血应静脉补充葡萄糖酸钙10 mL。对肝硬化或急性胃黏膜病变的患者,尽可能采用新鲜血。对于有心、肺、肾疾病者,要防止因输液、输血量过多、过快引起的急性肺水肿。因此,必须密切观察患者的一般状况及生命体征变化,尤其要注意颈静脉的充盈情况,最好通过测定中心静脉压来监测输入量。血容量已补足的指征有下列六点:①四肢末端由湿冷、青紫转为温暖、红润;②脉搏由快、弱转为正常、有力;③收缩压接近正常,脉压>4.0 kPa(30 mmHg);④肛温与皮温差从>3 ℃转为<1 ℃;⑤尿量>30 mL/h;⑥中心静脉压恢复正常0.5~1.3 kPa(5~13 cmH$_2$O)。

2.止血

应针对不同的病因,采取相应的止血措施。

(1)非食管静脉曲张出血的治疗。①组胺受体拮抗剂和抗酸药:胃酸在上消化道出血发病中起重要作用,因此抑制胃酸分泌及中和胃酸可达到止血的效果。消化性溃疡、急性胃黏膜病变、食管裂孔疝、食管炎等引起的出血,用该法止血效果较好。组胺受体拮抗剂有西咪替丁及雷尼替丁等,已在临床广泛应用。西咪替丁口服后小肠吸收快,1~2小时血药浓度达高峰,抑酸分泌6小时。一般用口服,禁食者用静脉制剂。雷尼替丁抑酸作用比西咪替丁强6倍。抑酸作用最强的药是质子泵抑制剂奥美拉唑。②灌注去甲肾上腺素:去甲肾上腺素可以刺激肾上腺素能α受体,使血管收缩而止血。胃出血时可用去甲肾上腺素8 mg,加入冷生理盐水100~200 mL,经胃管灌注或口服,每0.5~1小时灌注1次,必要时可重复3~4次。应激性溃疡或出血性胃炎避免使用。③内镜下止血法:一是可以在内镜下直接对出血灶喷洒止血药物。二是内镜下电凝止血术。必须确定出血的血管方能进行,决不能盲目操作。因此,要求病灶周围干净。如若胃出血,电凝止血前先用冰水洗胃。对出血凶猛的食管静脉曲张出血,电凝并不适宜。操作方法是用凝固电流在出血灶周围电凝,使黏膜下层或肌层的血管凝缩,最后电凝出血血管。单极电凝比双极电凝效果好,首次止血率为88%,第二次应用止血率为94%。三是内镜下激光止血术。近年的内镜下激光止血术有氩激光疗法及掺钕钇铝石榴石激光疗法(Nd^{3+}:YAG激光疗法)两种。止血原理是光凝作用使照射局部组织蛋白质凝固,小血管内血栓形成。止血成功率在80%~90%,对治疗食管静脉曲张出血的疗效意见尚有争议。内镜下激光止血术治疗出血的合并症不多,有报道个别发生穿孔、气腹及照射后形成溃疡,导致迟发性出血等。四是局部注射血管收缩药或硬化剂。经内镜用稀浓度即1/10 000肾上腺素在出血灶周围黏膜下注射,使局部血管收缩,周围组织肿胀压迫血管,起暂时止血作用。继之局部注射硬化剂如1%十四烃基硫酸钠,使血管闭塞。有人用纯酒精做局部注射止血,该法可用于不能耐受手术的患者。五是放置缝合夹子。内镜直视下放置缝合夹子,把出血的血管缝夹止血,伤口愈合后金属夹子会自行脱落,随粪便排出体外。该法安全、简便、有效,可用于消化性溃疡或应激性溃疡出血,特别对小动脉出血效果更好。六是动脉内灌注血管收缩药或人工栓子。经选择性血管造影导管,向动脉内灌注抗利尿激素,0.1～0.2 U/min 连续 20 分钟,仍出血不止时,浓度加大至 0.4 U/min。止血后 8～24 小时减量。注入人工栓子一般用吸收性明胶海绵,使出血的血管被堵塞而止血。

(2)食管静脉曲张出血的治疗。①气囊填塞,一般用三腔双囊管或四腔二囊管填塞胃底及食管中、下段止血。其中四腔二囊管专有一管腔用于吸取食管囊以上的分泌物,以减少吸入性肺炎的发生。食管囊和胃囊注气后的压力要求在 4.7～5.3 kPa(35～40 mmHg),使之足以克服门静脉压。初压可维持12～24 小时,以后每 4～6 小时放气一次,视出血活动程度,每次放气 5～30 分钟,然后再注气,以防止黏膜受压过久发生缺血性坏死。另外,要注意每 1～2 小时用水冲洗胃腔管,以免血凝块堵塞孔洞,影响胃腔管的使用。止血24 小时后,放气观察 1～2 天才拔管。拔管前先喝些花生油,以便减少气囊与食管壁的摩擦。气囊填塞对中、小量食管静脉曲张出血效果较佳,对大出血可作为临时应急措施。止血有效率在 40%～90% 不等。②抗利尿激素,该药使内脏小血管收缩,从而降低门静脉压力以达到止血的目的。对中、小量出血有效,大出血时需配合气囊填塞。近年采用周围静脉持续性低流量滴注法,剂量 0.2～0.3 U/min,止血后减为 0.1～0.2 U/min维持 8～12 小时后停药,当有腹痛出现时可减慢速度。③内镜下硬化术,近年不少报道用内镜下硬化术治疗食管静脉曲张出血,止血率在 86%～95%。有主张在急性出血时做,但多数意见主张先用其他止血措施,待止血 12 小时或 1～5 天后进行。硬化剂有 1% 十四烃基硫酸钠、5% 鱼肝油酸钠及 5% 油酸乙醇胺等多种。每周注射 1 次,4～6 周为 1 个疗程。并发症主要有食管穿孔、狭窄、出血、发热、胸骨后疼痛等。一般适用于对手术不能耐受的患者。胃底静脉曲张出血治疗较难,有使用血管黏合剂止血成功的情况。④抑制胃酸及其他止血药,虽然控制胃酸不能直接对食管静脉曲张出血起止血作用,但严重肝病时常合并应激性溃疡或糜烂性胃炎,故肝硬化发生上消化道出血时可给予控制胃酸的药物。雷尼替丁对肝功能无明显影响,较西咪替丁为好。

3.手术治疗

在消化道大出血时做急症手术往往并发症及病死率比择期手术高,所以尽可能先采取内科止血治疗。只有当内科止血治疗无效,而出血部位明确时,才考虑手术治疗止血。手术疗法在上消化道出血的治疗中仍占重要的地位,尤其是胃、十二指肠溃疡引起的出血,如经上述非手术疗法不能控制止血,患者的病情稳定,手术治疗的效果是令人满意的。凡对出血部位及其病因已基本弄清的上消化道出血患者,以及经非手术治疗未能奏效者,可改用手术治疗。手术的目的是首先控制出血,然后根据病情许可对病变部位做彻底的手术治疗。如经各种检查仍未能明确诊断而出血仍不停止者,可考虑剖腹探查,找出病因,针对处理。

(孟垂雪)

第四节　消化性溃疡

消化性溃疡是指胃和十二指肠的慢性溃疡。各年龄均可发病,学龄儿童多见,婴幼儿多为继发性溃疡,胃溃疡和十二指肠溃疡发病率相近。年长儿多为原发性十二指肠溃疡,男孩多于女孩。

一、病因和发病机制

原发性消化性溃疡的病因复杂,与诸多因素有关,确切发病机制至今尚未完全阐明,目前认为溃疡的形成是对胃和十二指肠黏膜有损害作用的侵袭因子(胃酸、胃蛋白酶、胆盐、药物、微生物及其他有害物质)与黏膜自身的防御因素(黏膜屏障、黏液-碳酸氢盐屏障、黏膜血流量、细胞更新、前列腺素、表皮生长因子等)之间失去平衡的结果。

(一)胃酸和胃蛋白酶

胃酸和胃蛋白酶是胃液的主要成分,也是对胃和十二指肠黏膜有侵袭作用的主要因素。十二指肠溃疡患者基础胃酸、壁细胞数量及壁细胞对刺激物质的敏感性均高于正常人,且胃酸分泌的正常反馈抑制亦发生缺陷,故酸度增高是形成溃疡的重要原因。胃酸分泌随年龄而增加,因此年长儿消化性溃疡发病率较婴幼儿为高。胃蛋白酶不仅能水解食物蛋白质的肽链,也能裂解胃液中的糖蛋白、脂蛋白及结缔组织,破坏黏膜屏障。消化性溃疡患者胃液中蛋白酶及血清胃蛋白酶原水平均高于正常人。

(二)胃和十二指肠黏膜屏障

胃和十二指肠黏膜在正常情况下,被其上皮所分泌的黏液覆盖,黏液与完整的上皮细胞膜及细胞间连接形成一道防线,称黏膜屏障,能防止食物的机械摩擦,阻抑和中和腔内 H^+ 反渗至黏膜,上皮细胞分泌黏液和 HCO_3^-,可中和弥散来的 H^+。在各种攻击因子的作用下,这一屏障功能受损,即可影响黏膜血循环及上皮细胞的更新,使黏膜缺血、坏死而形成溃疡。

(三)幽门螺杆菌(*helicobacter pylori*,Hp)感染

小儿十二指肠溃疡幽门螺杆菌检出率为 $52.6\%\sim62.9\%$,被根除后复发率即下降,说明幽门螺杆菌在溃疡病发病机制中起重要作用。

(四)遗传因素

消化性溃疡属常染色体显性遗传病,$20\%\sim60\%$ 的患儿有家族史,O 型血的人十二指肠溃疡或胃溃疡发病率较其他血型的人高,67% 的十二指肠溃疡患者家族血清胃蛋白酶原升高。

(五)其他

其他病因包括:外伤、手术后、精神刺激或创伤;暴饮暴食,过冷、油炸食品;对胃黏膜有刺激性的药物如非甾体抗炎药、肾上腺皮质激素等。继发性溃疡是由全身疾病引起的胃、十二指肠黏膜局部损害,见于各种危重疾病所致的应激反应。

二、病理

新生儿和婴儿多为急性溃疡,溃疡为多发性,易穿孔,亦易愈合。年长儿多为慢性,单发。十二指肠溃疡好发于十二指肠球部,胃溃疡多发生在胃窦、胃体交界的弯侧。溃疡大小不等,胃镜下观察呈圆形或不规则圆形,也有呈椭圆形或线形,底部有灰白苔,周围黏膜充血、水肿。十二指肠球部因黏膜充血、水肿,或因多次复发后纤维组织增生和收缩而导致变形,有时出现假憩室。胃和十二指肠同时有溃疡存在时称胃十二指肠复合性溃疡。

三、临床表现

年龄不同,临床表现多样,年龄越小,越不典型。

（一）年长儿

以原发性十二指肠溃疡多见，主要表现为反复发作脐周及上腹部胀痛、烧灼感，饥饿时或夜间多发，严重者可出现呕血、便血、贫血，部分患者可有穿孔，穿孔时疼痛剧烈并放射至背部。也有仅表现为贫血、粪便隐血试验阳性者。

（二）学龄前期

多数为十二指肠溃疡。上腹部疼痛不如年长儿典型，常为不典型的脐周围疼痛，多为间歇性。进食后疼痛加重，呕吐后减轻。消化道出血亦常见。

（三）婴幼儿期

十二指肠溃疡略多于胃溃疡。发病急，首发症状可为消化道出血或穿孔，主要表现为食欲差，进食后呕吐。腹痛较为明显，不很剧烈。多在夜间发作，吐后减轻，腹痛与进食关系不密切。可发生呕血、便血。

（四）新生儿期

应激性溃疡多见，常见原发病有：早产儿窒息缺氧、败血症、低血糖、呼吸窘迫综合征和中枢神经系统疾病等。多数为急性起病，呕血、黑便。出生后 24～48 小时亦可发生原发性溃疡，突然出现消化道出血、穿孔或两者兼有。

四、并发症

主要为出血、穿孔和幽门梗阻。常可伴发缺铁性贫血。重症可出现失血性休克。如溃疡穿孔至腹腔或邻近器官，可出现腹膜炎、胰腺炎等。

五、实验室及辅助检查

（一）粪便隐血试验

素食 3 天后检查，阳性者提示溃疡有活动性。

（二）胃液分析

用五肽胃泌素法观察基础酸排量和酸的最大分泌量，十二指肠溃疡患儿明显增高。但有的胃溃疡患者胃酸正常或偏低。

（三）幽门螺杆菌检测方法

可通过胃黏膜组织切片染色与培养、尿素酶试验、尿素呼气试验检测 Hp。或通过血清学检测抗 Hp 的 IgG～IgA 抗体，PCR 法检测 Hp 的 DNA。

（四）胃肠 X 线钡餐造影

发现胃和十二指肠壁龛影可确诊；溃疡对侧切迹，以及十二指肠球部痉挛、畸形对本病有诊断参考价值。

（五）纤维胃镜检查

纤维胃镜检查是当前公认诊断溃疡病准确率最高的方法。内窥镜观察可估计溃疡灶大小、溃疡周围炎症的轻重、溃疡表面有无血管暴露和评估药物治疗的效果，同时又可采取黏膜活检做病理组织学和细菌学检查。

六、诊断和鉴别诊断

诊断主要依靠症状、体征、X 线检查及纤维胃镜检查。由于小儿消化性溃疡的症状和体征不如成人典型,常易误诊和漏诊,对有临床症状的患儿应及时进行胃镜检查,尽早明确诊断。有腹痛者应与肠痉挛、蛔虫病、凝结物等鉴别;有呕血者的新生儿和小婴儿应与新生儿出血症、食管裂孔疝、败血症鉴别;年长儿应与食管静脉曲张破裂及全身出血性疾病鉴别;便血者应与肠套叠、憩室、息肉、过敏性紫癜鉴别。

七、治疗

原则是消除症状,促进溃疡愈合,防止并发症的发生。

(一)一般治疗

饮食定时定量,避免过饥、过饱、过冷,避免过度疲劳及精神紧张。注意饮食,禁忌吃刺激性强的食物。

(二)药物治疗

1.抗酸和抑酸剂

目的是减低胃、十二指肠液的酸度,缓解疼痛,促进溃疡愈合。

(1)H_2受体拮抗剂:可直接抑制组胺、阻滞乙酰胆碱和促胃液素分泌,达到抑酸和加速溃疡愈合的目的。常用西咪替丁,10~15 mg/(kg·d),分 4 次于饭前 10 分钟至 30 分钟口服;雷尼替丁,3~5 mg/(kg·d),每 12 小时一次,或每晚一次口服;或将上述剂量分 2~3 次,用 5%~10%葡萄糖液稀释后静脉滴注,肾功能不全者剂量减半。疗程均为 4~8 周。

(2)质子泵抑制剂:作用于胃黏膜壁细胞,降低壁细胞中的 H^+,K^+-ATP 酶活性,阻抑 H^+从细胞质内转移到胃腔而抑制胃酸分泌。常用奥美拉唑,剂量为 0.7 mg/(kg·d),清晨顿服,疗程2~4 周。

2.胃黏膜保护剂

(1)硫糖铝:常用剂量为 10~25 mg/(kg·d),分 4 次口服,疗程 4~8 周。肾功能不全者禁用。

(2)枸橼酸铋钾:剂量 6~8 mg/(kg·d),分 3 次口服,疗程 4~6 周。本药有导致神经系统不可逆损害和急性肾衰竭等不良反应,长期大剂量应用时应谨慎,最好有血铋监测。

(3)呋喃唑酮:剂量 5~10 mg/(kg·d),分 3 次口服,连用 2 周。

(4)蒙脱石散、麦滋林-S 颗粒亦具有保护胃黏膜、促进溃疡愈合的作用。

3.抗幽门螺杆菌治疗

幽门螺杆菌与小儿消化性溃疡的发病密切相关,根除幽门螺杆菌可显著地降低消化性溃疡的复发率和并发症的发生率。临床上常用的药物有:枸橼酸铋钾 6~8 mg/(kg·d);阿莫西林50 mg/(kg·d);克拉霉素 15~30 mg/(kg·d);甲硝唑 25~30 mg/(kg·d)。

由于幽门螺杆菌栖居部位环境的特殊性,不易被根除,目前多主张联合用药(二联或三联)。以铋剂为中心药物的治疗方案为:枸橼酸铋钾 6 周＋阿莫西林 4 周,或＋甲硝唑 2~4 周,或＋呋喃唑酮 2 周。亦有主张使用短程低剂量二联或三联疗法者,即奥美拉唑＋阿莫西林或克拉霉素2 周,或奥美拉唑＋克拉霉素＋甲硝唑 2 周,根除率可达 95%以上。

(三)外科治疗

外科治疗的指征为:①急性大出血。②急性穿孔。③器质性幽门梗阻。

(孟垂雪)

第五节　胃食管反流病

胃食管反流(GER)是指胃内容物反流入食管,分生理性和病理性两种。生理情况下,由于小婴儿食管下端括约肌(LES)发育不成熟或神经肌肉协调功能差,可出现反流,往往出现于日间餐时或餐后,又称"溢乳"。病理性反流是 LES 的功能障碍和/或与其功能有关的组织结构异常,以致 LES 压力低下而出现的反流,常常发生于睡眠、仰卧及空腹时,引起一系列临床症状和并发症,即胃食管反流病(GERD)。

一、病因和发病机制

(一)食管下端括约肌(LES)

(1)LES 压力降低是引起 GER 的主要原因。LES 是食管下端平滑肌形成的功能高压区,是最主要的抗反流屏障。正常吞咽时 LES 反射性松弛,静息状态保持一定的压力使食管下端关闭,如因某种因素使上述正常功能发生紊乱时,LES 短暂性松弛即可导致胃内容物反流入食管。

(2)LES 周围组织作用减弱。例如:缺少食管腹部,致使腹内压增高时不能将其传导至 LES 使之收缩达到抗反流的作用;小婴儿食管角(由食管和胃贲门形成的夹角,即 His 角)较大(正常为 30°~50°);膈肌食管裂孔钳夹作用减弱;膈食管韧带和食管下端黏膜瓣解剖结构存在器质性或功能性病变及胃内压、腹内压增高等,均可破坏正常的抗反流功能。

(二)食管与胃的夹角(His 角)

由胃壁肌层悬带形成,正常是锐角,胃底扩张时悬带紧张使角度变锐起瓣膜作用,可防止反流。新生儿 His 角较钝,易反流。

(三)食管廓清能力降低

正常情况下,食管廓清能力是依靠食管的推动性蠕动、唾液的冲洗、对酸的中和作用、食丸的重力和食管黏膜细胞分泌的碳酸氢盐等多种因素发挥作用。当食管蠕动减弱、消失或出现病理性蠕动时,食管清除反流物的能力下降,这样就延长了有害的反流物质在食管内停留时间,增加了对黏膜的损伤。

(四)食管黏膜的屏障功能破坏

屏障作用是由黏液层、细胞内的缓冲液、细胞代谢及血液供应共同构成的。反流物中的某些物质,如胃酸、胃蛋白酶及十二指肠反流入胃的胆盐和胰酶使食管黏膜的屏障功能受损,引起食管黏膜炎症(图 6-1)。

(五)胃、十二指肠功能失常

胃排空能力低下,使胃内容物及其压力增加,当胃内压增高超过 LES 压力时可使 LES 开放。胃容量增加又导致胃扩张,致使贲门食管段缩短,使其抗反流屏障功能降低。十二指肠病变时,幽门括约肌关闭不全则导致十二指肠胃反流。

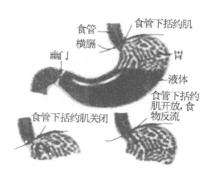

图 6-1 胃食管反流模式图

二、临床表现

（一）呕吐

新生儿和婴幼儿以呕吐为主要表现。多数发生在进食后，呕吐物为胃内容物，有时含少量胆汁，也有表现为漾奶、反刍或吐泡沫。年长儿以反胃、反酸、嗳气等症状多见。

（二）反流性食管炎常见症状

1.胃灼热

见于有表达能力的年长儿，位于胸骨下端，饮用酸性饮料可使症状加重，服用抗酸药症状减轻。

2.咽下疼痛

婴幼儿表现为喂奶困难、烦躁、拒食，年长儿诉咽下疼痛，如并发食管狭窄则出现严重呕吐和持续性咽下困难。

3.呕血和便血

食管炎严重者可发生糜烂或溃疡，出现呕血或黑便症状。严重的反流性食管炎可发生缺铁性贫血。

（三）巴雷特食管

由于慢性 GER，食管下端的鳞状上皮被增生的柱状上皮所替代，抗酸能力增强，但更易发生食管溃疡、狭窄和腺癌。症状为咽下困难、胸痛、营养不良和贫血。

（四）其他全身症状

1.呼吸系统疾病

流物直接或间接可引发反复呼吸道感染、吸入性肺炎，难治性哮喘，早产儿窒息或呼吸暂停及婴儿猝死综合征等。

2.营养不良

主要表现为体重不增和生长发育迟缓、贫血。

3.其他

如声音嘶哑、中耳炎、鼻窦炎、反复口腔溃疡、龋齿等。部分患儿可出现精神神经症状。①桑迪伟综合征：是指病理性 GER 患儿呈现类似斜颈样的一种特殊"公鸡头样"的姿势。此为一种保护性机制，以期保持气道通畅或减轻酸反流所致的疼痛，同时伴有杵状指、蛋白丢失性肠病及贫血。②婴儿哭闹综合征：表现为易激惹、夜惊、进食时哭闹等。

三、诊断

GER 临床表现复杂且缺乏特异性,单一检查方法都有局限性,故诊断需采用综合技术。凡临床发现不明原因反复呕吐、咽下困难、反复发作的慢性呼吸道感染、难治性哮喘、生长发育迟缓、营养不良、贫血、反复出现窒息和呼吸暂停等症状时都应考虑到 GER 的可能及严重患者的食管黏膜炎症改变。

四、辅助检查

(一)食管造影

适用于任何年龄,但对胃滞留的早产儿应慎重。可对食管的形态、运动状况、钡剂的反流和食管与胃连接部的组织结构做出判断,并能观察到食管裂孔疝等先天性疾病,检查前禁食 3~4 小时,分次给予相当于正常摄食量的钡剂(表 6-2)。

表 6-2　GRE 食管造影分级

分级	表现
0 级	无胃内容物反流入食管下端
1 级	少量胃内容物反流入食管下端
2 级	反流至食管,相当于主动脉弓部位
3 级	反流至咽部
4 级	频繁反流至咽部,且伴有食管运动障碍
5 级	反流至咽部,且有钡剂吸入

(二)食管 pH 动态监测

将微电极放置在食管括约肌的上方,24 小时连续监测食管下端 pH,如有酸性 GER 发生则 pH 下降。通过计算机分析可反映 GER 的发生频率与时间、反流物在食管内停留的状况及反流与起居活动、临床症状之间的关系,借助一些评分标准,可区分生理性和病理性反流,是目前最可靠的诊断方法。

(三)食管动力功能检查

应用低顺应性灌注导管系统和腔内微型传感器导管系统等测压设备,了解食管运动情况及 LES 功能。对于 LES 压力正常患儿应连续测压,动态观察食管运动功能。

(四)食管内镜检查及黏膜活检

可确定是否存在食管炎病变及巴雷特食管。内镜下食管炎可分为 3 度:Ⅰ度为充血;Ⅱ度为糜烂和/或浅溃疡;Ⅲ度为溃疡和域狭窄。

(五)胃-食管同位素闪烁扫描

口服或胃管内注入含有 ^{99m}Tc 标记的液体,应用 γ 照相机测定食管反流量,可了解食管运动功能,明确呼吸道症状与 GER 的关系。

(六)超声学检查

B 超检查可检测食管腹部的长度、黏膜纹理状况、食管黏膜的抗反流作用,同时可探查有无食管裂孔疝。

五、鉴别诊断

（1）以呕吐为主要表现的新生儿、小婴儿应排除消化道器质性病变，如肠旋转不良、肠梗阻、肥厚性幽门狭窄、胃扭转等。

（2）对反流性食管炎伴并发症的患儿，必须排除由物理性、化学性、生物性等致病因素引起组织损伤而出现的类似症状。

六、治疗

治疗的目的是缓解症状，改善生活质量，防治并发症。

（一）一般治疗

1.体位治疗

将床头抬高 $15°\sim30°$，婴儿采用仰卧位，年长儿左侧卧位。

2.饮食治疗

适当增加饮食的稠厚度，少量多餐，睡前避免进食。给予低脂、低糖的食物，避免过饱。肥胖患儿应控制体重。避免食用辛辣食品、巧克力、酸性饮料、高脂食物。

（二）药物治疗

药物治疗包括三类，即胃肠促动药、抗酸药、黏膜保护剂。

1.胃肠促动药

能提高 LES 张力，增加食管和胃蠕动，促进胃排空，从而减少反流。①多巴胺受体拮抗剂：多潘立酮（吗丁啉）为选择性、周围性多巴胺受体拮抗剂，促进胃排空，但对食管动力改善不明显。常用剂量为每次 $0.2\sim0.3$ mg/kg，每天 3 次，饭前半小时及睡前口服。②通过乙酰胆碱起作用的药物：西沙必利（普瑞博思），为新型全胃肠动力剂，是一种非胆碱能非多巴胺拮抗剂，主要作用于消化道壁肌间神经丛运动神经元的 5-羟色胺受体，增加乙酰胆碱释放，从而诱导和加强胃肠道生理运动。常用剂量为每次 $0.1\sim0.2$ mg/kg，3 次/天，口服。

2.抗酸药

主要作用为抑制酸分泌以减少反流物对食管黏膜的损伤，提高 LES 张力。①抗酸药：H_2 受体拮抗剂，常用西咪替丁、雷尼替丁；质子泵抑制剂，奥美拉唑（洛赛克）。②中和胃酸药：如氢氧化铝凝胶，多用于年长儿。

3.黏膜保护剂

如硫酸铝、硅酸铝盐、磷酸铝等。

（三）外科治疗

采用上述治疗后，大多数患儿症状能明显改善和痊愈。具有下列指征可考虑外科手术：①内科治疗6~8周无效，有严重并发症（消化道出血、营养不良、生长发育迟缓）。②严重食管炎伴溃疡、狭窄或发现有食管裂孔疝者。③有严重的呼吸道并发症，如呼吸道梗阻、反复发作吸入性肺炎或窒息、伴支气管肺发育不良者。④合并严重神经系统疾病。

（孟垂雪）

第六节 胃 炎

胃炎是指由各种物理性、化学性或生物性有害因子引起的胃黏膜或胃壁炎症性改变的一种疾病。在我国小儿人群中胃炎的确切患病率不清。根据病程分为急性和慢性两种,后者发病率高。

一、诊断依据

(一)病史

1.发病诱因

对于急性胃炎应首先了解患儿近期有无急性严重感染、中毒、创伤及精神过度紧张等,有无误服强酸、强碱及其他腐蚀剂或毒性物质等。对于慢性胃炎而言不良的饮食习惯是主要原因,应了解患儿饮食有无规律,有无偏食、挑食;了解患儿有无过冷、过热饮食,有无食用辣椒、咖啡、浓茶等刺激性调味品,有无食用粗糙的、难以消化的食物;了解患儿有无服用非甾体抗炎药或肾上腺皮质激素类药物等;还要了解患儿有无对牛奶或其他奶制品过敏等。

2.既往史

有无慢性疾病史,如慢性肾炎、尿毒症、重症糖尿病、肝胆系统疾病、儿童结缔组织疾病等;有无家族性消化系统疾病史;有无十二指肠胃反流病史等。

(二)临床表现

1.急性胃炎

多急性起病,表现为上腹饱胀、疼痛、嗳气、恶心及呕吐,呕吐物可带血呈咖啡色,也可发生较多出血,表现为呕血及黑便。呕吐严重者可引起脱水、电解质及酸碱平衡紊乱。失血量多者可出现休克表现。有细菌感染者常伴有发热等全身中毒症状。

2.慢性胃炎

常见症状有腹痛、腹胀、呃逆、反酸、恶心、呕吐、食欲缺乏、腹泻、无力、消瘦等。反复腹痛是小儿就诊的常见原因,年长儿多可指出上腹痛,幼儿及学龄前儿童多指脐周不适。

(三)体格检查

1.急性胃炎

可表现为上腹部或脐周压痛。呕吐严重者可出现脱水、酸中毒体征,如呼吸深快、口渴、口唇黏膜干燥且呈樱红色、皮肤弹性差、尿少等。并发较大量消化道出血时可有贫血或休克表现。

2.慢性胃炎

一般无明显特殊体征,部分患儿可表现为消瘦、面色苍黄、舌苔厚腻、腹胀、上腹部或脐周轻度压痛等。

(四)并发症

长期慢性呕吐、食欲缺乏可引起消瘦或营养不良,严重呕吐可引起脱水、酸中毒和电解质紊乱,长期慢性小量失血可引起贫血,大量失血可引起休克。

（五）辅助检查

1.胃镜检查

可见黏膜广泛充血、水肿、糜烂、出血,有时可见黏膜表面的黏液斑或反流的胆汁。幽门螺杆菌(Hp)感染性胃炎时,可见到胃黏膜微小结节形成(又称胃窦小结节或淋巴细胞样小结节增生)。同时可取病变部位组织进行 Hp 或病理学检查。

2.X 线上消化道钡餐造影

胃窦部有表浅炎症者有时可呈胃窦部激惹征,黏膜纹理增粗、迂曲、呈锯齿状,幽门前区呈半收缩状态,可见不规则痉挛收缩。气钡双重对比造影效果较好。

3.实验室检查

(1)幽门螺杆菌检测方法有胃黏膜组织切片染色与培养、尿素酶试验、血清学检测、尿素呼气试验。

(2)胃酸测定:多数表浅性胃炎患儿胃酸水平与胃黏膜正常小儿相近,少数慢性表浅性胃炎患儿胃酸降低。

(3)胃蛋白酶原测定:一般萎缩性胃炎中影响其分泌的程度不如盐酸明显。

(4)内因子测定:检测内因子水平有助于萎缩性胃炎和恶性贫血的诊断。

二、诊断中的临床思维

典型的胃炎根据病史、临床表现、体检、X 线钡餐造影、纤维胃镜及病理学检查基本可确诊。但由于引起小儿腹痛的病因很多,急性发作的腹痛必须与外科急腹症和肝、胆、胰、肠等腹内脏器的器质性疾病,以及腹型过敏性紫癜等鉴别。慢性反复发作的腹痛应与肠道寄生虫、肠痉挛等鉴别。

（一）急性阑尾炎

该病疼痛开始可在上腹部,常伴有发热,部分患儿呕吐,典型疼痛部位以右下腹为主,呈持续性,有固定压痛点、反跳痛及腹肌紧张、腰大肌试验阳性等体征,白细胞总数及中性粒细胞增高。

（二）过敏性紫癜

腹型过敏性紫癜由于肠壁水肿、出血、坏死等可引起阵发性剧烈腹痛,常位于脐周或下腹部,可伴有呕吐或吐咖啡色物,部分患儿可有黑便或血便。但该病患儿可出现典型的皮肤紫癜、关节肿痛、血尿及蛋白尿等。

（三）蛔虫病

常有不固定腹痛、偏食、异食癖、恶心、呕吐等消化道功能紊乱症状,有时出现全身过敏症状。往往有吐、排虫史,粪便查找虫卵、驱虫治疗有效等可协助诊断。

（四）肠痉挛

婴儿多见,可出现反复发作的阵发性腹痛,腹部无特异性体征,排气、排便后可缓解。

（五）心理因素所致非特异性腹痛

心理因素所致非特异性腹痛是一种常见的儿童期身心疾病。病因不明,与情绪改变、生活事件、精神紧张、过度焦虑等有关。其表现为弥漫性、发作性腹痛,持续数十分钟或数小时而自行缓解,可伴有恶心、呕吐等症状。临床及辅助检查往往无阳性发现。

三、治疗

(一)急性胃炎

1.一般治疗

患者应注意休息,进食清淡流质或半流质的食物,必要时停食 1～2 餐。药物所致急性胃炎首先停用相关药物,避免服用一切刺激性食物,及时纠正水、电解质紊乱。有上消化道出血者应卧床休息,保持安静,检测生命体征及呕吐与黑便情况。

2.药物治疗

分 4 类。

(1)H_2 受体拮抗剂:常用西咪替丁,每天 10～15 mg/kg,分 1～2 次静脉滴注或分 3～4 次每餐前或睡前口服;雷尼替丁,每天 3～5 mg/kg,分 2 次或睡前 1 次口服。

(2)质子泵抑制剂:常用奥美拉唑(洛赛克),每天 0.6～0.8 mg/kg,清晨顿服。

(3)胃黏膜保护药:可选用硫糖铝、十六角蒙脱石、麦滋林-S 颗粒等。

(4)抗生素:合并细菌感染者应用有效抗生素。

3.对症治疗

主要针对腹痛、呕吐和消化道出血的情况。

(1)腹痛:腹痛严重且排除外科急腹症者可酌情给予抗胆碱能药,如 10％颠茄合剂、甘颠散、溴丙胺太林、山莨菪碱、阿托品等。

(2)呕吐:呕吐严重者可给予爱茂尔、甲氧氯普胺、多潘立酮等药物止吐。注意纠正脱水、酸中毒和电解质紊乱。

(3)消化道出血:可给予卡巴克络或凝血酶等口服或灌胃局部止血,必要时内镜止血。注意补充血容量,纠正电解质紊乱等。有休克表现者,按失血性休克处理。

(二)慢性胃炎

1.一般治疗

慢性胃炎又称特发性胃炎,缺乏特殊治疗方法,以对症治疗为主。养成良好的饮食习惯及生活规律,少吃生冷及刺激性食物。停用能损伤胃黏膜的药物。

2.病因治疗

对感染性胃炎应使用敏感的抗生素。确诊为 Hp 感染者可给予阿莫西林、庆大霉素等口服治疗。

3.药物治疗

分 4 类。

(1)对症治疗:有餐后腹痛、腹胀、恶心、呕吐者,用胃肠促动药。如多潘立酮(吗丁啉),每次 0.1 mg/kg,每天3～4次,餐前 15～30 分钟服用。腹痛明显者给予抗胆碱能药,以缓解胃肠平滑肌痉挛。可用硫酸阿托品,每次 0.01 mg/kg,皮下注射,或溴丙胺太林,每次 0.5 mg/kg,口服。

(2)黏膜保护药:枸橼酸铋钾,6～8 mg/(kg·d),分 2 次服用。大剂量铋剂对肝、肾和中枢神经系统有损伤,故连续使用本剂一般限制在 4～6 周为妥。硫糖铝(胃溃宁),10～25 mg/(kg·d),分3次餐前2小时服用,疗程4～8周,肾功能不全者慎用。麦滋林-S,每次 30～40 mg/kg,口服,每天 3 次,餐前服用。

(3)抗酸药:一般慢性胃炎伴有反酸者可给予中和胃酸药,如氢氧化铝凝胶、复方氢氧化铝片

（胃舒平），于餐后 1 小时服用。

（4）抗酸药：仅用于慢性胃炎伴有溃疡病、严重反酸或出血时，疗程不超过 2 周。H₂ 受体拮抗剂，如西咪替丁 10～15 mg/(kg·d)，分 2 次口服，或睡前一次服用。雷尼替丁 4～6 mg/(kg·d)，分 2 次服或睡前一次服用。质子泵抑制药，如奥美拉唑(洛赛克)0.6～0.8 mg/kg，清晨顿服。

四、治疗中的临床思维

（1）绝大多数急性胃炎患儿经治疗在 1 周左右症状消失。

（2）急性胃炎治愈后若不注意规律饮食和卫生习惯，或在服用能损伤胃黏膜的药物时仍可急性发作。在有严重感染等应急状态下更易复发，此时可短期给予 H₂ 受体拮抗剂预防应急性胃炎的发生。

（3）慢性胃炎患儿因缺乏特异性治疗，消化系统症状可反复出现，造成患儿贫血、消瘦、营养不良、免疫力低下等。可酌情给予免疫调节药治疗。

（4）小儿慢性胃炎胃酸分泌过多者不多见，因此要慎用抗酸药，主要选用饮食治疗。避免医源性因素，如频繁使用糖皮质激素或非甾体抗炎药等。

（孟垂雪）

第七节　肠　套　叠

肠套叠是肠管的一部分连同相应的肠系膜套入邻近肠腔内的一种特殊类型的肠梗阻，本病是婴儿时期的一种特有疾病，是最常见的婴幼儿急腹症，居婴幼儿肠梗阻原因的首位。根据病因不同，分为原发性肠套叠与继发性肠套叠；根据年龄的不同，分为婴儿肠套叠与儿童肠套叠。

急性肠套叠随着年龄的增长发病率逐渐降低。常见于 2 岁以下婴幼儿，4～10 个月为发病年龄高峰。男孩发病比女孩多 2～3 倍，健康肥胖儿多见。发病季节与胃肠道病毒感染流行相一致，以春末夏初最为集中。

一、病因

肠套叠分为原发性与继发性两类。肠套叠的病因尚未完全明确，其发病机制公认为肠套叠起点的存在和肠蠕动的紊乱。

（一）原发性肠套叠

原发性肠套叠是指非肠管器质性病变引起的肠套叠。约 95% 的小儿肠套叠属于原发性。

1.套叠起点

关于原发性肠套叠起点的产生，尚无统一学说，可能与下列因素有关。

（1）回盲部解剖因素学说：婴幼儿肠套叠主要发生在回盲部，婴幼儿期回盲部较游动，回盲瓣呈唇样凸入肠腔，加上该区淋巴组织丰富，受炎症或食物刺激后易引起回盲瓣充血、水肿、肥厚，肠蠕动易将肿大回盲瓣向前推移，牵拉肠管形成套叠。

（2）病毒感染学说：小儿受到腺病毒和轮状病毒感染后，可引起末段回肠的派尔集合淋巴结增生，局部肠壁增厚，甚至形成肿物向肠腔凸起，构成套叠起点，加之肠道受病毒感染，蠕动增强，导致发病。春末夏初是腺病毒感染的高发季节,因此肠套叠在此时期发病较多,目前已分离出腺病毒非流行性Ⅰ、Ⅱ和Ⅴ血清型。

2.肠蠕动紊乱

(1)饮食改变因素:婴幼儿期为肠蠕动节律处于较大变化时期,当增添辅食或食物的性质、温度发生变化时,婴幼儿肠道不能立即适应食物改变的刺激,易引起肠功能紊乱而诱发肠套叠,婴儿出生后4~10个月,正是添加辅食时期,故此年龄段是发病高峰期。

(2)肠痉挛因素:食物、肠炎、腹泻、细菌等因素刺激肠道产生痉挛,使肠蠕动功能节律紊乱或逆蠕动而引起肠套叠,若小儿属于痉挛体质,则更易发生肠套叠。

(3)免疫反应不平衡因素:原发性肠套叠多发生于1岁以内,恰为机体免疫功能不完善时期,肠壁局部免疫功能易破坏。加之蠕动紊乱而诱发肠套叠。

(二)继发性肠套叠

继发性肠套叠指肠管器质性病变引起的肠套叠。5%左右的患者属继发型,多数是儿童。器质性病变以梅克尔憩室为最多,其次有息肉、血管瘤、腺肌瘤、腹型紫癜形成的肠壁血肿、异位胰腺、淋巴瘤、肠囊肿、阑尾内翻等。肠壁上的病变成为套叠起点,被肠蠕动推动,牵引肠壁而发生肠套叠。

二、病理

(一)肠套叠的病理解剖结构

肠套叠由鞘部、套入部组成。外层肠管为鞘部,进入肠管为套入部,套入部最远点为头部,肠管从外面卷入处为颈部。一个肠套叠由三层肠壁组成称为单套,由五层肠壁组成则为复套,即单套再套入相邻的远端肠管内。肠套叠一般是近端肠管套入远端肠管内,与肠蠕动方向一致,称之为顺行性肠套叠。一般肠套叠为顺行性肠梗阻。若远端套入近端,称为逆性肠套叠,较为罕见。

(二)肠套叠的类型

一般按套入部的最近端和鞘部最远端的肠管名称分类,将肠套叠分为六型。

(1)回结型:以回肠末端为出发点,回肠通过回盲瓣内翻套入结肠中,盲肠与阑尾不套入鞘内,此型最多,约占30%。

(2)回盲型:以回盲瓣出发点,盲肠、阑尾随之套入鞘内,此型占50%~60%。

(3)回回结型:复套,回肠套入回肠后再套入结肠,占10%左右。

(4)小肠型:小肠套入小肠,比较少见,此型占5%~10%,包括空空型、回回型、空回型。

(5)结肠型:结肠套入结肠,极少见。

(6)多发型:在肠管不同区域内有分开的2个、3个或更多的肠套叠。

(三)肠套叠的病理改变

肠套叠的基本病理变化是肠梗阻、肌肉痉挛和血液循环障碍。肠套叠发生后,套入部随着肠蠕动不断向前推进,该段肠管相应所附的肠系膜也被牵入鞘内,颈部束紧不能自动退出。鞘部肠管持续痉挛紧缩,致使套入部的肠系膜血管被鞘部嵌压而发生血液循环障碍。初期静脉回流受阻,组织淤血水肿,套入部肠壁静脉曲张破裂出血,与肠黏液混合成果酱样胶冻状物排出。肠壁水肿继续加重,动脉受压,套入部供血停止而发生坏死,套入部的坏死呈现淤血性坏死,为静脉性坏死。而鞘部肠壁则因高度扩张与长期痉挛可发生缺血性坏死,呈局灶性灰白色点状坏死,为动脉性坏死。鞘部灶性动脉性坏死容易被忽略,灌肠复位时极易穿孔,手术复位时也不易被发现,比套入部静脉性坏死更具危险性。

三、临床表现

小儿肠套叠的临床症状随年龄的增长而有所不同,可分为婴儿肠套叠和儿童肠套叠两类。

(一)婴儿肠套叠

1.腹痛(哭闹)

腹痛为肠套叠出现最早且最主要的症状,而哭闹则为婴儿腹痛特有的表现,以突发、剧烈、节律性的哭闹为特征。原本很健康的婴儿忽然哭闹不安、面色苍白、紧握双拳、屈膝缩腹、手足乱动、拒食拒奶,发作持续 3~5 分钟而后自行缓解,间隔 10~20 分钟,重新发作。这种阵发性哭闹是由于肠蠕动将套入部向前推进,肠系膜被牵拉,肠套鞘部产生强烈收缩而引起的剧烈腹痛,当蠕动波过后,患儿即转为安静。随着缓解期逐渐缩短,患儿渐渐精神萎靡,嗜睡,随后进入休克状态,而哭闹、腹痛反不明显。

2.呕吐

肠套叠早期症状之一,腹痛发作后不久就发生呕吐,初为乳汁、乳块或食物残渣,以后带有胆汁,晚期则吐粪便样液体。早期呕吐是因肠系膜被强烈牵拉,导致神经反射性呕吐,晚期则由肠梗阻引起。

3.便血

便血为肠套叠特征性表现,便血多发生于疾病开始的 8~12 小时,典型的血便是红果酱样黏液血便,也可有鲜血便或脓血便,几小时后又可以重复排出几次。纵使家长忽视了婴儿的哭闹和呕吐,但在发生血便时一定会来医院求治。一部分患儿来院就诊时尚未便血,肛门指检时可发现指套上染有果酱色黏液。出血是由于肠套叠时,肠系膜被牵入嵌闭于套入部的肠壁间,发生血液循环障碍而引起黏膜渗血,与肠黏液、粪便混合形成暗红色胶冻样液体。

4.腹部肿物

腹部触及肿物是有意义的诊断。肿物多位于右上腹或中上腹,实性、光滑、稍可移动,并有压痛。随病情进展,肿物变长,沿结肠框分布,呈腊肠状。多数患儿由于回肠末端及盲肠套入结肠内,右下腹比较松软而有空虚感。严重者套入部达直肠,肛门指诊可触及子宫颈样物,偶见肿物从肛门脱出。一旦肠管有坏死倾向,腹胀加重,腹肌紧张,肿物常触诊不清。

5.全身情况

病程早期,患儿一般情况良好,体温正常,仅表现为面色苍白、精神欠佳。晚期精神萎靡、表情呆钝、嗜睡、脱水、发热,甚至有休克、腹膜炎征象。

(二)儿童肠套叠

多为继发性,病程较缓慢,呈亚急性不全性肠梗阻。可有反复发作的病史,发生肠套叠后也可自行复位。其主要表现为腹痛,偶有呕吐,少有血便,腹壁薄者可触及腹部肿物。

四、诊断与鉴别诊断

(一)诊断

1.临床诊断

典型肠套叠的四联征为阵发性腹痛、呕吐、血便和腹部肿块。若患儿出现几个小时以上的无原因剧烈哭闹,时哭时停,伴有呕吐,随即排出血便,诊断并不困难。不典型肠套叠包括无痛性频繁呕吐型、无痛性便血型、精神萎靡尚未便血的休克型,这些类型的肠套叠是以单一症状为主征,缺乏典型的临床表现,很容易漏诊、误诊。依据患儿的年龄、性别、发病季节应考虑肠套叠的可能。此时应在镇静状态下仔细检查腹部是否触及肿块,施行肛门指检观察指套上有无血染,以协助诊断。

2.X线检查

肠套叠时,腹平片可无异常征象,也可呈现肠扩张,结肠内有均匀致密的肿物阴影,腹立位片见小肠扩张,有张力性气液面,显示肠梗阻征象。腹平片诊断肠套叠虽无特异性征象,但可提示肠梗阻的诊断。

结肠钡灌肠造影检查是在 X 线透视下,由肛门缓缓注入 25% 硫酸钡生理盐水溶液,水平压力为 5.9～8.8 kPa(60～90 cmH$_2$O),透视下可见到钡剂在结肠的套入部受阻,呈杯状或钳状阴影。

空气灌肠是在 X 线透视下,经肛门注气,压力为 8.0 kPa(60 mmHg),套叠顶端致密的软组织肿块呈半圆形,向充气的结肠内突出,气柱前端形成杯口影、钳状阴影或球形阴影。

B超检查对肠套叠具有较高的确诊率。超声扫描显示肠套叠的横截面呈"同心圆"征或"靶环"征,纵断面呈"套筒"征或"假肾"征。

(二)鉴别诊断

鉴别诊断应以发病年龄为主要思考线索,以主要症状为鉴别要点,与具有腹痛、便血、腹块的婴幼儿其他疾病相鉴别。

1.细菌性痢疾

肠套叠血便不典型且伴有腹泻者可误诊为细菌性痢疾。细菌性痢疾多见于夏季,起病急骤,体温升高较快,在早期即可达 39 ℃,大便次数频繁,含有大量黏液及脓血,粪便检查见到脓细胞及红细胞,细菌培养阳性即可确诊。

2.过敏性紫癜

过敏性紫癜患儿有阵发性腹痛和呕吐,有腹泻和便血,粪便为暗红色,由于肠管有水肿、出血而增厚,有时在右下腹部能触及肿块,易与肠套叠混淆。过敏性紫癜的特点为双下肢有出血性皮疹,膝关节和踝关节肿痛,部分患者还有血尿,这些临床表现有助于与肠套叠鉴别。需注意的是此病由于肠功能紊乱和肠壁血肿会诱发肠套叠。故当腹部症状加重、腹部体征明显时,需做腹部B超检查或低压空气灌肠来协助诊断。

3.梅克尔憩室

梅克尔憩室并消化道出血时,应与肠套叠鉴别。梅克尔憩室出血起病急骤,无前驱症状,出血量大,为暗红色或鲜红色血便,少有腹痛、呕吐等症状,腹部触诊无腹块、无压痛。腹部[99m]Tc扫描可明确诊断。需注意的是梅克尔憩室内翻可继发肠套叠,患儿可出现肠套叠的相应症状及体征。

4.蛔虫性肠梗阻

此病多来自农村地区的儿童,近年来发病率明显下降。蛔虫团块堵塞肠腔,可出现腹痛、呕吐,晚期肠坏死则表现为全身中毒症状、便血,与肠套叠极其相似。但蛔虫性肠梗阻很少发生在婴儿,早期没有便血,腹内肿块多位于脐下,肿块粗而长,X线平片可见蛔虫影。

5.肠梗阻肠坏死

婴幼儿其他原因引起的肠梗阻,晚期出现肠血运障碍导致肠坏死,可出现腹痛、呕吐、便血、休克等症状,可与肠套叠混淆。此类患儿缺乏典型的阵发性哭闹史,血便出现晚且伴随休克及全身中毒症状,腹部检查出现腹膜刺激征,腹腔穿刺为血性液体,腹部 B 超检查未发现肠套叠影像,可作为鉴别点。

6.直肠脱垂

少数晚期肠套叠,其套入部可以通过全部结肠而由肛门脱出,不要误认为是直肠脱垂。直肠脱垂时,可以清楚地看到肠黏膜一直延续到肛门周围的皮肤,而肠套叠时,在肛门口与脱出的肠管之间有一条沟,可以通过此沟将手指伸入直肠内,而且直肠脱垂并无急腹症症状。

五、治疗

肠套叠治疗分非手术治疗和手术治疗。小儿肠套叠多为原发,以非手术治疗为主。

(一)非手术治疗

半个世纪以来,非手术治疗儿童肠套叠已成为公认的首选方法,其中空气灌肠整复肠套叠是40 年来我国最成功且应用最广泛的治疗方法。目前在我国,不论是在城市中心儿科还是在县医院儿科,空气灌肠复位率多达 90%左右。

1.适应证

(1)病程不超过 48 小时,便血不超过 24 小时。

(2)全身状况好,无明显脱水、酸中毒及休克表现,无高热及呼吸困难者。

(3)腹不胀,无压痛及肌紧张等腹膜刺激征。

2.禁忌证

(1)病程超过 48 小时,便血超过 24 小时。

(2)全身情况不良,有高热、脱水、精神萎靡及休克等中毒症状者。

(3)腹胀明显,腹部有明显压痛、肌紧张,疑有腹膜炎或疑有肠坏死者。

(4)立位 X 线平片显示完全性肠梗阻者。

(5)试用空气灌肠时逐渐加压至 8 kPa、10.6 kPa、13.3 kPa,而肠套叠阴影仍不移动,形态不变者。

3.治疗方法

(1)气体灌肠复位法:采用空气或氧气均可,观察方法有透视下进行及非透视下进行两种,将气囊肛管置入直肠内,采用自动控制压力仪,肛门注气后即见套叠影逆行推进,直至完全消失,大量气体进入回肠,提示复位成功。

气体灌肠前准备:①解痉镇静,肌内注射阿托品、苯巴比妥钠,必要时在麻醉状态下进行;②脱水明显者,应予以输液纠正,改善全身情况;③麻醉下灌肠复位,保证禁食 6 小时,禁水4 小时,必要时插胃管吸出胃内容物;④X 线透视室内应备有吸引器、氧气、注射器等抢救设施。

气体灌肠压力:①诊断性气体灌肠压力为 6.6~8.0 kPa(50~60 mmHg);②复位治疗压力为 12.0~13.3 kPa(90~100 mmHg),不超过 16.0 kPa(120 mmHg)。

气体灌肠复位征象:①X 线透视下见肿块逐渐变小消失,气体突然进入回肠,继之中腹部小肠迅速充气;②拔出气囊肛管,大量气体和暗红色黏液血便排出;③患儿安然入睡,不再哭闹,腹胀减轻,肿块消失。

气体灌肠终止指征:①注气后见肿物巨大,套入部呈分叶状,提示复套存在,复位可能性较小；②注气过程中见鞘部扩张而套入部退缩不明显或见套入部退而复进,表示套叠颈部过紧,复位困难;③注气后肿物渐次后退,通过回盲瓣后,肿物消失,但小肠迟迟不进气,提示仍存在小肠套叠,复位困难;④复位过程中,肿物消失,但荧光屏上突然有闪光改变,旋即见膈下游离气体,表明发生肠穿孔,即刻停止注气。

(2)钡剂灌肠复位法:在欧美国家较为流行。钡剂浓度为 20%～25%,钡柱高度不超过患儿水平体位 90 cm,维持液体静压在 5 分钟之内,套叠影逆行推进,变小,渐至消失,钡剂进入回肠,提示复位成功。

(3)B超监视下水压灌肠复位法:采用生理盐水或水溶性造影剂为介质灌肠。复位压力为 $6.7～12.0$ kPa($50～90$ mmHg),注水量在 $300～700$ mL。在 B 超荧光屏上可见"同心圆"或"靶环"状块影向回盲部收缩,逐渐变小,最后通过回盲瓣突然消失,液体急速进入回肠。满意的复位是见套入部消失,液体逆流进入小肠。

(二)手术疗法

1.手术指征

(1)有灌肠禁忌证者。

(2)灌肠复位失败者。

(3)肠套叠复发达 3 次以上,疑有器质性病变者。

(4)疑为小肠套叠者。

2.手术方式

(1)手法复位术:取右下腹或右上腹横切口,在套叠远端肠段用挤压手法使其整复,切忌强行牵拉套叠近端肠段。复位成功后务必详细检查是否存在病理性肠套叠起点,必要时一并处理。对原发复发性肠套叠的患儿,手法复位后如未发现病理起点,存在游动盲肠者可行盲肠右下腹膜外埋藏固定法,以减少复发。如阑尾有损伤,呈现水肿和淤血时,可将其切除。

(2)肠切除肠吻合术:术中见鞘部已有白色斑块状动脉性坏死或套入部静脉性坏死,争取做肠切除一期吻合术。必要时亦可延迟 24～48 小时再吻合。

(3)肠外置或肠造口术:适应于患儿存在休克且病情危重时,或肠套叠手法复位后局部血液供给情况判断有困难时。可将肠襻两断端或可疑肠襻外置于腹壁外,切口全层贯穿缝合,表面覆盖油纱保护,24～48 小时后,待休克纠正,病情平稳,再行二期肠吻合术。观察可疑肠襻循环恢复情况决定还纳入腹,抑或肠切除肠吻合。如肠切除后患儿全身或局部循环不满意,无法行肠吻合时,可行肠造口术。

六、预后

小儿原发性肠套叠如能早期就诊、早期诊断、早期治疗,预后良好。绝大多数患者可采用灌肠复位,复位成功率达 90% 以上。小儿原发性肠套叠复位后极少复发。随着我国人民生活水平提高,医疗条件改善,科普宣传的普及,家长及儿科工作者更加关注小儿肠套叠,晚期肠套叠患儿已少见,已罕见死亡,目前肠套叠的病死率仅为 1%。

(董晓明)

第八节 肠 痉 挛

肠痉挛是肠壁平滑肌阵阵强烈收缩而引起的阵发性腹痛,是小儿急性功能性腹痛中最常见的情况。以小婴儿最多见,学龄前及学龄儿童亦可遇到。特点是发作突然,发作间歇时缺乏异常体征。外科急腹症所致的腹痛,不属本病范畴。

一、诊断

(一)病史
原因尚不完全明了,现在比较公认的是部分患儿是由于对牛乳过敏。诱因较多,如上呼吸道感染、局部受凉、暴食、大量冷食、食物中糖量过多,引起肠内积气、消化不良及肠寄生虫毒素的刺激等。

(二)临床表现
肠痉挛的临床特点是平素健康小儿突然发作阵发性腹痛,有时从睡眠中突然哭醒,有些患儿过去有同样发作史。每次发作持续时间多不长,从数分钟至数十分钟,时痛时止,多反复发作数十分钟至数小时而自愈,个别患儿可延至数天。腹痛轻重不等,严重者哭闹不止、翻滚、出汗,重者面色苍白、手中发凉。不发作时能步行就诊,但如果继发于上呼吸道感染时,可有发热等原发病表现。典型患者痉挛多发生在小肠,腹痛部位以脐周为主,如果痉挛发生在远端大肠则疼痛位于左下腹,发生在胃部则疼痛以上腹部为主,常伴呕吐,吐出食物后精神好转。多数患儿偶发1~2次后自愈,亦有不少患儿时愈时发,甚至迁延数年,绝大多数患儿随年龄增长而自愈。

(三)辅助检查
有关实验室检查正常。

二、治疗

(一)一般治疗
消除诱因,注意饮食。

(二)对症治疗
以解痉止痛为主。复方颠茄片,>5 岁,半片,按情酌定;山莨菪碱片剂和注射剂,每次 0.1~0.2 mg/kg。<5 岁服用片剂不方便者,可用颠茄酊,每次 0.03~0.06 mg/kg,口服,3 次/天。

(董晓明)

第九节 肠 梗 阻

肠梗阻指肠内容物的正常运行受阻,通过肠道发生障碍,为小儿外科常见的急腹症。由于它变化快,需要早期作出诊断、处理。诊治的延误可使病情发展加重,会出现肠坏死、腹膜炎,甚至中毒性休克、死亡等严重情况。

一、病因

(一)机械性肠梗阻

机械性肠梗阻是肠管内或肠管外器质性病变引起的肠管堵塞,梗阻原因包括先天性畸形及后天性因素。梗阻类型分为肠腔内梗阻及肠腔外梗阻。

1.肠腔内梗阻

多由先天性肠闭锁及肠狭窄、先天性肛门闭锁等先天性疾病引起。也可由肠套叠、蛔虫性肠梗阻、肠管内异物及粪石、肠壁肿瘤等后天性疾病造成。

2.肠腔外梗阻

引起肠梗阻的先天性疾病包括先天性肠旋转不良、嵌顿性腹股沟斜疝、腹内疝、先天性纤维索条、梅克尔憩室索条、胎粪性腹膜炎后遗粘连等。后天性疾病包括手术后粘连、腹膜炎后粘连、结核性粘连、胃肠道外肿瘤压迫、肠扭转等。

(二)动力性肠梗阻

为胃肠道蠕动功能不良致使肠内容传递运转作用低下或丧失,多由中毒、休克、缺氧及肠壁神经病变造成,常见于重症肺炎、肠道感染、腹膜炎及败血症的过程中。梗阻类型分为麻痹性肠梗阻及痉挛性肠梗阻,前者发生于腹腔手术后、腹部创伤或急性腹膜炎患儿,后者可见于先天性巨结肠患儿。

二、病理

肠梗阻发生后,肠腔内积聚大量气体和液体而致使肠膨胀,引起肠腔内压增高,肠壁变薄,肠壁血循环受到严重障碍。梗阻持久时,肠壁张力持续升高,导致肠坏死、肠穿孔。

三、临床表现

各种类型肠梗阻虽有不同的病因,但共同的特点是肠管的通畅性受阻,肠内容物不能正常地通过,因此,有程度不同的临床表现。

(一)症状

1.腹痛

机械性肠梗阻呈阵发性剧烈绞痛,腹痛部位多在脐周,发作时年长儿自觉有肠蠕动感,且有肠鸣,有时见到隆起的肠型。婴儿表现为哭闹不安、手足舞动、表情痛苦。绞窄性肠梗阻由于有肠管缺血和肠系膜箝闭,腹痛往往是持续性伴有阵发性加重,疼痛较剧烈。绞窄性肠梗阻也常伴有休克及腹膜炎症状。麻痹性肠梗阻的腹胀明显,腹痛不明显,阵发性绞痛尤为少见。

2.腹胀

腹胀发生于腹痛之后。高位小肠梗阻常表现上腹部饱满;低位梗阻的腹胀较高位梗阻更明显,表现为全腹膨胀;闭襻式肠梗阻出现局限性腹胀;麻痹性肠梗阻呈全腹膨胀。

3.呕吐

高位梗阻的呕吐出现较早且频繁,呕吐物为食物或胃液,其后为十二指肠液和胆汁;低位梗阻呕吐出现迟,初为胃内容物,静止期较长,后期的呕吐物为积蓄在肠内并经发酵、腐败呈粪样臭味的肠内容物;绞窄性肠梗阻呕吐物呈血性或咖啡样;麻痹性肠梗阻呕吐次数少,呈溢出性。

低位小肠梗阻的呕吐出现较晚。

4.排便排气停止

排便排气停止是完全性肠梗阻的表现,梗阻早期,梗阻部位以下肠内积存的气体或粪便可以排出。绞窄性肠梗阻可排出血性黏液样便。

(二)体征

1.全身情况

单纯梗阻的早期,患者除阵发性腹痛发作时出现痛苦表情外,生命体征等无明显变化。待发作时间较长、呕吐频繁、腹胀明显后,可出现脱水现象,患者虚弱甚至休克。当有绞窄性梗阻时可较早地出现休克。

2.腹部检查

可观察到腹部有不同程度的膨胀,腹壁较薄的患者,尚可见到肠型及肠蠕动波。单纯性肠梗阻的腹部虽胀气,但腹壁柔软,按之有如充气的球囊,有时在梗阻的部位可有轻度压痛,特别是腹壁切口部粘连引起的梗阻,压痛点较为明显。当梗阻上部肠管内积存的气体与液体较多时,稍加振动可听到振水声。腹部叩诊多呈鼓音。肠鸣音亢进,且可有气过水声及高声调的金属声。

绞窄性肠梗阻或单纯性肠梗阻的晚期,肠壁已有坏死、穿孔,腹腔内已有感染、炎症时,则体征表现为腹膜炎的体征,腹部膨胀,腹部压痛、肌紧张及反跳痛,有时可叩出移动性浊音,腹壁有压痛,肠鸣音微弱或消失。

直肠指检可直肠空虚无粪便,且有裹手感,提示完全性肠梗阻;指套上染有血迹,提示肠管有血运障碍。

四、诊断

(一)病史及临床表现

典型的肠梗阻有阵发性腹部绞痛、腹胀、呕吐、排便排气停止等自觉症状,腹部检查呈现腹胀、肠型、压痛、肠鸣音亢进等征象。在粘连性肠梗阻患者中,多数患者都有腹部手术史,或者曾有过腹痛史。

(二)X 线检查

1.X 线平片检查

典型的完全性肠梗阻 X 线表现是肠襻胀气,腹立位片出现多个肠襻内有呈阶梯状气液面,出现排列成阶梯状的液平面,气液面是因肠腔内既有胀气又有液体积留形成,只有在患者直立位或侧卧位时才能显示,平卧位时不显示这一现象。如腹腔内已有较多渗液,直立位时尚能显示下腹、盆腔部的密度增高。空肠黏膜的环状皱襞在肠腔充气时呈"鱼骨刺"样,而结肠、直肠内无气。

不完全性肠梗阻 X 线征象为不连续的轻、中度肠曲充气,结肠、直肠内有气。绞窄性肠梗阻 X 线可见单独胀大的肠襻不随时间改变位置,或有假肿瘤征、咖啡豆状阴影。麻痹性肠梗阻 X 线征象是小肠和结肠全部充气扩张。

2.消化道造影检查

结肠钡灌肠造影检查用于鉴别肠梗阻的程度。结肠扩张为麻痹性肠梗阻或不全性肠梗阻,结肠干瘪细小可确定为完全性肠梗阻,但在临床上较少应用。结肠钡灌肠造影还可用于疑有结肠梗阻的患者,它可显示结肠梗阻的部位与性质。

钡餐造影检查,即口服钡剂或水溶性造影剂,观察造影剂下行过程,可明确梗阻部位、性质、程度。若钡剂下行受阻或显示肠腔狭窄则明确肠梗阻的诊断。但因造影剂可加重梗阻故宜慎用。梗阻明显时禁用。

（三）化验检查

肠梗阻早期化验指标变化不明显。晚期由于失水和血液浓缩，白细胞计数、血红蛋白、血细胞比容都可增高，血电解质与酸碱平衡发生紊乱。高位梗阻，可出现低钾、低氯、代谢性碱中毒。低位梗阻，则可有电解质普遍降低与代谢性酸中毒。绞窄性梗阻或腹膜炎时，血常规、血液生化测定指标改变明显。

（四）腹腔穿刺

可了解有无腹膜炎及肠壁血供障碍。腹腔液混浊脓性表明有腹膜炎，血性腹腔液说明已有绞窄性肠梗阻。当肠管有明显胀气或肠管与腹膜粘连时，不宜进行腹腔穿刺。

五、治疗

急性肠梗阻的治疗包括非手术治疗和手术治疗，治疗方法的选择根据梗阻的原因、性质、部位及全身情况和病情严重程度而定。不论采用何种治疗均首先纠正梗阻带来的水、电解质与酸碱紊乱，改善患者的全身情况。

（一）非手术治疗

1.胃肠减压

胃肠减压为治疗肠梗阻的主要措施之一，目的是减轻胃肠道的积留的气体、液体，减轻肠腔膨胀，有利于肠壁血液循环的恢复，减少肠壁水肿，使某些原有部分梗阻的肠襻因肠壁肿胀而致的完全性梗阻得以缓解，也可使某些扭曲的肠襻得以复位。胃肠减压还可减轻腹内压，改善膈肌抬高而导致的呼吸与循环障碍。

2.纠正水、电解质与酸碱失衡

血液生化检查结果尚未获得前，可先给予平衡盐溶液（乳酸钠林格注射液）。待有测定结果后，再添加电解质并纠正酸碱紊乱，在无心、肺、肾功能障碍的情况下，最初输入液体的速度可稍快一些，但需作尿量监测，必要时作中心静脉压（CVP）监测，以防液体过多或不足。在单纯性梗阻的晚期或是绞窄性肠梗阻，常有大量血浆和血液渗出至肠腔或腹腔，需要补充血浆和全血。

3.抗感染

肠梗阻后，肠壁循环有障碍，肠黏膜屏障功能受损而有肠道细菌易位，或是肠腔内细菌直接穿透肠壁至腹腔内产生感染。肠腔内细菌亦可迅速繁殖。同时，膈肌升高引起肺部气体交换与分泌物的排出受限，易发生肺部感染。因而，肠梗阻患者应给予抗菌药物以预防或治疗腹部或肺部感染，常用的有以杀灭肠道细菌与肺部细菌的广谱头孢菌素或氨基糖苷类抗生素，以及抗厌氧菌的甲硝唑等。

4.其他治疗

腹胀后影响肺的功能，患者宜吸氧。回盲部肠套叠可试用钡剂灌肠或充气灌肠复位。

采用非手术方法治疗肠梗阻时，应严密观察病情的变化，绞窄性肠梗阻或已出现腹膜炎症状的肠梗阻，经过短暂的非手术治疗（实际上是术前准备），纠正患者的生理失衡状况后即进行手术治疗。单纯性肠梗阻经过非手术治疗24～48小时梗阻的症状未能缓解或在观察治疗过程中症状加重或出现腹膜炎症状时，应及时改为手术治疗。但是在手术后发生的炎症性肠梗阻除有绞窄发生，应继续治疗等待炎症的消退。

（二）手术治疗

手术的目的是解除梗阻、去除病因,手术的方式可根据患者的情况与梗阻的部位、病因加以选择。

1.单纯解除梗阻的手术

这类手术包括粘连性肠梗阻的粘连分解,去除肠扭转,切断粘连束带;肠内堵塞切开肠腔,去除粪石、蛔虫等;肠扭转、肠套叠的肠襻复位术等。

2.肠切除肠吻合术

若肠梗阻是由肠肿瘤所致,切除肿瘤是解除梗阻的首选方法。在其他非肿瘤性病变时,若肠梗阻时间较长,或有绞窄引起肠坏死,或是分离肠粘连时造成较大范围的肠损伤,则需考虑将有病变的肠段切除吻合。在绞窄性肠梗阻,如腹股沟疝、肠扭转,绞窄解除后,血运有所恢复,判断肠襻的活力的,方法有:①肠管的颜色转为正常,肠壁保持弹性并且蠕动活跃,肠系膜边缘动脉搏动可见说明肠管有生机;②应用多普勒超声沿肠管对肠系膜缘探查是否有动脉波动;③从周围静脉注入荧光素,然后以紫外线照射疑有循环障碍的肠管部,如有荧光出现,表示肠管有生机。

肠管的生机不易判断,可在纠正血容量不足与供氧的同时,在肠系膜血管根部注射 1% 普鲁卡因或酚妥拉明以缓解血管痉挛,将肠管标志后放回腹腔,观察 15～30 分钟,如无生机可重复一次,当确认无生机后可考虑切除。经处理后肠管的血运恢复,也显示有生机,则可保留,必要时在 24 小时后应再次剖腹观察,如发现有局灶性坏死应再行切除。为此,第一次手术关腹时,可采用全层简单缝合的方法。

3.肠短路吻合

若梗阻的部位切除有困难,如肿瘤向周围组织广泛侵犯,或是粘连广泛难以剥离,但肠管无坏死现象,为解除梗阻,可分离梗阻部远近端肠管作短路吻合,旷置梗阻部,但应注意旷置的肠管,尤其是梗阻部的近端肠管不宜过长,以免引起盲襻综合征。

4.肠造口术或肠外置术

若肠梗阻部位的病变复杂或患者的情况差,不允许行复杂的手术,可在膨胀的肠管上,即在梗阻部的近端肠管上进行肠造口术以减压,解除因肠管高度膨胀而带来的生理紊乱。小肠可采用插管造口的方法,可先在膨胀的肠管上切一小口,放入吸引管进行减压,但应注意避免肠内容物污染腹腔及腹壁切口。有时当有梗阻病变的肠襻已游离或是肠襻已有坏死,但患者的情况差不能耐受切除吻合术时,可将该段肠襻外置,关腹。待患者情况复苏后再在腹腔外切除坏死或病变的肠襻,远、近两切除端固定在腹壁上,近端插管减压、引流,以后再行二期手术,重建肠管的连续性。

六、预后

预后与早期诊断、早期治疗密切相关。一般单纯性肠梗阻患儿在矫正脱水酸中毒后,手术治疗效果良好。但绞窄性肠梗阻则取决于手术治疗的时机,若抢救不及时,可危及生命,切除坏死肠管过多,后遗短肠综合征,影响患儿的生长发育,预后较差。

（董晓明）

第十节　急性坏死性肠炎

急性坏死性肠炎是以小肠为主的急性炎症,因常有广泛性出血,又称急性出血性肠炎。临床上发病突然,以腹痛、腹泻、便血、呕吐、发热、迅速出现感染性休克为特征,如不及时抢救,易致死亡。本病多见于3～9岁小儿,以农村小儿常见。全年均可发病,夏秋季较多见,呈散发性发病,亦可在同一季节和地区发生多例。新生儿期发病称新生儿坏死性小肠结肠炎。

一、病因

尚未完全明确,有人认为是由C型产气荚膜梭菌及其所产生的β肠毒素(可致组织坏死)所引起。此菌可产生耐热芽孢,在污染的食物中繁殖并产生肠毒素,摄入后可致病。蛋白质营养不良者,蛋白酶(特别是胰蛋白酶)分泌减少;长期食用含有蛋白酶抑制物的食物(如花生、大豆、蚕豆、甘薯或桑椹等)可使胰蛋白酶活性降低;肠道蛔虫能分泌胰蛋白酶抑制物,可能是本病的一个诱发因素。这些因素使胰蛋白酶破坏肠毒素能力减弱,更易于发病。新生儿坏死性小肠结肠炎则与产气荚膜梭菌、大肠埃希菌、表皮葡萄球菌和轮状病毒感染有关,多见于有窒息史的早产儿。红细胞增多症、高渗牛乳、喂食过多过快也与发病有关。

二、病理

从食管到结肠均可受累,但多见于空肠和回肠。病变呈散在灶性或节段性,可发生在一段或两段以上,长度从数厘米至全部小肠。受累肠管扩张,呈暗红色或紫红色,与正常肠段分界清楚,肠管多积气,有血性内容物,肠壁增厚,较硬,黏膜皱襞肿胀,黏膜表面有散在的坏死灶,脱落后形成表浅溃疡。可有肠壁囊样积气,肠腔内有脓性或血性渗出液。镜下见充血、水肿、出血、坏死、小动脉壁纤维素样坏死、血流停滞、血栓形成和炎症细胞浸润。肌层平滑肌变性、断裂,肌间神经节细胞蜕变甚至消失。浆膜层可有纤维素性渗出。多数患者仅累及黏膜和黏膜下层,病变轻者可只充血、水肿和小灶性坏死出血,严重者可达肌层和浆膜层,引起肠壁全层坏死,甚至发生肠穿孔及腹膜炎。病变恢复后,不遗留慢性病变,但由于腹腔内的纤维素性渗出,可发生腹腔内粘连。

三、临床表现

起病急骤,主要表现为腹痛、呕吐、腹胀、腹泻、便血和毒血症等。病情轻重不一,严重者常出现中毒性休克。常以腹痛开始,逐渐加重,呈持续性钝痛伴不同程度阵发性加剧,早期以上腹部及脐周疼痛明显,后期常涉及下腹,早期腹痛部位常与病变部位和范围相符,发病不久即开始腹泻,便血,次数不一,每天2～3次至数十次不等。初为黄色稀便,少量黏液,无脓,无里急后重。之后排血便,呈暗红色糊状,或呈赤豆汤样血水便,有时可见灰白色坏死物质,有特殊腥味,血量多少不一。腹痛同时伴有恶心、呕吐,开始吐出胃内容物及黄绿色胆汁,之后可呈咖啡样物或吐小蛔虫。由于大量的液体和血液渗入肠腔和腹腔,即使在肠梗阻时无粪便排出,也可出现脱水、血容量减少、电解质紊乱和酸中毒等。发病早期即有不同程度毒血症症状,如寒战、高热、疲倦、嗜睡、面色发灰、食欲缺乏等。重者病情发展迅速,常于起病后1～3天病情突然恶化,出现严重中毒症状和休克。可伴发弥散性血管内凝血(DIC)和败血症,少数患者可在血便出现前即发生中毒性休克。

早期或轻症患儿腹部体征表现为腹部稍胀,柔软,可有轻度压痛,但无固定压痛点,之后腹胀加重,可出现固定压痛。早期由于炎症刺激引起肠痉挛,肠鸣音亢进,晚期肠壁肌层坏死出血,肠管运动功能障碍引起肠麻痹、肠鸣音逐渐减弱或消失,以后者多见,当肠管坏死累及浆膜或肠穿孔时,出现局限性或弥漫性腹膜炎症状,如明显腹胀、腹肌紧张、压痛和反跳痛等。有肠穿孔者肝浊音界消失。但休克患者反应迟钝,虽有腹膜炎而腹肌紧张和压痛可不明显,应仔细观察。

婴幼儿症状多不典型,易误诊。病初烦躁、呕吐、腹胀、蛋花样腹泻,伴有明显中毒症状,并易发生广泛性肠坏死、腹膜炎和中毒性休克。

新生儿坏死性小肠结肠炎特点:发病多在出生后2周内,以2~10天为高峰;临床以腹胀、呕吐、腹泻、血便为主;呕吐物带胆汁或为咖啡色,粪便1天数次或10余次不等,稀薄或带血,隐血试验阳性;重者腹胀显著,可看到肠型,可发生肠穿孔和腹膜炎,并常见精神萎靡、体温不稳定、面色苍白或青紫、黄疸。有休克、代谢性酸中毒、DIC等感染中毒表现,可出现呼吸暂停。

本病一般病程7~14天,若能及时诊治,治愈后可恢复正常。危重者起病急、发展快,迅速出现中毒性休克,应密切观察,及时抢救。

四、实验室检查

(一)血常规

白细胞总数增多,中性粒细胞增多,核左移,可见中毒性颗粒。血小板常减少,可有失血性贫血,重症更明显。血培养可有非特异性细菌生长,如葡萄球菌、肠球菌、产碱杆菌等。

(二)大便

隐血试验强阳性。镜检有大量红细胞和少量白细胞。革兰氏染色可见较多阳性粗短杆菌,厌氧菌培养多数分离出产气荚膜梭菌。偶尔还可培养出大肠埃希菌、志贺菌、沙门菌、铜绿假单胞菌等。大便胰蛋白酶活性显著降低。

五、X射线检查

常见动力性肠梗阻征象,可见小肠呈局限性扩张充气,肠间隙增宽,黏膜皱襞变粗。或见病变肠管僵直,间或有张力的胀气肠襻,部分患者出现机械性肠梗阻表现,直立位有散在短小液平,结肠呈无气状态,亦有呈麻痹型胀气表现者。有时可见到大段肠管坏死所造成的一堆致密影,有些患者可见肠壁积气,尤以新生儿和小婴儿多见。肠穿孔后可出现气腹。一般忌做钡餐或结肠钡灌肠造影检查,以免肠穿孔。因本病易发生休克,检查时应避免过多搬动,一般采取仰卧位,可以侧卧位水平投照代替直立位。

六、诊断

无特殊诊断方法,主要依靠病史、典型临床表现和X射线检查。若起病急、突发腹痛、腹泻、便血、呕吐及有中毒症状者应考虑本病。结合血、粪便化验检查和X射线特征性改变即可诊断。对不典型的患者,应严密观察病情变化以明确诊断。应注意和中毒型细菌性痢疾,腹型过敏性紫癜及急性肠套叠相鉴别。中毒性细菌性痢疾早期可出现高热、惊厥甚至休克,腹痛多不重,腹胀较轻,有里急后重,大便为脓血便,血量不多,主要是黏液和脓液,且常在中毒症状之后出现;腹型过敏性紫癜虽有腹痛和血便,但无发热和全身中毒症状,血便无特殊腐败的腥臭味;肠套叠常见于婴儿,右侧腹部或脐上多能触及腊肠样肿块,腹部 X 射线检查提示肠梗阻征象,一般无发热和感染中毒症状。

新生儿坏死性小肠结肠炎的诊断常根据病史特点、诱发因素、临床表现和 X 射线检查等,不难诊断。

七、治疗

本病轻重不一,病情变化快,应采取综合治疗措施。原则是抢救休克,改善中毒症状,控制感染,增强机体抵抗力,减轻消化道负担,并促进其正常功能恢复。

(一)禁食

禁食为重要的治疗措施。疑诊本病即应禁食,确诊后继续禁食,以利胃肠休息。待大便隐血阴性,腹胀好转和腹痛减轻后,逐渐恢复饮食,以流质、半流质、少渣饮食逐渐恢复到正常饮食。恢复饮食宜慎重,过早过急可使病情恶化或延长病程,但也不宜过晚,以免营养不足,不利于疾病的恢复。在腹胀和便血期间同时应采取胃肠减压。

(二)维持水和电解质平衡及补充营养

由于吐泻、进食少,易发生脱水、酸中毒和电解质紊乱,故要及时纠正。因禁食时间较长,应精确计算液体出入量及能量需要,可少量多次输血,必要时给予肠道外静脉营养。

(三)抗休克

本病易发生休克,是死亡的主要原因,早期发现和及时处理是治疗的重要环节。休克多属失血和中毒的混合型。应迅速补充血容量,改善微循环,包括补液、右旋糖酐。应用调整血管紧张度的药物如异丙肾上腺素、多巴胺等,必要时输血和血浆。肾上腺皮质激素可减轻中毒症状,抑制变态反应,但使用过久(超过 1 周)可促进肠坏死,有发生肠穿孔的危险,并可掩盖症状的出现,在中毒性休克时可早期短程使用,一般不超过 3~5 天。

中毒性休克患儿肠管病变多严重而广泛,经抢救效果不明显或不稳定者多主张早期手术,以减少产生毒素的来源。

(四)抗生素

控制肠内细菌感染对于减轻肠道损害和抗休克是有利的。选用对肠道细菌有效的抗生素如氨苄西林、卡那霉素或头孢菌素类等静脉滴注。

(五)胰蛋白酶

每次 0.1 mg/kg,每天 3 次,以破坏产气荚膜梭菌的毒素。

(六)对症治疗

腹痛剧烈而腹胀不明显时,可肌内注射山莨菪碱,按每次 0.3~0.5 mg/kg,每天 2~3 次。腹胀严重者应早做胃肠减压。出血者可静脉滴注维生素 C,或服云南白药每次 0.3~0.9 g,每天 3 次,高热可用物理降温或解热药物。

(七)手术治疗

如果肠梗阻症状明显,疑有腹膜炎、肠穿孔、肠坏死者,应考虑手术治疗。

(董晓明)

第七章

感染性疾病的诊疗

第一节 病毒感染性疾病

一、流行性感冒

（一）概述

流行性感冒简称流感，是由流行性感冒病毒（流感病毒）引起的一种具有高度传染性的急性呼吸道传染病。本病主要通过飞沫、空气传播。在人多拥挤环境及人体免疫低下的情况下易造成传播和发病。流感病毒具有"变异"特性，不断产生新的亚型，容易造成暴发性流行。

（二）诊断

1.流行病学

在同一时间前后，出现类似病症的上呼吸道感染（发热）患者增多，多在冬春季流行。传染源主要是急性期患者，潜伏期1～2天。

2.症状

（1）高热：体温可达39～41 ℃，伴畏寒、头痛、浑身酸痛和乏力等中毒症状。

（2）上呼吸道症状：鼻塞、流涕、咽痛、咳嗽、咳痰等。

（3）消化道症状：可出现恶心、呕吐和腹泻症状。

（4）婴幼儿得病易并发肺炎。

3.体征

急性热病容，咽部充血、水肿。眼结膜充血。病程一般3～7天。乏力、咳嗽可持续1～2周。

4.实验室检查

（1）血常规：血白细胞总数及中性粒细胞减少，淋巴细胞相对增高。

（2）病毒分离：从患者鼻咽部采取标本分离到流感病毒，或查到流感病毒颗粒或特异蛋白或其特异核酸成分。

（3）血清学试验：红细胞凝集抑制试验、中和试验及补体结合试验，在病后2～3周滴度较病初上升4倍以上。

5.注意鉴别诊断

应与其他病毒所致的上呼吸道感染、伤寒、麻疹前驱期、肺炎及其他热性病的早期相鉴别。

（三）治疗

1.一般治疗

急性期卧床休息，多饮水，因高热持续时间长及全身症状重，要消除家长及患儿紧张心理。

2.抗病毒治疗

（1）利巴韦林（病毒唑）：10～15 mg/(kg·d)，分3次口服，或稀释后雾化吸入。

（2）金刚烷胺：10岁以上儿童每天200 mg，分1～2次服；1～10岁儿童为每天5 mg/kg（不超过150 mg），分1～2次口服。

3.抗生素治疗

合并细菌性感染应用抗生素，选择青霉素、红霉素、头孢菌素类等。

4.对症治疗

（1）静脉补液：补充能量及因高热而失去的水分，并在补充葡萄糖液同时加维生素C静脉滴注，有利于病情的缓解。

（2）降温。①物理降温：包括头部冷湿敷或放置冰袋、酒精擦浴、冷盐水灌肠，以及用冰袋放置大动脉处，如腹股沟、颈部等处，有畏寒症状可暂不用。②药物降温：新生儿发热不主张药物降温，3个月以内婴儿也须慎用，可服用对乙酰氨基酚或布洛芬等退热剂。年长儿可应用柴胡注射液肌内注射。幼儿可应用小儿感冒冲剂、桑菊银翘散、牛黄清心丸等。③针灸治疗：可针灸取穴合谷、曲池、印堂、风池等。

（3）病情严重时：应用冬眠疗法、肌内注射干扰素或吸氧等综合治疗。

（4）做好预防工作：发现可疑患儿要及时隔离，防止病情的扩散。主张每年对易感患儿接种流感疫苗。

二、幼儿急疹

（一）概述

幼儿急疹又称婴儿玫瑰疹，是婴幼儿时期常见的一种急性出疹性传染病。以热退疹出为临床特征，预后好。

（二）诊断

1.流行病学

有与患者接触史。本病一年四季可见，但以冬春季为最多。多见于2岁以下的婴幼儿，尤以6个月至1岁婴幼儿最多，病后可获得持久免疫。

2.症状和体征

（1）高热：突然发病出现高热，体温在39～39.5 ℃，持续2～3天后体温骤降，除高热外一般情况良好，有时伴咳嗽、腹泻，偶有高热惊厥、烦躁。

（2）皮疹：出现于发热骤退后，少数在退热时出现皮疹，即"烧退疹出"现象。皮疹为淡红色斑疹或斑丘疹，直径2～3 mm，不痒。皮疹由颈部和躯干开始，且一天内迅速散布全身，以躯干及腰、臀部较多，面部及四肢远端皮疹较少。皮疹数小时后开始消退，1～2天完全消失，不脱屑，不留色素沉着。

（3）常伴颈部、枕后淋巴结轻度肿大。

3.实验室检查

血常规：早期白细胞计数及中性粒细胞计数升高或减少，淋巴细胞显著增多。皮疹出现后血常规很快恢复正常。

（三）治疗

（1）发热期间补足水分，进食易消化食物。

（2）降温治疗：可物理降温或应用退热药。

（3）镇静治疗：惊厥者可用苯巴比妥、地西泮等。

三、风疹

（一）概述

风疹是由风疹病毒引起的急性呼吸道传染病。儿童感染后症状轻，如孕妇妊娠前 4 个月感染了风疹可引起胎儿早产、死胎及造成各种疾病，危害极大。

（二）诊断

1.流行病学

传染性风疹患者、无症状带毒者和先天性风疹患者都是本病传染源。易感者人群对风疹病毒普遍易感，感染后能获得持久的免疫力。多发生于 1～5 岁儿童，1 岁以下婴儿少见。以冬春季节发病较多。

2.症状和体征

（1）上呼吸道症状：开始症状轻微，有低热或中度发热，伴头痛、食欲减退、乏力、咳嗽、流涕、咽痛等轻微上呼吸道炎症，偶有腹痛、腹泻、呕吐等。

（2）皮疹：发热 1～2 天后出疹，开始于面颊部，1 天内布满躯干及四肢，但手掌和足底部无皮疹，皮疹为淡红色细点状斑疹、斑丘疹或丘疹，直径 2～3 mm，面部、四肢远端稀疏部分融合后类似麻疹，但颜色鲜明，无科氏斑。躯干、背部皮疹多密集，融合成片，类似猩红热皮疹。皮疹一般持续 3 天消退，故有人称为"三天麻疹"。出疹期体温不再上升。常伴耳后、颈部及枕后淋巴结肿大。退疹时多自上而下消退，无脱屑或色素沉着。

（3）先天性风疹综合征：指妊娠 3 个月内妇女感染风疹后，可使胎儿宫内感染，影响胚胎细胞发育而造成先天性风疹综合征。可致死胎和胎儿发育迟缓，并产生各种疾病或畸形，如白内障、心血管畸形、聋哑、生长迟缓、发育障碍等。

3.实验室检查

（1）血常规：白细胞总数减少，中性粒细胞下降，淋巴细胞相对增多。

（2）血清学检查：用血细胞凝集抑制试验、中和试验、补体结合试验及免疫荧光试验，双份血清抗体效价增高 4 倍以上为阳性。

（3）出生时如有特异性高效价 IgM 抗体可诊断为先天性风疹综合征。

（4）病毒分离：取患者鼻咽部分泌物，先天性风疹综合征患者取尿、血液、脑脊液、关节滑液等，可分离风疹病毒。

（三）治疗

1.对症治疗

症状轻微者一般不需特殊治疗，症状较重者应卧床休息，给流质饮食，有高热降温治疗等对症处理。

2.抗病毒治疗

利巴韦林肌内注射或静脉滴注、应用干扰素等。

四、麻疹

(一)概述

麻疹是由麻疹病毒引起的小儿呼吸道传染病,具有高度传染性。当患者打喷嚏、咳嗽、哭闹时,病毒随飞沫喷射出,飘散在空气中或附着在其他物品上,缺乏防疫能力的孩子接触患者或其物品时,就有可能被传染上。

(二)诊断

1.流行病学

发病前1～2周曾接触过麻疹患儿。以6个月～5岁小儿发病率最高,一年四季均可发病,以冬春季为最高。

2.症状和体征

(1)初发期:有发热、流涕、打喷嚏、畏光流泪、眼分泌物增多及全身不适,发病2～3天后,约90%患者在口腔两侧正对第二磨牙的颊黏膜处出现针尖大小白点,周围有红晕,初起时数个,很快增多,融合成片,持续2～3天即消失,称为科氏斑(麻疹黏膜斑)。

(2)出疹期:发热的第3～5天开始出疹,先见于耳后、颈部、面部,逐渐蔓延至前胸、后背、四肢,最后到手心、脚心,疹子才算出完。皮疹初为鲜红色斑丘疹,大小不等,直径为2～5 mm,压之褪色,疹间皮肤正常,出疹高峰时疹色转暗,可融合成片。出疹时全身中毒症状明显,高热40 ℃左右,精神萎靡,烦躁,咳嗽加重。

(3)退疹期:出疹3～5天达高峰后,体温开始下降,于12～24小时降至正常,全身中毒情况迅速改善,皮疹按出现顺序隐退。

(4)恢复期:皮疹消退后有糠麸样脱屑及浅褐色色素沉着,以躯干为多,1～2周消失。

(5)重型麻疹:体温甚高,高热持续在40～41 ℃,呼吸道症状较重,出疹慢,皮疹稀少、暗淡,可伴谵妄、抽搐、昏迷。

3.实验室检查

(1)血常规:白细胞总数正常或稍增多,以淋巴细胞为主,但出疹期却减少。此为本病特点。

(2)咽部或结膜分泌物中分离出病毒。

(3)血清学检查:麻疹特异性IgM抗体检查阳性。

(三)治疗

1.降温

(1)物理降温:用35%乙醇在患儿的大血管区涂擦,如腹股沟、腋下、腘窝、手肘中、颈部血管区。

(2)药物降温:新生儿发热不采用药物降温,3个月的婴儿亦应慎用。①口服百服宁、泰诺,或注射复方氨基比林等。②柴胡注射液肌内注射,2次/天。③地塞米松2～5 mg加入葡萄糖液内静脉滴注。④冬眠疗法。⑤中成药降温,如小儿感冒冲剂、桑菊银翘散等。

(3)液体补给:每天进液量必须足够,不能口服者静脉补液,葡萄糖注射液可加维生素C静脉滴注。

2.对症治疗

(1)镇静:惊厥、抽搐者小剂量给予苯巴比妥,地西泮(安定)。

(2)止咳:剧咳者可给以适量镇咳药,并行超声雾化吸入。

（3）肌内注射丙种球蛋白，连续2～3天，有缓解症状作用。

（4）眼分泌物较多，流泪不止，可滴0.25%氯霉素眼药水。

（5）治疗并发症：如肺炎应用抗生素，喉炎要及时应用激素和抗生素等，心肌炎应用能量合剂及维生素C等。

3.做好护理

（1）多饮水，以清淡易消化食物为主。

（2）在保暖的条件下，用温水给患儿洗脸、擦身。

五、水痘

（一）概述

水痘是由水痘-带状疱疹病毒所引起。原发感染为水痘，潜伏再发则为带状疱疹。水痘是小儿常见的急性传染病，具有高度传染性。

（二）诊断

1.流行病学

水痘或带状疱疹患者是唯一传染源。水痘传染性极强，主要由飞沫传播。本病冬春季发病多见，多见于1～6岁儿童。发病前有2～3周接触过患水痘的患儿。

2.症状

（1）发热：发病较急，出现低热或中等发热，可伴咽痛、鼻塞、流涕等上呼吸道症状。发热持续到新疹停止出现时逐渐下降。

（2）皮疹和疱疹：发病数小时或1～2天即迅速出现皮疹。首先是面部、胸部、腹部，逐渐蔓延到四肢及全身。开始为红斑疹，数小时后变为深红色丘疹，很快变为疱疹，如继发化脓性感染则成脓疱，常伴瘙痒。疱疹在3～5天分批出现，各型皮疹常同时存在。疱疹也可见于头部及黏膜（口腔、眼结膜、女性外生殖器），黏膜疹易破溃成溃疡，常有疼痛。

（3）脱痂：1周后开始脱痂。2周内痂皮脱尽，短期内留椭圆形浅瘢。但如果水痘被抓破，则可能继发感染，有时形成大片的溃疡，愈后可留下色素和瘢痕。

（三）治疗

1.对症治疗

（1）止痒：局部瘙痒可用5%碳酸氢钠溶液湿敷或炉甘石洗剂外涂。口服氯苯那敏（扑尔敏）或阿司咪唑（息斯敏）也可止痒。

（2）抗感染：如局部被抓破感染，可局部涂2%甲紫或抗生素软膏。

（3）肌内注射维生素B_{12}：500 μg，每天1次，连用3天，可以减轻出疹的程度，促进出疹过程完成。

（4）重症患者：可用丙种球蛋白肌内注射。

2.抗病毒治疗

（1）首选阿昔洛韦，每天10～20 mg/kg，静脉滴注，每8小时1次，每次持续1小时以上，连续1～2周。

（2）阿糖腺苷，每天用量5～10 mg/kg，静脉滴注，连续5天。

（3）干扰素每天100万U肌内注射，共用6天，可迅速控制皮疹发展，加速病情恢复。因价格昂贵，一般不用，病情严重可考虑应用。

3.做好护理

保持皮肤和手指清洁,避免搔抓。注意合理饮食,饮食清淡,多喝水、果汁等。

六、流行性腮腺炎

(一)概述

流行性腮腺炎是流行性腮腺炎病毒引起的急性呼吸道传染病,其特点为腮腺非化脓性肿胀、疼痛,发热伴咀嚼受限,并可累及各种腺体组织或脏器。

(二)诊断

1.流行病学

患儿和隐性感染者是主要传染源。主要通过飞沫传播。全年均可发病,但以冬春季为高峰,呈流行或散发。患病后有持久的免疫力。发病者以 5～9 岁发病率最高。发病前 7～10 天常有与腮腺炎患儿接触史。

2.症状和体征

(1)发热:常有低热,伴有畏寒、食欲下降和全身不适等症状。

(2)腮腺肿大:咀嚼时耳下(腮腺部)疼痛,食欲减退。病程 1～2 天出现腮腺肿大,通常先发于一侧,以耳垂为中心,向前、后、下发展,边缘不清,同时伴周围水肿,表面灼热并有触痛。因腮腺管发炎部分阻塞,故进酸性食物会促使腺体分泌而疼痛加剧。1～4 天后对侧也可肿大,也有仅限于一侧者。

(3)腮腺管口(颊黏膜上颌第二磨牙处)红肿:压之无脓液分泌。腮腺肿大多在 1～3 天达高峰,持续4～5 天后逐渐消退,全程 10～14 天。

(4)颌下腺、舌下腺肿大:可见舌及颈部肿胀,可触及肿大的颌下腺。少数仅有颌下腺或舌下腺肿大而无腮腺肿大,易被误诊。

3.并发症

流行性腮腺炎预后好,但注意并发症的发生。

(1)脑膜炎(占 20％～30％):腮腺肿大后 7～10 天发生,表现为头痛,嗜睡,频繁呕吐,可有脑膜刺激征,严重者抽搐,昏迷。

(2)胰腺炎:较少见,常发生在腮腺肿大后 3～7 天,以中上腹剧痛和压痛为主要症状,伴发热、恶心、呕吐、腹泻或便秘。血清淀粉酶升高做参考。

(3)睾丸炎:双侧睾丸炎可能是将来男性不育症原因之一。所以对男患儿应注意睾丸查体及询问病史。

4.实验室检查

(1)血常规:白细胞计数正常或稍有增加,淋巴细胞相对增多。有并发症时白细胞计数增高。

(2)血清和尿淀粉酶测定:患儿在疾病早期即有血清和尿淀粉酶增高。淀粉酶增高程度往往与腮腺肿胀程度成正比。

(3)血清学检查:特异性 IgM 抗体阳性,可做早期诊断。

(三)治疗

1.一般治疗

因其为自限性疾病,一般不需特殊处理,大多数患儿于门诊部治疗。丙种球蛋白及胎盘球蛋白预防均无效。注意卧床休息,进食易消化食物,避免酸性食物,保持口腔清洁,补充维生素,多喝水,促进毒素的排出并有利于降温。口服板蓝根冲剂。

2.抗病毒治疗

对重症患儿可选用以下药物。

(1)利巴韦林:10 mg/(kg·d),肌内注射或加葡萄糖液静脉滴注。

(2)阿昔洛韦:5~10 mg/(kg·d),分 2~3 次口服。

(3)α 干扰素:100 万~300 万 U,肌内注射,隔天 1 次。

3.对症治疗

(1)退热:可给予退热药,口服阿司匹林或肌内注射柴胡注射液。

(2)必要时可用镇静药,并加用肾上腺皮质激素。

(3)腮腺炎局部疼痛明显可以外敷消炎拔毒膏,或应用去刺的仙人掌外敷,或用芦荟汁外敷等。

(4)并发症的治疗:并发脑膜脑炎时可短期使用肾上腺皮质激素、应用脱水药等。并发胰腺炎时应禁食,静脉补充液体及电解质。并发睾丸炎时用丁字带将阴囊托起,局部间歇冷敷可减少疼痛。

七、传染性单核细胞增多症

(一)概述

传染性单核细胞增多症是感染 EB 病毒(EBV)而引起的一种急性或亚急性自限性传染病。全身各系统均可累及,但临床主要以发热、咽痛、淋巴结肿大、肝脾大、周围血常规中淋巴细胞总数增加并出现非典型淋巴细胞为特征,预后一般良好。

(二)诊断

1.流行病学

隐性感染者和患者是本病的传染源。多经口-口传播。病后可获得持久免疫力。多发于儿童及青少年,春秋季发病多见,呈散发或小流行。潜伏期一般为 3~7 周。

2.症状和体征

(1)发热:体温常在 38~39.5 ℃,热程 1~2 周,个别患者可延续至 4~5 周之久。

(2)咽峡炎:咽痛是主要症状。咽喉部充血,扁桃体肿大、充血,多覆有白色膜状分泌物。

(3)淋巴结肿大:起病不久即可出现,颈部多发性淋巴结肿大最常见,腋下、腹股沟淋巴结肿大次之。肿大的淋巴结很少超过 3 cm,中等硬度,肿大淋巴结无粘连及明显压痛,常在热退后数周消退。

(4)肝脾大:半数以上有脾大,部分伴肝大,偶有脾破裂。

(5)神经系统症状:主要表现为无菌性脑膜炎、脑炎或急性感染性多发性神经根炎。脑脊液单核细胞及蛋白质增多。

(6)皮疹:以风疹样红色斑丘疹最常见,也可出现荨麻疹、多发性红斑和结节性红斑等皮疹。

3.并发症

可并发心肌炎、溶血性贫血、再生障碍性贫血、粒细胞减少等。

4.实验室检查

(1)血常规:白细胞总数大多增高,也有正常或降低者,单核细胞增多,可达 60% 以上,其中非典型淋巴细胞超过 10% 或其绝对数超过 10×10^9/L 时,具有诊断意义。血小板计数可减少。

（2）血清嗜异性凝集实验：本病患者血清中出现 IgM 嗜异性抗体，测定此抗体效价达 1：56 以上即有诊断意义。

（3）特异性 EB 病毒抗体测定：EBV 有多种抗体，得病后所有抗体均增高，最常用的是膜壳抗体中的 IgG 和 IgM，在病程早期均可增高，尤其是 IgM 阳性率高，出现较早，2～3 个月后效价下降，可用来诊断急性感染。

（4）病毒分离：急性期患者的咽部分泌物中大多数能分离出 EBV，可存在很长时间。

（三）治疗

1.抗病毒治疗

阿昔洛韦（无环鸟苷）、阿糖腺苷或泛昔洛韦。

2.抗生素治疗

如合并细菌感染应用抗生素，忌用阿莫西林等青霉素类抗生素，以免引起皮疹，加重病情。

3.激素治疗

可口服泼尼松或地塞米松静脉滴注，适合于咽喉水肿、心肌炎、急性溶血性贫血、血小板计数减少性紫癜等严重患者，疗程 1～2 周。

4.丙种球蛋白

肌内注射或静脉滴注。

5.α 干扰素

对病情严重者可考虑应用。

6.对症治疗

如降温，注意休息，做好护理。脾破裂立即输血，并做手术治疗。

八、脊髓灰质炎

（一）概述

脊髓灰质炎又称小儿麻痹，是由脊髓灰质炎病毒引起的急性传染病。预后差，可遗留后遗症。但由于疫苗预防接种的普及，该病的发病率明显降低。

（二）诊断

1.流行病学

多发生于 6 个月至 5 岁的儿童。夏秋季多见。当地有本病流行，未接种疫苗的患儿与确诊脊髓灰质炎患者有接触史则会发病，潜伏期为 3～25 天（一般为 7～14 天）。

2.症状

（1）前驱期：主要表现为发热，常为高热，伴有多汗、食欲下降、烦躁、咽痛、咳嗽等症状，易被误诊为上呼吸道感染。

（2）瘫痪前期：多于热退后 1～6 天体温再次上升（双峰热），患儿主要表现为感觉过敏，肢体疼痛，烦躁不安，颈强直，常被迫采取固定体位。

（3）瘫痪期：①多见脊髓型。肢体呈不对称的弛缓性瘫痪。最常见于四肢，下肢多见。腱反射消失，感觉存在。②延髓型。呼吸中枢受损时可出现呼吸浅弱不规则、节律不整及各种异常呼吸。血管运动中枢受损时脉搏细速或过缓，继而血压下降，脉微弱及心律失常。脑神经麻痹时表现为面神经麻痹、吞咽困难、声音嘶哑或鼻音。脊髓型与延髓型常同时存在。

（4）恢复期：瘫痪后 1～2 周肢体功能逐渐恢复，肌力逐渐增强，一般从肢体远端开始，腱反射亦渐恢复,最初 1～2 个月恢复较快,以后则恢复较慢。

(5)后遗症期:神经损伤过重的肌群不易恢复,出现永久性瘫痪和肌肉萎缩,并导致肢体或躯干畸形,患儿出现跛行,1 年后仍不恢复者称后遗症。

3.体征

早期出现三脚架征(患儿坐起时因颈背强直不能前俯,不能屈曲,以上肢向后支撑)、吻膝试验阳性及脑膜刺激征;瘫痪期出现肢体不对称性、弛缓性瘫痪,膝反射消失。

4.脑脊液检查

脑脊液细胞数大多增加,也可正常,一般不超过 $0.5\times10^9/L$,以淋巴细胞占多数。2～3 周后细胞数减少时蛋白质反而增高,呈蛋白细胞分离现象。

5.病毒分离

从粪便、脑脊液、咽拭子标本分离到病毒。

6.血清学检查

双份血清补体结合抗体或中和抗体,效价递升 4 倍以上者,可明确诊断。

(三)鉴别诊断

1.假性瘫痪

婴儿如有先天性髋关节脱位、骨折、骨髓炎和骨膜下血肿时可见假性瘫痪。

2.急性感染性多发性神经根炎

年龄常较大,多无发热,弛缓性瘫痪呈对称性及上行性,近躯干轻,远端重,常伴感觉障碍。脑脊液中蛋白明显升高而细胞数相对较少,蛋白细胞分离现象明显,瘫痪恢复迅速而完全,少有后遗症。

3.家族性周期性麻痹

常有家族史及周期性发作史。肢体瘫痪常突然发生,并迅速达高峰,双侧对称,近端重于远端,无发热,发作时血钾降低,补钾后迅速恢复。

4.柯萨奇病毒或埃可病毒感染

均可引起轻瘫,一般不呈流行性,瘫痪范围小,程度轻,多无后遗症。个别患者瘫痪重,确诊需靠病毒分离和血清学检查。

(四)治疗

1.一般治疗

卧床休息隔离,至少到发病后 40 天。避免劳累等,瘫痪前的体力活动会导致严重的瘫痪。缓解肢体疼痛,局部热敷。

2.药物治疗

(1)补充维生素:50％葡萄糖液加用维生素 C 1～2 g 静脉推注对减轻神经细胞水肿有疗效。同时肌内注射维生素 B_1、维生素 B_{12} 等。

(2)丙种球蛋白:病情严重者静脉注射丙种球蛋白,每天 400 mg/kg,连用 2～3 天。

(3)激素治疗:症状严重者可口服泼尼松 5～10 mg,每天 3 次,或用氢化可的松每天 5 mg/kg 静脉滴注,疗程 3～5 天。

(4)继发感染给予抗生素治疗。

(5)新斯的明:每天 0.02～0.04 mg/kg,肌内注射或皮下注射,每天 1 次,连用 10 天。

3.对症治疗

(1)瘫痪肢体置于功能位置,以防止手足下垂畸形。

(2)有便秘或尿潴留应及时给予灌肠或导尿。

(3)及时给氧,吸痰。

4.促进瘫痪的恢复

主要是针刺疗法,结合理疗、按摩、推拿等治疗,促进瘫痪肌肉的恢复。

九、流行性乙型脑炎

(一)概述

流行性乙型脑炎是由乙型脑炎病毒引起的、经蚊虫传播的传染性疾病。

(二)诊断

1.流行病学传播途径

蚊虫是本病主要的传播媒介,其中以库蚊、按蚊为多。7～9月为高发期,10岁以下儿童多见。

2.症状和体征

(1)高热:持续高热并伴有头痛、恶心、呕吐、嗜睡、颈抵抗、抽搐等中枢神经系统症状。

(2)脑膜刺激征及颅内压增高:婴幼儿表现为前囟隆起,也可出现巴宾斯基征阳性,严重者延髓麻痹,言语不清,吞咽困难,甚至中枢性呼吸衰竭导致死亡。

(3)呼吸衰竭:多见于频繁抽搐或深昏迷者,以中枢性呼吸衰竭为主。

(4)在恢复期体温降至正常或接近正常,神志逐渐转清,言语、意识及神经反射逐渐恢复。重症患者经积极治疗一般可在6个月内恢复。

(5)后遗症期:少数患者在半年后可有失语、痉挛性瘫痪、去皮质综合征及精神障碍等。

3.实验室检查

(1)血常规:白细胞总数及中性粒细胞增高,后期可正常。

(2)红细胞沉降率检查:大部分增快。

(3)脑脊液检查:外观清或微混,白细胞计数(50～500)×10^6/L,个别可高达1 000×10^6/L,早期以中性粒细胞为主,之后淋巴细胞逐渐增高,蛋白轻度增高,糖和氯化物基本正常。

(4)血清学检查:特异性IgM抗体测定升高。

4.排除其他类型脑膜炎

如细菌性脑膜炎。

(三)治疗

1.对症治疗

(1)降温:采用物理降温,包括头部冰帽、亚冬眠疗法、冷盐水灌肠、静脉补液治疗等。

(2)抗惊厥:地西泮静脉注射或静脉滴注。

(3)呼吸衰竭:及时吸氧,纠正呼吸衰竭。

(4)昏迷者:要保持呼吸道通畅,防止窒息。

(5)防止脑水肿:静脉补液适量,不宜太多。有颅内压增高征象者及早使用脱水剂。

(6)做好护理:勤翻身拍背,防止压疮。应给予高营养高热量的食物。

2.激素治疗

对降温及减轻脑部炎症有一定效果,因其有抑制免疫、促进胃肠道出血等作用,应当慎用或不用。

3.抗病毒治疗

利巴韦林每天 10～15 mg/kg,分 2 次静脉注射或肌内注射。也可用干扰素等。

4.促代谢药物应用

可用 ATP 20 mg、辅酶 A 50 U、细胞色素 C 10～15 mg(要做皮试)、胞磷胆碱 0.25～0.5 g 加入葡萄糖液静脉滴注。

5.抗生素治疗

对重症患者和已合并细菌感染者应用抗生素。

6.其他

除给予促代谢药物外,可采用针灸、理疗、高压氧等综合措施。

十、流行性出血热

(一)概述

流行性出血热是一种汉坦病毒(出血热病毒)引起的急性自然疫源性传染性疾病。以发热、出血、肾脏损害、低血压为常见临床症状。病毒经口腔黏膜、消化道、不明显皮损处、眼结膜及胎盘垂直感染。

(二)诊断

1.流行病学

老鼠是主要传染源,家猫也是不可忽视的传染源。潜伏期 7～14 天。10 岁以内年龄组发病率较低。发病前 1 周至 1 个月内与鼠类有直接或间接接触史,或进入疫区及其他被感染史。

2.症状和体征

(1)三大主征。①发热:发热期多数急骤起病,突然发冷发热,热程 3～5 天,呈弛张热或稽留热,头痛,腰痛,眼眶痛。胃肠道症状可有食欲缺乏、恶心、呕吐、腹痛或腹泻。常伴有"三红",即颜面、颈部、胸部充血潮红;也有咽部、球结膜的充血,眼睑红肿似酒醉貌。②出血:病后 2～3 天,皮肤黏膜(咽部、软腭、球结膜、腋窝等处)可出现瘀点、簇状瘀斑。重者可有鼻出血、咯血、呕血、便血、血尿等。③肾脏损害:尿蛋白于病后 2～3 天呈阳性,可达(＋＋＋＋)。

(2)低血压:在病程第 4～6 天出现,发热将退或渐退时,胃肠道症状、出血现象等反而加重,出现血压下降、心慌、多汗、苍白、脉细等休克状态,一般持续 1～2 天。

(3)少尿到多尿的过程:在病程 5～7 天出现少尿,甚至无尿。病程第 9～14 天出现尿量增多,少数由发热、低血压直接转入多尿期。常有水、电解质紊乱,特别是低血钾症表现,本期持续数天至数周。

(4)小儿发病的特点:①发热及中毒症状比成人轻。②厌食、恶心、呕吐及腹泻等消化道症状明显,多有不同程度的腹痛。③皮肤"三红"不典型,瘀点稀疏,瘀点和腔道出血少见。④常见颜面和眼睑水肿,但发生休克者少。⑤蛋白尿明显,尿素氮升高,但发生少尿型肾衰竭者少或病程短,常越过休克、少尿期而进入多尿期,恢复快,病死率低。

3.实验室检查

(1)血常规:白细胞总数正常或偏低,后期可增高;有非典型淋巴细胞出现;血小板计数减少。

(2)尿常规:尿蛋白阳性,有红、白细胞及管型,少数尿中有膜状物和血尿。多尿期尿比重降低。

(3)病毒分离:早期血液、单核细胞和恢复期尿液接种细胞培养,分离病毒,可以帮助确诊。

(4)血清学检查:早期 IgM 阳性,病程 3 天后 IgG 阳性,效价＞1:20 或双份血清效价 4 倍增长。

(5)凝血酶原时间延长,抗凝血酶、纤溶酶原活性下降。

(6)血尿素氮和肌酐可升高,二氧化碳结合力降低,血钾升高,低钠、低氯与低钙。

(7)注意与病毒性上呼吸道感染、败血症、急性肾小球肾炎、血小板计数减少性紫癜相鉴别。

(三)治疗

1.抗病毒治疗

利巴韦林 10～15 mg/(kg·d)加 10%葡萄糖液静脉滴注,疗程为 5～7 天,也可应用阿糖腺苷等。

2.维持正常血压

早期血压低,常为容积性低血压,积极补充血容量为主。

3.干扰素治疗

50 U/d,肌内注射,3～5 天。

4.激素治疗

氢化可的松 10～15 mg/d,或地塞米松 0.2～0.4 mg/d,加葡萄糖液稀释后静脉滴注。

5.输液

(1)少尿期:注意区别是低血容量或肾性少尿,低血容量引起的应补足血容量,若是肾性少尿一般按肾功能不全处理。

(2)多尿期:应该补充水分及电解质,补充维生素及矿物质,酌情输血、清蛋白及氨基酸。当尿量超过 5 000 mL/d 时,应用利尿剂氢氯噻嗪及中药金匮肾气丸、六神丸等。

6.对症治疗

(1)降温:早期卧床休息,物理降温。尽量口服补充热量、维生素与水,不能口服者可静脉补液,应给予平衡盐溶液或乳酸林格液,同时给予高渗糖,注意调节酸碱平衡。

(2)镇静抗惊厥:可应用地西泮。

(3)止血:卡巴克络(安络血)或维生素 K 肌内注射;氨甲苯酸静脉滴注;有 DIC 者可用肝素治疗。

(4)抗凝治疗:如应用双嘧达莫(潘生丁)、鱼精蛋白或肝素,应慎重。

十一、病毒性肝炎

(一)概述

病毒性肝炎是指由肝炎病毒引起的传染病,目前肝炎病毒可分为甲型、乙型、丙型、丁型、戊型。甲型、戊型肝炎主要通过肠道传播,其余各型主要通过血液、注射等传播或通过母婴传播。本病多呈散发,有时可流行。

(二)临床表现

1.急性病毒性肝炎

分为黄疸型和无黄疸型。

（1）黄疸型：起病急，病初多有发热、乏力、厌油、恶心、食欲下降、尿色深如浓茶，皮肤、巩膜黄染，发热渐退，肝大且有压痛及叩击痛，持续 2 周左右，黄疸渐消退，各种症状减轻，肝大恢复，4 周左右痊愈。

（2）无黄疸型：症状与体征与黄疸型相似，但起病慢，症状轻，整个病程不出现黄疸。甲型肝炎和戊型肝炎多呈急性过程，为自限性疾病，一般不发展为慢性。急性乙型、丙型、丁型肝炎易迁延成为慢性肝炎。

2.慢性病毒性肝炎

病程超过 6 个月，根据病理变化可分为慢性迁延性和慢性活动性。

（1）慢性迁延性：病情较轻，乏力、腹胀等症状轻或无，但肝功能检查氨基转移酶时有增高。

（2）慢性活动性：患者有较明显的症状，如乏力、食欲缺乏、腹痛、腹胀等，肝大，质地中等硬度以上，可伴有脾大、血清谷丙转氨酶（ALT）持续增高，慢性活动性肝炎可进展为肝硬化。

3.重型病毒性肝炎

（1）急性重型病毒性肝炎：发病 10 天内出现精神神经症状（烦躁、谵妄、嗜睡、昏迷等），黄疸迅速加深，肝脏进行性缩小，肝功能恶化，凝血酶原时间延长，血氨增高，酶胆分离，预后极差。

（2）亚急性重型病毒性肝炎：起病 10 天以上至 8 周内出现上述情况，进展较缓慢，病情逐渐加重。

（3）慢性重型病毒性肝炎：临床表现同上，但有慢性病毒性肝炎或肝炎后肝硬化病史、体征及肝功能衰竭。重型病毒性肝炎病死率很高，年龄越小，预后越差。

（三）实验室检查

1.肝功能检查

（1）血清谷丙转氨酶（ALT）、谷草转氨酶（GOT）、γ-谷氨酰转肽酶（γ-GT）、碱性磷酸酶（AKP）等均可增加，其中以 ALT 最为灵敏，升高达正常的 2 倍以上有诊断价值。

（2）有黄疸者血清总胆红素定量可升高，尿胆红素、尿胆素原及尿胆素均增加。

（3）血清蛋白：慢性肝炎出现血球蛋白倒置。

（4）麝香草酚浊度试验（TTT）可呈阳性。

2.特异性抗原抗体检查

（1）甲型肝炎：甲型肝炎抗体（抗 HAV-IgM）。早期单份血清抗 HAV-IgM 抗体（放免或酶标法）效价显著增高或双份血清抗 HAV-IgC 抗体效价 4 倍以上增高者有诊断价值。HAV-IgG 和总抗体（抗 HAV）可持续终身。

（2）乙型肝炎：乙型肝炎病毒五项检查，简称"两对半"。①乙型肝炎表面抗原（HBsAg）：为 HBV 感染的标志。②乙型肝炎表面抗体（HBsAb）：为已产生保护性免疫力的标志，能抵抗同型病毒侵袭。③乙型肝炎 e 抗原（HBeAg）：为 HBV 感染及复制的标志，具有较强的传染性。④乙型肝炎 e 抗体（HBeAb）：为肝炎病毒消散的标志，仍有传染性，但较 HBeAg 阳性者为低。⑤乙型肝炎核心抗体（HBcAb）：高滴定度时，表示 HBV 在体内复制，恢复期与 HBsAb 同时或先后出现，且为低滴定度时表示 HBV 消失，仅表示既往感染过 HBV。⑥HBV-DNA：是乙型肝炎病毒的直接标志，DNA 多聚酶是乙肝病毒在体内复制的标志，亦是传染性指标；HBxAg、HBxAb，为判断感染的指标，是诊断慢性肝炎的标志。

（3）丙型肝炎：血清 HCV-IgM 或 HCV-RNA 阳性。

（4）丁型肝炎：血清 HDAg、抗 HDV-IgM、HDV-RNA 等任何一项阳性。

（5）戊型肝炎：血清 HEV-IgM 或 HEV-RNA 阳性。

（四）治疗

1.一般治疗

（1）休息：肝炎患者休息很重要，可减轻肝脏负担，进入恢复期可适当活动。

（2）营养：急性肝炎应以清淡饮食为主，保证足够热量，恶心呕吐明显者可静脉滴注葡萄糖液，慢性肝炎低蛋白者，应给予高蛋白饮食，保证维生素供应，肝昏迷前期及肝昏迷者应严格限制蛋白质的摄入。

2.药物治疗

目前无特效药物。所有药物只在某一方面有辅助和对症治疗的作用，可采用中西医结合治疗。

（1）强力宁：0.8～1.6 mL/kg，静脉滴注，多用于急性肝炎。

（2）干扰素：属抗病毒药，目前有α干扰素（白细胞干扰素），一般剂量为10万U/(kg·d)，皮下或肌内注射，连用3个月。

（3）阿糖腺苷：属抗病毒药，每天10～15 mg/kg加入10%葡萄糖液内缓慢静脉滴注，7～10天为1个疗程。

（4）阿昔洛韦：属抗病毒药，15 mg/(kg·d)，分2次静脉滴注，20天为1个疗程，可与干扰素联用。

（5）利巴韦林：属抗病毒药，100～200 mg，每天口服3次，或肌内注射10 mg/(kg·d)。

（6）联苯双酯：该药有促进肝功能恢复的作用，对于单项ALT长期不降者，联苯双酯滴丸每次7.5～15 mg，每天3次口服，疗程3～6个月，甚至1年，逐渐减量至维持量服用。

（7）护肝治疗：肌苷0.2 g，每天3次口服或静脉滴注。葡醛内酯（肝泰乐）0.1～0.2 g，每天3次口服或肌内注射或静脉滴注。同时可应用维生素C、B族维生素等。

（8）中药治疗：如茵陈、丹参、板蓝根等。

（9）对症治疗：消化道症状明显者可用甲氧氯普胺（胃复安）、多酶片、多潘立酮（吗丁啉）等对症处理。

十二、登革热

（一）概述

登革热是由登革病毒经埃及伊蚊或白纹伊蚊传播的急性传染病。

（二）诊断

1.流行病学

以儿童多见，尤以5岁以下占绝大多数。患者、隐性感染者为主要传染源。雨季是发病高峰时期。人群对登革病毒普遍易感，病后可获得免疫力。潜伏期5～18天。

2.症状和体征

（1）高热：体温在39～40 ℃，一般持续5～7天，然后骤降至正常，1～2天再次升高，呈双峰热。发热时伴剧烈头痛、眼球后痛、全身肌痛和关节骨骼痛，伴极度疲乏。

（2）皮疹：于病程第3～6天体温下降时出现，以斑丘疹或麻疹样皮疹最多见，亦可见猩红热样、风疹样或荨麻疹样皮疹及出血点。皮疹开始于手足，再播散至全身，呈向心分布，持续3～4天消退，稍痒，很少脱屑。

（3）出血：表现为牙龈出血、鼻出血、呕血或黑便、皮肤出血点、血丝痰或血尿等多部位出血者,称登革出血热。

（4）肝脾大:少数患者可有肝脾大。

（5）其他:若侵犯脑部可有剧烈头痛、呕吐、意识改变、脑膜刺激征及轻度脑脊液改变,最终多因中枢性呼吸衰竭而死亡。

3.实验室检查

（1）血常规:白细胞计数显著降低,第4～5天降至最低,退热后1周逐渐恢复,部分患者血小板计数亦减少。

（2）病毒分离:急性期采血做病毒分离可获得阳性结果。

（3）血清学检查:补体结合试验、血细胞凝集抑制试验检测抗体,于疾病第3天、第3周分别采血3 mL,如抗体效价递升4倍,有诊断价值。

（三）治疗

登革热为一种自限性疾病,预后良好,病死率低,对其治疗以支持和对症治疗为主。

1.一般治疗

注意休息。高热时物理降温,或药物降温治疗,必要时应用肾上腺皮质激素如地塞米松静脉滴注,但应忌用退热止痛药(如水杨酸类,易诱发溶血)、静脉输液等治疗。

2.止血治疗

有出血倾向者可选用止血药,肌内注射卡巴克络(安络血)、维生素K或静脉滴注止血药,大出血时应输新鲜血或血小板。

十三、狂犬病

（一）概述

狂犬病为狂犬病毒(RNA病毒)感染引起的急性传染病。

（二）诊断

1.流行病学

传染源主要为病犬和带毒犬,传播途径主要通过动物咬伤。也可通过损伤的皮肤或正常黏膜受染。可发生于任何季节,但冬季患者较少。潜伏期一般为30～60天。有犬、猫或其他宿主动物舔、咬史。

2.症状和体征

（1）前期症状:发热、头痛、咽痛、恶心、精神差、伤口疼痛、流涎、多汗、心率快、血压增高等。

（2）特殊症状:恐惧不安,对声、光、风刺激敏感,肌张力高,持续2～4天。继而出现烦躁、恐水、怕风、肌痉挛、呼吸困难。后期见到或听到水声、风、光、声触动等也可引起咽肌痉挛,严重时可有全身疼痛性抽搐,因肌痉挛、瘫痪而致呼吸困难、失语,部分出现精神失常等,持续1～3天,发作中可死于呼吸循环衰竭。

（3）后期症状:痉挛减少或停止,出现弛缓性瘫痪,以肢体软瘫多见,眼肌、颜面肌、咀嚼肌亦可受累,呼吸不整,眼球运动失调,神志不清,最终因呼吸肌麻痹、循环衰竭而死亡。

3.实验室检查

（1）血常规:白细胞总数轻至中度增高,中性粒细胞达80%以上。

（2）脑脊液:脑脊液压力正常或稍高,细胞数及蛋白量均稍增多。

（3）血清学检查:发病第1周内取患儿唾液、鼻咽洗液、角膜印片、皮肤切片,用荧光免疫抗体染色,狂犬病毒抗原阳性。存活 1 周以上者做血清中和试验或补体结合试验效价上升;若曾接种过疫苗,中和抗体效价需超过 1:5 000。

(4)病毒分离:患儿唾液、脑脊液或死后脑组织等可分离到病毒,但阳性率不高。

4.鉴别诊断

注意与破伤风、脊髓灰质炎、类狂犬病性癔症、狂犬病疫苗接种后脑炎相鉴别。

(三)治疗

1.伤口处理

被咬伤后立即用 20% 肥皂水或清水彻底清洗,至少 20 分钟,再用 0.1% 苯扎溴铵(新洁尔灭)或 75% 乙醇或 2% 碘酒涂擦,咬伤后 1 小时肥皂水清洗有效,12 小时内苯扎溴铵冲洗有效,伤口不缝合也不宜包扎。

2.注射高效免疫血清

皮试阴性后可在咬伤处浸润注射(40 U/kg)。

3.立即注射狂犬病疫苗

接种狂犬病疫苗的方法:①人二倍体细胞狂犬病疫苗(HDCV)一般在暴露后 0、3、7、14、28 天各接种一次(五针法),每次接种剂量为 1 mL,较大儿童和成人在三角肌部位作肌内注射。年幼儿童在大腿外侧注射。对头、面、颈部或上肢被咬伤者,应当用七针法,即在被咬伤 0、1、2、3、7、14、30 天各注射一次疫苗。②原代地鼠肾细胞狂犬病疫苗,轻度咬伤者采用 0、7、10 天各肌内注射 2 mL 方案,重度咬伤者则采用 0、3、7、14、30 天各肌内注射 2 mL 方案,肌内注射部位同 HDCV 疫苗。

4.对症治疗

(1)补充水、电解质及热量,纠正酸碱平衡失调。

(2)镇静治疗:对烦躁、痉挛的患者给予地西泮肌内注射或静脉滴注。

(3)治疗脑水肿:给予脱水药如地塞米松或利尿剂等治疗。

(4)做好气管切开的准备。

(5)间歇正压给氧。

(6)心动过速、血压升高、心律失常者可应用 β 受体阻滞剂或强心药治疗。

5.一般护理

单间隔离患者,避免不必要的刺激。医护人员最好经过免疫接种,戴口罩和手套,穿隔离衣以防受染。加强监护。

十四、手足口病

手足口病是由肠道病毒 EV71 型或柯萨奇病毒 A6 型引起的传染病,可引起发热和手、足、口腔等部位的皮疹、溃疡。个别患者可引起心肌炎、无菌性脑膜脑炎及神经源性肺水肿等并发症。

(一)临床表现

(1)潜伏期一般 3～7 天。

(2)没有明显的前驱症状,多数患者急性起病。发病前 1～2 天或发病的同时有发热,多在 38 ℃左右。

(3)主要侵犯手、足、口、臀等部位。疱疹呈圆形或椭圆形扁平凸起,内有混浊液体,有不痛、不痒、不结瘢痕的特征。由于口腔溃疡疼痛，患儿流涎拒食。

（4）并发症：病毒侵犯心、脑、肺等重要器官。如出现高热、白细胞不明原因增高而查不出其他感染灶时，应警惕重症患者如暴发性心肌炎、无菌性脑膜脑炎合并神经源性肺水肿的发生。

（二）诊断

（1）好发于夏秋季节。

（2）常在婴幼儿聚集的场所发生，呈流行趋势。

（3）临床主要表现为发热，口腔、手、足等部位黏膜、皮肤出现斑丘疹及疱疹样损害。

（4）实验室检查：外周血白细胞总数正常，淋巴细胞和单核细胞相对增加。急性期患者血清中柯萨奇病毒中和抗体滴度增高。

（三）治疗

（1）对症处理：加强护理，做好口腔卫生，口腔溃疡可选用金达液、蒙脱石散外涂。食物以流质及半流质等为宜。给予充分营养和维生素C、B族维生素。

（2）可用抗病毒药物如利巴韦林、盐酸吗啉胍（病毒灵）、干扰素等。

（3）合并症处理：合并脑炎、脑膜炎、心肌炎、肺水肿、循环衰竭等，应及时给予相应处理。

（梁　超）

第二节　真菌感染性疾病

一、隐球菌病

新型隐球菌所致的亚急性或慢性感染，主要侵犯中枢神经系统，也可侵及肺、皮肤、皮下和骨骼等。

（一）诊断

（1）易感人群，如肿瘤、糖尿病、免疫缺陷病、长期用抗生素或激素患者。

（2）病程长，前3月常有间歇性自然缓解。

（3）中枢神经系统隐球菌病：起病缓慢，阵发性头痛，恶心、呕吐，发热，数周至数月后出现高颅压症状，眼底视盘水肿。

（4）肺隐球菌病：常并发于隐球菌脑膜炎或慢性肺部疾病，症状不典型，有低热、咳嗽、乏力、体重减轻。胸片见肺下野单个或多个结节。

（5）骨隐球菌病：常侵犯颅骨和脊柱，呈破坏性病变，无骨膜增生，X线无特殊表现。

（6）取痰液、脑脊液、病灶组织涂片墨汁染色或真菌培养。

（二）治疗

（1）两性霉素B静脉点滴，从小剂量开始，每天 0.1 mg/kg，如无不良反应，渐增至每天 1～1.5 mg/kg，疗程 1～3 个月。

（2）两性霉素B椎管内注射：开始每天 0.01 mg，每天 1 次，剂量渐增。约 1 周内增至每次 0.1 mg，以后每隔 1～3 天增加 0.1 mg 直到 0.5～0.7 mg 为止。疗程一般约 30 次。连续注射 1 周后改为每周 2～3 次。

(3)氟康唑:＞3 岁每天 3~6 mg/kg,一次顿服或静脉滴注,每天最大量 400~800 mg。

(4)咪康唑鞘内注射:每次 10~20 mg,连用 3~7 天。

(5)5-氟尿嘧啶:50~150 mg/(kg·d),分 4 次口服,疗程为 4~6 周。

二、假丝酵母病

假丝酵母病是由假丝酵母属白假丝酵母引起的感染。它常导致皮肤、黏膜、指(趾)甲等浅部真菌感染,当人体免疫力降低时,也可感染胃肠道、肺、肾、脑膜等内脏器官,造成深部真菌感染。

(一)诊断

1.病原菌

主要有白假丝酵母、克柔假丝酵母、副克柔假丝酵母、类星状假丝酵母、热带假丝酵母等。白假丝酵母是本病主要的病原菌。原发病灶多在口腔,如鹅口疮,由口腔蔓延至胃肠道或呼吸道。

2.皮肤假丝酵母病

皮肤假丝酵母病包括假丝酵母性擦烂、甲沟炎、甲床炎、假丝酵母疹、念珠菌性扁平苔藓样皮肤病及假丝酵母肉芽肿。

3.黏膜假丝酵母病

口腔感染最常见,一层白色乳酪状物,呈点状、块状、絮状附着于黏膜上,不易拭去。

4.内脏假丝酵母病

由于抗生素、激素等药物的广泛应用,内脏假丝酵母感染有上升趋势,包括假丝酵母肺炎、食管炎、肠炎、心内膜炎、脑膜炎、败血症等。

5.实验室检查

(1)咽拭子标本、痰液、粪便、病灶组织或假膜、渗液等标本中检到真菌。

(2)真菌培养:以上标本接种在沙氏培养基中,3~4 天出现乳白色光滑菌落。

(二)治疗

1.鹅口疮、口角炎

制霉菌素混悬液涂于患处,每天 2~3 次。

2.严重泛发性皮肤念珠菌病

局部涂制霉菌素或两性霉素 B,口服克霉唑 30~60 mg/(kg·d)。氟康唑 6 mg/(kg·d)静脉滴注或口服。

3.假丝酵母食道炎和肠炎

制霉菌素,两岁以下每天 40 万~80 万 U,两岁以上每天 100 万~200 万 U,分 3~4 次口服。酮康唑 4~8 mg/(kg·d)口服。

4.内脏念珠菌病

(1)两性霉素 B:从小剂量开始 0.1 mg/(kg·d),逐渐增至 1.0 mg/(kg·d)。缓慢静脉滴注不少于6 小时,疗程 4~12 周。

(2)氟康唑:6 mg/(kg·d),每天 1 次静脉滴注。

(3)克霉唑:30~60 mg/(kg·d),分3 次口服。

(4)氟胞嘧啶:50~150 mg/(kg·d)分 3 次口服。

三、组织胞浆菌病

组织胞浆菌病是由荚膜组织胞浆菌感染引起的一种以侵犯网状内皮系统或肺为主的深部真菌病。传染性强,呼吸道传播。

(一)诊断

(1)播散型:多见婴幼儿,常并发于网状内皮系统疾病,病情危重,有发热、寒战、咳嗽、呼吸困难、头痛、腹泻、血便等。肝、脾、淋巴结肿大,白细胞减少,淋巴细胞增多,血小板计数减少,低色素性贫血。

(2)肺型。①急性:起病急,看发热、寒战、咳嗽、呼吸困难、胸痛,肺部闻及啰音,肝脾大,胸部X线呈弥漫性结节状致密影或局限性肺浸润,可伴有纵隔淋巴结肿大。②慢性:可由肺部原发病灶蔓延所致,也可为二重感染,临床表现酷似肺结核,胸片呈边缘清楚的肺实变,常呈进行性,导致肺纤维化和肺功能减退。

(3)皮肤试验:方法与结核菌素试验相似,皮试后 48~72 小时红肿硬结≥5 mm 为阳性。

(4)痰液、尿、血、骨髓及分泌物涂片或培养分离出荚膜组织胞浆菌,或病理切片发现酵母样真菌即可确诊。

(二)治疗

(1)口服酮康唑、或氟胞嘧啶或制霉菌素。

(2)重症或全身播散型需要静脉点滴两性霉素 B。

(吕爱华)

第三节 细菌感染性疾病

一、百日咳

(一)概述

百日咳是由百日咳鲍特菌引起的急性呼吸道传染病。

(二)诊断

1.流行病学

本病患者和隐性感染者为唯一传染源。通过咳嗽、喷嚏等飞沫传播。本病潜伏期 7~14 天。多见于婴幼儿。

2.症状和体征

(1)发热、咳嗽:可有低度或中度发热、咳嗽、咽痛伴全身不适等症状,3~4 天后退热,但咳嗽日益加重。

(2)阵发性痉挛性咳嗽:发病 2~4 周后,咳嗽演变成突发性、连续一二十声急促痉挛性咳嗽(处于连续呼气状态),咳至终末,可伴一口深长吸气,发出高音调的鸡鸣样吼声,不久又复发作。每天痉咳发作3~5 次至 10~20 次,呈昼轻夜重。在阵咳间歇时,患儿可以活动,玩耍如常。新生儿和幼小婴儿患者常无典型阵发性痉挛性咳嗽,往往开始或咳嗽数声后即出现屏气,面色发绀,窒息或惊厥。上述发作常发生于夜间,抢救不及时可窒息死亡。

(3)重症患者:可反复抽搐、意识障碍,甚至昏迷,可伴有脑膜刺激征或病理反射等神经系统异常表现。

(4)继发感染:肺部听诊清晰或仅有散在的湿啰音。

(5)注意并发症的发生:常见肺炎、肺不张、肺气肿及百日咳脑病。

3.实验室检查

(1)血常规:白细胞总数及中性粒细胞明显增高。

(2)细菌培养:用鼻咽拭子自鼻咽后壁取分泌物,或将培养皿面对患者咳嗽取样培养,均可获得阳性结果。

(3)血清学检查:双份血清进行凝集试验及补体结合实验,抗体效价递升4倍为阳性。

(三)治疗

1.抗生素治疗

(1)首选红霉素,每天 50 mg/kg,分 3～4 次口服,连用 7～14 天。

(2)氯霉素每天 30～50 mg/kg,分次口服或静脉滴注,连用 7～14 天。用药期间注意监测血常规。

2.激素治疗

病情严重可应用泼尼松 1～2 mg/(kg·d),分 3 次口服,疗程 5 天。

3.对症治疗

(1)镇静:出现惊厥可应用苯巴比妥,每次 3～5 mg/kg,或地西泮每次 0.1～0.3 mg/kg,口服或肌内注射,可并用氯苯那敏(扑尔敏)、赛庚啶等抗过敏药物。

(2)止咳:叶绿基甲萘醌肌内注射,1 岁以下每天 20 mg,1 岁以上每天 40 mg,分 2 次肌内注射,疗程5～10 天,有减轻阵发性咳嗽作用。普鲁卡因每次 5～8 mg/kg,溶于 5％～10％葡萄糖液 100～200 mL 静脉滴注,8～12 小时滴完,每天 1～2 次,用前需做皮试,疗程 5～7 天。

(3)高效价免疫球蛋白的应用:百日咳免疫球蛋白 2.5 mL(400 μg/mL)肌内注射,每天1 次,连用3～5 天,适用于重症患儿,幼婴剂量减半。

(4)雾化吸入:可选择激素地塞米松、抗生素庆大霉素、山莨菪碱等进行雾化治疗。

二、猩红热

(一)概述

猩红热是由 A 组 β 型溶血性链球菌引起的急性呼吸道传染病。

(二)诊断

1.传染源

猩红热患者、链球菌性咽峡炎患者和健康带菌者为传染源。本病主要通过呼吸道飞沫传播,儿童为主要易感人群。夏秋为高发季节。潜伏期 1～7 天。

2.症状和体征

(1)发热:体温多在 39 ℃左右,可伴畏寒、头痛、头晕、恶心、呕吐和咽痛及全身不适等症状。

(2)草莓舌:咽部和扁桃体充血水肿明显,其上多覆有脓性斑片状渗出物。软腭处有细小密集的红疹或出血点。舌见白苔,舌尖和边缘红肿,突出的舌乳头也呈白色,称为白草莓舌。4～5 天后,白苔脱落,舌面光滑鲜红,舌乳头红肿突起,称红草莓舌(杨梅舌)。

(3)皮疹:发病1~2天出疹,皮肤弥漫性充血潮红,其间散布针尖大小猩红色皮疹,压之褪色,10余秒后又恢复原状,2~5天后消退。面部潮红,无皮疹,口唇周围苍白,形成口周苍白圈。皮肤折叠处如腋窝、肘窝、腹股沟等处,皮疹更密,夹有出血点,形成明显的横纹线,称为帕氏线。皮疹少而轻者脱皮呈糠屑状,皮疹重者可呈大片状脱皮。

(4)重型患儿:全身中毒症状重,可出现嗜睡、烦躁、谵妄、惊厥和昏迷等神经系统症状,可很快出现血压下降及中毒性休克。

(5)外科型及产科型猩红热:细菌经损伤的皮肤或产道侵入,故无咽峡炎表现。皮疹首先出现于伤口附近,然后向其他处扩散,病情大多较轻。

3.并发症

如中耳炎、颈淋巴结炎和肺炎等化脓性并发症。变态反应性并发症多见于较大儿童,在猩红热痊愈后期的数周内常发生急性肾小球肾炎或风湿热。

4.鉴别诊断

本病应与金黄色葡萄球菌红斑毒素所致的猩红热样皮疹、猩红热样药物疹和其他出疹性疾病相鉴别。

5.实验室检查

(1)血常规:白细胞总数在$(10 \sim 20) \times 10^9/L$或更高,中性粒细胞可达75%~90%,可见中毒颗粒。

(2)病原学检查:从咽拭子标本可培养出A组β型溶血性链球菌。

(三)治疗

1.抗生素治疗

(1)青霉素:每天10万~20万 U/kg,静脉滴注,连用7~10天。

(2)对青霉素过敏者可选用红霉素、林可霉素及头孢菌素类。

2.对症治疗

(1)对于休克重症患儿要及时补充血容量、纠正酸中毒、给氧、输新鲜血等。

(2)血压下降可在补充血容量同时小剂量应用升压药。

(3)惊厥的患儿可应用镇静药对症治疗。

(4)注意休息,给予易消化和富有营养的食物,多喝水。

三、细菌性痢疾

(一)概述

细菌性痢疾简称菌痢,是由志贺菌属引起的急性肠道传染病。志贺菌属按其菌体抗原类型分为4群:痢疾志贺菌、福氏志贺菌、鲍氏志贺菌、宋氏志贺菌。目前以福氏志贺及宋氏志贺菌为常见。病菌由大便排出,通过污染的手、水、食物、蝇和用具传播,经口而感染。

(二)诊断

1.流行病学

患者和带菌者是传染源,人群对志贺菌属普遍易感,尤以学龄前儿童为多。本病全年均可发作,但夏秋季呈季节性高峰。潜伏期自数小时至7天,多数1~2天。

2.症状和体征

(1)典型症状:急性发作的腹泻,伴发热、腹痛、里急后重,脓血便或黏液便,左下腹有压痛。有些患儿出现食欲下降、恶心、呕吐,若不及时治疗,可出现脱水的症状,口渴、尿量少、烦躁等。

(2)非典型症状:腹痛、腹泻、解水样便,里急后重感不明显,不做化验易误诊为肠炎。

(3)中毒型菌痢:多见于2~7岁体质较好的儿童。以全身严重毒血症状为主,起病急骤,突发高热,体温可达40 ℃以上,患儿精神极差,嗜睡或烦躁,说胡话,甚至抽风,神志不清。凡突然发热、惊厥而无其他症状的患儿,必须考虑到中毒性菌痢的可能。此型患儿的肠道症状较轻而出现较晚,甚至根本无腹痛与腹泻,用直肠拭子或生理盐水灌肠后才能发现黏液,显微镜下可见大量红、白细胞。

(4)慢性期菌痢:病程超过2个月为慢性,常由急性期治疗不彻底、细菌耐药、合并营养不良及肠道寄生虫引起。患儿常体温不太高,腹部隐痛,腹泻与便秘交替,大便间歇出现黏液,脓血便。部分可有食欲缺乏、贫血、乏力、日见黄瘦、营养不良、精神萎靡等。

3.实验室检查

(1)血常规:急性期白细胞总数与中性粒细胞增高,中毒性菌痢时明显增高。

(2)大便常规:镜检可见大量红细胞、白细胞、脓细胞及巨噬细胞。临床怀疑中毒型菌痢而无腹泻者,可做肛门拭子或冷盐水灌肠,取排泄物做镜检。

(3)病原学检查:应在使用抗生素前,送新鲜的脓血便做细菌培养,可得阳性结果。病初1~2天阳性率高。

(三)治疗

1.抗生素治疗

(1)复方磺胺甲噁唑:以SMZ计算每天50 mg/kg,分2次服用。

(2)呋喃唑酮(痢特灵):每天100 mg/kg,分3次口服。

(3)阿米卡星(丁胺卡那霉素):每天4~8 mg/kg。分2次肌内注射或静脉滴注,个别可有耳毒性或肾毒性,6岁以下小儿禁用。

(4)第3代头孢菌素:如头孢噻肟钠、头孢曲松钠等,每天100~150 mg/kg,分2次滴注。

(5)吡哌酸:每天25~50 mg/kg,分3次口服。因疗效逊于第3代喹诺酮,不良反应相对较多,已趋于淘汰。

诺氟沙星(氟哌酸)每天10~15 mg/kg,分3次口服。疗程5~7天,18岁以下小儿禁用,因可影响骨骼发育,肝、肾功能欠佳者慎用。静脉给药可用环丙沙星。

2.中毒型菌痢治疗

(1)抗生素药物:选择同上,但应该静脉输入抗生素,病情好转再改用口服抗生素。

(2)控制体温:物理或药物降温,无效者用亚冬眠疗法,氯丙嗪及异丙嗪每天各1 mg/kg,肌内注射或加入5%葡萄糖液静脉滴注,每2~4小时1次,可连用2~4次,冬眠时间不超过12~24小时。

(3)抗惊厥:10%水合氯醛每次30~40 mg/kg灌肠,苯巴比妥钠每次5~8 mg/kg或地西泮0.1~0.3 mg/kg肌内注射,必要时静脉给药,速度要慢,用时注意观察呼吸。惊厥不止或反复发作者用20%甘露醇1~2 g/kg静脉注射,必要时4~8小时可重复,以防止脑水肿。

(4)防治循环衰竭:扩充血容量,纠正酸中毒,维持水与电解质平衡。

(5)缓解血管痉挛:阿托品每次0.03~0.05 mg/kg,静脉注射,每5~15分钟1次。或山莨菪碱每次0.5 mg/kg,静脉注射,每隔0.5~1小时重复1次,直至面色红润,四肢转暖,病情稳定,逐渐延长给药时间。

（6）升压药的应用：经以上治疗血压仍不稳定者可用多巴胺每分钟 $10\sim20$ μg/kg，静脉滴注。

（7）中药治疗：用清热解毒凉血药，如黄连解毒汤；惊厥用紫雪丹。

3.慢性菌痢的治疗

注意饮食，不吃生冷食物，不进食剩下的食物，可应用中药、药物保留灌肠等综合治疗。

四、伤寒与副伤寒

（一）概述

伤寒和副伤寒分别是由伤寒沙门菌和副伤寒沙门菌引起的急性肠道传染病。

（二）诊断

1.流行病学

患儿和带菌者是本病的传染源。伤寒和副伤寒是经消化道感染的肠道传染病，人群对本病普遍易感，以儿童发病为多。夏秋季为高发季节。本病潜伏期为 $3\sim40$ 天。

2.症状和体征

（1）高热：起病缓慢，体温渐上升，于 $5\sim7$ 天达 $39\sim40$ ℃（热型为稽留热或弛张热），伴全身不适、食欲缺乏等。持续高热不退，一般为 $10\sim14$ 天。

（2）伤寒面容：面色苍白、表情淡漠、对周围反应迟钝。

（3）皮疹：在胸、腹、背部可见到散在淡红色斑丘疹，直径为 $2\sim4$ mm，压之褪色，称玫瑰疹。

（4）肝脾大。

（5）相对缓脉：正常情况下体温升高脉搏随之增快，但该病体温高而脉搏相对慢。

（6）重症：可出现惊厥、昏迷或出现脑膜刺激征。

3.注意并发症的发生

（1）肠出血：常见于发病第 2 周，有腹泻者较易发生。出血量少者仅大便隐血试验阳性，出血量多者出现黑便或紫红色血便，伴血压下降。

（2）肠穿孔：肠壁溃疡侵蚀浆膜则致穿孔，穿孔部位多在回肠末端。患者感右下腹痛，伴恶心、呕吐及休克症状，$1\sim2$ 小时后症状短暂缓解，不久又出现高热、腹胀、腹壁紧张及压痛，肝浊音界消失。

（3）支气管肺炎：病程中常有咳嗽、咳痰、肺部啰音等，多见于婴幼儿。

（4）其他：如肝炎、中毒性心肌炎、肾炎等。

4.实验室检查

（1）血常规：白细胞总数及中性粒细胞计数常减少，嗜酸性粒细胞计数减少或消失。

（2）血、骨髓、尿、粪便培养：分离到伤寒沙门菌或副伤寒沙门菌。骨髓培养阳性率较血培养高，且出现早，持续久，不论病程早晚均宜进行骨髓培养。

（3）伤寒血清凝集试验：肥达反应，起病第 1 周末出现阳性，$4\sim5$ 周达最高峰，以后逐渐下降。当O抗体>1：80及H抗体>1：160有诊断意义。若 2 次阴性，$5\sim7$ 天复检 1 次，效价升高，则有诊断意义。

（三）治疗

1.抗生素治疗

（1）氨苄西林：每天 100～200 mg/kg，静脉滴注，退热后改为口服，疗程 2 周以上。

（2）阿米卡星（丁胺卡那霉素）：每天 8～10 mg/kg，肌内注射或静脉滴注，疗程 2 周。

（3）第 3 代头孢菌素类：如头孢噻肟钠，每天 50～100 mg/kg，静脉滴注，疗程一般为 2 周。

（4）氯霉素：每天 30～50 mg/kg，分 4 次，每 6 小时口服一次，热退 2～3 天后减半量，继服 2 周。不能口服时可改静脉用药，但剂量适当减少，用药期间应定期检查血常规。因不良反应大，一般不用。

2.对症治疗

（1）降温治疗：高热给予物理降温或中药降温。

（2）止痉治疗：地西泮静脉注射或水合氯醛灌肠。

（3）中毒症状明显者：可应用激素治疗。

五、败血症

（一）概述

败血症是由致病菌或机会致病菌侵入血液并繁殖引起的全身症状，严重者发生感染性休克及迁徙性病灶。常见致病菌有金黄色葡萄球菌、大肠埃希菌及肺炎链球菌或链球菌等。在小婴儿及免疫功能低下者，表皮葡萄球菌可为致病菌。

（二）临床表现

1.普通型

高热，全身不适伴寒战，可伴有呕吐及腹泻等胃肠道症状，部分患儿出现皮肤瘀点或瘀斑。金黄色葡萄球菌败血症患者皮肤出现多形态皮疹，有荨麻疹、麻疹样皮疹，部分患儿短期内进展至多器官功能衰竭。

2.暴发型

全身中毒症状明显，面色灰或发绀，皮肤发花，精神萎靡，惊厥或昏迷，迅速进入休克状态，部分患儿短期内进展至多器官功能衰竭。

3.亚急性败血症

表现拒食、反应差、面色青灰，常有黄疸、肝脾大、低热，易并发细菌性脑膜炎。

（三）诊断要点

（1）全身中毒症状明显，高热伴寒战，皮肤出现瘀点、瘀斑、多形态皮疹，常有迁徙性病变如肺炎、关节炎、皮肤化脓、心内膜炎等。

（2）辅助检查。①血常规：白细胞计数升高，以中性粒细胞为主，有中毒性颗粒。②细菌培养：用药前取血 2～3 mL 做培养，分离致病菌进行药物敏感试验。

（四）治疗

1.病原治疗

（1）革兰氏阳性菌

1）葡萄球菌：金黄色葡萄球菌和表皮葡萄球菌对抗菌药物的敏感性相似，因此药物治疗相同，选择下列之一静脉滴注：①苯唑西林 100 mg/(kg·d)；②红霉素 30～50 mg/(kg·d)；③头孢唑啉或头孢拉定 100 mg/(kg·d)；④耐酶复合青霉素及头孢菌素如阿莫西林克拉维酸钾 60～

90 mg/(kg·d),氨苄西林舒巴坦 100~150 mg/(kg·d)。上述药物每天分 3~4 次静脉滴注。可联合应用阿米卡星 4~8 mg/(kg·d),后者分两次静脉滴注;⑤对耐药葡萄球菌败血症常应用去甲万古霉素 20~30 mg/(kg·d),分 3~4 次静脉滴注。第 3 代头孢菌素主要对革兰氏阴性菌作用强,但对耐药球菌也有良好的作用。

2)肺炎链球菌:青霉素 10 万~20 万 U/(kg·d),分 3~4 次静脉滴注。也可选第 3 代头孢菌素。

3)溶血性链球菌:青霉素为首选。对青霉素过敏可用红霉素或头孢唑啉。

(2)革兰氏阴性菌

1)大肠埃希菌:①首选哌拉西林 200~300 mg/(kg·d)或氨苄西林 100~200 mg/(kg·d),分 3~4 次静脉滴注,联合应用氨基糖苷类抗生素(庆大霉素或阿米卡星)。②头孢呋辛 100 mg/(kg·d)或磷霉素钠 100~300 mg/(kg·d)。③第 3 代头孢菌素(头孢哌酮、头孢噻肟、头孢曲松)。

2)克雷伯菌及产气荚膜梭菌:首选用第 2 代或第 3 代头孢菌素(头孢呋辛、头孢哌酮、头孢噻肟或头孢曲松等)。

3)铜绿假单胞菌:敏感菌首先用阿米卡星或哌拉西林。耐药菌应选用下列之一。①头孢哌酮舒巴坦:40~80 mg/(kg·d),分 2~4 次静脉注射或静脉滴注。②头孢他啶 100 mg/(kg·d),分 2~3 次静脉注射或静脉滴注。③氨曲南 80~120 mg/(kg·d),分 3~4 次静脉滴注。

(3)厌氧菌:甲硝唑 15 mg/(kg·d),分 2~3 次静脉滴注。也可用克林霉素 30~40 mg/(kg·d),分 2~3 次静脉滴注。

2.对症治疗

(1)一般治疗:保持水和电解质平衡,严重者酌情给予全血或血浆支持。

(2)糖皮质激素应用:一般不用,暴发型败血症全身中毒症状严重者,在首选有效抗菌药物同时,可应用地塞米松 0.5~1 mg/(kg·d),分两次静脉滴注,1~3 天即停用。

3.并发症治疗

化脓性病灶不论其为原发性或迁徙性,均应及时切开排脓或加以引流。

六、布鲁氏菌病

(一)概述

布鲁氏菌病是由布鲁氏菌引起的人畜共患的传染病。传染源是病畜,以羊为主,牛、猪次之。进食病畜的奶、肉或与病畜接触可受染,也可通过呼吸道和眼结膜而致病。最易受累的组织是肝、脾、淋巴结、肺和肠。

(二)诊断

1.流行病学史

曾居住于牧区,有与病畜(羊、牛、猪)接触或进食病畜的奶、肉的病史。

2.临床表现

病情轻重和病程长短差别较大。一般表现为起病缓慢,发热可持续数周至数月,热型不一,可为波状热、弛张热、稽留热或脓毒败血型,发热逐渐上升后持续 1 到数月,然后逐渐退下,经数天到 2 周又回升,周期反复地发热,不治可持续达数月之久。与发热同时可伴有寒战、乏力、大汗、食欲缺乏、体重减轻、咳嗽、关节痛和神经痛、腹泻或便秘。肝脾大,淋巴结肿大,关节红肿,也可有皮疹(淡红色斑丘疹或出血点)。小儿常哭闹不安、头痛、不活泼,年长儿童可有睾丸炎。也可有中枢神经系统损害,但少见。

3.实验室检查

(1)病原学检查:应在抗生素治疗前进行血培养或骨髓培养,阳性率较高(约 80%),其他如脑脊液、肝或淋巴结穿刺液、尿液也可做细菌培养。

(2)血清学检查。①布鲁氏菌凝集试验:效价 1∶160 以上为阳性,病程中效价上升者更有意义。②补体结合试验:出现较晚,在病程 3 周时才出现阳性反应(效价>1∶8 为阳性),但特异性高。③抗人球蛋白试验:效价>1∶80 为阳性。④加热凝集反应:将患者血清加热,用 2-巯基乙醇或半胱氨酸作用后,如凝集效价较原来降低 30% 以上者为自然感染。可用以鉴别接种菌苗后和自然感染后的血清凝集反应。⑤皮内试验:用于流行病学调查。皮内注射 48 小时后,局部红肿硬结直径>2 cm者为阳性,说明感染过此病。

(三)治疗

1.一般治疗

卧床休息,饮食应富营养易消化。多饮水,注意水分、电解质平衡。有高热、关节痛或神经痛者可予对症处理。

2.病原治疗

(1)复方新诺明:按 SMZ 50 mg/(kg·d),每天分 2 次服用,疗程 3～4 周。

(2)链霉素:25 mg/(kg·d),分 2 次肌内注射,连用 3 周,休息 1 周,再连用 3 周。

(3)氨苄西林:100 mg/(kg·d)肌内注射,连用 3 周,休息 1 周,再连用 3 周。

(四)预防

(1)不喝生牛奶或羊奶。

(2)发现病畜,及时隔离,彻底治疗。

(3)与牲畜接触多者,应进行预防接种。

七、白喉

(一)概述

白喉是由白喉棒状杆菌所引起的急性呼吸道传染病。传染源为患者及带菌者,主要通过飞沫传播,也可通过被污染的用品、玩具和食品传播。

(二)诊断

1.流行病学

多见于秋冬季节发病,1～5 岁的儿童发病率高。

2.症状和体征

(1)喉及气管支气管白喉:最常见,表现低热、咽痛,扁桃体可见点状灰白色假膜,周边充血,可扩展到腭垂(悬雍垂)、软腭、咽后壁、鼻咽部及喉部。

(2)咽白喉:多见于幼儿。常由咽白喉发展而成,临床症状出现吠声咳嗽、声音嘶哑、呼吸困难,吸气时呈现三凹征(锁骨上窝、胸骨上窝、肋骨间隙吸气时明显下陷),严重时出现窒息。

(3)鼻白喉:症状轻,低热,流浆液血性鼻涕,鼻前庭一侧或双侧可见假膜形成。

(4)可出现并发症:如心肌炎、气管白喉等。

3.实验室检查

(1)血常规:白细胞总数及中性粒细胞计数增高。

(2)咽拭子涂片:取假膜和组织交界处分泌物做涂片和培养,可查到白喉棒状杆菌。

(三)治疗

1.白喉抗毒素早期、足量的应用

注射前要做皮肤过敏试验,20分钟后观察结果。如试验呈阴性反应,即可肌内注射所需抗毒素的半量,观察1小时无反应,再将余量用葡萄糖液稀释后静脉缓滴;如试验呈阳性反应,采取脱敏治疗。

2.抗生素应用

青霉素20万~40万U,2次/天,肌内注射。对青霉素过敏选用红霉素每天25~35 mg,分4次口服。疗程5~7天。

3.对症治疗

出现心肌炎静脉滴注维生素C、能量合剂等。气管白喉可应用雾化吸入抗生素等治疗。

(彭　峰)

第八章

新生儿常见疾病的诊疗

第一节　新生儿呼吸暂停

新生儿呼吸暂停为早产儿呼吸停止 20 秒以上伴心动过缓（心率＜100 次/分）及发绀。心动过缓及发绀常在呼吸停止 20 秒后出现，当呼吸停止 30～40 秒后出现肤色苍白、肌张力低下，此时婴儿对刺激反应可消失。

胎龄越小呼吸暂停的发作越多，发作持续时间并不一致，但到达第 37 周时即停止发作，严重反复发作的呼吸暂停如处理不当可因脑缺氧损害造成脑室周围白质软化及耳蜗背侧神经核受损导致脑性瘫痪及高频性耳聋，故呼吸暂停必须及时发现并迅速纠正。

一、病因及发病机制

新生儿呼吸暂停可分为特发性及继发性两类。

（一）特发性呼吸暂停

指无任何原发疾病而发生的呼吸暂停，发病机制可能与下列因素有关。

1.与脑干神经元的功能有关

早产儿脑干神经细胞间树状突少，神经元细胞间突触少，呼吸控制不稳定，当神经元传入冲动少时，呼吸中枢传出冲动亦少，即引起呼吸暂停。胎龄越小，中枢越不成熟，脑干听觉诱发反应示传导时间延长，随着胎龄增加，传导时间缩短，呼吸暂停发作亦随之减少。

2.与胎龄大小及对 CO_2 的敏感性有关

胎龄越小中枢越不成熟，对 CO_2 升高的反应敏感性越低，尤其低氧时化学感受器对 CO_2 的刺激反应更低，易使呼吸抑制。

3.与快速眼动睡眠有关

早产儿快速眼动睡眠占优势，此期内呼吸不规则，肋骨下陷，肋间肌抑制，潮气量降低，肺容量降低 30％，PaO_2 下降后呼吸功增加，早产儿膈肌的氧化纤维数量少，易疲劳而产生呼吸暂停。

4.与上气道呼吸肌张力有关

上气道呼吸肌，如颏舌肌，能起着吸气时保持咽部开放的作用，早产儿颏舌肌张力低下，快速眼动睡眠常可引起梗阻性呼吸暂停发作。

5.与神经递质有关

早产儿神经递质儿茶酚胺量低,致使化学感受器敏感性差,易造成低通气及呼吸暂停。

(二)继发性呼吸暂停

1.低氧血症

当新生儿肺透明膜病广泛肺萎陷时,或动脉导管开放左向右分流肺血流增加肺顺应性降低时,或感染性肺炎产生低氧血症时,可导致呼吸暂停发作,当上述疾病出现呼吸暂停发作时,常为疾病恶化的象征。

2.中枢疾病

早产儿易发生脑室及脑室周围出血,严重时可发生呼吸暂停。严重的中枢缺氧性损害及中枢感染时均易导致呼吸暂停发作。

3.异常高反射

贲门、食管反流或其他因素所致的咽部分泌物积聚、喉上神经反射性抑制呼吸、吮奶时奶汁刺激迷走神经、<32周龄者吞咽不协调及放置胃管刺激咽部时均可引起呼吸暂停。

4.早产儿贫血

医源性失血超过总血容量的10%时,因中枢灌注压降低可引起呼吸暂停发作,早产儿晚期贫血亦可导致严重呼吸暂停发作。

5.感染

如败血症。

6.代谢紊乱

早产儿易倾向发生低血糖、新生儿低血钙、代谢性酸中毒等,均易导致呼吸暂停发作。

7.环境温度

相对高的环境温度可诱发呼吸暂停发作。

8.体位不当

颈部过度屈曲或延伸时因上气道梗阻可引起呼吸暂停。

9.药物抑制

镇静剂用量太大、速度太快时可引起呼吸暂停。

继发于上述疾病的呼吸暂停又分三种类型:第一类称中枢性呼吸暂停,发作时无吸气动作;第二类为梗阻性呼吸暂停,发作时有呼吸动作但因气道阻塞无气流进入;第三类为混合性呼吸暂停,先为梗阻性呼吸暂停,继之发生中枢性呼吸暂停。

二、监护

所有小于34周龄的婴儿出生后的第1周内,条件许可时必须以呼吸暂停监护仪监护,或以心、肺监护仪监护心率及呼吸,并设置好心率和呼吸暂停时间报警值,当心率小于100次/分出现报警时应检查患儿有无呼吸运动及是否有呼吸运动而无气流进入。每个有呼吸暂停发作的婴儿均应详细记录呼吸暂停发作的时间、发作时的严重情况及经过处理等。

三、诊断

根据上述定义即可诊断。

特发性呼吸暂停往往在出生后第2~6天发生,出生后第一天或第一周后出现呼吸暂停者常有原因可以找到,在做出特发性呼吸暂停诊断时必须排除可能存在的继发因素,应从病史、体检着手考虑,出生第一天发生呼吸暂停常示肺炎、败血症或中枢缺氧缺血性损害,应根据不同情况考虑行动脉血气、血糖、血钙、血电解质、血细胞比容、胸片、血培养及头颅 B 超检查以明确病因诊断。

四、治疗

频繁发作呼吸暂停的早产儿(指每小时发作 2～3 次者)当无继发因素可查得时可按下列步骤进行治疗。

（一）增加传入神经冲动,防止触发因素

1.给予刺激增加传入冲动

发作时可先用物理刺激如弹拍足底、摇动肩胸部等,并可置振荡水袋于患儿背部,定时加以振荡刺激(给予前庭及本体感受刺激)以减少呼吸暂停发作。

2.防止触发因素

置于低限的中性环境温度中,保持皮肤温度于 36.2 ℃ 可减少发作。避免寒冷刺激面部,面罩或头罩吸氧均需加温湿化。避免咽喉部用力吸引,摆好头位,勿屈颈及过度延伸头颈部,以免引起气道梗阻。

（二）给氧

反复发作有低氧倾向者在监测 PaO_2 情况下(可用经皮动脉血氧分压、脉搏血氧饱和度监测及血气分析)可给低浓度氧,一般吸入氧浓度不超过 25％,将 PaO_2 保持在 6.7～9.3 kPa。SpO_2 保持在 85％～95％,轻度低氧引起呼吸暂停发作者给氧可减少呼吸功和/或因低氧所致的中枢抑制反应。

（三）俯卧位

俯卧位可改善肺的通气功能,可减少呼吸暂停发作。

（四）皮囊加压手控通气

上述治疗无效,发作严重时需以面罩皮囊加压手控通气,使呼吸立刻恢复,并可同时加用药物治疗。

（五）药物治疗

可用甲基黄嘌呤类药物(茶碱、氨茶碱、咖啡碱)。

1.茶碱或氨茶碱(含茶碱量 85％)

国内常用氨茶碱,可静脉注射或口服,剂量随妊娠周龄、出生后年龄而异,推荐负荷量为 4～6 mg/kg,隔 6～8 小时用维持量每次 1.4～2 mg/kg,作用机制包括:①增加延髓化学感受器对 CO_2 的敏感性,使呼吸规则,潮气量增加。②抑制磷酸二酯酶,增加环磷酸腺苷水平,作用于多种神经介质。③增加呼吸的驱动作用。④增加膈肌收缩,减少膈肌疲劳。⑤增加儿茶酚胺的作用,从而增加心脏搏出,改善组织氧合。应用茶碱或氨茶碱时如条件许可应行血药浓度监测,血清药物浓度应保持在6～12 μg/mL,峰浓度应在用维持量3 剂后测定,静脉给药者在给药后0.5～1 小时采血测定,口服者在用药后 2 小时测定,药物平均半衰期为30 小时,出生 3～4 周后半衰期可缩短至 20 小时。茶碱在体内的代谢可受某些同时应用的药物影响,并与体内某些脏器的功能有关,如红霉素可使茶碱在体内的代谢率减慢,出现充血性心力衰竭、严重肝脏疾病时其代谢率亦可减慢,如有上述情况可延长给药间隔时间。茶碱的毒性与血药浓度有关,新生儿期当血药浓度为 20 μg/mL 时可发生心动过速(心率可大于 180 次/分),继之出现激惹、不安及胃肠道症状如呕吐、腹胀和/或喂养不耐受等。当与洋地黄类药物一起应用时可出现心动过缓,血浓度如 >50 μg/mL 时可出现抽搐。茶碱又可增加肾小球滤过率,在应用过程中因对糖皮质激素及儿茶酚胺的刺激会导致高血糖及游离脂肪酸增加。茶碱亦可使脑血管收缩,增加脑血管阻力,减少脑血流,但对中枢功能的影响不大。

2.咖啡碱

常用枸橼酸咖啡因(10 mg 枸橼酸咖啡因中含 5 mg 咖啡碱基质),此药对中枢刺激作用较茶碱强,但不良反应较茶碱小。治疗量与中毒量间的范围较大,较为安全。负荷量为枸橼酸咖啡因 20 mg/kg,口服或静脉注射,负荷量应用 24 小时后用维持量 5~10 mg/kg,一天一次(或可分为一天二次),口服能完全吸收。作用机制与茶碱同,能增加中枢对呼吸的驱动作用及增加对 CO_2 的敏感性,有条件时应做血药浓度监测,将血药浓度维持在 10~20 μg/mL,药物平均半衰期为 100 小时,毒性小,无心血管、胃肠道不良反应,降低药物代谢的因素与茶碱相同。血浓度 >50 μg/mL 时有激惹不安,静脉给药时亦可产生高血糖及游离脂肪酸增加。

(六)持续气道正压通气(CPAP)

可用鼻塞或气管插管进行,压力可置于 0.196~0.392 kPa,用 CPAP 后能将气体阻滞于肺内,增加功能残气量,可改变肺的牵张感受器,达到稳定胸壁顺应性、消除吸气时对肋间反射的抑制、使呼吸暂停发作的次数减少的效果。

(七)机械通气

上述治疗无效、严重反复发作持续较长时间者可用机械通气。无肺部疾病者呼吸机初调值为吸气峰压 1.47~1.76 kPa,吸气时间 0.75~1 秒,呼吸率 20~25 次/分,吸入氧浓度 0.25 左右(一般与应用呼吸机前一致)。

(八)病因治疗

如短期内医源性失血量达总血液 10% 应及时输血。

出生后 1 个月左右一般情况良好的早产儿呼吸暂停缓解后再次出现时,必须检查血红蛋白或血细胞比容以排除贫血引起的呼吸暂停,有贫血时输血治疗可使呼吸暂停迅速停止。

(九)警惕婴儿猝死综合征

对于一般情况良好体重已达 2 kg 左右待出院早产儿,如再次出现呼吸暂停又无病因可查得时,可重新应用氨茶碱治疗,若条件许可应对这类患儿作脑干听觉诱发电位测定,如脑干功能异常除继续应用氨茶碱外,应警惕婴儿猝死综合征的发生,出院时应教会其父母亲或家属做正确的心肺复苏。

(薛贯星)

第二节　新生儿窒息与复苏

新生儿窒息是指婴儿出生后 1 分钟内未启动自主呼吸或未建立有效通气的呼吸动作,呈现外周性(四肢肢端)和/或中央性(面部、躯干和黏膜)发绀甚至肤色苍白,肌张力不同程度的降低(严重时四肢松软),心率可能下降至 <100 次/分甚至 <60 次/分,血压正常或下降,最严重者甚

至无心跳。主要是由于产前或产程中胎儿与母体间的血液循环和气体交换受到影响,胎儿发生进行性缺氧、血液灌流降低,称胎儿窒息或宫内窘迫。少数是出生后的因素引致的。产前、产时或产后因素导致的窒息可统称为围产期窒息。

几十年来,为降低围产期新生儿窒息的发生率、病死率和致残率,我国围产期新生儿学工作者进行了十分艰苦的努力。近年来在中华人民共和国国家卫生健康委员会和中华医学会的领导和组织下,参照国外成功的经验,成立了"中国新生儿复苏项目专家组",制定了《新生儿窒息复苏指南》,广泛开展新生儿窒息复苏的人员培训,同时大力推动新生儿窒息复苏所需设备、用品的国产化,我国新生儿窒息复苏工作揭开了崭新的一页,各地纷纷报道执行《新生儿窒息复苏指南》取得的成效。然而,在许多地区新生儿窒息仍是新生儿死亡和导致新生儿智力障碍的主要因素之一。要做到凡有婴儿出生的地方,都有经过复苏培训的人员,都具备合适的复苏场所和应有的设备、用品,还需要我们继续进行十分艰苦的努力。

一、病因

产前或产程中,常见的因素如下。

(一)母亲因素

任何导致母体血氧含量降低的因素都会引致胎儿缺氧,如急性失血、贫血[血红蛋白(Hb)<100 g/L]、一氧化碳中毒、低血压、妊娠期高血压疾病、慢性高血压或心、肾、肺疾病、糖尿病等。另外要注意医源性因素。①孕妇体位:仰卧位时子宫可压迫下腔静脉和腹主动脉,前者降低静脉回心血量,后者降低子宫动脉血流。②孕妇用药:保胎用吲哚美辛可致胎儿动脉导管早闭,妊娠期高血压疾病用心痛定可降低胎盘血流,孕妇用麻醉药,特别是脊椎麻醉和硬膜外麻醉可致血压下降。

(二)脐带因素

脐带>75 cm(正常为30~70 cm)时易发生打结、扭转、绕颈、脱垂等而致脐血流受阻或中断。

(三)胎盘因素

胎盘功能不全、胎盘早剥、前置胎盘等。

(四)胎儿因素

宫内发育迟缓,早产,过期产,宫内感染。

(五)生产和分娩因素

常见的因素是滞产,现代妇产科学将第一产程分潜伏期和活跃期,初产妇潜伏期正常约需8小时,超过16小时称潜伏期延长,初产妇活跃期正常需4小时,超过8小时称活跃期延长,或进入活跃期后宫口不再扩张达2小时以上称活跃期停滞。而第二产程达1小时胎头下降无进展称第二产程停滞。以上情况均可导致胎儿窘迫。其他因素有急产、异常胎位、多胎、头盆不称、产力异常等。

少数婴儿出生后不能启动自主呼吸,常见的原因是:中枢神经受药物抑制(母亲分娩前30分钟至2小时内接受镇静剂或麻醉药)、早产儿、颅内出血、先天性中枢神经系统疾病、先天性肌肉疾病、肺发育不良等。

二、病理生理

(一)生化改变

由于缺氧,糖原进行无氧糖酵解,大量乳酸堆积,即代谢性酸中毒。同时二氧化碳潴留致高碳酸血症,即呼吸性酸中毒,故婴儿出现严重混合性酸中毒和低氧血症时,血气分析可见PaO_2、SaO_2、$PaCO_2$、pH、BE 均下降。此外,很快出现低血糖(由于糖原耗竭)、低血钙和高血钾,并见氧自由基、心房利钠尿多肽等释放,以及血清肌酸激酶同工酶(CPK-MB)和乳酸脱氢酶增高。

(二)血流动力学改变

新生儿窒息发生后,恢复到胎儿循环,此时肺血管收缩,阻力增加,肺血流量减少,故左心房血流量亦减少,压力降低,通过卵圆孔右向左分流增加,新生儿即出现青紫。如此状态持续则可诊断为持续性胎儿循环或肺动脉高压。另外,窒息初期,血液重新分配,肠、肾、皮肤、肌肉、肺血管收缩,心排血量和血压基本正常,保持了脑、心、肾上腺的血液供应。但这种代偿时间短暂,随着窒息持续,缺氧、酸中毒和低血糖等代谢紊乱造成脑和心等重要脏器损伤,血压、心率下降,加重缺氧、酸中毒和器官损伤,形成恶性循环。

(三)再灌注损伤

近年来研究发现,窒息过程的缺氧、缺血、酸中毒等对重要脏器(如脑)的损伤只是初步的,更重要的损伤往往发生在经过复苏、血液再灌注之后,由于一些有害的兴奋性氨基酸的释放、钙离子内流及大量氧自由基产生,重要脏器更多细胞会凋亡和坏死。

(四)重要脏器损伤

(1)脑:对缺氧最敏感。动物实验发现,窒息 8 分钟,部分动物出现脑损伤;窒息 12.5 分钟,全部动物发生脑损伤。主要改变是脑水肿、出血、脑实质坏死和白质软化。

(2)心脏:缺氧、酸中毒、ATP 减少、钙离子内流,以及心肌糖原耗竭均可致心肌受损,使心排血量、血压和心率下降。有报道称缺氧可致心脏乳头肌坏死,导致房室瓣反流而发生心力衰竭。

(3)肾脏:窒息后不少新生儿出现尿少[尿量<1 mL/(kg·h)]、血尿、蛋白尿和管型尿,少数因重度窒息致肾皮质和/或肾小管坏死而致肾衰竭,监测尿 α_1-微球蛋白及尿 β_2-微球蛋白有助早期发现肾功能减退。

(4)胃肠道:可发生应激性溃疡并出血,新生儿窒息可诱发坏死性小肠结肠炎。

(5)肝脏:缺氧可全面影响肝脏功能,包括氨基转移酶升高、黄疸加重、凝血因子生成障碍而引起出血等。

(6)肺:缺氧、酸中毒可引起肺血管收缩及血管活性介质释放,而导致新生儿持续性肺动脉高压;又由于肺泡上皮细胞坏死、脱落,形成透明膜,而发生新生儿肺透明膜病;同时肺毛细血管亦受损伤,如凝血因子减少(肝脏受损所致),加上医源性因素(如心功能受损情况下,仍大量输入碳酸氢钠、全血、清蛋白等),可发生肺出血。如窒息同时有胎粪吸入,则可发生肺不张、张力性气胸等严重并发症。

三、临床表现

正常分娩过程,胎儿要经历短暂缺氧,这是由于子宫阵阵收缩,子宫、胎盘和脐带受到挤压而使血流间歇性减少甚或中断,胎儿出现间歇性缺氧即窒息。但时间短暂,每次宫缩平均历时 50～75 秒,宫缩停止,血流便恢复。90%的胎儿可以耐受此过程,娩出后 2～5 秒便发出第一声哭声,启动自主呼吸,1 分钟内出现规律呼吸。约 10％的胎儿受到一些病理因素的影响,出生后启动自主呼吸有困难,表现为轻或中度窒息,发绀,心率 100 次/分左右,肌张力尚可或稍差,需简单复苏支持。其中约 1％则因缺氧严重,表现为重度窒息,中央性发绀,甚或肤色苍白,肌张力低,心率<100 次/分,甚至<60 次/分,需强有力的复苏措施。90％的新生儿窒息发生在产前或产时,前者称孕期胎儿窘迫,多为慢性缺氧,后者称产时胎儿窘迫,多为急性缺氧或慢性缺氧急性加重。

(一)慢性缺氧或慢性窒息

慢性缺氧或慢性窒息较多见。由于上述各种致病因素影响,胎儿间歇发生缺氧缺血。开始通过血液重新分配进行代偿,如病因不去除,胎儿由于缺氧和酸中毒逐渐加重,会出现胎动异常,胎心率不规则(<120 次/分或>160 次/分),排出胎粪。如生物物理学监测(biophysicalprofile,BPP,包括胎儿呼吸、胎动、肌张力、胎儿心率反应、羊水量等)、心音图(phonocardiogra,PCG)异常或胎儿头皮血 pH<7.2(正常为 7.25～7.35),如接近足月,应考虑结束妊娠。此时婴儿娩出,多为轻度窒息,发绀可能主要是外周性(四肢肢端),呼吸轻度抑制,对复苏反应良好,少有后遗症。再如胎儿窘迫持续,发展为严重酸中毒和低血压,必然导致重要脏器损伤。此时婴儿娩出,虽经积极复苏抢救,难免发生并发症和后遗症。可见,早期检出胎儿窘迫并密切观察十分重要,这有待产科、儿科医师密切合作,共同研究,必要时提早分娩,即宁要一健康的、接近足月的早产儿,也不应等发生了脑损伤才让婴儿娩出,这时娩出的可能是一个足月儿,但将来可能是个智力残疾儿,这是一定要避免发生的。

(二)急性缺氧或急性窒息

临床上并不少见,如产程中突然发现持续的脐血流受阻或中断。急性窒息的典型过程,根据在猕猴身上所做的实验(正常、足月猕猴胎儿剖宫产娩出,未开始呼吸便将其头放入一袋盐水内),分为 4 个期。

1.原发性呼吸增快

1～2 分钟,一阵阵喘气,肢体挣扎,皮色红,反应良好、活跃。

2.原发性呼吸停止

约 1 分钟,发绀,心率下降,约 100 次/分,肌张力及对刺激反应尚可,刺激它可恢复自主呼吸。

3.继发性呼吸增快

5～6 分钟,深而不规则的连续喘气,发绀加重,血压开始下降。

4.继发性(终末性)呼吸停止

约在窒息开始后 8 分钟出现,呼吸动作完全停止,刺激不能诱发自主呼吸,肌张力进行性降低,显著苍白,心率和血压进一步下降。如不复苏抢救,会于数分钟内死亡。

在实验性窒息过程中,PaO_2 在 3 分钟内从 3.4 kPa(25 mmHg)降至 0,$PaCO_2$ 按 1.3 kPa/min 速度升高,即在 10 分钟内从 6.0 kPa(45 mmHg)升至 20.0 kPa(150 mmHg),血中乳酸含量从 10 mmol/L升至 15 mmol/L,pH 在 10 分钟内从 7.3 降至 6.8～6.5。终末期并出现高钾血症,血钾高达 15 mmol/L。

临床上很难准确判定一名窒息婴儿是处在原发性呼吸停止或继发性(终末性)呼吸停止。凡婴儿出生后无呼吸或只阵发性喘气(无效的呼吸动作),说明婴儿极需辅助通气,故均应认真进行复苏抢救。有条件者,可测血中 pH,如 pH>7.25,则多属原发性呼吸停止,即轻或中度窒息,经处理很快出现自主呼吸;如 pH 在 7.0～7.10,可能是原发性也可能是继发性呼吸停止,经刺激,可能出现微弱自主呼吸,但不足以建立肺泡通气,需短时间的复苏支持;如 pH<7.0,多为严重窒息,肌肉松弛,心率<60 次/分,肯定是处在继发性(终末性)呼吸停止阶段,如仍得不到正确的复苏抢救,婴儿最终死亡,全过程在足月儿身上约 20 分钟。

四、诊断

主要根据临床表现做出诊断,并决定是否需要进行复苏。

新生儿窒息的诊断标准至今尚未统一。1953 年美国麻醉科医师维珍尼亚·阿普加(Virginia Apgar)提出阿普加评分(表 8-1),包括 5 个项目,每一项目分 0、1 和 2 分 3 个分度。婴儿娩出后第 1、5 分钟各进行一次评分,第 1 分钟评分在 4～7 分为轻度窒息,0～3 分为重度窒息。如第 1 分钟评分正常(8 分及以上),但第 5 分钟评分在 7 分或以下,仍应诊断为窒息。必要时在第 10、15 和 20 分钟再行评分。阿普加评分提出后先是在国外继而在国内广为应用,对及时发现和处理窒息及不良预后的判断起了很好的作用。但现在人们认识到,婴儿出生后第 1 秒钟便要进行初步评估,以确定该婴儿是正常分娩或需要复苏支持。一名窒息婴儿出生后 1 分钟已经经历了至少 2 次,甚至 3 次评估及一系列的处理,故 1 分钟阿普加评分已不可能反映婴儿出生时状况,但是 5 分钟、10 分钟、15 分钟和 20 分钟的阿普加评分,对估计婴儿对复苏的反应及对不良预后的判断仍有参考价值。在实际工作中,除使用阿普加评分,将当时的复苏情况予以详细记录也十分重要。

表 8-1 阿普加评分表

体征	评分		
	0	1	2
心率(次/分)	0	<100	>100
呼吸	无	不规则,喘气	规则,哭声响亮
肌张力	松软	降低或正常,但无活动	正常伴活跃动作
对咽插管反应	无	面部有少许反应	反应好,咳嗽
躯干颜色	苍白	紫蓝	红润

由于阿普加评分存在局限性,美国儿科学会(AAP)和美国妇产科学院(ACOG)1996 年共同制定了新生儿窒息诊断标准:①脐动脉血显示严重代谢性或混合性酸中毒,pH<7.0。②阿普加评分 0～3 分,并且持续时间>5 分钟。③有神经系统表现,如惊厥、昏迷或肌张力低。④多脏器损伤。我国也有学者在探讨新生儿窒息的诊断标准,这有待大家展开讨论,最后由有关学会共同商定。

五、新生儿窒息的复苏术

美国心脏协会(AHA)和美国儿科学会(AAP)于 2006 年发表他们 2005 年修订的《新生儿复苏指南》[以下简称"美国指南(05)"]。我国参照美国的方案,于 2007 年发表由中国新生儿复苏项目专家组修订的《新生儿窒息复苏指南》[以下简称"指南(07)"],这是我国实施新生儿窒息复苏的指导性文件。以下简要介绍指南(07)的一些特点及一些参考意见。

(1)首先强调 3 个 30 秒:第 1 个 30 秒决定是否要复苏,不要等待 1 分钟进行阿普加评分后认为"有窒息"再开始复苏,而是出生后立即用几秒钟时间进行快速评估 4 项指标(是否足月,羊水是否清,是否呼吸或哭,肌张力好否),如全为"是",不必进行复苏,但只要 4 项中有 1 项为"否",则进行初步复苏(进入 A,A 即通畅气道,包括保暖、头轻度仰伸体位、清理气道、擦干全身、触觉刺激诱发自主呼吸)。以上快速评估及初步复苏共需 30 秒。第 2 个 30 秒根据评估 3 项生命体征即呼吸、心率和肤色,决定是否需要进入 B(B 即人工正压通气)。第 3 个 30 秒再次评估 3 项生命体征,特别是心率(可听诊心脏或触摸脐带根部脐动脉搏动)。心率>100 次/分说明病情稳定,心率<60 次/分需进入 C(C 即胸外心脏按压)和 D(D 即应用肾上腺素和/或扩容剂)。

(2)羊水胎粪污染的处理问题:国内外对是否早期插管吸引或用表面活性物质冲洗等存在不同意见。指南(07)和美国指南(05)都明确规定,即羊水胎粪污染不论稀或稠,不再推荐头娩出后肩娩出前插管吸引,只要婴儿有活力(呼吸规则或哭声响亮,肌张力好,心率>100 次/分),则继续初步复苏而不插管,如无活力(上述 3 项中有 1 项不好者),立即插管吸引。

(3)用氧或空气复苏问题:国内外近年来都有用空气(含 21% 的氧)进行新生儿窒息复苏的成功经验,主要是用于足月儿,至于对早产儿,其安全性及效果尚不清楚。总之,对用空气进行复苏尚需进行更深入的研究。指南(07)及美国指南(05)仍首先推荐用纯氧进行复苏,也可用 21%~100% 的氧,但如 90 秒病情无改善,应将吸氧浓度(FiO_2)提高至 100%(纯氧)。至于早产儿,动脉血氧过高有伤害性,用氧浓度要特别小心。

(4)用药问题:复苏一般不再推荐使用碳酸氢钠,但经加压通气及心脏按压改善通气和循环以后,如确定存在代谢性酸中毒,特别是较重的酸中毒,可以适当使用碳酸氢钠。纳洛酮一般也不再推荐使用,除非适应证明确。若正压人工呼吸使心率和肤色恢复正常后,出现严重的呼吸抑制,或母亲分娩前 4 小时有注射麻醉药史,则推荐静脉内给药。若母亲是吸毒者,则一定不能使用纳洛酮,否则会使病情加重。肾上腺素要静脉内给药,药量是 1∶10 000 每次 0.1~0.3 mL/kg。

(5)专项强调早产儿[特别是出生体重<1 500 g 的极低出生体重(VLBW)儿和<1 000 g 的超低出生体重(ELBW)儿]复苏需关注的 6 个方面(如保暖)特别重要。初步复苏中的擦干身体只适用于足月儿,对早产儿(特别是 VLBW 儿和 ELBW 儿)则不应费时去擦身,而是除头颅外全身立即放入聚乙烯塑料袋(保鲜袋)内并放在辐射保暖台上。但无论是早产儿或足月儿都要避免高体温,缺血后高体温可加重脑损伤。

(6)人工正压通气问题:新生儿窒息复苏首先是要让肺泡有良好的通气和换气,建立稳定的功能残气量,避免肺内静动脉血分流。要达此目标就要正确进行人工正压通气,正确应用 PEEP 和 CPAP,特别是早产儿及早应用 CPAP 可减少插管和正压通气的并发症。指南(07)在这方面做了十分详尽的介绍。

(7)强调每次高危分娩都要有一名熟悉新生儿复苏的人员参加,要达到此目标应做到以下 3 点:①要有计划广泛开展理论与实践相结合的人员培训,让各级医疗机构凡有分娩的地方都要有人熟悉新生儿复苏。人员掌握的技术可分两个层次,多数人掌握保持气道通畅和让肺膨胀的技术(如用面罩气囊加压通气),少数人掌握较全面的复苏技术如气管插管、正压通气、胸外按压和用药等。②要建立良好的产儿合作机制,提高预见性,及早发现高危分娩。③国外用复苏现场录影带做回顾研究,发现即使是高年资的顾问医师在复苏时都有不规范的动作,因此要强调复训的重要性。

(8)强调事前做好准备,包括场所(保暖台、抢救台、光照、电源等)、设备、药物及各种用品等。

(9)强调各级政府和医疗机构的有力领导和支持,才有可能保证上述各项的实现。

(10)新生儿窒息复苏成功的关键如下。①预见性:根据存在的高危因素预测婴儿出生时需要复苏。②足够的准备,包括熟悉复苏的人员、场所、设备、药品和用品等。③正确的评估。④迅速开始各项支持措施。

(11)还特别强调复苏后继续监护,包括体温、生命体征、血液生化及血气,以及各重要脏器的功能,并积极防止感染。

(彭　峰)

第三节　新生儿缺氧缺血性脑病

一、概述

新生儿缺氧缺血性脑病(hypoxic ischemic encephalopathy,HIE)是指由各种围生期因素引起的部分或完全缺氧、脑血流减少或暂停而导致胎儿和新生儿脑的缺氧缺血性损害而表现中枢神经系统异常的一种疾病。早产儿发生率明显高于足月儿,但由于足月儿在活产新生儿中占绝大多数,所以仍以足月儿多见,是导致小儿神经系统后遗症的常见病之一。

二、临床表现

(一)一般表现
(1)宫内窘迫史或出生后窒息史。
(2)出生后 24 小时内出现神经系统症状。
(二)临床表现
出生后 12~24 小时出现以下异常神经系统症状,并根据临床表现,将本病分为轻、中、重三度。

1.轻度
兴奋,拥抱反射稍活跃。

2.中度
嗜睡、迟钝,肌张力减低,拥抱反射、吸吮反射减弱,常伴惊厥,可有轻度中枢性呼吸衰竭,瞳孔缩小,前囟紧张或稍膨隆。

3.重度
昏迷,松软,拥抱反射、吸吮反射消失,惊厥常见或持续性,常有中枢性呼吸衰竭,瞳孔不对称扩大,对光反应消失,前囟膨隆、紧张。

三、辅助检查

(一)血清酶学检查
1.神经元特异性烯醇化酶(NSE)
HIE 时血浆中 NSE 活性升高。
2.肌酸激酶(CK)
同工酶 CK-BB 升高可作为早期诊断,估计病情(分度),判断预后较特异的指标。

3.血清乳酸脱氢酶(LDH),天冬氨酸转氨酶(即谷草转氨酶,GOT)

3天后活性明显增高,则示预后不良,但不能作为诊断 HIE 和分类的依据。

(二)B超检查

B超可见缺氧性病变(如脑水肿、基底神经节和丘脑损伤)及缺血性病变(如脑动脉梗死、脑室周围白质软化)。

(三)CT检查

脑室周围呈弥漫性或不对称性低密度区,与 B 超相比,CT 对近颅骨部位的病变诊断率较高,对脑软化的显示较明显。

四、诊断

(一)诊断依据

同时具备以下 4 条者可确诊,第 4 条暂时不能确定者可作为拟诊患者。

(1)有明确的可导致胎儿宫内窒息的异常产科病史,以及严重的胎儿宫内窘迫表现(胎心<100 次,持续 5 分钟以上和/或羊水Ⅲ度污染)。

(2)出生时有重度窒息,指阿普加评分第 1 分钟≤3 分,并延续至第 5 分钟时仍≤5 分;或者出生时脐动脉血气 pH≤7.0。

(3)出生后 24 小时内出现神经系统表现,如意识改变(过度兴奋、嗜睡、昏迷),肌张力改变(增高或减弱),原始反射异常(吸吮反射、拥抱反射减弱或消失),惊厥,脑干症状、体征(呼吸节律改变、瞳孔改变、对光反应迟钝或消失)和前囟张力增高。

(4)排除低钙血症、低血糖症、感染、产伤和颅内出血等为主要原因引起的抽搐,以及遗传代谢性疾病和其他先天性疾病所引起的神经系统疾病。

(二)鉴别诊断

1.先天性病毒感染

新生儿巨细胞病毒、弓形体等感染可出现惊厥、病理性黄疸、肝大、脾大,特异性抗原、抗体等阳性,头颅 CT 及 B 超常显示脑钙化灶或脑水肿。

2.中枢神经系统感染

常有感染病史或感染灶,并有发热、抽搐、全身中毒症状及脑膜刺激征、血 C 反应蛋白升高,脑脊液异常。

3.其他疾病

先天性脑发育异常、低钙血症、产伤、母产前使用麻醉剂、镇静剂等,有相应病史与实验室检查特点。

五、治疗

维持良好通气,稳定内环境,改善脑血流及促进神经细胞代谢,积极对症处理,早期进行干预和康复训练,力争恢复受损神经细胞的功能,减少或减轻后遗症。

(一)一般治疗

加强护理、保暖。根据病情尽早开始喂奶或喂糖水。监测血气、血生化指标,动态观察头颅B 超等,根据各项指标分析病情,指导治疗,维持生命体征稳定。

（二）用药治疗

1.出生后 3 天内的治疗

其可归纳为"三维持"和"三对症"治疗。

（1）维持良好的呼吸功能和稳定的内环境：窒息复苏后吸氧，遇呼吸困难、缺氧明显者，适当加大氧浓度和延长吸氧时间，使血氧分压（PaO_2）维持在 6.7～9.3 kPa（50～70 mmHg）；重度呼吸性酸中毒者，可行呼吸机辅助呼吸并拍摄胸片了解肺部病变性质，小剂量碳酸氢钠纠正酸中毒，保持正常 pH。

（2）维持良好的循环，保持心率和血压在正常范围：当心率＜120 次/分、心音低钝，或皮肤苍白、肢端发凉（上肢达肘关节，下肢达膝关节），前臂内侧皮肤毛细血管充盈时间延长≥3 秒时，应考虑缺氧缺血性心肌损害存在，可给予小至中剂量多巴胺 2.5～5.0 μg/（kg·min）静脉滴注，根据病情还可加用多巴酚丁胺和果糖。

（3）维持血糖的适当水平：为保证神经细胞代谢水平，降低脑损伤程度，HIE 患儿的血糖应控制在正常值的高限 5.0 mmol/L，可通过调整葡萄糖输入调节血糖，速度以 6～8 mg/（kg·min）为宜。若患儿一般症状尚可，无明显颅内压增高、呕吐、腹胀和频繁惊厥等表现，应尽早经口或鼻饲糖水或奶，以防白天血糖过高，夜间血糖过低。

（4）限制液量和降低颅内压：出生后 3 天内，若新生儿脑水肿较明显，静脉输液量应限制在 60～80 mL/（kg·d），速度控制在 3 mL/（kg·h）左右，并保证所有液体在 24 小时内匀速滴入。颅内压增高多于出生后 4 小时出现，在 24 小时左右表现最明显，若患儿出生后第 1 天即表现前囟张力增加，可应用小剂量 20％甘露醇 0.25～0.5 g/kg，每 4～6 小时可重复给药 1 次，必要时还可加用呋塞米 0.5～1 mg/kg 静脉注射，力争使颅内压在 2～3 天内明显降低。甘露醇应在症状改善后逐渐延长用药间隔时间，逐渐停药。对有肾功能损害者，甘露醇应慎用。

（5）控制惊厥：HIE 惊厥常在 12 小时内发生，止痉药首选苯巴比妥钠，负荷量为 15～20 mg/kg缓慢静脉推注或肌内注射，12 小时后改为 5 mg/（kg·d）维持量，分 2 次应用。若惊厥未能控制，也可在首次给药间隔15～20 分钟后追加用药，每次 5 mg/kg，直至最大负荷量达 30 mg/kg。反复出现惊厥时可加用短效镇静剂，如水合氯醛 50 mg/kg 灌肠，必要时也可缓慢静脉推注地西泮，每次 0.1～0.3 mg/kg。对呈现兴奋、易激惹的重度窒息患儿，也可早期即应用苯巴比妥钠，每次 10～20 mg/kg。

（6）消除脑干症状：重度 HIE 患儿出现深度昏迷、呼吸节律不齐或呼吸暂停等呼吸中枢受抑制表现；皮肤苍白、肢端发凉、心音低钝，皮肤毛细血管充盈时间延长；瞳孔缩小或扩大，对光反射消失；眼球固定或有震颤；或频繁发作惊厥且用药物难以控制，此时可考虑应用纳洛酮，剂量为 0.05～0.10 mg/kg静脉注射，随后改为 0.03～0.05 mg/（kg·h）静脉滴注，持续 4～6 小时，连用 2～3 天或直至症状明显好转。

（7）其他：出生后 24 小时后即可开始应用促进神经细胞代谢的药物；合并颅内出血者，可静脉注射或肌内注射叶绿基甲萘醌 5 mg/d，连用 2～3 天；为有效清除氧自由基，可静脉滴注维生素 C 0.5 g/d或口服维生素 E 10～50 mg/d。

2.出生后 4～10 天的治疗

（1）促进神经细胞代谢的药物：出生后 24 小时即可开始应用胞磷胆碱 100～125 mg/d，或丽珠赛乐（国产脑活素）2～5 mL/d，加入 50 mL 液体内静脉滴注，10～14 天为 1 个疗程，上述二药可任选一种或合用。

(2)复方丹参注射液:复方丹参注射液每天 6～10 mL,分 2 次静脉滴注,能有效调节微循环,改善脑缺血区血液的供应,出生后 24 小时即可开始应用,连用 10～14 天为 1 个疗程。

(3)判定治疗效果:①经以上治疗后,中度和部分重度患大多从第 4～5 天开始病情即出现好转,表现为惊厥停止、颅内压增高消失、肌张力逐渐恢复、会哭和吮乳,至第 7 天,最多至第 9 天病情会明显好转,此类患儿继续治疗至 10～14 天便可出院。②部分重度 HIE 患儿,经治疗 10 天左右后病情可仍无明显好转,意识淡漠或消失,肌张力低下,原始反射引不出,或仍有惊厥和颅内压增高,提示预后不良,此时需要延长治疗时间并进行强化治疗,同时应注意供给足够的奶量和热量,以防低血糖。

3.出生 10 天后的治疗

其主要是针对重度 HIE 患儿并经上述治疗效果不满意者,需继续治疗以防止或减轻神经系统后遗症。

(1)促进神经细胞代谢药物强化治疗:尚存在争议,有待进一步深入研究,常用丽珠赛乐、复方丹参注射液、神经节苷脂(GM-1),可反复应用 2～3 个疗程,以强化治疗效果。有条件者还可加用碱性成纤维细胞生长因子(bFGF)治疗。

(2)新生儿期的干预。①视觉刺激法:逗引患儿让其看人脸,或将色彩鲜艳的气球挂在患儿床头,反复引起其注意。②听觉刺激法:每天播放音调悠扬而低沉的优美乐曲,每次 15 分钟,每天 3 次,乐曲不宜频繁更换。③触觉刺激法:在音乐背景下柔和地抚摩和按摩患儿,被动屈曲其肢体,以及不断变换体位等。④前庭刺激法:拥抱患儿时给予适当的摇晃和震荡。

(3)动态监测:注意感官、智力和运动功能等方面的动态监测,遇有异常者,应尽早地在专业医师指导下进行康复训练。

(三)其他治疗

目前,谷氨酸受体拮抗剂、一氧化氮合成酶抑制剂、钙通道阻滞剂、自由基清除剂、促红细胞生成素、亚低温、大剂量苯巴比妥等新疗法尚在研究中,且多仅用于动物实验。亚低温疗法(降低脑温或体温 2～4 ℃)逐渐受到关注,现已进入临床研究阶段。

(彭　峰)

第四节　胎粪吸入综合征

胎粪吸入综合征(meconium aspiration syndrome,MAS)是由胎儿在宫内或产时吸入混有胎粪的羊水而导致的,以呼吸道机械性阻塞及化学性炎症为主要病理特征,以出生后出现呼吸窘迫综合征为主要表现的临床综合征。多见于足月儿或过期产儿综合征。

一、病因和病理生理

(一)胎粪吸入

胎儿在宫内或分娩过程中缺氧,使肠道及皮肤血流量减少,继之迷走神经兴奋,最终导致肠壁缺血痉挛,肠蠕动增加,肛门括约肌松弛而排出胎粪。同时缺氧使胎儿产生呼吸运动(喘息),将胎粪吸入气管内或肺内,或在胎儿娩出建立有效呼吸后,将胎粪吸入肺内。也有学者根据早产儿很少发生羊水混有胎粪,而过期产儿发生率则高于35%这一现象,推断羊水混有胎粪也可能是胎儿成熟的标志之一。

（二）不均匀气道阻塞和化学性炎症

MAS的主要病理变化是由于胎粪的机械性阻塞所致。

1.肺不张

部分肺泡因其小气道被较大胎粪颗粒完全阻塞,其远端肺泡内气体吸收,引起肺不张,使肺泡通气/血流降低,导致肺内分流增加,从而发生低氧血症。

2.肺气肿

黏稠胎粪颗粒不完全阻塞部分肺泡的小气道,则形成"活瓣",吸气时小气道扩张,使气体能进入肺泡,呼气时因小气道阻塞,气体不能完全呼出,导致肺气肿,致使肺泡通气量下降,发生CO_2潴留;若气肿的肺泡破裂则发生新生儿肺气漏,如间质性肺气肿、纵隔气肿或气胸等。

3.正常肺泡

部分肺泡的小气道可无胎粪,但该部分肺泡的通换气功能均可代偿性增强。由此可见,MAS的病理特征为不均匀气道阻塞,即肺不张、肺气肿和正常肺泡同时存在,其各自所占的比例决定患儿临床表现的轻重。

因胆盐是胎粪组成之一,故胎粪吸入除引起呼吸道的机械性阻塞外,也可刺激局部引起化学性炎症,进一步加重通、换气功能障碍。胎粪尚有利于细菌生长,故MAS也可继发细菌感染。此外,近年来有文献报道,MAS时Ⅱ型肺泡上皮细胞受损和肺表面活性物质减少,但其结论尚需进一步研究证实。

（三）肺动脉高压

严重缺氧和混合性酸中毒使肺小动脉痉挛,甚至血管平滑肌肥厚(长期低氧血症),导致肺动脉阻力增加,右心压力升高,发生卵圆孔水平的右向左分流;肺血管阻力的持续增加,使肺动脉压超过体循环动脉压,从而导致功能性已关闭或尚未关闭的动脉导管发生导管水平的右向左分流,即新生儿持续性肺动脉高压(Persistent pulmonary hypertension of newborn,PPHN)。上述变化将进一步加重低氧血症及混合性酸中毒,并形成恶性循环。

二、临床表现

（一）吸入混有胎粪的羊水

吸入混有胎粪的羊水是诊断MAS的前提。①分娩时可见羊水混有胎粪。②患儿皮肤、脐带和指、趾甲床留有胎粪污染的痕迹。③口、鼻腔吸引物中含有胎粪。④气管插管时声门处或气管内吸引物可见胎粪(即可确诊)。

（二）呼吸系统表现

患儿症状轻重与吸入羊水的性质(混悬液或块状胎粪等)和量的多少密切相关。若吸入少量或混合均匀的羊水,可无症状或症状轻微;若吸入大量或黏稠胎粪者,可致死胎或出生后不久即死亡。常于出生后开始出现呼吸急促(>60次/分)、发绀、鼻翼翕动和吸气性三四征等呼吸窘迫综合征表现,少数患儿也可出现呼气性呻吟。体格检查可见胸廓前后径增加,早期两肺有鼾音或粗湿啰音,以后出现中、细湿啰音。如呼吸窘迫综合征突然加重,并伴有呼吸音明显减弱,应怀疑气胸的发生。

（三）PPHN

多发生于足月儿，在有文献报道的 PPHN 患儿中，75％其原发病是 MAS。重症 MAS 患儿多伴有 PPHN，主要表现为持续而严重的发绀，其特点为：当 $FiO_2 > 0.6$，发绀仍不能缓解；哭闹、哺乳或躁动时发绀加重；发绀程度与肺部体征不平行（发绀重，体征轻）。部分患儿胸骨左缘第 2 肋间可闻及收缩期杂音，严重者可出现休克和心力衰竭。

尽管发绀是 PPHN 的主要临床表现，但常需与青紫型先天性心脏病或严重肺部疾病所导致的发绀相鉴别，故应做如下实验。①高氧试验（hyperoxia test）：吸入纯氧 15 分钟，如动脉血氧分压（PaO_2）或经皮血氧饱和度（$TcSO_2$）较前明显增加，提示为肺实质病变；PPHN 和青紫型先心病则无明显增加。②动脉导管前、后血氧差异试验：比较动脉导管前（右桡或颞动脉）和动脉导管后（左桡、脐或下肢动脉）的 PaO_2 或 $TcSO_2$，若动脉导管前、后 PaO_2 差值＞2.0 kPa（15 mmHg）或 $TcSO_2$ 差值＞4％，表明动脉导管水平有右至左分流；若无差值也不能除外 PPHN，因为也可有卵圆孔水平的右至左分流。③高氧-高通气试验：应用气管插管纯氧复苏气囊通气，频率 60～80 次/分，通气 10～15 分钟，使动脉血二氧化碳分压（$PaCO_2$）下降和血 pH 上升，若 PaO_2 较通气前升高＞4.0 kPa（30 mmHg）或 $TcSO_2$ ＞8％，则提示 PPHN 存在。

严重 MAS 可并发红细胞增多症、低血糖、低钙血症、HIE、多器官功能障碍综合征及肺出血等。

三、辅助检查

（一）实验室检查

血气分析：pH 及 PaO_2 降低，$PaCO_2$ 增高；血常规、血糖、血钙和相应血生化检查；气管内吸引物及血液的培养。

（二）X 线检查

两肺透过度增强伴有节段性或小叶性肺不张，也可仅有弥漫性浸润影或并发纵隔气肿、气胸等（见图 8-1）。临床统计尚发现部分 MAS 患儿胸片改变不与临床表现成正比，即胸片严重异常者症状却很轻，胸片轻度异常甚或基本正常，症状反而很重。

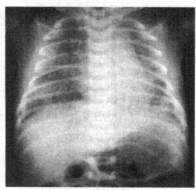

图 8-1　MAS 的胸部 X 线片

注：双肺纹理增强、模糊，见模糊小斑片影，双肺野透过度增高，右侧水平叶间胸膜增厚

（三）超声波检查

彩色多普勒超声检查有助于 PPHN 的诊断。

四、治疗

（一）促进气管内胎粪排出

为促进气管内胎粪排出，可采用体位引流、拍叩和震动胸部等方法。对病情较重且出生后不久的 MAS 患儿，可气管插管后进行吸引，胎粪黏稠者也可向气管内注入 0.5 mL 氯化钠溶液后再行吸引，以减轻 MAS 的病变程度及预防 PPHN 发生。此外，动物实验结果表明，即使在胎粪进入气道 4 小时后，仍可将部分胎粪吸出。

（二）对症治疗

1.氧疗

当 $PaO_2 < 8.0$ kPa(60 mmHg)或 $TcSO_2 < 90\%$ 时，应依据患儿缺氧程度选用鼻导管、面罩或氧气涵等吸氧方式，以维持 PaO_2 8.0～10.6 kPa(60～80 mmHg)或 $TcSO_2$ 90%～95% 为宜。若患儿已符合上机标准，应尽早机械通气治疗。

2.纠正酸中毒

(1)纠正呼吸性酸中毒：可经口、鼻或气管插管吸引，保持气道通畅，必要时进行正压通气。

(2)预防和纠正代谢性酸中毒：纠正缺氧，改善循环，当血气结果中碱剩余为 -10～-6 时，应在保证通气的前提下予以碱性药物。

3.维持正常循环

出现低体温、肤色苍白和低血压等休克表现者，应用血浆、全血、5%清蛋白或氯化钠溶液等进行扩容，同时静脉滴注多巴胺和/或多巴酚丁胺等。

4.其他

(1)限制液体入量：严重者常伴有脑水肿、肺水肿或心力衰竭，应适当限制液体入量。

(2)抗生素：不主张预防性应用抗生素，但对有继发细菌感染者，根据血、气管内吸引物细菌培养及药敏结果应用抗生素。

(3)肺表面活性物质：目前有应用其治疗 MAS 的临床报道，但患者数较少，确切疗效尚有待证实。

(4)预防新生儿肺气漏：需机械通气患者，气道峰压和 PEEP 不宜过高，以免引起气胸等。

(5)气胸治疗：应紧急胸腔穿刺抽气，可立即改善症状，然后根据胸腔内气体的多少，可反复胸腔穿刺抽气或行胸腔闭式引流。

(6)其他：保温、镇静、满足热量需要、维持血糖和血钙正常等。

（三）PPHN 治疗

去除病因至关重要。

1.碱化血液

碱化血液是治疗 PPHN 经典且有效地方法之一。采用人工呼吸机进行高通气，以维持动脉血气：pH 7.45～7.55，$PaCO_2$ 3.3～4.7 kPa(25～35 mmHg)，PaO_2 10.6～13.3 kPa(80～100 mmHg)或 $TcSO_2$ 96%～98%，从而降低肺动脉压力。

但应注意，低碳酸血症可减少心搏量和脑血流量，特别是早产儿增加了脑室周围白质软化的发生机会，故 PPHN 治疗中应避免造成过度的低 $PaCO_2$。此外，静脉应用碱性药物如碳酸氢钠，对降低肺动脉压也有一定疗效。

2.血管扩张药

静脉注射妥拉唑林虽能降低肺动脉压,但也会引起体循环压力相应或更严重下降,鉴于妥拉唑林可使肺动脉和体循环压力同时下降,其压力差较前无改变甚或加大,故非但不能减少反而可能增加右向左分流,目前临床已很少应用。近年来,磷酸二酯酶抑制剂如西地那非(Sildenafil)等,可选择性扩张肺血管,被试用于新生儿 PPHN,也取得一定疗效。

3.一氧化氮吸入(inhaled nitric oxide,iNO)

NO 是血管舒张因子,由于 iNO 的局部作用,肺动脉压力下降,而动脉血压不受影响,故不乏是 PPHN 治疗的选择之一。近年来的临床试验也表明,iNO 对部分患者有较好疗效。

4.其他

在 PPHN 的治疗中,有报道称肺表面活性物质能使肺泡均匀扩张,降低肺血管阻力;关于是否应用糖皮质激素及 CPAP 治疗尚存在争议;液体通气尚在试验中;高频振荡通气取得了一定效果;体外膜氧合器(ECMO)对严重 MAS(并发 PPHN)疗效较好,但价格昂贵,人员及设备要求高。

五、预防

积极防治胎儿宫内窘迫和产时窒息;尽量避免过期产;及时纠正低氧血症和混合性酸中毒对预防 PPHN 至关重要。

(薛贯星)

第五节　新生儿感染性肺炎

新生儿感染性肺炎是新生儿期的常见病,也是引起新生儿死亡的重要病因。据统计,其病死率为5%～20%。新生儿感染性肺炎可由细菌、病毒、支原体或原虫等不同病原体感染引起,可发生在宫内、分娩过程中和产后,分别称为产前、产时和产后感染性肺炎。

一、病因和感染途径

由于新生儿呼吸道黏膜清除功能不成熟,气道窄,免疫力低下,易罹患肺部感染。新生儿感染性肺炎常通过宫内感染、分娩过程中感染和出生后感染3种途径引起。

(一)宫内感染

宫内感染主要是通过胎盘传播,主要的病原体为病毒,如巨细胞病毒、单纯疱疹病毒、肠道病毒等,常由母亲妊娠期间原发感染或潜伏感染复燃、病原体经血行通过胎盘感染胎儿,引起胎儿肺、肝、脑等多系统感染。因此,肺炎通常为宫内全身感染的一部分,疾病严重程度与宫内感染时间有关。孕母细菌(大肠埃希菌、克雷伯菌)、原虫(弓形体)或支原体等感染也可经胎盘感染胎儿,但较少见。近年来,国内梅毒螺旋体感染呈上升趋势,主要发生在妊娠20～24周后经胎盘感染胎儿。母亲阴道内细菌或病毒上行感染羊膜,引起羊膜绒毛膜炎,污染了羊水,胎儿吸入污染的羊水,也会发生感染性肺炎,据报道羊膜早破超过72小时,羊膜绒毛膜炎发生率高达50%以上。

（二）分娩过程中感染

分娩时胎儿通过产道吸入污染的羊水或母亲宫颈分泌物感染肺炎。常见病原体为大肠埃希菌、肺炎链球菌、克雷伯菌、李斯特菌、B族溶血性链球菌（美国多见）等，也有病毒、解脲支原体或沙眼衣原体。早产、滞产、产道检查过多更易诱发感染。

（三）出生后感染

出生后感染远较上述两种途径发生率高，主要感染途径有以下3种。

1.呼吸道途径

与呼吸道感染患者接触，病原体经飞沫传给新生儿，先发生上呼吸道感染，继之向下呼吸道蔓延导致肺炎。病原体常为病毒，以呼吸道合胞病毒、流行性感冒病毒、腺病毒多见。

2.血行感染

病原体随血液进入肺而致肺炎，常为败血症的一部分。

3.医源性途径

由于医用器械如吸痰器、雾化器、供氧面罩、气管插管等消毒不严，或呼吸机使用时间过长，或通过医护人员手传播等引起感染性肺炎。病原体以金黄色葡萄球菌、大肠埃希菌多见。近年来随着气管插管、导管等普遍使用及极低出生体重儿抢救成活率提高，机会致病菌如克雷伯菌、表皮葡萄球菌、铜绿假单胞菌、柠檬酸杆菌等感染日益增多。广谱抗生素使用过久易发生假丝酵母菌肺炎。

二、临床表现

（一）宫内感染性肺炎

宫内感染性肺炎发病较早，多在出生后3天内发病。临床表现差异很大，出生时常有窒息史，复苏后可有气促、呻吟、青紫、呼吸困难。肺部体征出现较晚，部分患者可有呼吸音粗糙、减低或湿啰音。严重者可出现呼吸衰竭、心力衰竭、DIC、休克或新生儿持续性肺动脉高压。经胎盘感染者常缺乏肺部体征，而表现为黄疸、肝大、脾大、视网膜炎和脑膜脑炎等多系统受累。也有出生后数月进展为慢性肺炎者。

（二）分娩过程中感染性肺炎

分娩过程中感染性肺炎常经过一定的潜伏期后才发病。发病时间因不同病原体而异，一般在出生数天至数周后发病，如细菌性感染在出生后3～5小时发病，Ⅱ型疱疹病毒感染多在出生后5～10天。而衣原体感染潜伏期长，出生后3～5天出现衣原体性结膜炎，3～12周发生衣原体肺炎，先出现上呼吸道感染症状，随之出现呼吸急促、窘迫，肺部哮鸣音、湿啰音，病程可达数周或1个月以上。

（三）出生后感染性肺炎

出生后感染性肺炎主要症状有呼吸困难、口吐泡沫、口周青紫、反应低下、吸气三凹征、发热或体温不升等，少数患者有咳嗽。肺部体征在发病早期常不典型，可有呼吸音粗糙或减低，逐步出现肺部啰音，严重患者可出现呼吸衰竭、心力衰竭等并发症。血行感染者中毒症状重，以黄疸、肝大、脾大、脑膜炎等多系统受累为主。金黄色葡萄球菌肺炎患者常并发化脓性脑膜炎、脓气胸、肺脓肿、肺大疱、骨髓炎等。呼吸道合胞病毒肺炎可表现为喘息，肺部听诊可闻哮鸣音。早产儿肺炎表现不典型，常表现为呼吸暂停、不吃、不哭、体温不升等。

三、辅助检查

(一)影像学检查

影像学检查对肺炎的诊断具有重要价值,并且有助于与其他引起呼吸窘迫综合征的疾病鉴别。宫内感染性肺炎影像学表现为双肺弥漫性毛玻璃样、网状等间质性改变;吸入性肺炎表现为双肺沿支气管分布小片状模糊影、支气管壁增厚影、肺气肿、肺膨出等,少数可见阶段性肺不张、胸腔积液。细菌性肺炎主要为肺泡炎症,表现为肺纹理增粗、边缘模糊、小斑片状密度增高影,病情进展时病灶可融合成片;金黄色葡萄球菌肺炎常并发脓气胸、肺大疱。病毒性肺炎以间质性肺炎为主,表现为支气管、血管周围的纤维条状密度增高影,肺间质呈网状影,可伴有肺气肿。部分患者出生后第 1 天胸片无改变,应动态观察肺部 X 射线变化,可发现相应病变。CT 分辨率高,采用薄层扫描可提高图像分辨率,显示早期病变,对于肺部其他疾病的鉴别诊断也有极大的帮助。

(二)实验室及其他辅助检查

宫内感染性肺炎患者周围血象白细胞数可正常、减低或增高;部分巨细胞病毒、弓形体或梅毒螺旋体感染者红细胞、血小板计数降低;脐血或外周血 IgM 大于 $200\sim300$ mg/L 提示宫内感染;血清特异性 IgM 抗体增高对病原学诊断有价值。出生后立即进行胃液涂片可发现胃液中有白细胞和有与母亲产道相同的病原体;或取患者血标本、气管分泌物等进行涂片、培养和对流免疫电泳等检测有助于病原学诊断。血 C 反应蛋白增高为感染性肺炎的敏感指标;支气管肺泡灌洗液中细胞总数及中性粒细胞增高及灌洗液上清中白细胞介素-1、白细胞介素-6、白细胞介素-8、肿瘤坏死因子-α升高,有助于感染性肺炎的诊断。细菌感染性肺炎常伴败血症,血培养和药物敏感试验有助于明确致病菌。对怀疑病毒感染患者可进行病毒分离、免疫学检查或聚合酶链反应(PCR)检查。另外,应动态监测血气变化,有条件者可作肺功能检查,以协助判断肺炎的严重程度。

四、鉴别诊断

应与新生儿湿肺、新生儿肺透明膜病、胎粪吸入综合征、新生儿颅内出血等相鉴别。

五、治疗

(一)呼吸管理

反复吸净口、鼻、咽分泌物,必要时雾化吸入,确保呼吸道通畅。痰多者积极加强肺部物理治疗,定期翻身拍背,以利分泌物排出,改善肺不张。

(二)供氧

根据病情选择鼻导管、面罩、头罩或鼻塞持续气道正压给氧。呼吸衰竭时可采用气管插管和机械通气治疗,维持动脉血氧分压在 $6.65\sim10.7$ kPa。同时注意呼吸机应用可能存在的并发症。

(三)抗病原体治疗

应针对病原选用药物。细菌性肺炎者可参照败血症选用抗菌药;医院内感染者耐药菌发生率较高,应根据当地病原菌特点选择抗菌药,并结合药物敏感试验结果调整药物;B族溶血性链球菌可选用青霉素 $200\,000\sim400\,000$ U/(kg·d)、氨苄西林 $100\sim200$ mg/(kg·d),疗程 $10\sim14$ 天;李斯特菌肺炎可用氨苄西林;解脲支原体或衣原体肺炎可选用红霉素 $30\sim50$ mg/(kg·d),疗程 2~

3周;巨细胞病毒性肺炎可用更昔洛韦;单纯疱疹性肺炎可用阿昔洛韦10 mg/(kg·d);呼吸道合胞病毒可选用利巴韦林雾化吸入3～7天。因氨基糖苷类抗菌药对母体和胎儿均有毒性作用,故应避免使用氨基糖苷类抗菌药。

（四）肺泡表面活性物质的应用

肺部炎症可使肺泡表面活性物质大量灭活,致使肺泡表面活性物质不足,肺泡塌陷,补充肺泡表面活性物质可有效改善肺功能,减少机械通气及用氧时间。

（五）对症及支持疗法

注意保暖,使患者皮肤温度达36.5 ℃,湿度在50%以上。及时纠正酸中毒、电解质紊乱,保证充足的能量和营养供给,喂养以少量多次为宜,热量不足时可给予静脉营养。每天输液总量60～100 mL/kg,输液速度应慢,以免发生心力衰竭及肺水肿。烦躁不安及惊厥时可给予镇静药如苯巴比妥。酌情静脉输注血浆、清蛋白和免疫球蛋白,以提高机体免疫功能。

（六）并发症治疗

合并心力衰竭时应用洋地黄或毛花苷C纠正心力衰竭,合并脓胸或脓气胸时及时行胸腔穿刺或胸腔闭式引流。

（吕爱华）

第六节　新生儿肺出血

新生儿肺出血指肺二叶以上出血,不包括肺散在、局灶性小量出血,多发于出生后1周内,常见于各种严重疾病的晚期,发病率占活产儿0.8‰～1.2‰。本病缺乏早期临床诊断方法,如不予治疗,病死率可高达75%～90%,是新生儿死亡的主要原因,近年来应用正压呼吸治疗,治愈率明显提高。常见的危险因素:出生窒息、感染、低体温、氧疗、Rh血型不溶血病、肺泡表面活性物质替代治疗及凝血机制异常等。

一、诊断要点

（一）症状
患儿突然出现进行性呼吸困难,发绀,周身苍白。
（二）体征
(1)早期休克表现:肢体凉、毛细血管充盈时间延长等。
(2)肺内啰音迅速增多,可伴有呼吸暂停。
(3)自口鼻腔内涌出大量血性泡沫状液体,或直接喉镜下有血性液体自气管溢出。
(4)心率下降。
(5)可见皮肤出血点及瘀斑,穿刺部位出血不止。
(6)如出血量不多,无血性分泌物自气管内涌出,应根据肺部体征及血气变化及时诊断,早期治疗。
（三）实验室检查
(1)血常规:红细胞总数、血细胞比容及血小板进行性下降,亦可测定出血性肺液的血细胞比容。

(2)血气分析:常为混合性酸中毒及低氧血症。

(3)凝血因子水平异常。

(四)影像学检查

(1)双肺可见网状或斑片状阴影,严重者双肺透过度明显降低,可伴细支气管充气征,此时与RDS及肺炎不易鉴别。

(2)可见心脏增大。

(3)原发病改变。

二、治疗

肺出血的治疗关键是早期诊断,对有发生肺出血可能者,应及时治疗。

(一)保温

出生时即应将婴儿身体擦干,防止过多散热,保持体温恒定。

(二)供氧

可给鼻导管或氧气罩吸氧。

(三)限制液体量,纠正酸中毒

输液量 60 mL/(kg·d),以免加重肺水肿和诱发心力衰竭;纠正代谢性酸中毒用 1.5% 碳酸氢钠。

(四)纠正凝血机制异常,维持有效循环血量

可输浓缩红细胞或血浆,合并 DIC 时,可根据血液凝固状态,给予肝素。

(五)改善心功能

可用血管活性药物,如多巴胺和多巴酚丁胺,必要时可用强心药和利尿剂。

(六)加压呼吸

加压呼吸可使肺泡扩张,减少渗出,纠正低氧。经气管滴入 1:10 000 肾上腺素,每次 0.1~0.2 mL,加压吸氧,必要时可重复使用。通气方式 IPPV,呼吸机初调参数:FiO_2 0.6~0.8,呼吸频率 40 次/分,气道峰压 2.5~2.9 kPa(25~30 cmH_2O),PEEP 0.4~0.6 kPa(4~6 cmH_2O)。治疗中应根据血气及时调整呼吸机参数。当气管内无血性分泌物,肺部啰音消失,无明显呼吸困难时,可撤离呼吸机。

(七)病因治疗

积极治疗原发病。

(八)肺泡表面活性物质替代治疗

替代疗法因肺出血时 Ⅱ 型肺泡上皮细胞结构破坏,表面活性物质产生减少,故有研究认为气管内滴入外源性表面活性物质可降低呼吸机参数,缩短使用时间。

(薛贯星)

第七节　新生儿黄疸

新生儿期黄疸较常见,引起的因素较多,且可导致胆红素脑病,是个重要的临床问题。

一、新生儿胆红素代谢特点

新生儿胆红素代谢与成人及其他年龄阶段的小儿比较,有其一定的特点。①按每千克体重计算胆红素生成相对较多,据计算成人每天生成胆红素量 3.8 mg/kg,而新生儿是 8.5 mg/kg。②肝细胞对胆红素的摄取能力不足,因其肝细胞内 Y、Z 蛋白含量低。③形成结合胆红素的功能低,与尿苷二磷酸葡糖脱氢酶、UDPGT 的量或活性不足有关。④肠壁吸收胆红素增加,因刚出生的新生儿肠内无细菌,不能将胆红素转化为尿胆素原和尿胆素,而进入肠道的结合胆红素经 β 葡糖醛酸糖苷酶的作用脱去葡糖醛酸基而成未结合胆红素,又被肠壁吸收到血循环中。

概括地说,新生儿胆红素代谢特点是肝细胞胆红素负荷大,而肝脏清除胆红素能力不足。

二、新生儿生理性黄疸

新生儿生理性黄疸是指单纯因其胆红素代谢特点而引起的暂时性黄疸。这类黄疸一般在出生后第 2~3 天发生,第 5~7 天达高峰,足月儿血清胆红素峰值一般<205 μmol/L(12 mg/dL),早产儿血清胆红素峰值<256.5 μmol/L(15 mg/dL),继而黄疸逐渐减轻,足月儿在出生后 10~14 天消退,早产儿可再迟些。在此期间小儿一般情况良好,不伴有其他临床症状,血清结合胆红素<25.7 μmol/L(1.5 mg/dL)。绝大多数新生儿生理性黄疸并不会产生不良后果,但少数极低出生体重儿及其他高危新生儿虽然其胆红素值在生理性黄疸范围却可引起胆红素脑病。故生理性黄疸的临床重要性在于:①应与病理性黄疸相鉴别。②防止因其他病理因素而导致胆红素脑病。

不同种族的新生儿生理性黄疸胆红素水平不同,我国汉族胆红素水平高,上述的标准参考国际上通用的标准。

三、病理性黄疸

当新生儿有下列表现之一时应考虑为病理性黄疸。①出生后 24 小时内肉眼已观察到黄疸。②血清胆红素值每天上升超过 85.5 μmol/L(5 mg/dL)。③足月儿血清胆红素>205.2 μmol/L(12 mg/dL),早产儿>256.5 μmol/L(15 mg/dL)。④血清结合胆红素>34.2 μmol/L(2.0 mg/dL)。⑤黄疸迟迟不退。

引起新生儿黄疸的原因很多,未结合胆红素升高与结合胆红素升高的原因不同(表 8-2)。

表 8-2　新生儿病理性黄疸的病因

未结合胆红素升高

1.胆红素形成过多

(1)溶血性同族免疫性(母婴 Rh、ABO 等血型不合)缺陷,遗传性球形红细胞增多症,感染性疾病

(2)血肿或内出血引起红细胞破坏增多

(3)红细胞增多症引起红细胞破坏相对增多

(4)低血糖

2.葡糖醛酸转移酶活性不足

(1)活性低下:早产儿,甲状腺功能低下

(2)酶缺乏:克里格勒-纳赛尔综合征(Ⅰ、Ⅱ型)

  (3)酶活性受抑制:暂时性家族性高胆红素血症(Lucey-Driscoll 综合征),药物(新生霉素),感染性疾病,半乳糖

   血症(早期)

  3.胆红素经肠肝循环重吸收增加

  (1)胎粪延迟排出

  (2)肠梗阻

  (3)母乳性黄疸

结合胆红素升高

  1.感染性疾病:TORCH 感染,败血症

  2.代谢性疾病:半乳糖血症,果糖不耐受症,α_1-抗胰蛋白酶缺乏

  3.胆管畸形:胆管闭锁,胆总管囊肿

(一)溶血

在溶血性疾病中以母婴血型不合引起的新生儿溶血病为多见。因红细胞葡萄糖-6-磷酸脱氢酶缺乏症(G-6-PD)缺陷而发生溶血可引起新生儿病理性黄疸,樟脑丸、甲奈醌、维生素 K_4 等能促使 G-6-PD 患者溶血,但在新生儿期未使用该类化学药物亦会发生溶血,该病在我国广东、广西、四川等地较多见。

(二)红细胞破坏增多

头颅血肿、脑室内出血或肝包膜下血肿等均使红细胞破坏增加而引起病理性黄疸。

(三)红细胞增多症

当新生儿静脉血的血细胞比容>0.65 或血红蛋白>220 g/L(22 g/dL)时称红细胞增多症,可因出生时夹脐带较晚、宫内慢性缺氧、母血输入胎儿、孪生胎儿之间输血等因素引起。

(四)低血糖

新生儿低血糖时体内高血糖素及肾上腺素分泌增加,这两种激素使血红素加氧酶活性增加,胆红素形成因而增多。

(五)感染

感染是新生儿病理性黄疸的一个重要原因,感染引起黄疸的环节有多方面:①因细菌毒素使红细胞破坏加速。②葡糖醛酸转移酶的活性受抑制。③感染导致食欲差、低血糖而加重黄疸。上述各环节均可导致未结合胆红素升高。感染亦可损害肝细胞,甚至引起巨细胞样变性,导致结合胆红素升高。

(六)母乳性黄疸

占母乳喂养者的 0.5%～2%,其发生机制尚不明确,目前认为是由于未结合胆红素自肠壁吸收增加。母乳性黄疸(breast milk jaundice)常紧接生理性黄疸而发生,黄疸高峰在出生后2周左右,胆红素峰值大多在 170～340 μmol/L(10～20 mg/dL)(个别>420 μmol/L),其中结合胆红素很少>17 μmol/L(1 mg/dL),暂停母乳喂养 3～4 天后黄疸会有较明显减轻,在继续母乳喂养情况下,黄疸往往历时1～2 个月自然消退。

(七)胎粪延迟排出

正常新生儿胎粪 150～200 g,而每克胎粪中含胆红素 1 mg,故胎粪中所含胆红素的总量为新生儿体内每天生成的胆红素量的 5～10 倍,当胎粪排出延迟则胆红素自肠道重吸收的量增加,

导致黄疸加重。

（八）结合胆红素升高

结合胆红素升高是指血清胆红素升高中结合胆红素占15％以上，有的小儿粪便颜色甚至呈陶土色，又名为"新生儿肝炎综合征"。结合胆红素升高的病因有多种，对它们的处理方针亦不同，应注意鉴别。对那些可以治疗的疾病应尽力做到及时诊断与治疗，以改善预后。

四、胆红素脑病

胆红素脑病是指胆红素引起脑组织的病理性损害，又称核黄疸。受累部位包括基底核、视丘下核、苍白球、壳核、尾状核、小脑、大脑半球的白质和灰质。

（一）发病机制

主要有以下两种学说。

1.游离胆红素致病论

没有和清蛋白联结的未结合胆红素称游离胆红素，它可通过血-脑脊液屏障引起脑组织损害。游离胆红素升高见于：①血清未结合胆红素浓度过高。②清蛋白含量低。③存在与胆红素竞争清蛋白联结位点的夺位物质（如游离脂肪酸、磺胺异噁唑、苯甲酸钠、水杨酸等）。

2.血-脑脊液屏障暂时性开放

某些病理情况（脑膜炎或脑病、脱水、血渗透压高、缺氧、高碳酸血症）下血-脑脊液屏障可暂时性开放，此时与清蛋白联结的结合胆红素亦可通过血-脑脊液屏障进入脑组织。

胆红素损伤脑细胞的确切机制尚未完全阐明，在体外实验中发现胆红素能抑制神经细胞膜生物功能，使细胞内核酸与蛋白质合成障碍，并影响线粒体的能量代谢。

（二）典型临床表现

较多在出生后3～7天发生，包括警告期、痉挛期、恢复期及后遗症期（表8-3）。

表8-3　胆红素脑病典型临床表现

分期	表现	时间
警告期	肌张力下降，吸吮力弱	0.5～1.5天
痉挛期	肌张力增高，发热，抽搐，呼吸不规则	0.5～1.5天或死亡
恢复期	肌张力正常	不一定
后遗症期	听力下降，抬头乏力，手足徐动症，牙釉质发育不全，智力落后	

低体重儿发生胆红素脑病常缺乏上述典型症状而表现为呼吸暂停、心动过缓、循环呼吸功能急骤恶化等。

五、新生儿黄疸的诊断

先要区分其黄疸是生理性还是病理性。这主要从黄疸出现的时间、黄疸程度及持续时间及有无伴随症状等方面加以鉴别。

（一）非结合胆红素升高

(1)以溶血性与感染性较多见，应结合临床表现选择相应的实验室检查，以明确是否存在上述疾病。

（2）因血肿、胎粪延迟排出、肠梗阻等引起高胆红素血症并不少见，通过体检及了解胎粪排出情况对诊断很有帮助。

（3）甲状腺功能低下、半乳糖血症虽不多见，但应高度警惕，以期及早发现并处理，能改善预后。

（4）母乳性黄疸的小儿一般情况好，无其他异常。要排除其他原因的黄疸，必要时暂停或减少母乳3～4天，黄疸即见减轻，但不要终止母乳喂养。

（5）黄疸出现的日期有一定参考意义：①出生后第1～2天迅速发展的黄疸应首先考虑为母婴血型不合引起的溶血病，其次考虑为先天性感染。②出生2天后迅速发展的黄疸，要着重考虑感染性疾病，在我国广东、广西等地G-6-PD发病率较高，要警惕该病。头颅血肿、胎粪延迟排出等导致的黄疸加深在出生后第4～5天较明显。③持续2周以上非结合胆红素升高，仍要考虑感染性，一般情况良好的母乳喂养者在排除其他原因的基础上可考虑为母乳性黄疸。半乳糖血症、甲状腺功能低下所致黄疸亦在此阶段明显。

（二）结合胆红素升高

病因不少，血特异抗体检查（如巨细胞病毒、风疹病毒、弓形体感染）、生化检查（如半乳糖血症、α_1-抗胰蛋白酶缺乏症）、尿液检查等诊断感染性或代谢性疾病有一定价值。B超对诊断胆管畸形有一定帮助。^{99m}Tc标记亚氨基二乙酸（IDA）衍生物闪烁显像对鉴别胆管闭锁与非外科疾病引起的新生儿肝炎症候群很有价值，必要时做经皮经肝胆管造影来鉴别结合胆红素升高是否为外科性。

六、新生儿黄疸的处理

新生儿病理性黄疸的治疗是综合性的，并应根据患儿的不同情况个体化处理。要治疗引起黄疸的基础疾病，并应从降低血清胆红素及保持机体内环境的稳定等方面进行综合治疗。

（一）减少血清胆红素

光疗波长（420～470 nm）使胆红素形成构形异构体（ⅨaZZ型转变成ⅨaZE或EE型）或结构异构体（光胆红素），利于胆红素排出；酶诱导剂（尼可刹米）加速胆红素代谢，但呈现效果较慢，对早产儿效果尤差，不能作为主要治疗方法；交换输血以换出胆红素；提早开乳、胎粪延迟排出者灌肠均可减少胆红素经肠壁再吸收；锡-原卟啉或锡-中卟啉可竞争性抑制血红素加氧酶，减少胆红素形成。

（二）减少溶血

通过交换输血换出抗体和被致敏的红细胞；控制感染；G-6-PD患者应避免用具有氧化作用的药物；红细胞增多症者做部分换血。这些均能减少红细胞的破坏。

（三）保护肝脏酶活性

控制感染，纠正缺氧。甲状腺功能低下者服甲状腺片，避免使用对肝酶活性有抑制的药物（如新生霉素）。

（四）增加清蛋白与胆红素的联结

适当输血浆或清蛋白，禁用有夺位作用的药物（如磺胺异噁唑、苯甲酸钠），应避免寒冷损伤及饥饿以防止体内游离脂肪酸过多起夺位作用。

（五）防止血-脑脊液屏障暂时性开放

及时纠正呼吸性酸中毒及缺氧,避免高渗性药物快速注入。

交换输血与光疗适应证应根据小儿出生体重、有无并发症(呼吸窘迫、缺氧、低体温)及血清胆红素水平等因素综合考虑。

（薛贯星）

第八节 新生儿溶血症

新生儿溶血症(Hemolytic disease of the newborn,HDN)是母婴血型不合,母亲的血型抗体通过胎盘引起胎儿、新生儿红细胞破坏的同族免疫性溶血性疾病。

胎儿从父亲方面遗传来的显性抗原恰为母亲所缺少,当此抗原进入母体后,产生免疫抗体,通过胎盘绒毛膜进入胎儿血循环,与胎儿红细胞发生凝集,使之破坏,出现溶血,继而引起贫血、水肿、肝大、脾大。在胎内溶血产生的胆红素通过胎盘由母亲代谢,故娩出时黄疸不明显,出生后胆红素由新生儿自身代谢,由于生理因素致胆红素代谢不足,出生后短时间内会出现进行性重度黄疸,甚至胆红素脑病。

人类血型系统有 26 个,虽然多个系统可发生新生儿溶血病,但以新生儿 ABO 血型不合溶血病(下称 ABO HDN)最常见,Rh 血型不合溶血病(下称 Rh HDN)次之。据上海报道,在中国前者占 HDN 的 85.3%,后者占 HDN 的 14.6%,其他如 MN、Kell、Duffy 系统 HDN 少见。

多数 ABO HDN 母亲为 O 型,胎儿为 A 或 B 型(占 45.1%),是因为隐性无抗原,后者显性成为抗原所致;母为 A 或 B 型杂合子,胎儿为 A、B 或 AB 型也有少数发病(8.2%),是由于后者的显性抗原进入缺少该显性抗原杂合子的母体,与 O 基因的卵子结合所致。以后儿胎的发病与否,取决于胎儿抗原基因属纯合子或杂合子。因自然界广泛存在类似 A 或 B 型抗原,可刺激母体产生 IgG 抗 A、抗 B 抗体(α 或 β 凝集素),因此,ABO HDN 也可发生在第 1 胎。

Rh 血型系统中有 6 种抗原,分 3 组:Cc、Dd、Ee,每组任意 1 个抗原,共 3 个抗原组成一个基因复合体。每个人有二组基因复合体,各来自父母,均无 D 抗原者称 Rh 阴性,有 D 抗原者称 Rh 阳性。纯合子有 2 个 D 抗原,杂合子仅 1 个 D 抗原。Rh 抗原性依 D－E－C－c－e 顺序依次减弱,d 抗原至今尚未发现。我国汉族 Rh 阳性者占 90.66%,故 Rh HDN 发病率低,Rh HDN 以 D 因子不合产生的溶血最重,一般发生在第一胎以后,母亲 Rh 阴性、子 Rh 阳性者,但母子均 Rh 阳性仍可发生由 E、e、C、c 等母子血型不合溶血病,以抗 E 较多见。Rh 抗体多由后天获得,无天然抗体,故溶血程度依胎次增加而加重,甚至流产、死胎、死产,除非母亲有输血史或流产史,否则第 1 胎不发病。Rh 系统抗体只能由人类的红细胞引起,若母亲有接受 Rh 阳性输血史,且 Rh 血型又不合;或母亲 Rh 阴性出生时被 Rh 阳性的外祖母 D 抗原致敏,第 1 胎也可发病,即"外祖母学说"。

本病轻型患者需补充葡萄糖或光疗,不作特殊处理即能很快痊愈。重型患者死亡率极高,出生后及时治疗,也能很快好转,若早期胆红素脑病换血后仍有痊愈的可能;晚期胆红素脑病幸存者有胆红素脑病四联症,即手足徐动、听觉障碍、眼球运动障碍、牙釉质发育不全等后遗症。

一、诊断依据

(一)病史

新生儿出生后 24 小时内出现黄疸,并迅速加重,或出生时即有严重贫血和水肿;母子血型不合,尤其母亲为 O 型者;或母亲既往有不明原因的流产、早产、死胎、死产;或上一胎新生儿有重症黄疸、贫血,均应注意母子血型不合的可能。应了解 Rh 阴性母亲既往有无接受 Rh 阳性血液的输血史,并进一步检查免疫抗体以确诊。

(二)临床表现

与溶血程度有关,ABO HDN 与 Rh HDN 症状基本相同,一般说来 ABO HDN 症状较轻,偶有重者,Rh HDN 症状多较严重。

1.轻型

多见于 ABO HDN。出生时与正常新生儿无异,或稍有嗜睡、拒食,1~2 天后逐渐出现黄疸和贫血,易被忽略为生理性黄疸,以后病情日益加重,血清胆红素可达 256 μmoL/L 以上,少数超过342 μmol/L,如不及时处理,亦可并发胆红素脑病。

2.重型

症状的严重程度和母亲抗体的量、胎儿红细胞被致敏的程度及胎儿代偿能力等因素有关。多见于 Rh HDN。

(1)胎儿水肿:患儿全身水肿、苍白、皮肤瘀斑、胸腔积液、腹水、心音低纯、心率加快、呼吸困难、肝脾大。活产的水肿儿大多数为早产,如不及时治疗常于出生后不久即死亡。不少胎儿水肿者为死胎。水肿与低血浆蛋白有关,肝脾大与髓外造血有关,缺氧及髓外造血影响肝功能。部分患儿发生心力衰竭时也可加剧水肿。

(2)黄疸:出生后抗体破坏红细胞的强弱决定黄疸出现的早晚和进展的速度。黄疸出现越早,进展越快,则病情越重,黄疸加深程度与时俱增。黄疸出现早、上升快是 Rh 溶血病患儿的特点,一般在出生后 24 小时内(常在 4~5 小时)出现黄疸并迅速加深,出生后3~4天黄疸达峰值,超过342 μmol/L者不少。血清胆红素以非结合胆红素为主,但有少数患儿在病程恢复期结合胆红素明显升高,出现致死性肝内胆汁淤积综合征,这类患儿肝脏有广泛的髓外造血灶及大量多核巨细胞形成、胆管增殖、胆栓淤积在胆管及毛细胆管内、门脉区纤维化和肝小叶中心区细胞坏死等病理变化。部分严重贫血,尤其胎儿水肿的患儿,可有阻塞性黄疸,与髓外造血、毛细胆管阻塞有关。

(3)贫血:程度不一,测脐带血的血红蛋白,轻度<140 g/L,重度<80 g/L,常伴胎儿水肿。出生后若继续溶血,则贫血较刚出生时明显。部分 Rh HDN 患儿出生后 2~6 周发生明显贫血(Hb<80 g/L),称为晚期贫血,由于其早期症状轻,无须换血治疗,但由于 Rh 抗体在体内持久(>2 个月)存在,而导致晚期贫血。严重贫血、水肿可发生心力衰竭而死亡。

(4)肝脾大:程度不一,轻者不明显,重症胎儿水肿患儿肝脾大很明显,甚至发生脾破裂,肝脾大为体外造血所致。

(5)胆红素脑病:足月儿一般在出生后 2~5 天出现,早产儿常在出生后 7 天左右出现。

血清总胆红素:若足月儿>340 μmol/L(20 mg/dL),早产儿>257 μmol/L(15 mg/dL),极低出生体重儿>170 μmol/L(10 mg/dL),有发生胆红素脑病的可能。胆红素脑病为胆红素通过血-脑脊液屏障与脑组织结合,引起脑神经细胞核黄染,并出现一系列临床表现。文献报告低体重儿胆红素浓度仅 56 μmol/L(3.3 mg/dL)者尸检有脑黄染现象,并证实了脑胆红素摄取因部位和日龄而异。

在胆红素脑病发生率上早产儿远远高于足月儿,故应密切观察并及时处理。胆红素脑病临床特征为:黄疸明显加重,出现厌食、嗜睡、肌张力减低等先兆症状,持续时间为 12～24 小时,如不及时处理,很快出现发热、眼凝视、尖叫、惊厥、角弓反张、呼吸困难或暂停,部分患儿发生呼吸衰竭、DIC、肺出血而死亡。存活者 1～2 天后逐渐恢复,首先是吸吮能力,继之呼吸情况好转,痉挛症状减轻或消失。2～3 个月后出现四肢徐动、眼向上转动困难、听觉障碍、牙釉质发育不良、不规则不自主抽搐、发音困难、智力低下等。

(三)辅助检查

1.产前检查

(1)绒毛膜检查:孕 12 周以内,取绒毛膜检查 Rh 型。

(2)血清 Rh 抗体测定:孕 28 周、32 周、36 周时,测 Rh 抗体滴度,>1∶16 或 1∶32 时宜做羊水检查,>1∶64 即可诊断 Rh HDN。

(3)羊水胆红素测定:正常羊水中胆红素浓度随孕周增加而降低,故羊水透明无色,重症 HDN 的羊水呈黄色,孕 28～30 周查羊水胆红素可预测胎儿是否发病及发病程度。用分光光度计测定羊水光密度,Ⅰ区提示胎儿未发病或病情轻度,Ⅱ区提示病情属中度,Ⅲ区表示病情严重,但并非绝对。

(4)聚合酶链反应(PCR)检测胎儿 RhD 型:羊膜穿刺 PCR 技术鉴定胎儿 RhD 型可降低 3/4 围产儿病死率,证明 PCR 检测羊水 Rh 血型的可取性,是近年来发展的一个新项目。

(5)化学发光(CL)测定母亲抗 D 功能活性:用于了解 Rh 阳性胎儿出生后 HDN 的严重程度。所测出的可结合单核细胞的 IgG 抗体,可阻断 Fcr-RI 和抑制单核细胞对单克隆抗 D 致敏红细胞的化学光反应。现研究已表明 CL 抑制试验是一项较为简便的、针对性与敏感性均较强的技术,可用于检测及调查有减轻 HDN 严重度的 Fcr-RI 阻断抗体,这也是近年来的又一新技术。

(6)测 IgG 抗 A(B)、抗人球蛋白效价:ABO HDN 时测孕妇血清 IgG 抗 A(B)盐水效价(≥128)及测定抗人球蛋白效价,可作为预报的指标。

(7)影像检查:全身水肿胎儿 X 线片可见软组织增宽的透明带,四肢弯曲度较差。B 超对肝脾大、胸腔积液、腹水都有较高的分辨率,胎儿水肿时可见周身皮肤及头皮双线回声。

2.产时检查

HDN 时,由于胎盘水肿,胎盘重量与患儿体重之比可达 1∶3～1∶4(正常为 1∶7),羊水颜色也为黄色。

3.出生后检查

(1)血液学检查:红细胞减少、血红蛋白下降、网织红细胞显著增加,末梢血片中可见到有核红细胞。

(2)血清胆红素测定:以非结合胆红素增高为主,当早产儿总胆红素>256.5 μmoL/L,足月儿>205.2 μmol/L 时,即可诊断高胆红素血症。

(3)丙二醛(MDA)检测:HDN 时 MDA 活性明显升高,而超氧化物歧化酶(SOD)活性明显降低,通过检测 MDA 可判断病情的轻重程度。

(4)母子血型检查:若母为 Rh 阴性,子为 Rh 阳性要考虑 Rh HDN,若母子 Rh 均阳性,应进一步排除 E、e、C、c 等母儿血型不合。若母儿 ABO 血型如表 8-4 所列不配合者,应考虑 ABO 血型不合。

表 8-4　母子 ABO 血型配合与否的判定

血型	母		子女血型	
	血球中抗原	血清中抗体	不配合	配合
O	—	抗 A、抗 B	A 型、B 型	O 型
A	A	抗 B	B 型、AB 型	A 型、O 型
B	B	抗 A	A 型、AB 型	B 型、O 型
AB	AB	—	—	A 型、B 型、AB 型

(5)特异抗体检查:取父、母、婴三者血液做改良抗球蛋白试验、抗体释放试验、游离抗体试验,前两项阳性表明患儿红细胞已致敏,可确诊。其中抗体释放试验阳性率较高,可了解是哪种 Rh 血型抗体。将患儿血清与各标准细胞(CCDee、ccDEE、ccDee、ccdEe、ccdee)做间接抗球蛋白试验,阳性结果表明有血型抗体存在,然后根据出现凝集的标准红细胞间哪些抗原是共同的,而不凝集的标准红细胞缺少此种抗原,可推断出抗体的类型。

(6)尿、粪检查:尿胆素原增加。胆管阻塞时,大便呈灰白色,尿检可见胆红素。

(7)其他检查:病情危重者血浆清蛋白、凝血酶原、纤维蛋白原、血小板等均降低,出血时间延长,血块收缩不良。

二、治疗措施

(一)产前治疗

1.注射抗 Rh(D)IgG

预防新生儿 HDN 的根本方法是预防母亲发生 Rh 或 ABO 同种免疫。育龄妇女应避免输注不必要的血液,在 Rh 阴性妇女怀 Rh 阳性胎儿第 28 周及产后 72 小时内各肌内注射抗 Rh(D)IgG 300 μg,因本品为特异性抗 Rh 的免疫球蛋白,属主动免疫治疗,用于预防抗 Rh(D)介导的新生儿 HDN,可以有效地预防母亲发生同种免疫。如多胎、前置胎盘、胎盘娩出困难等,抗 Rh(D)IgG 剂量加倍应用。孕妇在妊娠中、后期做羊水穿刺后,皆肌内注射抗 Rh(D)IgG 100 μg,它还用于流产后(孕龄<12 周用 50 μg,>12 周用100 μg)、产前出血、宫外孕、妊娠高血压综合征、输入 Rh 阳性血等情况。输血时抗 Rh(D)ISC 剂量20 $\mu g/mL$,输红细胞35 $\mu g/mL$,输血小板、中性粒细胞、血浆均注射 300 μg。Pollock 等推算不同孕期注射抗 Rh(D)IgG 剂量为孕 25 周 500 μg,26 周 400 μg,27 周 300 μg,29 周 200 μg,32 周 100 μg,可参考使用。

2.血浆置换术

血浆置换术目的是换出抗体,降低效价,减少溶血,提高胎儿存活率。对分娩过 Rh HDN 儿的产妇或产前诊断可能发生 ABO 或 Rh HDN 的孕妇要监测抗体效价,抗球蛋白试验测定效价>1:64,或直接菠萝蛋白酶法>1:32,应考虑做血浆置换术。用血液成分分离机将孕母血液细胞做间断流动离心分离,用枸橼酸右旋葡萄糖保养液(ACD 保养液),每次采出母血浆 1～1.5 L,将浓缩红细胞以氯化钠溶液悬浮后输回,用新鲜冷冻血浆或清蛋白做置换剂,一般在胎龄 20 周后,每周 1 次或视病情而定,以保持抗体低于治疗前效价水平。

3.宫内输血

可以纠正胎儿贫血，防止胎儿宫内死亡。仅用于羊水分光光度计检查光密度达 450 nm、胆红素膨出部在Ⅲ区(提示胎儿受累程度重，有死亡的可能)且肺部尚未发育成熟的胎儿，一般于孕28 周起采用宫内输血。方法：选用 Rh 阴性的与母交叉配血无凝集的新鲜 O 型血，血红蛋白220～250 g/L，在超声波定位引导下注入胎儿腹腔，注入的红细胞能完整地通过淋巴管进入胎儿循环，输血量为(胎龄－20)×10 mL，20 分钟内完成。也可视孕周而定，20～22 周 20 mL，22～24 周 40 mL，24～32 周 100 mL，隔周再输，以后每 3～4 周 1 次，直至检测羊水卵磷脂与鞘磷脂比值(L/S)≥2，估计胎儿娩出后多能成活为止。但每次输血量过多、腹压超过脐静脉压力时可致循环停止，甚至胎儿死亡。因此，腹腔压力＞输血前 1.33 kPa 时应停止输血。近年来采用在B 超引导下用特制的长针穿刺胎儿脐带或肝脏内血管采血定血型，测血红蛋白及血细胞比容，若血红蛋白＜60 g/L，应立即输血，60～70 g/L 酌情决定，血液选用同胎儿的 ABO 血型 Rh 阴性血，输入血应浓缩，血细胞比容 80％，以减轻心脏负担，每次 5～10 mL，使胎儿血细胞比容≥35％，若未达此值，1 周后再输。由于本方法有引起感染、出血、早产的可能，刺激胎盘又可导致胎儿更多血液流入母体，加重病情，故一般不用。

4.终止妊娠

若既往有死胎或分娩黄疸婴儿史或本胎 Rh 抗体效价上升至 1:(32～64)，或突然降低；胎心出现杂音，孕晚期腹围、体重过度增加，或全身乏力、胃纳不佳；羊水超声波诊断有胎儿水肿、腹水、肝脾大；羊水分光光度测定胆红素膨出部值位于Ⅲ区且羊水 L/S≥2，可考虑终止妊娠。多选在 35～38 周引产，以防止病情加重，且成活率较高。

5.综合治疗

在妊娠早、中、晚期各进行 10 天西药综合治疗，用叶绿基甲萘醌 5 mg 静脉注射，维生素 C500 mg加 25％葡萄糖液 40 mL 静脉注射，每天 1 次。吸氧 20 分钟，每天 1 次。维生素 E 30 mg口服，每天 3 次，孕全期服用，可减少死胎、早产、流产，并减轻新生儿症状。产前孕妇服苯巴比妥10～30 mg，每天 3 次，连服 1～2 周，可减少新生儿肺透明膜病，增加新生儿肝细胞酶的活力，减轻新生儿黄疸。

6.中药防治

对已致敏的孕妇，用益母草 500 g，当归 250 g，川芎 250 g，白芍 300 g，广木香 12 g，共研细末，炼蜜成丸，每丸重 9 g，孕 4 个月起服用，每天 1～3 次，每次 1 丸，直至分娩。用茵陈 15 g，黄芩 9 g，大黄 3 g，甘草 1.5 g，制成茵陈冲剂药包，每次 1 包，每天 2 次，ABO HDN 孕妇 5 个月起服用 2～3 个月，Rh HDN 孕妇从确诊起服用至分娩。

(二)产时处理

尽可能准备好献血员、器械、换血人员。一般 ABO HDN 以足月自然分娩为好，Rh HDN 不需换血者提早终止妊娠可做剖宫产。由于红细胞在胎内已有破坏，缺氧较明显，出生时易窒息，需做好防范，胎儿娩出时立即钳夹脐带，以免脐血流入过多，加重病情。断脐时留残端 5～6 cm，远端结扎，裹以无菌纱布，滴上 1:5 000 的呋喃西林溶液，保持湿润，以备换血时用。

(三)出生后治疗

出生后重点防治贫血、心力衰竭和黄疸，尤其是胆红素脑病。近年来有报道，为防止溶血性高胆红素血症引起胆红素脑病，当足月儿总胆红素在 257～324 μmol/L、血清非结合胆红素(B)/清蛋白(A)＜1 时，可仅做光疗；总胆红素在 343～428 μmol/L 时，若 B/A＜1，开始治疗时间

<48 小时,应光疗及输清蛋白,若 B/A≥1,或开始治疗时间>48 小时,应换血;当总胆红素≥428 μmol/L时,无论 B/A 比值或开始治疗时间如何,均应迅速换血。

1.光照疗法(光疗)

高胆红素血症是进行光疗最好的适应证,应该首选。它具有方法简便、安全、不良反应少等优点,光疗需要进行 12~24 小时血清胆红素才能下降,故光疗不能代替换血。

(1)原理:胆红素能吸收光线,以波长 450~460 nm 的光线最强,蓝光主峰波长 425~475 nm,白光波长 550~600 nm,绿光波长 510~530 nm,故蓝光为人工照射的最好光源,也可选用绿光和白光。光疗对非结合胆红素的分解作用比对结合胆红素的分解作用大 2~3 倍,非结合胆红素在光的作用下导致分子中双键构型转变方向,影响分子内部氢键形成,使非结合胆红素 Ⅸa Z 型在光氧化、异构化作用后转化为异构 ⅨaE 型的水溶性胆红素,经胆汁或尿液排出,从而使血清胆红素降低。

(2)方法:单面光疗法、双面光疗法、毯式光纤黄疸治疗法。光疗总瓦数为 200~400 W。

(3)时间:分连续和间歇照射。前者为 24 小时连续照射;后者为照射 10~12 小时,间歇12~14 小时。无论哪种照射,均视病情而定,一般 24~48 小时即可获满意效果。有研究表明连续与间歇照射疗效相同,而后者还可减少不良反应。

(4)适应证:①足月儿脐血胆红素>51.3 μmol/L,24 小时内血清胆红素>102.6 μmol/L,48 小时内>153.9 μmol/L,或每天升高>85.5 μmol/L,可作为早期照射的标准。②早产儿脐血胆红素>51.3 μmol/L,24 小时内血清胆红素>136.8 μmol/L,48 小时内或以上>171 μmol/L。③总胆红素在 204~255 μmol/L 者。④早期(出生后 36 小时内)出现黄疸并进展较快,不必等到总胆红素达 204~255 μmol/L,低体重儿黄疸者适应证可放宽。⑤产前诊断胎儿 Rh HDN,出生后黄疸出现时即可光疗。⑥换血前做准备工作时争取光疗,换血后继续光疗,可减少换血次数,提高疗效。在广泛采用光疗以后,换血的患者已大为减少。光疗只适用于各种原因引起的新生儿非结合胆红素增高,血清结合胆红素>68.4 μmol/L,同时有血卟啉病时,光疗会产生婴儿青铜综合征,属禁忌证。

(5)不良反应。①发热:为荧光灯的热能所致。②腹泻:为光疗分解物经肠道排出时刺激肠壁所致,轻症不必处理,严重者停止光疗。③皮疹:原因不明,可能为光过敏,消退后不留痕迹。数量不多者继续光疗,严重者停止光疗。因光疗时可使血小板数量减少,故应同时检测血小板。④维生素 B_2 缺乏症与溶血:光疗可造成维生素 B_2 分解并因维生素 B_2 水平降低而影响黄素腺嘌呤二核苷酸合成,导致红细胞谷胱甘肽还原酶活性降低,加重溶血。⑤低血钙:一般症状不明显,只要使用钙剂或停止光疗,低血钙即可得到恢复。严重的低血钙可发生青紫,甚至引起喉痉挛而危及生命。⑥婴儿青铜综合征:当血清结合胆红素高于 68.4 μmoL/L 且有肝功能损害,肝氨基转移酶升高、碱性磷酸酶升高,肝大,皮肤黏膜呈现青铜色,即为婴儿青铜综合征,可能是胆汁淤积,光疗阻止了胆管对胆红素光氧化物的排泄,应停止光疗。光疗停止后,婴儿青铜综合征可自行消退。

(6)注意事项:①灯管连续使用 2 000 小时需更换新灯管。在治疗 Rh HDN 等重症高胆红素血症时,应更换新灯管。灯管光源距婴儿 35~40 cm,距离过远或光源过近、过热均影响疗效。最好采用冷光源。②光疗箱要预热,待灯下温度在 30 ℃ 左右时才将患儿置入箱内,箱温维持在30~32 ℃,相对湿度在 50% 左右,夏季应注意通风。③光疗时用黑色、稍硬、不透光纸片或布遮盖双眼,尿布遮盖外生殖器。若用单面光隔 2 小时翻身 1 次。④光疗箱应有自动控温装置,每隔

4 小时测体温 1 次,两次喂奶间补喂开水 1 次,因光疗时不显性失水增加,因此光疗时液体入量需增加 20 mL/kg,或 15%～20%[以 mL/(kg·d)计]。⑤每天补充维生素 B_2 5.0 mg。⑥光疗期间需密切监测血清胆红素浓度,一般 12～24 小时测定 1 次,对新生儿溶血病患者及血清胆红素浓度接近换血适应证者,应每 4～6 小时测定血清胆红素和血细胞比容。光疗结束后,连续监测 2 天,以观察有无反跳现象。反跳值超过光疗前水平时,需再次光疗。

2.换血疗法

换血是治疗高胆红素血症最迅速的方法。对于黄疸和高胆红素血症的处理用光疗及中西药物治疗,大多能缓解,但为了尽快移去抗体和致敏红细胞、减轻溶血、降低胆红素浓度、防止胆红素脑病、纠正贫血、改善缺氧、防止心力衰竭等,均需要换血。由于换血偶有血栓、空气栓、心力衰竭、心脏停搏等危险和感染(尤其人类免疫缺陷病毒、乙型肝炎病毒)的可能,应严格掌握适应证。

(1)换血适应证:①产前确诊为 HDN,出生时血红蛋白<120 g/L,伴水肿、肝脾大、心力衰竭者立即换血。②血清胆红素(主要是非结合胆红素)或脐血胆红素>68.4 μmol/L,或血清胆红素 24 小时>171 μmol/L,24～48 小时>257 μmol/L,每天胆红素上升速度>85 μmol/L,或经综合治疗血清总胆红素继续上升达 342 μmol/L。③出生后 12 小时血清非结合胆红素迅速升高,>11.97 μmol/(L·h)。④一般情况良好,无嗜睡、拒食症状的较大体重儿,胆红素≥427.5 μmol/L。⑤无论血清胆红素高低,凡有早期胆红素脑病症状者。⑥早产儿及前一胎 HDN 病情严重者或前一胎有死胎、全身水肿、严重贫血者可放宽换血适应证。

换血及光疗指征可参考表 8-5。

表 8-5　换血及光疗参考适应证

血清胆红素(mol/L)	出生体重(g)	<24 小时	～48 小时	～72 小时	>72 小时
<85.5	正常或低				
～153.9	正常或低	如有溶血进行光疗			
～239.4	<2 500	如有溶血	光疗	光疗	光疗
	>2 500	考虑换血	光疗	光疗	光疗
～324.9	<2 500	换血	换血	换血	换血
	>2 500	换血	换血	光疗	光疗
≥342	正常或低	换血	换血	换血	换血

(2)血液选择:①RhHDN 用 Rh 血型与母同型,ABO 血型与新生儿同型(或 O 型)血。在 Rh(抗 D)HDN 无 Rh 阴性血时,也可用无抗 D(IgG)的 Rh 阳性血。②ABO HDN 最好采用 AB 型血浆和 O 型红细胞混合后换血,也可选用 O 型或与子同型血液换血。③对有明显心力衰竭的患儿,可用血浆减半的浓缩血来纠正贫血和心力衰竭。④血液首选新鲜血,在无新鲜血的情况下使用深低温保存的冷冻血。换血前先将血液在室内预热,使之与体温接近。

新生儿溶血病换血血液选择参考表 8-6。

(3)抗凝剂:①首选肝素化血,每 100 mL 加肝素 3～4 mg,多数患儿肝素可在 6 小时内分解,重症者则不能,因肝素可引起血小板及凝血因子减少,需在换血后用肝素半量的鱼精蛋白中和,又由于肝素化血血糖低,换血时可发生低血糖,故每换 100 mL 血,可通过脐静脉注射 50% 的葡萄糖 5～10 mL。②一般输血常用枸橼酸右旋葡萄糖保养液(ACD 保养液),抗凝剂占血量的

1/5,血液被稀释,纠正贫血效果差,并可结合游离钙,引起低钙,故每换 100 mL 血应用 10％葡萄糖酸钙 1 mL,换血结束时,再用 2～3 mL,均以葡萄糖液 3 倍稀释后静脉注射,ACD 保养液还可引起酸中毒及低血糖,应注意观察,对症处理。3 天以上的库血会引起高钾血症,不宜使用。

表 8-6　新生儿溶血病换血血液选择

新生儿	换血的血型选择次序
Rh 溶血病有抗 D 者	1.Rh 阴性,ABO 型同患儿
	2.Rh 阴性,O 型血
	3.无抗 DIgG 的 Rh 阴性,ABO 型同患儿
	4.无抗 DIgG 的 Rh 阳性,O 型血
Rh 溶血病有抗 C、抗 E 等者	1.Rh 型同母,ABO 型同患儿
	2.Rh 型同母,O 型血
	3.无抗 C、E 等 IgG 的任何 Rh 型,ABO 型同患儿
	4.无抗 C、E 等 IgG 的任何 Rh 型,O 型血
新生儿 ABO 血型不合溶血病	1.O 型红细胞,AB 型血浆
	2.O 型血
	3.同型血
不明原因的高胆红素血症	1.同型血
	2.O 型血

(4)换血途径。①脐静脉换血:保留脐带者,导管直接插入脐静脉。脐带脱落断面愈合不能利用者,则在腹壁上做腹膜外脐静脉切开。也可以脐静脉和脐动脉同步换血,分别插管脐动脉与脐静脉,优点是减少静脉压波动,避免了单一导管每次抽注浪费 1 mL 血液,并缩短了换血时间,缺点是多插一导管,多一条血管穿破出血和感染的可能性。脐动脉插管经过 3 个转折比较麻烦,有人改用脐静脉插管抽血,换血结束时再用硫酸鱼精蛋白中和。②中心静脉换血:如导管不能进入脐静脉时,可采用肘前窝的中心静脉,中心静脉导管的位置应使用X线定位。③大隐静脉换血:必要时可行大隐静脉切开。导管向上通过股静脉进入下腔静脉,但此静脉接近会阴部,容易污染,应高度注意。

(5)换血步骤。①术前准备:换血前先照蓝光,静脉滴注清蛋白 1 g/kg,加 5％葡萄糖液稀释成 5％的浓度或血浆 20 mL(应注意经输血引起的传播性疾病),可换出更多的胆红素,必要时肌内注射苯巴比妥,既可镇静又可诱导肝药酶,术前停喂奶一次或抽出胃内容物以防呕吐吸入。②环境准备:换血应在手术室或净化室进行,室温 24～26 ℃,换入的血液先置室内预温,用螺旋加温管使血液达 37 ℃再输入体内更佳。③人员安排:手术者、助手、观察记录者、手术护士、巡回护士各一人。手术者负责插管、换血、测静脉压、应急处理、换血全过程的操作。助手负责消毒皮肤、准备器械、插管、换血(抽血和注血)、固定导管、结扎脐带等。观察记录者记录手术情况、出入血量及患儿状态。手术护士负责准备器械、供应敷料与药物、冲洗器械、照料血瓶等。巡回护士负责更换血瓶、供应其他药物与器械、接送标本等。④药物准备:500 mL 氯化钠溶液 3 瓶,10％葡萄糖酸钙 2 支,肝素 1 支,呋喃西林 100 mL,10 mL 氯化钠溶液 5 支,硫酸鱼精蛋白 1 支等。⑤器械准备:大字形五通活塞 2 个,20 mL 注射器 20～30 副,换血塑料导管或硅胶导管 2 根,盛器 3 个(盛盐水、废血、肝素生理盐水)。长针头 4 支(套上橡皮管),测静脉压钢尺 1 把,探针支,毛巾钳4把,蚊式钳8把(直、弯各4把),持针钳1把,眼科小解剖镊1把,眼科中解剖镊把(有齿、无齿各1把)。眼睑拉钩2把,3号刀柄1把,小组织剪刀1把,小尖头剪刀1把,"0"号丝线1圈,细圆针2支,直血管钳2把(消毒皮肤用),10 mL、5 mL、2 mL针筒若干副,滤血器2副,标本试管4支。无大字形五通活塞,也可选用四通活塞或14号粗针头插入静脉滴注用的塑料管内,接上两个三通串联起来进行换血,但衔接处易发生凝血块阻塞,也可用20 mL注射器连接针头和塑料管,但抽、注要反复接、脱数十次,增加感染机会,浪费血液,增加忙乱及延长手术时间。用涂过硅油的大字形五通活塞,两个注射器可同时抽血或注血,保持两种血液经常流动于活塞各通道间密闭进行,可减少血液凝结和污染机会。⑥体位:患儿仰卧于远红外线抢救台上,固定四肢。若脐静脉老化或干燥,可用盐水浸泡30～60分钟,软化后易插入导管。接上心脏监护导线或将听诊器用胶布固定于心前区,以便监测。

(6)测静脉压:将导管与注射器分离,垂直提起,在手术野立置厘米钢尺,根据血柱高低,标尺上读数即为静脉压,正常新生儿静脉压<0.78 kPa(8 cmH$_2$O)。每换血100 mL,测静脉压1次,若静脉压>0.78 kPa(8 cmH$_2$O),宜多抽少注,以免发生血容量过多致充血性心力衰竭;静脉压低者,宜少抽多注,以免发生失血性休克,一般出入差<30 mL。体重低、病情重、有明显贫血及心力衰竭者,每次抽液量减半,以减少静脉压波动,换血量亦可酌减,并用血浆减半的浓缩血。

(7)换血量及换血速度:换血总量为150～180 mL/kg,约为新生儿全血的2倍,总量400～600 mL,可换出85％～90％的致敏红细胞和循环中60％的胆红素及抗体。每次抽注血量10～20 mL(3～5 mL/kg),不能超过总换血量的10％,输注速度要均匀,每分钟10 mL,但应根据新生儿个体对换血的耐受力而定。每2分钟换注1次,换血全过程为1～2小时。所需总血量可按2×80 mL×kg(体重)算。

(8)换血的注意事项:①思想集中,动作轻巧,反应敏捷。②库血应置室温下预温,保持在27～37 ℃,如血瓶外加温应<37 ℃,以免溶血。③应使用<3天的库血,以免高钾血症致心室颤动。④换血过程切忌空气及血块注入,发现注射器内层粘紧时需随时更换,并在肝素氯化钠溶液中冲洗。⑤脐静脉插管操作用力过大可致静脉穿孔引起出血,而导管插入太深会致导管顶端与心肌接触或由于快速直接向心脏注血而会引起反复的心律不齐,故操作应轻巧,插管不能太深。⑥换血同时有静脉补液者,应减量、减速,否则会影响静脉压,致输液量过多,引起心力衰竭。⑦严格无菌操作,防止败血症。⑧换血过程门静脉系统产生反压,影响血流到肠道,可致坏死性小肠结肠炎及肠穿孔,应予重视。⑨换血前先纠正缺氧、酸中毒、低血糖、休克等。⑩换血过程中和换血后都必须密切监护,做好详细记录,尤其在换血过程中要记录每次进、出血量及液量,记录生命体征和尿量。⑪换血前后测胆红素及血细胞比容。若换血后胆红素>345 μmol/L,可再换血,使胆红素不超过273.6 μmol/L。⑫每换100 mL血摆动输血瓶1次,以防红细胞沉积。⑬每换100 mL血,缓慢注入10％葡萄糖酸钙1 mL(用10％葡萄糖液4 mL稀释),以防因枸橼酸钠抗凝剂所引起的低钙血症。⑭近年来报道换血中中心静脉压及体温应为换血过程中的重要监测点,换血量的增加达100 mL/kg时,中心静脉压上升至0.78 kPa(8 cmH$_2$O),此时由于体温的下降而心率并未上升,应高度重视,换血过程中中心静脉压对指导换血速度具有极其重要的意义。

(9)换血后处理:①脐带用无菌纱布包上,并放上上消过毒的1:5 000呋喃西林溶液,保持湿润,以备再用。②患儿继续光疗,重点护理。测心率、呼吸,观察黄疸、嗜睡、拒食、烦躁、抽搐、神经反射等情况,每30分钟1次,共4次,以后每2小时1次,共4次,再后每4小时1次,黄疸减轻即可解除。若胆红素又升高,>343 μmol/L 可考虑再次换血。③术后禁食 6 小时,情况良好可每 4 小时试喂糖水 1 次,无呕吐等异常情况可正常喂养,黄疸减轻后母乳喂养。④术后常规用青霉素 5 万～10 万 U/(kg·d),分 2 次静脉注射共3 天,以预防感染。⑤术后每 1～3 天查血常规 1 次,12～24 小时查血清胆红素 1 次,以观察病情变化,黄疸减轻可予停止。出院后在出生后 2 个月内每2 周复查红细胞、血红蛋白 1 次。若血红蛋白<70 g/L,应小量输血 5～10 mL/kg,以纠正贫血。

3.药物治疗

(1)肝药酶诱导剂:新生儿肝脏葡糖醛酸转移酶活性仅为成人的 1‰～2‰,故非结合胆红素不能有效地与葡糖醛酸结合。肝药酶诱导剂能诱导肝细胞微粒体,增加葡糖醛酸转移酶的生成,从而增加肝脏清除胆红素的功能,使胆红素下降。肝药酶诱导剂需用药 2～3 天才会呈现疗效,早产儿疗效差,应及早用药。常用的有苯巴比妥和尼可刹米,苯巴比妥疗效优于尼可刹米,合用则提高疗效。苯巴比妥还可增加肝细胞内Y 蛋白含量,增加肝细胞膜通透性,从而增加肝细胞摄取非结合胆红素的能力。苯巴比妥剂量 5 mg/(kg·d),分2～3 次口服;尼可刹米 80～100 mg/(kg·d),分 3 次口服,孕妇可在临产前 2 周服用,剂量 50～100 mg/d。

(2)抑制溶血过程。①静脉注射免疫球蛋白(IVIG):由于 IVIG 具有免疫增强和免疫抑制的双重作用,临床上常利用其免疫抑制作用来防治 HDN。其作用机制为:大剂量 IVIG 可反馈抑制母体产生 IgG,IgG 可直接抑制 B 淋巴细胞增殖,又可促进抑制性 T 细胞(Ts 细胞)功能,间接抑制B 淋巴细胞而使抗体生成减少。IgG 通过胎盘需经过胎盘滋养层细胞表面的 Fc 受体介导,大剂量 IVIG 可竞争此受体,故可阻止母体抗体经胎盘进入胎儿。大剂量 IVIG 进入胎儿体内后,可与胎儿单核巨噬细胞上的 Fc 受体结合起到封闭作用而阻止胎儿红细胞被破坏,还有人认为 HDN 的效应细胞属大颗粒淋巴细胞中的杀伤细胞(K 细胞),溶血是通过抗体依赖性细胞介导的细胞毒作用(ADCC)而发生的,K 细胞的 Fc-IgG 受体与致敏红细胞 IgG 抗体结合可导致红细胞死亡及溶血,IVIG 治疗免疫性 HDN 主要是通过阻断 ADCC 导致的溶血。孕妇在 28 周前 IVIG 400 mg/kg,每天 1 次,4～5 天 1 个疗程,以后每 2～3 周重复 1 个疗程直至分娩,尤其使用在无胎儿水肿时疗效更好。在 B 超引导下,经母腹壁进入羊膜腔行胎儿脐静脉穿刺将 IgG 注入,可阻止胎儿溶血。IVIG 在新生儿的应用尚无确定剂量,有每次 500 mg/kg,2 小时内滴入,也有1 000 mg/kg,6～8 小时静脉滴注,也有用800 mg/kg,每天1 次,连用 3 天,上述方法均显示有效,有人报道第二种方法疗效更好。由于 IVIG 只能减轻溶血,不能降低体内已产生的胆红素水平,故仍需联合光疗等其他措施。②糖皮质激素:可活跃肝细胞酶系统,加强葡糖醛酸与胆红素结合的能力,并可抑制抗原抗体反应,减少溶血,减少换血次数,对较重的患儿可静脉滴注氢化可的松5～8 mg/(kg·d)或地塞米松 0.5～1 mg/(kg·d),轻症患儿口服泼尼松 1～2 mg/(kg·d)。黄疸消退时减量,一般不作常规使用。有人认为糖皮质激素临床应用不能减轻黄疸程度或缩短病程,又因其不良反应,故使用糖皮质激素治疗 HDN 应十分慎重。

(3)减少胆红素吸收:可提前喂奶,及时建立肠道菌群,分解肠内胆红素为尿胆素原,尽快排出胎粪,减少肠内胆红素,减少其再吸收。也可口服药用炭 0.4 g,每 4～6 小时 1 次,至黄疸减退为止,药用炭可吸附胆红素,减少肠道再吸收。

(4)减少胆红素的形成:锡-原卟啉(Sn-protoporphyrin,SnPP)通过抑制血红素加氧酶(heme oxygenase,HO)活性,竞争性地结合 HO,增加肝对胆红素的摄取及排泄,增加胆红素的光分解作用而降低血清胆红素。锡-原卟啉的半衰期为 3.7 小时,抑制 HO 活性可维持 7 天,该药代谢主要从胆汁排泄,毒性很低,用量 0.5～0.75 μmol/kg(相当于 0.25 mL/kg),一般用 1 次。Kappas报道在出生后5.5 小时给药 1 次,24 小时后再给第 2 次,剂量从 0.5 μmol/kg 增至0.75 μmol/kg,如血清胆红素值>171 μmol/L,间歇 24 小时再给第 3 次,剂量仍为0.75 μmol/kg,可降低血清胆红素达 20%,96 小时测血胆红素值与对照组比较有显著性差异。临床不良反应少,仅有一过性皮肤红斑,均自然消退。

(5)减少游离的非结合胆红素:1 g 清蛋白可与 16 mg 胆红素联结,因此,清蛋白具有保护机体免受游离的未结合胆红素对脑细胞损伤的作用而具有预防胆红素脑病的发生。清蛋白的用量为1 g/kg,加 5% 葡萄糖稀释成 5% 浓度静脉滴注,心力衰竭者禁用。无清蛋白可用血浆每次25 mL,静脉滴注,每天 1 次。

(6)高结合胆红素排出剂的应用(利胆药):新生儿溶血病进行治疗后,即有血清结合胆红素增高,可用茵栀黄注射液 10 mL 加 10% 葡萄糖液 40 mL 静脉滴注,每天 1 次,10 天为 1 个疗程。或用胆酸钠每次25～50 mg,每天 1～3 次,口服,疗程由病情决定。

(7)纠正酸中毒:酸中毒时血-脑脊液屏障通透性增加,游离的非结合胆红素更易透过血-脑脊液屏障进入脑实质。纠正酸中毒可加强清蛋白与游离胆红素的结合,降低游离胆红素。因此,纠正酸中毒也是预防胆红素脑病的重要措施之一。碳酸氢钠所需量可根据血气分析结果计算:

碳酸氢钠毫摩尔数=1－BEI×kg(体重)×0.3

5%碳酸氢钠 1 mL=0.6mmol 碳酸氢钠。应以 2.5 倍液体稀释后静脉滴注。葡萄糖供给热量,也可减轻酸中毒和预防低血糖。

(8)中药治疗:用茵栀黄注射液 5～10 mL,加入 10% 葡萄糖液 1～2 倍稀释后静脉滴注,每天 1 次;或口服茵陈三黄汤(茵陈 9 g,黄芩 4.5 g,黄檗 4.5 g,黄连 1.5 g,大黄 1.5 g,山栀 3 g)每天 1 剂,少量多次喂服,均可促进退黄。口服茵陈 15 g,黄芩 9 g,制大黄 3 g,甘草 1.5 g,每天 1 剂,分次吃奶前服,连用3～5 天,也可促进退黄。使用时出现明显腹泻时,可考虑暂时停用。

4.一般治疗

(1)注意保暖,供给足够的热量。

(2)补充碱性溶液,注意酸碱、水电解质平衡。

(3)避免使用可引起溶血或抑制肝酶活性的夺位性药物,如非那西丁、磺胺类、新生霉素类、毛花苷 C、吲哚美辛等。

(4)换血后贫血严重者可输洗涤红细胞或与患儿同型的全血,但可不换血。

(吕爱华)

第九章

儿科疾病的中医诊疗

第一节　积　　滞

积滞之名,首见于《婴童百问》。是因乳食内积、脾胃受损而致食停中焦、积而不化、气滞不行所形成的一种脾胃疾病。临床以不思乳食、腹部胀满、食而不化、嗳腐呕吐、大便酸臭或便秘为特征。本病一年四季皆可发生,夏秋季节发病率略高。各年龄组小儿皆可发病,以婴幼儿较多见。一般预后良好,但少数患儿积久不化,迁延失治,脾胃功能严重受损,影响小儿营养及生长发育,形体日渐羸瘦,可转化为疳证。

本病相当于西医学之消化不良。

一、诊断

(1)婴幼儿多见,有乳食不节或恣食肥甘生冷等病史。

(2)临床表现为不思乳食,腹部胀满拒按,食而不化,嗳腐呕吐,腹泻或便秘,甚则困倦无力,面色无华,烦躁不安,夜间哭闹等。

(3)大便化验检查可有不消化食物残渣或脂肪球。

二、鉴别诊断

(一)厌食

以长期不思乳食为主,一般情况尚好,无腹部胀满、呕吐、腹泻等症状。

(二)疳证

可由厌食或积滞发展而成,以面黄肌瘦、毛发稀疏、肚腹膨胀、青筋暴露或腹凹如舟等为特征,病程较长,影响生长发育,且易并发其他疾病。

三、辨证要点

(一)辨乳滞、食滞

小儿乳滞,见于乳哺婴儿,呕吐乳片,腹部胀满,不思乳食,大便酸臭,并有乳食不节病史;小儿食滞,呕吐酸腐及不消化物,脘腹胀满,纳呆厌食,大便臭秽,并有伤食病史。

(二)辨虚实

如患儿肚腹胀满,拒按,按之疼痛,夜烦口渴,食入即吐,吐物酸腐,大便臭秽或秘结,便后胀减,舌质红苔黄厚腻,脉数有力,指纹紫滞,为积滞实证;腹胀而不痛,喜按,面色苍白或萎黄,神疲乏力,不思乳食,朝食暮吐,或暮食朝吐,呕吐物酸腥,大便溏薄或完谷不化,气味腥酸,小便清长,舌淡胖苔白腻,脉细弱或指纹淡,为积滞脾虚重而积轻证。

（三）辨轻重

轻证仅表现不思乳食,呕吐乳片或酸馊食物,大便中夹不消化乳块及食物残渣等。重证则多见有脘腹胀满,胸胁苦闷,面黄恶食,手足心及腹部有灼热感,或午后发热,或心烦易怒,夜寐不安,口干口苦,大便臭秽,时干时稀,或下利赤白等证。

四、治疗

（一）辨证治疗

1.乳食内积证

（1）证候:伤乳者则呕吐乳片,口中有乳酸味,不欲吮乳,腹满胀痛,大便酸臭,或便秘;伤食者则呕吐酸馊食物残渣,腹部胀痛拒按,面黄肌瘦,烦躁多啼,夜卧不安,食欲缺乏,小便短黄或如米泔,或伴低热,舌质红苔腻,脉弦滑,指纹紫滞。

（2）治法:消乳化食,导滞和中。

（3）方药:乳积者宜用消乳丸。麦芽、神曲、香附各 10 g,陈皮、炙甘草各 6 g,砂仁（后下）2 g。食积者宜用保和丸。山楂、神曲、莱菔子、茯苓、连翘各 10 g,陈皮、半夏各 6 g。

（4）加减:乳积见腹痛夜啼者,加广木香 6 g;热盛泄泻、肛周红肿者,加黄连 2 g,蚕沙 3 g,薏苡仁10 g;湿盛腹胀、苔腻者,加苍术、厚朴、藿香各 10 g;大便秘结者,加枳实、莱菔子、冬瓜子各 10 g;食积见腹痛甚者,加槟榔 10 g,广木香 6 g;腹胀满甚者,加厚朴、枳实各 6 g;大便溏薄加炒白术 10 g;积久化热加黄连 3 g;便秘者加玄明粉（兑入）、大黄（后下）各 10 g。

2.食积化热证

（1）证候:脘腹胀痛,胸胁苦闷,面黄恶食,扪手足心及腹部有灼热感,或午后发热,或时寒时热,面部时而潮红,或心烦易怒,夜不安寐,自汗盗汗,口苦口干,大便臭秽,或时溏时结,或皮肤出现疮疹瘙痒,舌红苔黄腻,脉滑数,指纹紫滞。

（2）治法:消积导滞,清热化湿。

（3）方药:枳实导滞丸。枳实、大黄（后下）、神曲、茯苓、白术、泽泻各 10 g。

（4）加减:热偏盛者,加黄芩 6 g,黄连 3 g;脾胃湿盛者,加苍术、槟榔各 10 g,厚朴、陈皮、炙甘草各6 g;肝胆湿热者,龙胆泻肝汤加茵陈 15 g,麦芽 10 g;皮肤疮痒者,加苍术、黄柏、土茯苓、白鲜皮、地肤子各 10 g,第 1～2 煎内服,第 3 煎加冰片、雄黄各 1 g,搽患处;夜寐不安、头汗蒸蒸,加栀子 6 g,连翘、莲子心、夜交藤各 10 g,生石膏 20 g。

3.脾虚夹积证

（1）证候:面色萎黄无华,形体瘦弱,困倦乏力,夜寐不安,不思乳食,食则饱胀,腹满喜按,呕吐酸馊乳食,大便溏薄酸臭,唇舌色淡,舌苔白腻,脉沉细而滑,指纹淡红。

（2）治法:健脾助运,消补兼施。

（3）方药:偏虚者用健脾丸。党参、炒白术、麦芽、山楂、神曲、山药各 10 g,陈皮、枳实各6 g。偏虚者用大安丸。神曲、茯苓、连翘、莱菔子、白术、麦芽各 10 g,半夏、陈皮各 6 g。

（4）加减:兼见呕吐者,加半夏、丁香各 6 g,生姜 3 片;寒凝气滞腹痛者,加干姜 3 g,桂枝、木香各 6 g,白芍 10 g。

（二）其他疗法

1.中成药

（1）保和丸：每次 2～3 g，1 天 2～3 次。用于伤食所致积滞。

（2）枳实导滞丸：每次 3 g，1 天 2～3 次。用于积滞较重化热者。

（3）香砂六君丸：每次 3 g，1 天 2～3 次。用于脾虚积滞。

（4）化积口服液：每次 5～10 mL，1 天 3 次。用于脾虚积滞。

（5）理中丸：每次 3 g，1 天 2～3 次。用于积滞兼虚寒证者。

2.简易方药

（1）鸡内金 30 g，放瓦片上焙黄研为细末，每天 1～2 g，开水冲服。用于乳食内积。

（2）炒麦芽 10 g，炒神曲、焦山楂各 6 g 或炒槟榔 9 g，水煎服。用于乳食内积。

（3）牵牛子、鸡内金（炒）各等份，共研细末，每次服 0.5～1 g，1 天 2 次。用于乳食内积较重者。

（4）牵牛子、大黄各等份，共研细末。6 个月以内每次 0.3～0.4 g，1 岁以内每次 0.5～0.7 g，1～3 岁每次 1 g，4～7 岁每次 2 g，7～12 岁每次 3 g，1 天 3 次，糖开水送服。用于积滞化热者。中病即止。

（5）消食散：川朴、陈皮、广木香各 6 g，茯苓、槟榔、神曲、麦芽、谷芽、石斛各 10 g，灯心草 3 g。水煎服，1 天 1 剂。用于小儿乳食内积者。

（6）莱菔子、苏梗、葛根各 2 g，陈皮 1.5 g，白术、枳壳、甘草各 1.5 g，水煎服。用于小儿积滞腹胀。

（7）胡椒 30 g，蝎尾（去毒）15 g，上为细末，糊丸粟米大，每服 5～20 丸，陈米饮下。适用于伤冷寒积者。

（8）五珍丸：青皮、炮干姜、五灵脂、莪术各 30 g，巴豆霜 3 g，共为细末，捣米饭为丸如麻子大，每次服 3～5 丸，米汤送下。适用于小儿食积各证。

3.外治疗法

（1）桃仁、杏仁、栀子各等份，研末，加冰片、樟脑少许混匀。每次 15～20 g，以鸡蛋清调拌成糊状，干湿适宜，敷双侧内关穴，用纱布包扎，不宜太紧，24 小时解去。每 3 天可用 1 次。用于积滞较轻者。

（2）玄明粉 3 g，胡椒粉 0.5 g，研细末，放于脐中，外盖油布，胶布固定，每天换药 1 次，病愈大半则停用。用于积滞较重者。

（3）神曲、麦芽、山楂各 30 g，槟榔、生大黄各 10 g，芒硝 20 g。以麻油调上药敷于中脘、神阙，先热敷 5 分钟，后继续保持 24 小时，隔天 1 次，3 次为 1 个疗程。用于食积腹胀痛者。

（4）生姜、紫苏各适量，捣烂，炒热，布包熨胸腹部，如冷再炒再熨。适用于伤冷寒积者。

（5）生栀子 9 g，飞面、鸡蛋清各适量。将栀子研成粉，入飞面拌匀，加适量鸡蛋清和匀做成饼状 3 个，分别敷于患儿脐部及两足心，每天换药 1 次，连续敷 3～5 天。适用于小儿积滞化热证。

（6）高良姜 3 g，槟榔 9 g，共捣烂，填于患儿脐上，每天换药 2 次，连续 3～5 天。适用于小儿食积不消。

（7）黄花蒿（鲜全草）适量，洗净捣烂，入食盐少许拌匀，炒热，取出趁热敷患儿脐部，每天换药 2～3 次。用于小儿积滞腹胀。

4.食疗方药

(1)鸡内金 30 g,白糖适量。研细粉,每服 1~2 g,1 天 2 次。

(2)粟米 60 g,红糖适量。将粟米饭焦巴焙干,研极细粉,用红糖水冲服,每次 2 g,1 天 2 次。

(3)莲子肉、山药、芡实、神曲、炒麦芽、扁豆、焦山楂各 15 g,粳米 200 g,白糖适量。前 7 味药煮 30 分钟,去渣,再放粳米熬煮成粥,服食时加白糖适量即可。

5.针灸治疗

(1)体针:中脘、足三里、脾俞、大肠俞、气海。每天针刺 1 次。积滞化热配内庭;呕吐者配内关、建里;大便秘结者配天枢、下巨虚;腹胀者配腹结。

(2)针刺四缝穴:在常规消毒下,用小三棱针或毫针在四缝穴处快速刺入 2~3 cm,出针后轻轻挤出黄色黏液或血液数滴。每天 1 次,5 次为 1 个疗程。适用于各证积滞。

(3)耳针:取脾、胃、小肠、下脚端。每次选 2~3 穴,局部消毒,用毫针刺入,中等强度,不留针。也可用王不留行籽贴压穴位,每穴每次按压 2 分钟左右,1 天 3~4 次,隔天治疗 1 次,双耳轮换,10 次为 1 个疗程,适用于各型积滞。

(4)皮肤针:取脾俞、胃俞、华佗夹脊穴(7~17 椎)、足三里,轻刺激,隔天 1 次。适用于各证积滞。

(5)穴位注射:取胃俞、足三里,用维生素 B$_{12}$加注射用水 2 mL,将药液分别注入同侧胃俞、足三里穴,两侧交替使用,隔天 1 次,5 次为 1 个疗程。

(6)拔罐:取中脘、天枢、足三里,用闪火法在上述穴位拔 5 分钟,或用走罐,让患儿俯卧,在其背部皮肤涂以润滑液,用中号或小号玻璃罐,罐口涂润滑液,用闪火法将罐扣在大椎穴处,握紧罐体向下轻拉,使其移动,行至尾骨处,再向上走行至大椎,往返 5~10 次。而后用罐吸拔在风门穴处,向下行走至肾俞穴附近,走罐时争取将一个侧膀胱经的两条经脉均能吸拔住。治毕一侧再治另一侧,每侧上下行走 5~10 次。操作完毕皮肤呈潮红。初治时应注意罐体吸拔力量要轻,以防力量过强,次日肌肉疼痛而拒绝治疗,每天或隔天 1 次。

6.推拿疗法

(1)乳食内积者,推板门、清大肠、揉板门、按揉中脘、揉脐、按揉足三里各 50 次,下推七节 50 次,配合捏脊。

(2)脾虚夹积者,补脾土、运水入土、下推七节、揉板门、揉中脘、揉外劳宫、揉足三里各 50 次,配合捏脊。

(刘 伟)

第二节 疳 证

一、概述

(一)定义

疳证是由于喂养不当或因多种疾病的影响,脾胃受损、气液耗伤而形成的一种慢性疾病。临床以形体消瘦、面色无华、毛发干枯、精神萎靡或烦躁、饮食异常为特征。

"疳"的含义有两种:其一曰"疳者,甘也",为从病因言。《医学正传·诸疳证》说:"盖其病因肥甘所致,故命名曰疳。"指出其发病多由于恣食肥甘厚味,损伤脾胃,致运化失常,形成积滞,日久不愈,转化成疳。其二曰"疳者,干也",为从病机、主证而言。《保婴撮要·疳症》说:"盖疳者干也,因脾胃津液干涸而患。"指出其病机为津液干涸,气血亏耗。《幼科铁镜·辨疳疾》云:"疳者,干而瘦也。"指出临床主证为形体干瘪羸瘦。

疳与积、痨的关系。①疳与积:《幼科证治准绳·疳》说:"积是疳之母,所以有积不治,乃成疳候。"积为实,疳为虚,积为疳之因,积久可成疳。因积与疳关系密切,故前人亦有将疳证称之为疳积者。但是,临床所见疳证,并非皆由积滞转化而成。现在,疳积仅指疳证中虚实夹杂的一类证候而言。②疳与痨:前人有认为疳、痨为同一病证者,如"儿童十六岁以下,其病为疳;十六岁以上,其病为痨。"亦有认为二者病机迥异,不能等同者,如《小儿卫生总微论方·五疳论》说:"大人痨者,因肾脏虚损,精髓衰枯;小儿疳者,因脾脏虚损,津液消亡,病久相传,至五脏皆损也。"现代一般将疳与痨作为病因、病机不同的两种病证论述。

(二)命名

疳证的名称繁多,但归纳起来,主要有以下五类。

1.以五脏命名

分肝疳、心疳、脾疳、肺疳、肾疳。

(1)肝疳:由乳食不调、肝经受热形成的证候。症见面目、爪甲发青,眼多眵泪,目涩难睁,摇头揉目,腹大青筋,身体羸瘦,躁渴烦急,大便色青等。

(2)心疳:由乳食不调、心经郁热形成的证候。症见颊赤,烦渴,易惊,口舌生疮,小便赤涩等。

(3)脾疳:由乳食不节、损伤脾胃形成的证候。症见面色萎黄,形体羸瘦,腹膨如鼓,青筋暴露,嗜食异物,时或吐泻,不思饮食,困倦嗜卧等。

(4)肺疳:由乳食不调、郁热伤肺形成的证候。症见面色㿠白,毛发焦枯,咳嗽气喘,鼻流清涕,鼻颊生疮,肌肤干燥,四肢消瘦等。

(5)肾疳:由先天不足、禀赋虚弱,或疳证日久、脾病及肾形成的证候。症见面色黧黑,骨瘦如柴,四肢不温,齿龈出血,大便滑泄,及行迟、齿迟、解颅等。

2.以病因命名

分热疳、冷疳、哺乳疳、食疳、蛔疳等。

(1)热疳:指疳证中热郁体表的一种证候。症见鼻下赤烂,头疮湿痒,五心烦热等。

(2)冷疳:指疳证中内脏虚冷的一种证候。症见利色无常,其沫清白,饮食不进,滑泄无度等。

(3)哺乳疳:由哺乳失调而形成的疳证。

(4)食疳:由乳食过度形成的疳证。

(5)蛔疳:饮食不洁,酿成虫积,日久形成的疳证。

3.以病位立名

如外疳、内疳、口疳、鼻疳、脑疳、脊疳等。

(1)外疳:指五脏蒸热,外发于体表五官的一类疳证。

(2)内疳:指病位在体内脏腑的一类疳证。

(3)口疳:指疳证发生口中破烂,舌上生疮的一种证候。

(4)鼻疳:指疳证发生鼻部赤痒疼痛,生疮,浸淫溃烂的一种证候。

(5)脑疳:指疳证出现头部生疮、脑热、发结如穗等一系列头部症状的一种证候。

(6)脊疳：指疳证侵蚀脊骨，节节显露如锯的一种证候。

4.以病情分类

如疳气、疳虚、疳积、疳极、干疳等。

(1)疳气：指病程不长，病情较轻的一种证候。

(2)疳虚：指脾胃虚惫，运化无能，腹大胀急的一种证候。

(3)疳积：指病程较长，为脾胃虚损，积滞内停，虚实夹杂之证。

(4)疳极：谓其"受病传脏已极"。

(5)干疳：指出现一系列气血虚衰、津液消亡之象的重证疳证。

5.按某一主证命名

如疳泻、疳痢、疳肿胀、疳渴、疳嗽、丁奚疳等。

(1)疳泻：指疳证以久泻不止为突出症状的证候。

(2)疳痢：指疳证以久痢不止为突出症状的证候。

(3)疳肿胀：指疳证以水肿腹胀为突出症状的证候。

(4)疳渴：指疳证以口渴引饮为突出症状的证候。

(5)疳嗽：指疳证以久嗽不止为突出症状的证候。

(6)丁奚疳：奚意为奴仆。指遍身肉削骨露，形状如"丁"的疳证证候。

（三）范围

本病为内伤慢性虚弱病证，包括现代医学的营养不良，和一些维生素缺乏症、微量元素缺乏症等。

（四）发病情况

1.发病时间

疳证为内伤慢性疾病，其发病不受季节、地区的限制，以贫困地区发病率较高。

2.好发人群

各年龄皆可发病，但以 1～5 岁儿童发病率高。

3.发病特点：

本病起病缓慢，病程迁延日久，病久者证情亦逐渐加重，影响儿童的正常生长发育。古人因本病病情顽固复杂，易出现兼证，甚或导致阴竭阳脱而危及生命，故视为"恶候"，将本病列为儿科四大要证之一。随着生活水平的提高和医疗条件的改善，本病的发病率已明显下降，特别是重症患儿显著减少，但轻症者仍为临床所常见。

（五）治疗转归

本病经适当调治，大都可以痊愈。但病重者需视胃气存亡，若胃气犹存、饮食尚可者，预后良好，若胃气杳然、全不进食，或伴有严重兼证者，则预后不良。

二、学术源流

疳之病名，首见于隋代《诸病源候论·虚劳骨蒸候》，谓："蒸盛过，伤内则变为疳，食人五脏。""久蒸不除，多变成疳。"指出疳为内伤慢性疾病，可病涉五脏。

唐代《备急千金要方·卷十五》说："凡久下一月不差，成疳候。"提出久泻可以成疳，指出了疳证的一种常见病因。

本病的分类、病机及辨证论治方面的古代论述很多。《颅囟经》列举了肝疳、心疳、脾疳、肺

新编儿科常见病诊疗与护理

疳、骨疳、疳气等十七种不同类型的疳证,载调中丸、胡黄连丸、保童丸等疗疳诸方,在疳证的分类和治疗方面首次提出了比较全面的认识。宋代《太平圣惠方》创立小儿五脏疳论,备陈五脏疳之证候及"可治候""不可治候",搜集各类疳证的治疗方剂近三百首,可谓宋以前疳证辨证、治疗、预后判断的经验汇编。《小儿药证直诀·诸疳》在以脏腑辨证方法论述小儿疳证的基础上,提出"疳皆脾胃病,亡津液之所作也"的论断,确立了疳证的病机主要为脾胃受损,津液内耗,运化失职,机体失养,并指出大病、吐泻、误治均可致疳。其对小儿疳证病因病机、辨证论治的见解,对后世有深远的影响。

明清两代,各家对疳证的发病特点、病因病机及治疗法则皆有翔实的论述。《婴童百问·疳症》对疳证的临床症状有详尽而符合实际的记述,书中说:"疳之为候,头皮光急,毛发焦稀,腮缩鼻干,口馋唇白,两眼昏烂,揉鼻挦眉,脊耸体黄,斗牙咬甲,焦渴自汗,尿白泻酸,肚胀肠鸣,癖结潮热,酷嗜瓜果咸酸、炭米泥土,而饮水饮者,皆其候也。"《幼科发挥·疳》认为"疳为虚证",在病因方面,"太饱则伤胃,太饥则伤脾",均可致疳,应根据患儿食少或食多而采取不同的治疗方法。《幼科证治准绳》集前人之大成,条分缕析,论述详尽,列疳证六十一候,皆理法方药齐备。在疳证病机性质上,提出系虚实兼有的疾病,治疗宜"量候轻重,理其脏腑,和其中脘,顺其三焦,使胃气温而纳食,益脾元壮以消化,则脏腑自然调贴……神清气爽,疳消虫化,渐次安愈"。这一看法是比较全面的。《医宗金鉴·幼科心法要诀》对十九类疳证的描述主证突出,辨证精当,方药切合实用。《幼幼集成·诸疳证治》重视"疳之为病,皆虚所致,即热者亦虚中之热,寒者亦虚中之寒,积者亦虚中之积"。因此,"虽积为疳之母,而治疳必先于去积",然必注意患儿体质情况,"遇极虚者而迅攻之,则积未去而疳危矣。故壮者先去其积,而后扶胃气;衰者先扶胃气,而后消之","虚为积之本,积反为虚之标也"。诸家不同的学术观点和临证经验,使疳证的理论和治法更加充实而完备。

三、病因病机

引起小儿疳证的原因较多,临床以饮食不节、喂养不当、营养失调、疾病影响、药物过伤及先天禀赋不足等因素为常见。其病变部位主要在脾胃,病情演变可涉及五脏。脾胃为后天之本,气血生化之源,脾健胃和,纳化正常,则气血津液化生有源,五脏六腑、四肢肌肉、筋骨皮毛得以濡润滋养。若脾胃受损,纳化失健,生化乏源,气血津液亏耗,则脏腑、肌肉、筋骨、皮毛无以濡养,日久则形成疳证。正如《小儿药证直诀·脉证治法》说:"疳皆脾胃病,亡津液之所作也。因大病或吐泻后,以药吐下,致脾胃虚弱亡津液。"

（一）病因

小儿时期,生理上"脾常不足",脾胃易受损伤。造成疳证的常见原因如下。

（1）饮食不节:过食肥甘厚味或瓜果生冷,饮食偏嗜,饥饱不均。

（2）喂养不当:父母过于溺爱,缺乏喂养知识,妄投高营养的滋补食品,饮食不能按时、定量,或婴儿期未能及时添加辅食。亦有喂哺不足,或食物数量、质量不足,长期不能满足机体需要者。

（3）罹患大病或病程迁延的久病,特别是呕吐泻痢等直接损脾伤胃的疾病。或在患病时用药不当,过用苦寒攻伐、峻下之品。

（4）先天禀赋不足,形瘦体小,脾肾两虚。

（二）病机

疳皆脾胃病,在于脾胃受损,受纳运化失职,生化乏源。疳证的演变,有一个由浅入深、由轻至重、由脾胃而至其他脏腑的过程,其一般经过有以下三个主要阶段。

1.脾胃不和

小儿脾本薄弱,若饮食不节,喂养不当,饮食自倍,损脾伤胃,则使脾失健运,胃失和降,纳谷不香,食而不化,水谷精微不敷,以致机体失于荣养。亦有胃气未损、脾气已伤者,脾弱胃强,则能食善饥,但腐熟转输无权,故虽能食而不充形骸。

此时一般在疳证初期,病情尚属轻浅,病机以脾胃不和为主,若调治适宜,脾胃功能恢复,病可向愈。如治疗不当,再为饮食所伤,则进一步转向复杂而加重病情。

2.脾虚夹积

脾胃不和者失于调治,运化功能不能恢复,积滞内停,壅塞气机,阻滞络脉,故见肚腹膨胀,或虫瘕聚散,或胁下痞块。积滞久蕴易于化热,土虚肝木失抑,又常见心肝之火内扰之象。

脾虚夹积者病机特点为本虚标实、虚实夹杂,一般病程较长,病情较重,病理变化亦较复杂。

3.气血两虚

疳证迁延日久,或大病久病之后,或先天禀赋不足,后天调养失宜,则脾胃日趋衰败,津液消亡,气血两亏,因而出现一派虚象。病至此时,已由脾虚而发展至全身,五脏皆虚,易于产生种种兼证。病至晚期,亦可因阴竭阳绝而卒然虚脱。

疳证病变不离于脾胃,亦不局限于脾胃。初期以脾胃不和为主,嗣后因化源不充,诸脏失养,脏腑之间失去平衡,则出现五脏病变及各种兼证。

疳之病变首先在脾,脾土虚衰,运化失健,则脘腹胀满,呕吐泄泻;中阳不振,气不化水,泛滥肌肤,则全身水肿,谓之"疳肿胀";统摄失职,血溢脉外,可见紫癜及各种出血。脾病及肝,土虚木旺,则性情急躁,呲指磨牙,肝阴不足,精气不能上注于目,目失所养,见白翳遮睛,是为"眼疳";脾病及心,心失所养,阴血不足,心火内炽,循经上攻,则口舌生疮,是为"心疳";脾病及肺,土不生金,肺卫不固,易罹外感,而见咳喘、潮热者,称为"肺疳";脾病及肾,肾精不足,骨失所养,久则骨骼畸形,形成"肾疳"。重者脾气衰败,元气耗竭,直至阴阳离决而卒然死亡。

西医学认为"营养不良"是一种慢性营养缺乏症,是由长期营养素摄入不足、消化吸收功能障碍、急慢性疾病的影响及消耗过大等因素造成的蛋白质—能量营养不良。表现为进行性消瘦,皮下脂肪减少,生长发育迟缓或停滞,皮下水肿,各系统器官的功能低下,常并发营养性贫血、佝偻病、多种维生素缺乏、各种感染等。

疳证的临床表现主要为长期形体消瘦,肌肉松弛,面色、皮肤不华,毛发稀疏,有明显的脾胃症状,如食欲反常(厌食、多食、嗜食异物等)、脘腹胀满、食而不化、大便不调等,并可出现病涉其他脏腑的一系列症状。

疳证病涉其他脏腑者,需与各脏腑慢性疾病(如肺痨、心悸和慢性肝、肾疾病等)所形成的形体消瘦相区别。这些慢性病证都有其各自的主症,形体消瘦只是病程较久后因气血耗损而出现的继发症状之一。必要时,还可以借助现代理化检查将这些病证与疳证作出鉴别。

四、临床诊断

(一)诊断要点

(1)有喂养不当或病后失调及长期消瘦病史。

(2)形体消瘦,体重比正常同年龄儿童平均值低15%以上,面色不华,毛发稀疏枯黄。严重者干枯羸瘦,体重可比正常平均值低40%以上。

(3)饮食异常,大便干稀不调,或有脘腹膨胀等明显脾胃功能失调症状。

(4)兼有精神不振,或好发脾气,烦躁易怒,或喜揉眉擦眼,或吮指磨牙。

(5)贫血者,血红蛋白及红细胞减少。出现肢体水肿,属于疳肿胀(营养性水肿),血清总蛋白大多在 45 g/L 以下,清蛋白常在 20 g/L 以下。

(二)病证鉴别

应与厌食、积滞相鉴别。

1.厌食

本病由喂养不当、脾胃受纳运化失职所致。以较长时期厌恶进食、食量减少为特征,无明显消瘦,精神尚好,腹部多无所苦。病在脾胃,一般不涉及他脏,预后良好。

2.积滞

本病以不思乳食、食而不化、脘腹胀满、大便酸臭为特征,无明显形体消瘦为与疳证的主要区别。但疳与积关系密切,若积久不消,影响水谷精微化生,致形体日渐消瘦,则转化为疳证。

五、辨证论治

(一)辨证思路

1.辨主证虚实

主证是本病的基本证候。疳证概属虚证,但虚证有轻重,还有是否夹有实证的区别。主证按病程长短、病情轻重、虚实分为疳气、疳积、干疳三个阶段,大体呈虚证由轻至重的演变,但其中疳积又有虚中夹实的特点。疳气为疳证的初期阶段,病情轻浅,仅表现面黄发疏、食欲欠佳、形体略瘦、大便不调等,精神如常,属脾胃不和之轻证。证情发展出现形体明显消瘦、肚腹膨隆、烦躁多啼等证候者,称为疳积,属脾虚夹积之虚实夹杂证。若出现全身肌肉消削、貌似老头、腹凹如舟、精神萎靡者,则为疳证后期之干疳阶段,病变至此,脾胃衰败,津液消亡,是为虚证重证。

2.辨兼证脏腑

兼证辨证以脏腑为纲,是为脾病累及各脏而出现的证候。兼证常在干疳或疳积重证阶段出现,因累及脏腑不同,症状有别。脾病及心者,口舌生疮,五心烦热,甚或吐舌、弄舌。脾病及肝者,目赤多泪,隐涩难睁,夜盲目翳。脾病及肺者,潮热咳嗽,气喘痰鸣。脾病及肾者,齿迟囟陷,骨弱龟背。脾阳虚衰,水湿泛溢则肌肤水肿;牙龈出血、皮肤紫癜者,为疳证恶候,提示气血大衰,血络不固;若出现神萎懒言,杳不思食,为脾胃衰败、精气俱耗之候,将有阴阳离决之变,需特别引起重视。

(二)治疗原则

疳证治疗以健运脾胃为主,俟脾胃复健,纳化正常,后天化源丰盈,则疳证可除。根据主证、兼证不同,分别采取不同的治法。疳气以和为主;疳积以消为主,或消补兼施;干疳以补为要。出现兼证者,应按脾胃本病与他脏兼证合参而随症治之。同时要注意合理补充营养,纠正不良的饮食习惯,积极治疗各种原发疾病,方能取得较好的疗效。

(三)证治分类

1.疳气

(1)证候:形体较瘦,面色萎黄少华,毛发稍稀,多数患儿有食欲缺乏、厌食,精神欠佳,易发脾气,大便或溏或秘,舌质略淡,苔薄微腻,脉细有力。

(2)辨证:属病之初期、轻证。

食欲缺乏、厌食，大便或溏或秘——脾胃不和，升降失司。脾失健运，胃失受纳则食欲减退；脾胃气虚，清气不升则便溏，浊气不降则便秘。

性情烦急，易发脾气——脾土虚弱，肝木失抑而亢旺。

形体较瘦，面色萎黄少华，毛发稍稀，精神欠佳，舌质淡，脉细有力——运化失健，气血不充，全身失于滋养。

舌苔薄微腻——脾气不足或有积滞之象。

(3)治法：调脾健运。此证脾胃不和，若壅补则更碍气机，过于消导又易损脾伤正，故治法以和为主，调脾兼以和胃，健脾佐以化湿。

(4)方药：资生健脾丸加减。

(5)方解：方中党参、茯苓、白术、莲子肉健脾益气；山药、薏苡仁、扁豆、泽泻健脾利湿；藿香、砂仁、麦芽、山楂醒脾开胃。

(6)加减：食欲缺乏，腹胀苔厚腻，去党参、白术，加苍术、鸡内金、厚朴运脾化湿，消积除胀；性情急躁，夜卧不宁，加钩藤、胡黄连抑木除烦；大便稀溏，加炮姜、肉豆蔻温运脾阳；大便秘结，加火麻仁、决明子润肠通便；多汗易感，加黄芪、防风、煅牡蛎补气固卫；口干肤燥，舌红少津，加沙参、石斛、白芍滋阴养胃。

2.疳积

(1)证候：形体明显消瘦，肚腹膨胀，甚则青筋暴露，面色萎黄无华，毛发稀疏，色黄结穗，精神不振，或易烦躁激动，睡眠不宁，或伴有揉眉挖鼻，咬指磨牙，动作异常，食欲减退，或多吃多便，或嗜食异物，舌淡苔腻，脉沉细而滑。

(2)辨证：本证属疳气发展而成，其本为虚，其标为实，证情较复杂。辨证时应注意辨别疳之有积无积，需视腹之满与不满，腹满者多为有积。虚实之辨，须参腹之软与不软，柔软者属虚，硬满或触及包块为实。腹胀叩之如鼓者为气积，脘腹胀满叩之音实者为食积，腹满触之有症块腹壁青筋显露者为血积，腹满按之有块状物揉之可散者为虫积。

形体明显消瘦，面色萎黄无华，精神不振，毛发稀疏，色黄结穗——脾胃虚甚，气血亏损，生化乏源。

食欲减退——脾虚失运，胃弱失纳。

多吃多便——胃强则能食易饥，脾弱则食后多便，此为脾虚而胃有伏热之症。

嗜食异物——积滞内停，蕴蒸生热。

肚腹膨胀，甚则青筋暴露——积滞内停，络脉瘀阻。

烦躁激动，睡眠不宁，或伴有揉眉挖鼻，咬指磨牙，动作异常——疳热内生，心肝之火上扰。

舌淡苔腻，脉沉细而滑——脾胃虚弱，积滞内停之象。

(3)治法：消积理脾。有形之积，非消不去，故本证治疗以消为主。但也要顾及其脾虚为本，宜消补兼施，或先消后补，或先补后消，或消多补少，或补多消少，皆宜随证施之。

(4)方药：肥儿丸加减。

(5)方解：方中人参、白术、茯苓健脾益气；焦神曲、焦山楂、炒麦芽、鸡内金消食化滞；大腹皮、槟榔理气消积；黄连、胡黄连清心平肝，退热除烦；甘草调和诸药。

(6)加减：脘腹胀痛，加木香、枳实行气止痛；烦躁不安，揉眉挖鼻者，加牡蛎、决明子平肝抑木；胁下痞块坚硬，加穿山甲、丹参活血通络；肚腹膨胀如鼓，加干蟾皮粉冲服消积除胀；多饮善饥，加石斛、天花粉滋阴养胃；嗜食异物，夜间磨牙，面有白斑，或有腹中虫瘕聚散，大便排虫者，用使君子、苦楝皮、雷丸等驱除虫积。

3.干疳

(1)证候:极度消瘦,面部呈老人貌,皮肤干瘪起皱,大肉已脱,皮包骨头,精神萎靡,啼哭无力,毛发干枯,腹凹如舟,杳不思纳,大便稀溏或便秘,时有低热,口唇干燥,舌苔光,舌质多淡嫩或红。重者可突然虚脱。

(2)辨证:本证为疳之晚期,重证,皆由病程迁延日久、调治失宜而形成。病至本期,已全身衰竭,气血两败,易于发生各种兼证,重者随时可致虚脱。

杳不思纳,大便稀溏或便秘——脾胃将败,运纳无权。

极度消瘦,面部呈老人貌,皮肤干瘪起皱,大肉已脱,皮包骨头,腹凹如舟——生化乏源,精微不敷,四肢百骸失养。

精神萎靡,啼哭无力——心神失养,神气怯弱。

毛发干枯,口唇干燥,舌苔光——阴血亏耗,失于外荣。

时有低热,舌质淡嫩或红——气阴虚衰。

突然虚脱——全身衰竭,阴阳离决。

(3)治法:补益气血。此证气血阴阳俱虚,治当以补为主。但仍当顾护胃气,使胃气复苏,方有生机。

(4)方药:八珍汤加减。

(5)方解:方中党参、熟地黄甘温扶正,益气养血;白术、茯苓健脾利湿,鼓舞脾气;当归、白芍养血和营,化生新血;甘草补脾益气;炒谷芽、炒麦芽醒脾开胃,扶助生化。

(6)加减:面白舌淡,便下稀溏,去白芍,加炮姜、淡附片温补脾肾;口干欲饮,舌质绛干,少苔或无苔,加乌梅合白芍、甘草酸甘化阴。全身出现紫斑、出血,属气不摄血者,用归脾丸,属阴虚血热者选二至丸、知柏地黄丸加减。若出现四肢厥冷,呼吸微弱,脉微细欲绝,系气阳欲脱,应用参附龙牡救逆汤益气回阳,固脱救逆。

4.眼疳

(1)证候:两目干涩,畏光,眼角赤烂,甚则黑睛混浊、白翳遮睛或有夜盲等。

(2)辨证:本证由脾病及肝、肝血不足、不能濡养眼目所致。形体消瘦,伴有上述眼部症状,无论轻重,均可辨为本证。

(3)治法:养血柔肝,滋阴明目。

(4)方药:石斛夜光丸加减。

(5)方解:方中石斛、天冬、生地黄、枸杞子滋补肝肾;菊花、蒺藜、蝉蜕、木贼退翳明目;青葙子、夏枯草清肝明目;川芎、枳壳行气活血。夜盲者选羊肝丸加减。

5.口疳

(1)证候:口舌生疮,甚或满口糜烂,秽臭难闻,面赤心烦,夜卧不宁,小便短黄,或吐舌、弄舌,舌质红,苔薄黄,脉细数。

(2)辨证:本证由脾病及心,心失所养,心火上炎所致。以形体消瘦,伴口舌生疮为特征。

(3)治法:清心泻火,滋阴生津。

(4)方药:泻心导赤散加减。

(5)方解:方中黄连、栀子、连翘清心泻火除烦;灯心草、淡竹叶清心利尿;生地黄、麦冬、玉竹滋阴生津。内服药同时,加外用冰硼散或珠黄散涂搽患处。

6.疳肿胀

(1)证候:足踝水肿,甚或下肢、颜面及全身水肿,面色无华,神疲乏力,四肢欠温,小便短少,舌淡嫩,苔薄白,脉沉迟无力。

(2)辨证:本证由脾病及肾、阳气虚衰、气不化水、水湿泛滥肌肤所致。以形体消瘦伴肢体水肿,按之凹陷难起为特征。

(3)治法:健脾温阳,利水消肿。

(4)方药:防己黄芪汤合五苓散加减。

(5)方解:方中黄芪、白术、甘草健脾益气;茯苓、猪苓、泽泻、防己健脾利水;桂枝温阳化气行水。若水肿明显,腰以下为甚,四肢欠温,偏于肾阳虚者,可用真武汤加减。疳肿胀可配用食养疗法,如乌龟、鲤鱼烧汤吃。

(四)其他治法

1.中成药

(1)香砂枳术丸:每服 3 g,1 天 2～3 次。用于疳气证及疳积轻证。

(2)小儿香橘丸:每服 1 丸,1 天 3 次。1 周岁以下酌减。用于疳积证。

(3)人参健脾丸:每服 3～6 g,1 天 2 次。用于疳积证。

(4)十全大补丸:每服 2～4 g,1 天 2 次。用于干疳证。

(5)复方阿胶浆:每服 5 mL,1 天 2 次。用于干疳证血虚明显者。

(6)明目地黄丸:每服 3～6 g,1 天 2 次。用于眼疳证。

(7)栀子金花丸:每服 3 g,1 天 1～2 次。用于口疳证。

2.药物外治

(1)焦山楂、炒神曲、炒麦芽、炒鸡内金、炒莱菔子、生栀子各适量,共研末,加水调和成膏状敷脐。每天 1 次,连用 5 天为 1 个疗程。用于疳积证。

(2)杏仁 10 g,桃仁 10 g,栀子 10 g,芒硝 10 g,白胡椒 7 粒,葱白 7 根,共研末捣烂,加鸭蛋清 1 只,白酒 3 mL,调成饼糊,敷于两脚心及脐部,24 小时 1 换。用于疳气证、疳积证。

(3)当归 6 g,白术 6 g,桔梗 6 g,陈皮 6 g,玄明粉 6 g,大腹皮 6 g,莱菔子 9 g,共研粗末,加麸皮少许,共炒黄后喷醋,趁热敷脐。用于疳积证腹胀者。

3.捏脊疗法

可用于疳气证、疳积证。极度消瘦、皮包骨头者不可应用。对于各类兼证,加重提捏相应俞穴。

4.针灸疗法

取穴四缝,常规消毒后,用三棱针在穴位上快速点刺,挤压出黄色黏液或血少许。每周 2 次,为 1 个疗程。用于疳积证。

5.单方验方

(1)取大蟾蜍 1 只,去头、足、内脏,以砂仁研末,纳入腹中缝口,黄泥封固,炭火煅存性,候冷,研极细末。每服 0.5～1.5 g,1 天 2～3 次。用于疳积证。

(2)羊肝散:取羊肝 500 g,白术、海螵蛸各 150 g,茯苓、山药、鸡内金各 100 g,甘草 30 g。羊肝蒸熟晒干炒黄,海螵蛸去硬皮切成蚕豆大炒黄,余药均以文火炒黄,共为细末。1～2 岁每服 2～3 g,3～4 岁每服 4～5 g,5～6 岁每服 6 g,日服 2～3 次。用于干疳证、眼疳证。

六、预防与调护

《难经·十四难》说："损其脾者,调其饮食,适其寒温。"饮食和生活起居调摄是预防和治疗疳证的重要环节。

（一）预防

（1）提倡母乳喂养,乳食定时定量,按时按序添加辅食,供给充足的营养物质,以满足小儿生长发育的需要。

（2）合理安排生活起居,保证小儿充足的睡眠时间,经常参加户外活动和体育锻炼,呼吸新鲜空气,多晒太阳,以增强体质,增进食欲和消化能力。

（3）乳贵有时,食贵有节,要纠正暴饮暴食、恣食肥甘、偏食、挑食、零食、饥饱无常、妄加滋补等不良的饮食习惯,避免脾胃损伤。

（4）发现体重不增或食欲减退时,要尽快查明原因,及时加以治疗。根治小儿各种慢性疾病,矫治先天性畸形,做好病后调护,以防疳证的发生。

（二）调护

（1）保持良好的生活环境,保证居室温度适宜,光线充足,空气新鲜。患儿衣着要柔软,注意保暖,注意清洁卫生,防止交叉感染,保持适度活动。

（2）疳证小儿脾胃虚弱,消化功能不足,饮食调护尤其重要。添加食物不可过急过快,应据患儿病情及消化耐受能力,给予富含营养、易于消化的食品,按由少到多、由稀到稠、由精到粗的顺序,逐渐增加食品的种类和数量。食物应新鲜多样,鼓励自食,以增进食欲,同时要供给充足的水分、蔬菜、水果。

（3）病情较重的患儿要加强全身护理,做好皮肤清洁及眼、鼻、口腔卫生护理,注意食具卫生,防止压疮、眼疳、口疳等并发症的发生。要及时观察病情变化,如有卒变应及时中西医结合救治。

（4）定期测量患儿的体重、身高,以及时了解和分析病情,观察治疗效果。

（刘　伟）

第三节　腹　　痛

腹痛是指胃脘以下、脐周及耻骨以上部位发生的疼痛,包括大腹痛、脐腹痛、少腹痛和小腹痛。大腹痛,指胃脘以下、脐部以上腹部疼痛;脐腹痛,指脐周部位疼痛;少腹痛,指小腹两侧或一侧疼痛;小腹痛指下腹部的正中部位疼痛。

腹痛是小儿常见的证候,可见于任何年龄与季节,其中一部分腹痛属于急腹症范围,常需外科紧急处理,误诊漏诊易造成严重损害,甚至危及生命。腹痛的命名,最早见于《素问·举痛论》:"厥气客于阴股,寒气上及少腹,血泣在下相引,故腹痛引阴股",作为病证论述则首见于《诸病源候论》中的"腹痛候"和"心腹痛候"等。后世一般将腹痛分为寒、热、虚、实四大类,以便临床掌握。

导致腹痛的疾病很多,主要有全身性疾病、腹部以外器官疾病及腹部器官的器质性疾病,由于消化功能紊乱引起的功能性腹痛占腹痛患儿总数的 $50\%\sim70\%$。本节所讨论以功能性腹痛为主,其他类型的腹痛应在明确病因诊断并给以相应治疗的基础上,参考本节内容辨证论治。

一、病因病机

小儿脾胃薄弱,经脉未盛,易为各种病邪所干扰。六腑以通降为顺,经脉以流通为畅,感受寒邪、乳食积滞、脾胃虚寒、情志刺激、外伤,皆可使气滞于脾胃肠腑,经脉失调,凝滞不通则腹痛。

(一)感受寒邪

由于护理不当,衣被单薄,腹部为风冷之气所侵,或因过食生冷瓜果,中阳受戕。寒主收引,寒凝气滞,则经络不畅,气血不行而腹痛。

(二)乳食积滞

小儿脾常不足,运化力弱,乳食又不知自节,故易伤食。如过食油腻厚味,或强进饮食,或临卧多食,会致乳食停滞,郁积胃肠,气机壅塞,痞满腹胀腹痛。或平时过食辛辣香燥、膏粱厚味,胃肠积滞,或积滞日久化热,肠中津液不足致燥热闭结,使气机不利,传导之令不行而致腹痛。

(三)脏腑虚冷

素体脾阳虚弱,脏腑虚冷,或寒湿内停,损伤阳气。阳气不振,温煦失职,阴寒内盛,气机不畅,腹部绵绵作痛。

(四)气滞血瘀

小儿情志不畅,肝失条达,肝气横逆,犯于脾胃,中焦气机壅塞,血脉凝滞,导致气血运行不畅,产生腹痛。

由于病因不同,小儿素体有差异,形成病机属性有寒热之分。一般感受寒邪或过食生冷或素体阳虚而腹痛者,属于寒性腹痛;过食辛辣香燥或膏粱厚味而成积滞、热结阳明而腹痛者,属于热性腹痛;因气滞血瘀者,常表现为寒热错杂之证。其发病急、变化快,因寒、热、食、积等损伤所致者,多为实证;其起病缓、变化慢,常因脏腑虚弱所致者,多为虚证。两者亦可相互转化,实证未得到及时治疗,可以转为虚证;虚证复感寒邪或伤于乳食,又可成虚实夹杂之证。

二、辨病思路

腹痛的原因很多,其中有些是内科疾病,也有不少是外科疾病,应详细询问患儿的年龄、腹痛起病的缓急、病程长短及腹痛的性质、部位、发作的诱因等。此外,腹痛的伴随症状在鉴别诊断中也具有相当重要的意义。

(一)功能性再发性腹痛

(1)腹痛突然发作,持续时间不长,能自行缓解。

(2)腹痛以脐周为主,疼痛可轻可重,但腹部无明显体征。

(3)无伴随的病灶器官症状,如发热、呕吐、腹泻、咳嗽、气喘、尿频、尿急、尿痛等。

(4)有反复发作的特点,每次发作时症状相似。

(二)全身性疾病及腹部以外器官疾病产生的腹痛

常见的有败血症、过敏性紫癜、荨麻疹及腹型癫痫等。

(1)呼吸系统疾病引起的腹痛常伴有咳嗽、扁桃体红肿、肺部有啰音等。

(2)心血管系统疾病引起的腹痛常伴有心悸、心脏杂音、心电图异常等。

(3)神经系统疾病引起的腹痛常反复发作,常伴有脑电图异常。

(4)血液系统疾病引起的腹痛常伴有贫血、血常规及骨髓象异常。

(5)代谢性疾病引起的腹痛,例如:糖尿病有血糖、尿糖增高;卟啉病有尿呈红色,曝光后色更深等可助诊断。

（三）腹部器官的器质性疾病

若疼痛持续不止，或逐渐加重，要考虑排除器质性疾病的腹痛。

（1）胃肠道感染如急性阑尾炎、肠炎、肠寄生虫病，除有腹痛外，还有饮食不调史及感染病史，大便及血常规化验有助于诊断。

（2）胃肠道梗阻、肠套叠、嵌顿性腹股沟斜疝，有腹痛、腹胀及梗阻现象，全腹压痛，腹肌紧张，肠鸣音消失，X线检查可助诊断。

（3）肝胆疾病如胆道蛔虫病、肝炎、胆囊炎、胆石症，常有右上腹阵痛和压痛，肝功能及B超检查等可助诊断。

（4）泌尿系统疾病如泌尿系统感染、泌尿系统结石、尿道畸形、肾小球肾炎等，常有腰痛、下腹痛、尿道刺激症状，尿检异常、X线检查可助诊断。

（5）下腹痛对少女来说要注意是否卵巢囊肿蒂扭转、痛经。

（6）内脏肝脾破裂，有外伤史，常伴有休克等，应配合实验室及医学影像诊断技术检查，可以作出诊断。

三、治疗

（一）辨证论治

本病以腹痛为主要症状，辨证时首先辨气、血、虫、食。腹痛属气滞者，有情志失调病史，胀痛时聚时散、痛无定处；属血瘀者，有跌仆损伤或手术史，腹部刺痛，痛有定处，按之痛剧，局部满硬；属虫积者，有大便排虫史，或镜检有虫卵，脐周疼痛，时作时止；属食积者，有乳食不节史，见嗳腐吞酸，呕吐不食，脘腹胀满。其次辨寒、热、虚、实。如疼痛阵作，得寒痛减，兼有口渴引饮，大便秘结，小便黄赤，舌红苔黄少津，脉洪大而数，指纹紫，属热；暴痛而无间歇，得热痛减，兼有口不渴，下利清谷，小便清利，舌淡苔白滑润，脉迟或紧，指纹红，属寒。

腹痛证候，往往相互转化，互相兼夹。例如：疼痛缠绵发作，可以郁而化热；热痛日久不愈，可以转为虚寒，成为寒热错杂证；气滞可以导致血瘀，血瘀可使气机不畅；虫积可兼食滞，食滞有利于肠虫的寄生等。

治疗腹痛，以调理气机、疏通经脉为主要原则，根据不同的证型分别治以温散寒邪、消食导滞、通腑泄热、温中补虚、活血化瘀。除内服药外，还常使用推拿、外治、针灸等法配合治疗，可提高疗效。

1.腹部中寒

（1）证候：腹部疼痛，阵阵发作，得温则舒，遇寒痛甚，肠鸣辘辘，面色苍白，痛甚者额冷汗出，唇色紫暗，肢冷，或兼吐泻，小便清长，舌淡红，苔白滑，脉沉弦紧，或指纹红。

（2）证候分析：有外感寒邪或饮食生冷病史，寒主收引，故其腹痛特点为拘急疼痛，肠鸣彻痛，得温则缓，遇冷痛甚。患儿以往常有类似发作病史。

（3）治法：温中散寒，理气止痛。

（4）方药：养脏散加减。腹胀加砂仁、枳壳，理气消胀；恶心呕吐加法半夏、藿香，和胃止呕；兼泄泻加炮姜、煨肉豆蔻，温中止泻；抽掣阵痛加小茴香、延胡索，温中活血止痛。

2.乳食积滞

（1）证候：脘腹胀满，疼痛拒按，不思乳食，嗳腐吞酸，或时有呕吐，吐物酸馊，或腹痛欲泻，泻后痛减,矢气频作,粪便秽臭,夜卧不安,时时啼哭,舌淡红,苔厚腻,脉象沉滑,或指纹紫滞。

(2)证候分析:有伤乳伤食病史,脘腹胀满、疼痛拒按、不思乳食是本证的特征。吐物酸馊、矢气频作、粪便秽臭、腹痛欲泻、泻后痛减,皆是伤乳伤食之表现。本证可与腹部中寒、脾胃虚寒、胃热气逆证候并见。

(3)治法:消食导滞,行气止痛。

(4)方药:香砂平胃散加减。腹胀明显、大便不通者,加槟榔、莱菔子,通导积滞;兼感寒邪者,加藿香、干姜,温中散寒;食积蕴郁化热者,加生大黄、黄连,清热通腑,荡涤肠胃之积热。

3.胃肠结热

(1)证候:腹部胀满,疼痛拒按,大便秘结,烦躁不安,烦热口渴,手足心热,唇舌鲜红,舌苔黄燥,脉滑数或沉实,或指纹紫滞。

(2)证候分析:腹痛胀满、拒按便秘为本证特点,但有邪正俱盛和邪实正虚的区别。若正气未衰,里实已成,痞满燥实四证俱现,腹痛急剧,脉沉实有力,为邪正俱盛证。若里热津伤,正气衰惫,而燥热未结,里实未去,即燥实为主,痞满不甚,腹痛未能缓解,但精神疲惫,舌干少津,为邪实正虚。

(3)治法:通腑泄热,行气止痛。

(4)方药:大承气汤加减。口干、舌质红少津者,加玄参、麦冬、生地黄,养阴生津;因肝胆失于疏泄,肝热犯胃而实热腹痛,用大柴胡汤加减。

4.脾胃虚寒

(1)证候:腹痛绵绵,时作时止,痛处喜温喜按,面白少华,精神倦怠,手足不温,乳食减少,或食后腹胀,大便稀溏,唇舌淡白,脉沉缓,或指纹淡红。

(2)证候分析:本证因素体阳虚,中阳不足,或病程中过用消导、攻伐药物,损伤阳气,脏腑失于温养,拘急而痛。本证特点为起病缓慢,腹痛绵绵,喜按喜温,病程较长,反复发作,为虚寒之证。

(3)治法:温中理脾,缓急止痛。

(4)方药:小建中汤合理中丸加减。小建中汤偏于温经和营、缓急止痛,理中丸偏于温中祛寒。气血不足明显者,加黄芪、当归,补益气血;肾阳不足,加附子、肉桂,温补元阳;伴呕吐清涎者,加丁香、吴茱萸,温中降逆;脾虚兼气滞者,用厚朴温中汤。

5.气滞血瘀

(1)证候:腹痛经久不愈,痛有定处、痛如锥刺、或腹部症块拒按,肚腹硬胀,青筋显露,舌紫暗或有瘀点,脉涩,或指纹紫滞。

(2)证候分析:本证以痛有定处,痛如锥刺,拒按或腹部症块为特征,常有外伤、手术或症瘕等病史。同时,淤血亦可导致气滞,故常表现为痛而兼胀,其症块随病位而定。

(3)治法:活血化瘀,行气止痛。

(4)方药:少腹逐瘀汤加减。兼胀痛者,加川楝子、乌药以理气止痛;有手术、外伤史者,加三棱、莪术,散瘀消症。这类药物易于伤津耗血,去病大半则止服,康复期应加用补气之品,如黄芪、人参等,培补元气。

(二)中成药

1.大山楂丸

用于乳食积滞证。每服 3 g,每天 3 次。

2.木香槟榔丸

用于乳食积滞证。每服 1.5～3 g,每天 2～3 次。

3.附子理中丸

用于脾胃虚寒证。每服 2～3 g,每天 2～3 次。

4.元胡止痛片

用于气滞血瘀证。每服 2～3 片,每天 2～3 次。

5.越鞠丸

用于气滞腹痛证。每服 3～7 岁 2 g,＞7 岁 3 g,每天 2 次。

（三）针灸疗法

针刺法:取足三里、天枢、中脘。寒证腹痛加灸神阙,食积加针刺内庭,呕吐加针刺内关。快速进针,平补平泻,捻转或提插。年龄较大儿童可留针 15 分钟,留至腹痛消失。

（四）推拿疗法

(1)揉一窝风,揉外劳宫,摩腹、拿肚角。用于腹部中寒证。

(2)清脾胃,运八卦,推四横纹,清板门,清大肠,分腹阴阳。用于乳食积滞证。

（五）中药外治法

(1)丁香 3 g,白豆蔻 3 g,肉桂 2 g,白胡椒 4 g,共研细末,过 100 目筛,贮瓶备用。用时取药末1～1.5 g,填敷脐中,再外贴万应膏。用于腹部中寒证、脾胃虚寒证。

(2)香附 60 g,食盐 6 g,生姜 9 g,混合捣烂炒热,用布包成 2 份,轮流熨腹部。用于腹部中寒证。

（刘　伟）

第四节　惊　风

惊风,是小儿时期常见的一种以抽搐、神昏为特征的证候。本病任何季节都可发生,以 1～5 岁小儿为多见,年龄越小,发病率越高。如发病次数少,持续时间短,一般预后较好,但反复发作、抽搐持续时间长者预后不佳。根据抽搐时的主要表现可归纳为八种,即搐、搦、颤、掣、反、引、窜、视,古人称之为"惊风八候"。《小儿药证直诀》指出急惊风的病位在心肝,慢惊风的病位在脾胃,提出"急惊合凉泻,慢惊合温补"的治疗原则,对临床诊疗有一定的指导作用。

本证的发病有急有缓。凡起病急暴、属阳属实者,统称急惊风;病久中虚、属阴属虚者,统称慢惊风。惊风之证相当于西医的小儿惊厥。

一、急惊风

急惊风来势急骤,临床以高热伴抽搐、昏迷为特征。多由外感时邪疫疠及暴受惊恐引起。

该证常见于由感染所致,如高热惊厥、颅内感染性疾病及全身其他脏器严重感染引起的中毒性脑病等。凡上述疾病出现以惊厥为主症时,可参考本节内容进行辨证论治。

（一）病因病机

1.感受时邪

外感六淫，皆能致惊。若外感风寒或风热之邪，束于肌表，郁而化热，小儿神怯筋弱，热灼筋脉，扰动心、肝二经，可见神昏、抽痉发作；若温邪致病，如风温、春温、暑温及四时温邪，侵犯人体，易化热化火，入营入血，内陷心包，引动肝风，出现高热、神昏、痉厥、吐衄及发斑；若感受湿热疫毒之邪，多挟积滞，蕴阻肠胃，郁而化火，内陷心包，引动肝风，临床出现高热、呕吐、腹痛腹泻和神昏抽搐等证。

2.暴受惊恐

小儿神气怯弱，元气未充，若目触异物，耳闻巨声或不慎跌仆，暴受惊恐，惊则伤神，恐则伤志，神明受扰则神志不宁，惊惕不安，甚则神昏抽搐。

总之，急惊风的产生主要是由于小儿感受时邪，化热化火，内陷心包，引动肝风，则惊风发作。其病变部位主要在心、肝二经，疾病性质以实为主。

（二）辨病思路

详细询问疫疠疾病的接触史、暴受惊恐病史；注意临床症状特点以明确原发疾病；血培养、脑脊液和神经系统检查有助于明确中枢神经系统感染性疾病；血尿便常规、便培养等检查有利于诊断相关感染性疾病。

1.高热惊厥

多见于6个月至3岁的患儿，先有发热，随着体温的骤然升高出现短暂的全身性惊厥发作，伴有意识丧失。惊厥持续时间短暂，一般一次发热中惊厥只发作一次。神经系统检查和脑电图均正常。

2.中枢神经系统（CNS）感染及其毒素引起的惊厥

此类惊厥发病年龄、季节与原发病密切相关。4岁以下的患儿中枢神经系统感染发生惊厥的比例大，约占45％。流行性乙型脑炎多发生在夏季，流行性脑脊髓膜炎多在冬春季发生，且皮肤伴发出血性皮疹，化脓性脑炎、脑膜炎无明显季节性。惊厥反复发作，持续时间长，发作时多伴有意识障碍、嗜睡、烦躁、呕吐及昏迷等，甚至呈惊厥持续状态。神经系统检查阳性体征，血常规及脑脊液检查可协助诊断。常见疾病有细菌性脑膜炎、脑脓肿、结核性脑膜炎、病毒性脑炎、脑膜炎和脑寄生虫病等。

3.非CNS急性严重感染引起的惊厥

此类惊厥由全身严重感染引起的急性中毒性脑病诱发脑细胞缺血、脑组织水肿所致。常见疾病有中毒性肺炎、消化道感染（细菌性、病毒性胃肠炎）、泌尿道感染（急性肾盂肾炎）、败血症和传染病（麻疹、猩红热、伤寒）等。

（三）治疗

1.辨证论治

本病以痰、热、惊、风四证为主要临床特点。痰有痰热、痰火和痰浊之分。若高热神昏，喉中痰鸣，则为痰热上蒙清窍；躁狂谵语，语言错乱，则为痰火上扰清窍；深度昏迷，嗜睡不动，或神志痴呆，则为痰浊蒙蔽清窍。风亦有外风和内风的不同。外风为邪在肌表，证见抽搐发作次数较少，只有1次，持续时间短，为风热扰动肝经所致；而内风邪热在里，证见神志不清，反复抽搐，病情较重，为热入心营内陷厥阴所致。临床上常是痰、热、惊、风并俱。故以清热、豁痰、镇惊和熄风为急惊风总的治疗原则。

(1)感受风邪。

证候：发热，头痛，咳嗽，咽红，鼻塞流涕，烦躁不安，突然痉厥昏迷，热退后抽痉自止。舌红，苔薄黄，脉浮数。

证候分析：风热之邪侵于肺卫，邪正交争于肌表，故见发热。肺开窍于鼻，通于咽，肺气不利，则见鼻塞流涕、咳嗽和咽红等症状。风邪郁而化热，热扰心肝二经，则见神昏、抽搐。本证以风热表证伴一过性神昏抽搐为辨证要点。

治法：疏风清热，熄风定惊。

方药：银翘散加减。抽搐发作可加石决明、钩藤、僵蚕，或加服小儿回春丹，平肝熄风定惊；痰蒙清窍者，加天竹黄、石菖蒲，清心化痰开窍。

(2)温热疫毒。

1)邪陷心肝。①证候：在原发温热疾病基础上，出现高热不退，头痛项强，恶心呕吐，突然肢体抽搐，神志昏迷，面色发青，甚则肢冷脉伏，烦躁口渴，舌红，苔黄腻，脉数。②证候分析：本证多见于原发温热疾病(中毒性肺炎、流行性腮腺炎等)，温热之邪炽盛，内陷心肝，心神被扰，肝风内动，则见神昏、抽搐。本证以原发急性温热疾病过程中出现神昏抽搐为辨证要点。③治法：平肝熄风，清心开窍。④方药：羚角钩藤汤合紫雪丹加减。高热者，加栀子、黄芩、黄连、石膏等，清热解毒；昏迷狂躁者，加安宫牛黄丸，清心开窍；痰盛者，加石菖蒲、天竹黄、胆南星，化痰开窍；大便秘结者，加大黄、芦荟，通腑泄热，釜底抽薪；抽痉频繁者，加石决明、全蝎，熄风解痉；头痛剧烈者，加夏枯草、龙胆草，清肝泻火；呕吐不止者，加半夏、玉枢丹，降逆止呕。

2)气营两燔。①证候：病来急骤，高热，狂躁不安，剧烈头痛，神昏谵妄，抽痉，颈项强直，口渴，舌质深红或红绛，苔黄燥，脉数。②证候分析：本证多见于夏至之后，春温伏毒或暑热疫毒之邪所致。邪热炽盛，内陷厥阴，故见高热，剧烈头痛，恶心呕吐，神昏，反复抽搐。本证以春温、暑温疾病过程中出现神昏抽搐、高热和皮肤发疹发斑为辨证要点。③治法：清气凉营，熄风开窍。④方药：清瘟败毒饮加减。频繁抽搐者，加羚羊角、全蝎、僵蚕、钩藤，平肝熄风；神志昏迷者，加服至宝丹、紫雪丹、安宫牛黄丸，清心开窍；高热、喉间痰鸣者，加石菖蒲、郁金、竹沥，清热涤痰。

(3)湿热疫毒。

1)证候：持续高热，神志昏迷，谵妄烦躁，反复抽搐，腹痛拒按，呕吐，大便黏腻或夹脓血，舌红，苔黄腻，脉滑数。

2)证候分析：本证多见于夏秋之季，感受湿热疫毒之邪所致。湿热疫毒，犯于肠腑，导致肠道传导失司，故见呕吐，腹痛腹泻。邪热内迫血络，陷于心肝，见大便脓血，神昏抽搐。本证以高热、神昏抽搐、下痢赤白脓血为辨证要点。

3)治法：清热化湿，解毒熄风。

4)方药：黄连解毒汤加减。苔厚腻、大便黏腻者，加生大黄、厚朴，清肠导滞，化湿解毒；呕吐频繁者，加半夏、玉枢丹，辟秽解毒止吐；若出现面色苍白，四肢厥冷，呼吸浅促，脉微欲绝的阳欲脱之证，可急服参附龙牡救逆汤，回阳救逆。

(4)暴受惊恐。

1)证候：暴受惊恐后突然抽痉，惊惕不安，惊叫急啼，甚则神志不清，四肢厥冷，大便色青，苔薄白，脉乱不齐。

2)证候分析：本证由于小儿元气不足，神气怯弱，暴受惊恐，惊则气乱，恐则气下，则见神昏抽搐或惊惕不安，大便色青。本证以有暴受惊恐病史，突然抽搐、面色时青时白如人将捕之状为辨证要点。

3)治法:镇惊安神,平肝熄风。

4)方药:琥珀抱龙丸加减。本方用量不宜过大,也不宜长期服用,以免耗伤正气。风痰入络者,选用茯苓、朱砂、石菖蒲、远志、龙齿,化痰安神,镇惊熄风;面白少华、神疲乏力气虚血少者,宜加黄芪、茯苓、当归、白芍,益气养血安神。

2.西医对症处理

惊厥急症处理的目的是防止脑损伤、减少后遗症,但对症治疗的同时,尽可能查明原因,针对病因治疗是解除惊厥发作的根本。治疗的基本原则:维持生命功能;药物控制惊厥发作;寻找并治疗引起惊厥的病因;预防惊厥复发。

(1)一般处理。①体位:抽搐发作时,切勿强力牵拉,会扭伤筋骨,导致瘫痪或强直等后遗症。将患儿平放于床,头侧位,并用纱布包裹压舌板,置于上、下牙齿之间,以防咬伤舌体。②保持呼吸道通畅:痰涎壅盛者,随时吸痰,并给予吸氧。③密切观察患儿生命体征:注意观察患儿的面色、呼吸、血压、脉搏的变化。④维持营养及体液的平衡。

(2)抗惊厥药物的应用。当一种抗惊厥药物疗效不满意时,可以重复应用一次或与其他药物更替使用,但不可连续使用同一药物,以免引起蓄积中毒。①地西泮:首选药,本药的优点是对惊厥持续状态有效,而且比较安全,作用快,静脉给药数秒钟可进入脑组织,数分钟内于血和脑组织达到峰值,但缺点是作用短暂,30分钟后很快下降,剂量过大可引起呼吸抑制,特别是与苯巴比妥合用时可能发生呼吸暂停和血压下降,故应进行呼吸、血压监测。惊厥较轻者,可用地西泮灌肠,剂量0.5 mg/kg,一般不超过5 mg;惊厥较重者,可用地西泮静脉注射,剂量为每次0.3~0.5 mg/kg,速度每分钟1~2 mg,必要时可在15~20分钟内重复静脉注射,最大剂量不超过10 mg。②苯巴比妥:止惊效果好,维持时间长,不良反应少,负荷剂量15~20 mg/kg,分次静脉注射(速度每分钟<50 mg),24小时后给维持剂量为每天4~5 mg/kg。本药与地西泮重叠应用时应监测呼吸、血压、血气和脑电图,并准备气管插管。③苯妥英钠:一般在地西泮、苯巴比妥处理无效后使用,对惊厥持续状态时可用15~20 mg/kg,速度不超每分钟0.5~1.0 mg/kg,12小时后给予5 mg/kg维持量。需要监测血压和心电图。

(3)病因治疗。①控制高热:物理降温可用冷湿毛巾较大面积敷于额头部,必要时用冰袋放于额部、枕部或颈侧。②降低颅内压:严重而反复惊厥者常有脑水肿存在,可静脉注射20%甘露醇、地塞米松和呋塞米,进行脱水治疗。③对于原因不明的新生儿惊厥,病因治疗比抗惊厥药物的使用更重要。低血糖引起的新生儿惊厥,应立即给10%葡萄糖2~4 mL/kg静脉滴注;低血钙引起的新生儿惊厥可给予10%葡萄糖酸钙1~2 mL/kg加入5%葡萄糖1~2倍稀释,缓慢静脉滴注,以纠正可能存在的低血糖、低血钙。新生儿惊厥频繁时也可能是维生素B_6缺乏或依赖造成的,病因治疗采用静脉注射维生素$B_6$50~100 mg,惊厥发作可立即停止。

3.中成药

(1)牛黄千金散:用于小儿惊风高热,手足抽搐。口服。每次0.6~0.9 g,每天2次。

(2)七珍丸:用于急惊风,身热,昏睡,气粗,烦躁。口服。小儿3~4个月,每次3丸;5~6个月,每次4~5丸;1岁,每次6~7丸,每天1~2次。1岁以上及体实者酌加用量。

(3)牛黄抱龙丸:用于急惊风的高热神昏抽搐。口服。每次1丸,每天1次。

4.针灸疗法

(1)体针:惊厥发作取人中、合谷、内关、太冲、涌泉、百会等穴止痉。高热取大椎、手十二井穴

271

或十宣穴(点刺放血)。痰鸣取丰隆穴,牙关紧闭取下关、颊车穴。均采取提插捻转泻法,不留针。

(2)耳针:取穴神门、皮质下、心、脑点,交感。强刺激手法。

二、慢惊风

慢惊风来势缓慢,抽搐无力,时作时止,反复难愈,常伴昏迷、瘫痪等症。

该证常见于水电解质紊乱、代谢性疾病、中毒及各种原因引起的脑缺氧等疾病。凡上述疾病出现以惊厥为主症时,可参考本节内容进行辨证论治。

(一)病因病机

1.脾虚肝旺

由于暴吐暴泻,或他病过用峻利之品,脾胃虚弱,气血生化不足,肝失所养,脾虚肝旺,肝亢而化风,形成慢惊风。

2.脾肾阳虚

久吐久泻,或喂养不当,日久伤脾,脾阳虚日久,累及肾阳,导致脾肾阳虚,筋脉失于温煦,而致时时抽动之慢脾风。

3.阴虚风动

急惊风迁延失治,或温热病后期,热邪久羁,阴液亏耗,肝肾阴虚,筋脉失于濡养,以致虚风内动。

总之,小儿的慢惊风主要素体虚弱或久病伤及脾胃,导致脾胃虚弱或脾肾阳虚,脾土既虚则土虚木亢,肝旺生风,脾肾阳虚则形成慢脾风,肝肾阴虚则阴虚风动。其病位在肝、脾、肾,疾病性质以虚为主。

(二)辨病思路

慢惊风应注意与癫痫相鉴别。癫痫是由风、痰、惊恐和淤血等原因所致的发作性神志异常疾病,具有醒后复如常人的特点。慢惊风则是机体脏腑虚而致虚风内动,具有抽搐无力、反复难愈、常伴昏迷瘫痪等特点。

慢惊风的病因分析十分重要,可见于西医多种疾病。首先仔细询问病史,即有无外伤史,既往有无类似发作,有无家族惊厥史。根据小儿年龄特点,新生儿期慢惊风首先考虑缺氧缺血性脑病、代谢紊乱(低血糖、新生儿低血钙、低镁血症、维生素 B_6 缺乏病等)。2 岁以上的小儿慢惊风多为代谢性疾病,还需进行血液生化检测、头颅 CT 及核磁共振(MRI)等相关检测,以协助诊断。

1.水、电解质紊乱

水中毒、低钠血症。

2.代谢性疾病

低血糖症、半乳糖血症、高钠血症、低镁血症及低钙血症、苯丙酮尿症、维生素 B_6 缺乏和高氨基酸血症等。

3.中毒

儿童由于误服药物、毒物或药物过量,毒物直接作用中枢神经系统或毒物导致机体代谢紊乱引起惊厥。常见的中毒药物有阿托品、氨茶碱和马钱子等;植物性毒物有发芽马铃薯、霉变甘蔗和毒蕈等;其他毒物有有机磷、金属(铅、汞、铜)等。

4.其他

各种原因引起的脑缺氧、窒息、心源性急性脑缺氧等。

（三）治疗

1.辨证论治

慢惊风一般属于虚证,多起病缓慢,时抽时止,有时仅表现摇头或面部肌肉抽动,或某一肢体反复抽动,患儿面色苍白或萎黄,精神疲倦,嗜睡或昏迷。辨证时以脏腑辨证和八纲辨证相结合,既要辨清肝、脾、肾所在脏腑,又要辨明阴、阳的虚衰。慢惊风的治疗,重在治本,其治疗原则以温中健脾、温阳逐寒、育阴潜阳和柔肝熄风为主。

（1）脾虚肝旺。

1）证候:形神疲惫,神志不清,反复抽搐,时作时止,抽搐无力,面色萎黄,不欲饮食,大便稀溏,色带青绿,时有肠鸣,四肢欠温,舌质淡,苔白,脉沉弱。

2）证候分析:脾阳虚,中焦运化失司,气血生化乏源,不能温养肢体,故见面色萎黄,四肢不温;脾阳虚,不能温运水湿,水湿停滞于大肠,故见大便稀溏。脾虚肝旺,肝阳亢而生风,故见反复抽搐。临床以抽搐无力、神疲面萎、嗜睡露睛和纳呆便溏为辨证要点。

3）治法:温中健脾,柔肝熄风。

4）方药:缓肝理脾汤加减。四肢厥冷、大便澄澈清冷者,可加附子、肉桂、炮姜,温阳补虚;抽搐频发者,可加钩藤、天麻、白芍、菊花等,柔肝熄风。

（2）脾肾阳衰。

1）证候:精神萎顿,昏迷或嗜睡,面白或灰滞,口鼻气冷,额汗不温,四肢厥冷和大便澄澈清冷,手足蠕蠕震颤,舌质淡,苔薄白,脉沉细无力。

2）证候分析:本证为脾肾阳衰的危重阶段,即所谓"纯阴无阳"的慢脾风证。脾肾阳气衰微,阴寒内盛,故见精神萎顿,口鼻气冷,额汗不温,四肢厥冷。脾肾阳衰,肝经失于温煦,故见手足蠕蠕震颤。临床以神昏、面白、四肢厥冷和手足蠕蠕震颤为辨证要点。

3）治法:温补脾肾,回阳救逆。

4）方药:固真汤合逐寒荡惊汤加减。附子温中回阳,为治慢惊要药。气脱甚者,宜用炮附子,助温阳之力;慢惊但见阳虚阴盛、纯阴无阳时,即可投用附子,不必有所顾忌。

（3）阴虚风动。

1）证候:精神倦怠,面色潮红,身热消瘦,五心烦热,肢体拘挛或强直,抽搐时作,大便干结,舌质绛少津,少苔或无苔,脉细数。

2）证候分析:此由急惊或他病经久不愈、热久伤阴、肝肾阴虚、阴不潜阳所致。肝肾阴虚,无以濡养肝脉,则见肢体拘挛或强直,抽搐时作。阴虚内热,故见身热消瘦,五心烦热。临床以身热消瘦、手足心热、肢体拘挛或强直及时或抽搐为本证的辨证要点。

3）治法:滋补肝肾,育阴潜阳。

4）方药:选用大定风珠加减。阴虚潮热者,可加银柴胡、地骨皮、青蒿,清虚热;强直性瘫痪者,可选用虫类搜风药物,如全蝎、乌梢蛇、地龙、僵蚕等,搜风剔邪,但风药多燥,故宜佐当归、白芍等养血润燥之品。

2.针灸疗法

（1）体针:①脾虚肝旺证取脾俞、胃俞、中脘、天枢、气海、足三里、太冲穴,其中太冲采用泻法,其余穴位采用补法。②脾肾阳虚证取脾俞、肾俞、关元、气海、百会穴,诸穴采用补法。③阴虚风动证取关元、百会、肝俞、肾俞、三阴交、太溪穴,诸穴采用补法。

（2）灸法:取大椎、脾俞、命门、关元、气海、百会、足三里穴。用于脾虚肝亢证或脾肾阳虚证。

3.推拿疗法

补脾经,清肝经,补肾经,按揉百会,推三关,拿曲池,揉中脘,按揉足三里,捏脊。每天1次。

（刘　伟）

第五节　多发性抽搐症

一、定义

多发性抽搐症又称抽动秽语综合征、发声和多种运动联合抽动障碍。其临床特征为慢性、波动性、多发性、运动肌快速抽搐,并伴有不自主发声和语言障碍。

二、命名

多发性抽搐症是现代病名,但中医历代文献中存在一些与本病相关的描述。

"慢惊",如《幼科证治准绳·慢惊》描述:"水生肝木,木为风化,木克脾土,胃为脾之腑,故胃中有风,瘛疭渐生。其瘛疭症状,两肩微耸,两手下垂,时复动摇不已,名曰慢惊。"

"风痰",《万病回春·痉病门·痉病附论》描述:"若眼牵嘴扯,手摇足战伸缩者,是风痰。"

"目连劄",《小儿药证直诀·脉证治法》描述:"肝有风甚……凡病或新或久,皆引肝风,风动而上于头目,目属肝,肝风入于目,上下左右如风吹,不轻不重,儿不能任,故目连劄也。"

三、范围

根据本病的主要临床表现及脏腑辨证观点,可将本病归于中医学慢惊风、瘛疭、抽搐、肝风证、风痰证、目连劄等范畴。

四、发病情况

（一）发病时间

本病无明显发病季节,一年四季均可发病。

（二）好发人群

多发性抽搐症的起病年龄为1～21岁。大多数起病于2～12岁,学龄前和学龄期儿童为发病高峰人群。90%在10岁以前起病,以5～9岁最为多见。男性明显多于女性,约高三倍。

（三）发病特点

其临床特征是:由表情肌、颈肌或上肢肌肉迅速、反复、不规则抽动起病,表现为挤眼、噘嘴、皱眉、摇头、仰颈、提肩等。之后症状加重,出现肢体及躯干的爆发性不自主运动,如躯干扭动、投掷运动、踢脚等。30%～40%患儿因咽部肌肉抽搐而发出重复暴发性无意义的单调怪声,如犬吠声、喉鸣声和咳嗽声等,半数有秽亵言语,85%患儿有轻中度行为异常。约半数患儿可同时伴有注意缺陷多动症。抽动在精神紧张时加重,入睡后消失。患儿智力不受影响。

五、治疗转归

本病经过积极、适当的治疗,大部分患儿的抽动症状可在1～6个月内减轻并逐渐被控制,一般不影响学习和正常生活,但是仍有少数患儿记忆力减退,计算能力差,反应迟钝,性格急躁,学习困难,成绩下降,严重者被迫停学,并延续到成年,直至终身。

六、病因病机

(一)病因

多发性抽搐症的病因是多方面的,与先天禀赋不足、产伤、窒息、感受外邪、情志失调等因素有关,多由五志过极、风痰内蕴而引发。

(二)病机

病位主要在肝,与心、脾、肾密切相关。因肝体阴而用阳,为风木之脏,主藏血,喜条达而主疏泄,开窍于目,其声为呼,其变动为握,故《小儿药证直诀》将“目连劄”责之于肝有风甚。

1.气郁化火

“人有五脏化五气,以生喜怒悲忧恐。”肝主疏泄,性喜条达,若情志失调,五脏失和,则气机不畅,郁久化火,引动肝风,上扰清窍,则见皱眉眨眼,张口歪嘴,摇头耸肩,口出异声秽语。气郁化火,耗伤阴精,肝血不足,筋脉失养,虚风内动,故伸头缩脑,肢体颤动。

2.脾虚痰聚

禀赋不足或病后失养,损伤脾胃,脾虚不运,水湿潴留,聚液成痰,痰气互结,壅塞胸中,心神被蒙,则胸闷易怒,脾气乖戾,喉发怪声。脾主肌肉四肢,脾虚则肝旺,肝风挟痰上扰走窜,故头项、四肢、肌肉抽动。

3.阴虚风动

素体真阴不足,或热病伤阴,或肝病及肾,肾阴虚亏,水不涵木,虚风内动,故头摇肢搐。阴虚则火旺,木火刑金,肺阴受损,金鸣异常,故喉发异声。

七、临床诊断

(一)诊断要点

(1)起病年龄在2~15岁,可有疾病后及情志失调的诱因或有家族史。

(2)不自主的眼、面、颈、肩及上下肢等处肌肉快速收缩,以固定方式重复出现,动作特点为重复、快速、无目的性,动作无节律性,入睡后消失。在抽动时,可出现异常的发音,如咯咯、咳声、呻吟声或粗言秽语。

(3)抽动能受意志遏制,控制可达数分钟至数小时暂时不发作。

(4)病状呈慢性过程,但病程呈明显波动性。

(5)实验室检查多无特殊异常,脑电图正常或非特异性异常。智力测试基本正常。

(6)病程至少持续1年。

(二)病证鉴别

1.风湿性舞蹈症

6岁以后多见,女孩居多,是风湿热主要表现之一。表现为四肢较大幅度的、无目的而不规则的舞蹈样动作,生活经常不能自理,常伴肌力及肌张力减低,并可有风湿热其他症状。

2.肌阵挛

肌阵挛是癫痫中的一个类型,往往是一组肌群突然抽动,患儿可表现突然的前倾和后倒,肢体或屈或伸。

3.习惯性抽搐

4～6岁多见。往往只有一组肌肉抽搐,如眨眼、皱眉或咳嗽。发病前常有某些诱因。此症一般轻,预后较好。但此症与多发性抽搐症并无严格的界限,有些患儿能发展为多发性抽搐症。

4.注意缺陷多动症

以注意力不集中、自我控制差,动作过多、情绪不稳、冲动任性,伴有学习困难,但智力正常或基本正常为临床特征。两病兼见亦为临床常见。

八、辨证论治

（一）辨证思路

1.辨实证与虚证

实证起病较急,病程较短,抽动强劲有力,频频发作;虚证起病缓慢,或由实证转来,病程较长,抽动无力,时发时止。

2.辨风火痰湿与肝脾肾之关系

本病其标在风火痰湿,其本在肝脾肾三脏,尤与肝最为密切。气郁化火者,病初多为肝阳上亢,属实证,其面红耳赤,急躁易怒,抽动频繁,舌红苔黄;脾虚痰聚者,为本虚标实,虚实夹杂,其面黄体瘦,胸闷作咳,抽动无常,舌淡苔白或腻;阴虚风动者,为肝肾不足,属虚证,其形体消瘦,两颧潮红,抽动无力,舌红苔少。

（二）治疗原则

多发性抽搐症的治疗,以平肝熄风为基本法则。气郁化火者,宜清肝泻火,熄风镇惊;脾虚痰聚者,宜健脾化痰,平肝熄风;阴虚风动者,宜滋阴潜阳,柔肝熄风。本病来渐去缓。取效贵在守法守方。必待浊痰去、风火熄、筋脉润、脏气平,则病可缓解。若仅以强制之法使其宁静,实难根治。总宜先标后本,或标本兼顾为要。

（三）证治分类

1.气郁化火

（1）证候:面红耳赤,烦躁易怒,皱眉眨眼,张口歪嘴,摇头耸肩,发作频繁,抽动有力,口出异声秽语,大便秘结,小便短赤,舌红苔黄,脉弦数。

（2）辨证:本证以病程较短、面红耳赤、烦躁易怒、发作频繁、抽动有力、舌红苔黄、脉弦数为特征。兼痰火者,粗言骂人,喜怒不定,睡眠不安,舌红苔黄腻,脉滑数。

面红耳赤,烦躁易怒——肝火上炎,攻于头目。

皱眉眨眼,张口歪嘴,摇头耸肩,发作频繁,抽动有力——木失条达,郁结不舒,化火生风,风胜则动。

口出异声秽语——肝其声为呼,其性刚直,欲畅其通达之性,以呼叫为快。

大便秘结,小便短赤——肝火内炽,津液受灼。

舌红苔黄,脉弦数——肝经风火之证。

（3）治法:清肝泻火,熄风镇惊。

（4）方药:清肝达郁汤加减。

（5）方解:方中栀子、菊花、牡丹皮清肝泻火;柴胡、薄荷、青橘叶疏肝解郁;当归、白芍养血通络,甘草调和诸药。

（6）加减:眨眼、抽动明显者,加钩藤、蝉蜕平肝熄风;肝火旺者,加黄芩、龙胆草清泻肝火;大便秘结者,加槟榔、瓜蒌仁顺气导滞;喜怒不定、喉中有痰者,加浙贝母、胆南星清化痰热;烦躁易怒者,加琥珀、茯苓宁心安神;兼有喷嚏鼻塞者,加辛夷、苍耳子宣窍祛风。

2.脾虚痰聚

(1)证候:面黄体瘦,精神不振,胸闷作咳,喉中声响,皱眉眨眼,嘴角抽动,肢体动摇,耸肩吸腹,脾气乖戾,夜睡不安,纳少厌食,舌质淡,苔白或腻,脉沉滑或沉缓。

(2)辨证:本证以面黄体瘦、精神不振、胸闷纳少、舌淡苔腻、脉滑为特征。

面黄体瘦,精神不振——素体脾虚或病久体弱,脾胃气虚,气血生化乏源。

胸闷作咳,喉中声响——脾为生痰之源,壅塞胸中,风火夹痰阻滞咽喉。

皱眉眨眼,嘴角抽动,肢体动摇,耸肩吸腹——脾虚肝亢,痰鼓风动,风阳扰动。

脾气乖戾,夜睡不安——痰浊上扰心神。

纳少厌食——脾虚胃弱。

舌质淡,苔白或腻,脉沉滑或沉缓——脾虚痰聚之证。

(3)治法:健脾化痰,平肝熄风。

(4)方药:十味温胆汤加减。

(5)方解:方中党参、茯苓健脾助运;陈皮、半夏燥湿化痰;枳实顺气消痰;远志、五味子、枣仁化痰宁心;甘草调和诸药。

(6)加减:抽动频作加钩藤、白芍、石决明平肝熄风;痰热甚者,去半夏,加黄连、瓜蒌皮清化痰热;纳少厌食者,加焦神曲、炒麦芽调脾开胃。

3.阴虚风动

(1)证候:形体消瘦,两颧潮红,五心烦热,性情急躁,口出秽语,挤眉眨眼,耸肩摇头,肢体震颤,睡眠不宁,大便干结,舌质红绛,舌苔光剥,脉细数。

(2)辨证:本证以形体消瘦、两颧潮红、五心烦热、舌红绛、苔光剥、脉细数为特征。

形体消瘦——阴血亏损,形体失养。

两颧潮红,五心烦热,性情急躁,睡眠不宁——阴虚火旺,虚烦内生。

挤眉眨眼,耸肩摇头,肢体震颤——水不涵木,阴虚风动。

口出秽语——肝喜条达而恶抑郁,条达太过则亢而为害,情绪受挫则为拂郁不舒,故以呼叫叹息为快而异常发音。

大便干结——津枯液燥,肠失濡润。

舌质红绛,舌苔光剥,脉细数——肝肾阴亏火旺之征。

(3)治法:滋阴潜阳,柔肝熄风。

(4)方药:大定风珠加减。

(5)方解:方中龟板、鳖甲、生牡蛎滋阴潜阳;生地黄、阿胶、鸡子黄、麦冬、麻仁、白芍柔肝熄风;甘草调和诸药。

(6)加减:心神不定、惊悸不安者,加茯神、钩藤、炒枣仁养心安神;血虚失养者,加何首乌、玉竹、沙苑子、天麻养血柔肝。

(四)其他疗法

1.中成药

(1)当归龙荟丸:每服 2～3 g,1 天 2～3 次。用于气郁化火证。

(2)泻青丸:每服 3～5 g,1 天 2～3 次。用于气郁化火证。

(3)琥珀抱龙丸：每服 1 丸，1 天 2 次。用于脾虚痰聚及痰热证。

(4)杞菊地黄丸：每服 3～6 g，1 天 2～3 次。用于阴虚风动证。

2.推拿疗法

推脾土，揉脾土，揉五指节，运内八卦，分阴阳，推上三关，揉涌泉、足三里。

3.针灸疗法

(1)体针。主穴：太冲、风池、百会。配穴：印堂、迎香、四白、地仓、内关、丰隆、神门。

(2)耳针。皮质下、神门、心、肝、肾，每次选 2～3 穴。耳穴埋针，每周 2 次。每天可按压 2～3 次，每次 5 分钟。

九、预防与调护

(一)预防

(1)平时注意合理的教养，重视儿童的心理状态，保证儿童有规律性的生活，培养良好的生活习惯。

(2)不过食辛辣炙煿的食物或兴奋性、刺激性的饮料。

(二)调护

(1)关怀和爱护患儿，耐心讲清病情，给予安慰和鼓励，不在精神上施加压力，不责骂或体罚。

(2)饮食宜清淡，不进食兴奋性、刺激性的饮料和膨化食品。

(3)注意休息，不看紧张、惊险、刺激的影视节目，不宜长时间看电视、玩计算机和游戏机。

（刘　伟）

第六节　泄　泻

泄泻是以大便次数增多、粪质稀薄或如水样为特征的一种小儿常见病。泄泻又称腹泻，其主要致病因素是湿邪，脾病湿盛是导致泄泻发病的关键。本病一年四季均可发生，以夏秋季节发病率最高。发病年龄多在 3 岁以下，1 岁以内发病者占半数，因婴幼儿脾常不足，易于感受外邪、伤于乳食，或脾肾阳气亏虚，均可导致脾病湿盛而发生泄泻。轻者治疗得当，预后良好；重者下泄过度，易见气阴两伤，甚至阴竭阳脱；久泻迁延不愈者，则易转为疳证。

早在《内经》已有飧泄、濡泄等记载，宋以后著作多称为泄泻，《幼科金针·泄泻》说："泄者，如水之泄也，势犹纷绪；泻者，如水之泻也，势惟直下。为病不一，总名泄泻。"因此，大便稀薄、时作时止叫"泄"，大便直下、如水倾注叫"泻"。

泄泻相当于西医学中所述婴幼儿腹泻，可分为感染性腹泻和非感染性腹泻两类。临床急性结肠炎、慢性结肠炎、肠结核、肠功能紊乱、过敏性结肠炎等疾病有腹泻症状时亦属于泄泻范畴。

一、病因病机

泄泻发生的原因，以感受外邪、伤于饮食、脾胃虚弱为多见。其主要病位在脾胃。因胃主受纳腐熟水谷，脾主运化水湿和水谷精微，若脾失运化、胃失腐熟，则饮食入胃后，水谷不化，精微不布，清浊不分，合污而下，致成泄泻。正如《幼幼集成·泄泻证治》云："夫泄泻之本，无不由于脾胃。盖胃为水谷之海,而脾主运化,使脾健胃和,则水谷腐化,而为气血以行荣卫。若饮食失节,寒温不调,以致脾胃受伤,则水反为湿,谷反为滞,精华之气不能输化,乃至合污下降,而泄泻作矣。"

(一)感受外邪

小儿脏腑柔嫩,藩篱不密,冷暖不知自调,易为外邪所侵。且因脾胃薄弱,不耐受邪,若外感风、寒、暑、湿,脾受邪困,运化失职,升降失调,水谷不分,合污而下,则为泄泻。

(二)内伤饮食

小儿脾常不足,运化力弱,饮食不知自节及自洁,若调护失宜,乳哺不当,饮食失节或不洁,过食肥甘黏腻、寒凉之品或饮食自倍,必损伤脾胃。脾伤运化失职,胃伤水谷难以腐熟,造成宿食内停,清浊不分,并走大肠,发生泄泻。如《素问·痹论》所说:"饮食自倍,肠胃乃伤。"

(三)脾胃虚弱

先天禀赋不足,后天调护失宜,或久病迁延不愈,皆可导致脾胃虚弱。而小儿生长发育迅速,相对水谷精微需求迫切,若饮食稍有不调,就会出现胃弱难以腐熟水谷,脾虚运化失司,则水反为湿,谷反为滞,不能分清别浊,水湿水谷合污而下,而成脾虚泄泻。亦有暴泻实证,失治误治,迁延不愈,转成脾虚泄泻者。

(四)脾肾阳虚

脾胃赖肾中之阳、命门之火腐熟水谷。久病、大病之后脾虚必及肾,肾阳伤则命门火衰,火不暖土,不能温煦中州,腐熟水谷,水谷不化,并走肠间,而致澄澈清冷,洞泄而下的脾肾阳虚泻。如张景岳说:"肾为胃关,开窍于二阴,所以二便之开闭,皆肾脏之所主。"

由于小儿具有"稚阴稚阳"的生理特点和"易虚易实、易寒易热"的病理特点,泄泻后较成人更易于损阴伤阳发生变证。其中暴泻者常伤阴,久泻者常伤阳,病情严重者亦可同时阴阳两伤。若久泻不止,脾气虚弱,肝旺而生内风,可成慢惊风;脾虚失运,生化乏源,气血不足以荣养脏腑肌肤,久则可致疳证。

二、诊断要点

(一)病史
患儿有乳食不节、饮食不洁或感受时邪的病史。

(二)症状
(1)大便次数较平时明显增多,每天3~5次或多达10次以上。粪呈淡黄色或清水样,或夹奶块、不消化物,如同蛋花汤,或黄绿稀溏,或色褐而臭,夹少量黏液。可伴有恶心、呕吐、腹痛、发热、纳减、口渴等症。

(2)腹泻及呕吐较严重者,可见小便短少、体温升高、烦渴神萎、皮肤干瘪、囟门凹陷、目珠下陷、啼哭无泪、口唇樱红、呼吸深长、腹胀等症。

(三)检查
(1)大便镜检可有脂肪球或少量白细胞、红细胞。

(2)大便病原体检查,可有轮状病毒等病毒检测阳性,或致病性大肠埃希菌等细菌培养阳性。

三、鉴别诊断

（一）细菌性痢疾

便次频多，大便亦稀，与泄泻相似，但多急性起病，大便有黏冻脓血，且腹痛、里急后重明显。大便常规检查脓细胞、红细胞多，可找到吞噬细胞；大便培养有志贺菌生长，与泄泻不尽相同。

（二）霍乱

急性起病，多无发热，亦有腹泻，但呈米泔水样便，无粪臭，每天大便次数自数次至数十次。常伴呕吐、少尿或无尿，腓肠肌、腹直肌等肌肉痛性痉挛，粪便和呕吐物培养可检出霍乱弧菌。霍乱为甲类肠道传染病，死亡率较高，显然与泄泻不同。

四、辨证

泄泻的辨证，首先要分常证与变证。常证重在辨寒、热、虚、实；变证重在辨阴、阳虚损孰重。常证按起病缓急、病程长短分为暴泻、久泻，暴泻多属实，久泻多属虚或虚中夹实。湿热泻便下急迫，色黄褐，气秽臭，或见少许黏液，舌苔黄腻；风寒泻大便清稀多泡沫，臭气轻，腹痛重，伴外感风寒证；伤食泻纳呆腹胀，便稀夹不消化物，泻下后腹痛减；脾虚泻病程迁延，伴脾气虚弱证候；脾肾阳虚泻病程更长，大便澄澈清冷，完谷不化，阳虚内寒征象显著。若泻下不止，精神委顿，皮肤干燥，为气阴两伤证，属重证；精神萎靡，尿少或无尿，四肢厥冷，脉细欲绝，为阴竭阳脱证，属危症。

（一）常证

1.湿热泻

（1）证候：泻下如注，一天数次或数十次，粪色深黄而臭，或便排不畅似痢非痢，或夹少许黏液，甚则肛门灼热而痛，食少纳呆，口渴喜饮，腹痛阵哭，或伴呕恶，小便短黄，舌质红，苔黄厚腻，脉滑数，指纹紫滞。

（2）分析：本证多发生于夏秋或盛夏之际，在暴泻中占多数。暑多夹湿，湿热内扰，迫于肠胃，纳运无权，水谷不化，清浊交混下注大肠，传导失职而泻下如注。湿热内扰壅遏，水谷停聚，湿热交蒸，气机不调，故大便不爽，似痢非痢，便色深黄而臭，微见黏液伴腹痛阵哭。湿热之邪内蕴，邪热偏盛，口渴喜饮，小便短黄，肛门灼热而痛。舌质红，苔黄厚腻均为湿热之征象。

2.风寒泻

（1）证候：大便清稀，夹有泡沫，臭气不甚，肠鸣腹痛，痛则喜按，或伴有鼻塞流清涕、喷嚏，或兼恶寒发热，舌质淡，苔薄白，脉浮紧，指纹淡红。

（2）分析：风寒之邪外袭，客于肠胃，寒凝气滞，中阳被困，运化失职，故见大便清稀，臭气不甚；便中夹有泡沫乃为风邪之象。寒邪阻于中焦，脾阳受困，而肠鸣腹痛，痛时喜按。鼻塞流清涕、喷嚏、舌质淡、苔薄白、脉浮紧等，均为外感风寒的表现。

3.伤食泻

（1）证候：脘腹胀满，腹痛即泻，泻后痛减，泻物酸臭，或如败卵，嗳气酸馊，或呕吐酸腐，不思乳食，夜卧不安，舌苔厚腻或微黄，脉滑实，指纹沉滞。

（2）分析：喂养不当，食滞不化，壅积肠中，气机不畅，脘腹胀满。腑气不通，不通则痛，而见腹痛欲泻。泻后腐浊暂下，腑气暂行，气机得畅，腹痛亦暂缓。乳食内积腐败，秽气上冲，故嗳气酸馊，呕吐酸腐。乳食内腐，则泻物酸臭，或如败卵。脾为食困，故胃满拒纳，不思乳食。胃不和则夜卧不安。食滞中焦，湿滞之气上熏舌本而呈现舌苔厚腻，或微黄。

4.脾虚泻

(1)证候:大便溏薄、完谷不化,色淡不臭,食后即泻,时轻时重,面色萎黄,形体消瘦,神疲倦怠,睡时露睛,舌淡苔白,脉弱无力,指纹淡红。

(2)分析:脾胃气虚,运化失职,故食后即泻,完谷不化。脾虚气阳不振,不能分化水谷,则大便溏薄,色淡不臭。面色萎黄、形体消瘦、神疲倦怠、睡时露睛等,皆为脾虚不运、精微不能化生所致。

5.脾肾阳虚泻

(1)证候:久泻不止,下利清谷,澄澈清冷,完谷不化,食入即泻,或见脱肛,精神萎靡,四肢不温,面色苍白,小便色清,舌淡苔白,脉细弱,指纹色淡。

(2)分析:久泻不止,脾肾阳虚,命门火衰,土失火暖,水谷不得腐熟,故食入即泻,下利清谷。命门火衰,阳气不能温布,故四肢不温,形寒肢冷,面色苍白。脾虚气陷则见脱肛。精神萎靡,舌淡苔白,脉细弱,指纹色淡,均为脾肾阳虚之象。

(二)变证

1.气阴两伤

(1)证候:泻下无度,质稀如水,精神萎靡或心烦不安,目眶及囟门凹陷,皮肤干燥或枯瘪,啼哭无泪,口渴引饮,小便短少,甚至无尿,唇红而干,舌红少津,苔少或无苔,脉细数。

(2)分析:本证多起于湿热泄泻之后,由于泻下无度,津伤液脱,肌肤不得滋养,故皮肤干燥或枯瘪,啼哭无泪,精神萎靡,目眶及囟门凹陷,唇红而干。水液不足,故小便短少。胃阴伤,故口渴引饮。阴虚则火旺,故心烦不安,舌红少苔,脉细数。

2.阴竭阳脱

(1)证候:泻下不止,次频量多,精神萎靡,表情淡漠,面色青灰或苍白,哭声微弱,啼哭无泪,尿少或无,四肢厥冷,舌淡无津,脉沉细欲绝。

(2)分析:本证常因气阴两伤,或久泻不止阴阳俱耗而成,中阳虚极,命火衰微,故泻下不止。阳气将亡,故面色青灰或苍白,精神萎靡,哭声微弱,表情淡漠,四肢厥冷,脉沉微。阴液欲竭,故啼哭无泪,尿少或无,舌淡无津。本证为变证危症,不及时救治则迅即夭亡。

五、治疗

(一)中药治疗

1.湿热泻

(1)治法:清肠解热,化湿止泻。

(2)方药:葛根黄芩黄连汤。方中葛根解表退热,生津升阳;黄芩、黄连清解胃肠湿热。若腹痛甚可加白芍、木香以理气止痛;若发热口渴加滑石、芦根清热生津;湿重于热者多用藿香、苍术、厚朴以化湿浊;呕吐加竹茹、半夏降逆止呕;不思乳食者可加陈皮、厚朴、神曲行气消积。

另外,可选中成药葛根芩连微丸,每服1~2 g,1天3~4次;或用肠胃康,每服3~8 g,1天2~3次。

2.风寒泻

(1)治法:疏风散寒,化湿和中。

(2)方药:藿香正气散。方中藿香、紫苏、白芷、生姜疏风散寒,理气化湿;茯苓、白术健脾化湿,和中止泻;半夏、陈皮温燥寒湿,和胃理气;大腹皮、厚朴顺气消胀,行气化湿;桔梗宣肺利膈,以利解表化湿;生姜、甘草、大枣调脾胃,和药性。诸药相合,散风寒,化湿浊,畅气机,诸症自愈。若大便质稀色淡,泡沫多,加防风炭祛风止泻;寒阻中焦、腹痛较剧者,加干姜、砂仁、木香温中散寒理气;夹有食滞者,去甘草、大枣,加焦山楂、鸡内金消食导滞;小便短少,加车前子、泽泻渗湿利尿;恶寒鼻塞声重,加荆芥、防风以加强解表散寒之力。

中成药可选服藿香正气水,每服 5～10 mL,1 天 3 次。

3.伤食泻

(1)治法:消食导滞,运脾止泻。

(2)方药:保和丸。方中山楂、神曲、莱菔子消食化积导滞;连翘可清解郁热、散积滞;茯苓健脾渗湿;陈皮、半夏降逆止呕、理气消胀。脘腹胀满痛甚者,加厚朴、木香、槟榔理气止痛;呕吐较甚者,加藿香、生姜以和中止呕。

中成药可选服枳实导滞丸,每服 2～3 g,1 天 2～3 次。

4.脾虚泻

(1)治法:健脾益气,助运止泻。

(2)方药:参苓白术散。方中以人参、茯苓、白术为主药,益气健脾;辅以山药、莲肉、扁豆、薏苡仁健脾化湿;佐砂仁芳香化湿和胃理气,炙甘草益气和中;桔梗为使药,载药上行,理气和胃。胃纳呆滞、舌苔腻者,加藿香、苍术、陈皮、焦山楂以芳香化湿,消食助运;脘腹胀痛者,加厚朴、香附理气止痛;腹冷舌淡、大便夹不消化物者,加炮姜以温中散寒,暖脾助运;久泻不止无滞者,加诃子、赤石脂涩肠止泻;久泻中气下陷脱肛者,加升麻、炙黄芪以益气升提;泻久、脾虚及肾者,加补骨脂、益智仁温扶肾阳。

另外,可选中成药健脾丸、启脾丸、健脾八珍糕等。

5.脾肾阳虚泻

(1)治法:温补脾肾,固涩止泻。

(2)方药:附子理中丸合四神丸。方中附子、补骨脂温补肾阳;人参、白术、甘草、大枣健脾益气;吴茱萸、炮姜、肉豆蔻温散脾寒;五味子止泻。若久泻不止可加诃子、石榴皮、赤石脂、金樱子加强收敛固涩之力,甚者还可加罂粟壳、乌梅涩肠固便。

另外,可选服中成药附子理中丸,每服 2～3 g,1 天 3～4 次。

6.气阴两伤

(1)治法:健脾益气,酸甘敛阴。

(2)方药:人参乌梅汤。方中人参、炙甘草补气健脾,乌梅涩肠止泻,木瓜祛湿和胃,四药合用且能酸甘化阴,莲子、山药健脾止泻。若泻下不止加山楂炭、诃子、赤石脂涩肠止泻;口渴引饮加石斛、玉竹、天花粉、芦根养阴生津止渴。

7.阴竭阳脱

(1)治法:挽阴回阳,救逆固脱。

(2)方药:生脉散合参附龙牡救逆汤加减。方中人参大补元气;麦冬、五味子、白芍、炙甘草益气养阴,酸甘化阴;附子回阳固脱;龙骨、牡蛎潜阳救逆。

(二)针灸治疗

1.体针

(1)基本处方:神阙、天枢、大肠俞、上巨虚、三阴交。

(2)本病病位在肠,故取大肠募穴天枢、大肠背俞穴大肠俞而成俞募配穴,与大肠之下合穴上巨虚合用，调理肠腑而止泻；神阙穴居中腹，内连肠腑，无论急、慢性泄泻，灸之皆宜；三阴交健脾利湿，各种泄泻皆可用之。五穴合用，标本兼治，泄泻自止。

（3）加减运用：湿热泻，加合谷、下巨虚清利湿热；风寒泻，加合谷疏风散寒，加脾俞健脾化湿；伤食泻，加中脘、建里消食导滞；脾虚泻，加脾俞、足三里健脾益气；脾肾阳虚泻，加百会升阳举陷，加肾俞、命门、关元温肾固本。诸穴均常规针刺，神阙穴用隔盐灸或隔姜灸。

2.其他

（1）耳针治疗：取大肠、小肠、腹、胃、脾、神门，每次选 3～5 穴，毫针浅刺，也可用王不留行籽贴压。

（2）脐疗：取五倍子适量研末，食醋调成膏状敷脐，用橡皮膏固定，2～3 天一换，适用于久泻。

（3）穴位注射：取天枢、上巨虚，用小檗碱注射液或维生素 B_6、维生素 B_{12} 注射液，每穴 0.1～0.3 mL。

（刘　伟）

第七节　遗　尿

遗尿是指 3 周岁以上的小儿在睡眠中小便自遗，醒后方觉的一种病证，俗称"尿床"，多发生于 3～12 岁的小儿。婴幼儿时期，形体发育未全，脏气未充，排尿自控能力尚未形成，因而排尿不能自控，随着年龄增长，经脉渐盛，气血渐充，脏腑渐实，排尿的自控力逐步完善，若 3 周岁以上小儿夜间仍不能自主控制排尿而经常尿床，即称为遗尿。倘若因白天嬉戏过度，夜晚熟睡不醒，偶有睡中遗尿者，非属病态。

遗尿早在《灵枢》就有记载，如《灵枢·九针论第七十八》指出："膀胱不约为遗溺。"《诸病源候论·小儿杂病诸候》阐述了本病发生的机制，指出："遗尿者，此由膀胱有冷，不能约于水故也……肾主水，肾气下通于阴，小便者，水液之余也，膀胱为津液之腑，腑既虚冷，阳气衰弱，不能约于水，故令遗尿也。"明清时期，《金匮翼·闭癃遗溺附》谓："脾肺气虚，不能约束水道而病为不禁者。"《医学心悟·小便不禁》提出了"肝热""气虚""肾败"的病机特点，从而充实了小儿遗尿的发病机制。

现代医学的泌尿生殖器畸形、先天性脊椎裂、先天性大脑发育不全、泌尿系统感染及脊柱或颅脑外伤、营养不良等所致大脑功能紊乱或脊髓反射弧失常均可发生遗尿，在排除此类器质性疾病所见遗尿后，可参考本病辨证施治。

一、病因病机

遗尿的病变部位主要在膀胱和肾，故遗尿多与膀胱和肾的功能失调有关，其中尤以肾气不足、膀胱虚寒为多见。

（一）肾气不足

早产、双胎、胎怯、胎弱等，以致先天不足，脏腑发育未全，形气未充，肾失固摄，膀胱失约，而致遗尿。

（二）肺脾气虚

后天失养，体质虚弱，或屡患咳喘泻利，或大病之后，肺脾俱虚，肺虚治节无权，脾虚中气下陷,以致三焦气化失司,膀胱失约,津液不藏,而成遗尿。

(三)心肾失交

小儿心常有余,而肾常不足,如感受外邪,易从阳化火,火盛阴伤,心肾失交,故患儿夜梦纷纭,梦中尿床,或欲醒而不能,小便自遗。

(四)肝经郁热

小儿肝常有余,肝脉环阴器,抵小腹,如感受外邪,热郁肝经,疏泄失调,气火下迫膀胱,而成遗尿。

由上可知,肺、脾、肾任何一脏失职,影响膀胱,使膀胱不约,均可形成遗尿。此外,心肾失交、肝经郁热,也可致此病。

二、诊断要点

(一)症状

发病年龄在 3 周岁以上,寐中小便自出,醒后方觉;或睡眠较深,不易唤醒,每夜或隔天发生尿床,甚则每夜遗尿 1～2 次。

(二)检查

尿常规及尿培养无异常发现。X 线检查,部分患儿可显示隐性脊柱裂。

三、鉴别诊断

热淋(尿路感染):热淋也可出现尿床,但以尿频、尿急、尿痛为主,白天清醒时小便也急迫难耐而尿出,裤裆常湿,尿常规检查有白细胞、红细胞或脓细胞。

四、辨证

遗尿的辨证主要是辨别虚实寒热。一般而言,遗尿初始,形体尚盛,尿黄短涩,舌红苔黄,脉象有力,属实证;遗尿日久,神疲气短,形体肢冷,尿色清长,面白唇淡,脉细无力,属虚证;溺出不觉而量多,色清白,无热感,多为寒证;溺出频数而量少,色黄赤,有热感,多为热证。

(一)肾气不足

(1)证候:遗尿,小便清长,面白少华,神疲乏力,智力低下,肢冷畏寒,舌质淡,苔白滑,脉沉无力。

(2)分析:肾司二便,与膀胱互为表里,肾气不足,命门火衰,下元虚寒,不能温化膀胱、约束水道,故遗尿,小便清长。命火虚衰,阳气不能充身,则面白少华,肢冷畏寒,神疲乏力。肾虚脑髓不足,故智力低下。舌质淡,苔白滑,脉沉无力属虚寒之象。

(二)脾肺气虚

(1)证候:睡中遗尿,日间尿频而量少,常自汗出,易患感冒,面色萎黄,少气懒言,食欲缺乏,大便溏薄,舌淡苔薄白,脉沉无力。

(2)分析:后天不足,脾肺俱虚,肺气不足则膀胱不摄,脾气下陷,则膀胱失约,上虚不能治下,以致睡中遗尿,日间尿频而量少。气虚肌表不固,故常自汗出,易患感冒。气血生化不足,故面色萎黄。肺气不足则少气懒言。脾不健运,故食欲缺乏,大便溏薄。舌质淡,苔薄白,脉沉无力,皆为气虚之候。

（三）心肾失交

（1）证候：梦中遗尿，寐不安宁，烦躁叫扰，白天少静多动，难以自制，或五心烦热，形体消瘦，舌红，苔薄少津，脉细数。

（2）分析：心肾失交，膀胱失约，故梦中遗尿。肾阴不足，心火偏亢，故寐不安宁，烦躁叫扰，白天多动少静，难以自制。肾阴亏乏，虚火内生，故五心烦热，形体消瘦。舌红苔薄少津，脉细数，皆为阴虚火旺之候。

（四）肝经郁热

（1）证候：睡中遗尿，尿少色黄，气味腥臊，平时性情急躁，或夜寐梦语齘齿，面赤唇红，舌红，苔薄黄，脉弦数。

（2）分析：肝经郁热，蕴伏下焦，热迫膀胱，故睡中遗尿。湿热蕴结膀胱，热灼津液，则尿少色黄，气味腥臊；肝火扰心，故性情急躁。肝火内扰心神，故夜寐梦语齘齿。面赤唇红，舌红，苔薄黄，脉弦数，为肝经郁热、肝火偏旺之象。

五、治疗

（一）中药治疗

1.肾气不足

（1）治法：温补肾阳，固涩小便。

（2）方药：菟丝子散去鸡内金，加益智仁、桑螵蛸、白术、茯苓。方中菟丝子、附子、肉苁蓉、益智仁温补肾阳；牡蛎、桑螵蛸、五味子固肾缩尿；白术、茯苓补后天以资先天。诸药合用，温肾阳缩小便，则遗尿自除。内有痰湿、困寐不醒者，加半夏、远志、石菖蒲以化痰浊，醒神开窍。

另外，可选中成药五子衍宗丸，大蜜丸每服 1 丸，小蜜丸每服 9 g，每天 2 次；或用缩泉丸，每次 6 g，每天 2 次。

2.脾肺气虚

（1）治法：益气健脾，固涩膀胱。

（2）方药：补中益气汤合缩泉丸。方中黄芪、人参、白术、山药健脾益气；陈皮理气；当归补血；升麻、柴胡升提阳气；益智仁温肾暖脾，固脬缩尿；乌药温暖下元，助膀胱气化；生姜、大枣益气补中；甘草调和药性。诸药合用，补脾益肺，温肾缩泉。困寐不醒者，加远志、石菖蒲清心醒神；大便溏薄者，去当归加炮姜温脾祛寒；食欲缺乏者，加砂仁、神曲醒脾助运。

另外，可选用经验方，桑螵蛸、金樱子、黄芪、益智仁、茯苓、泽泻、升麻、党参、覆盆子各 10 g，每天 1 剂，水煎服，1 天 3～4 次。

3.心肾失交

（1）治法：清心滋肾，安神固脬。

（2）方药：导赤散合交泰丸。方中生地黄、竹叶、通草、甘草清心火；黄连、肉桂交泰心肾。诸药合用，使水火既济，阴平阳秘，而遗尿自愈。

阴阳失调而夜梦纷纭、梦中尿床者，可用桂枝加龙骨牡蛎汤，调和阴阳，潜阳摄阴。

4.肝经郁热

（1）治法：清热疏肝，固涩小便。

（2）方药：沈氏阖泉丸。方中黑山栀清肝热；白芍养血柔肝；白术、茯苓调中健脾；白蔹、益智仁固摄小便。诸药合用，肝郁得解，邪热得清，疏泄正常，遗尿自止。

　　肝经湿热内蕴者,可选用龙胆泻肝汤去木通,以清利湿热;久病不愈,身体消瘦,虽有郁热但肾阴已伤,加知柏地黄丸滋阴清火。

（二）针灸治疗

1.体针

（1）基本处方:中极、膀胱俞、三阴交。方中中极、膀胱俞为俞募配穴,促进膀胱气化,以约束尿液;三阴交为足三阴经交会穴,疏调脾、肝、肾而止遗尿。

（2）加减运用:若肾气不足,加肾俞、关元,诸穴均用补法,加灸法,以益肾固本,培补元气;若脾肺气虚,加脾俞、肺俞、气海,诸穴均用补法,加灸法,以健脾益肺以资气血之源;若心肾失交,加内关、太溪,诸穴补泻兼施,以交通心肾;若肝经郁热,加太冲、阳陵泉,诸穴均用泻法,以疏肝解郁清热。

2.其他

（1）头针:取顶中线和额旁 3 线,毫针以 30°刺入,不捻转,每天或隔天 1 次,10 次为 1 个疗程。

（2）耳针:选取肾、膀胱、皮质下、尿道,每次选用 2～3 穴,毫针刺,或用揿针埋藏,或用王不留行籽贴压,于睡前按压以加强刺激。

（3）皮肤针法:选夹脊穴、中极、气海、关元、肾俞、膀胱俞、八髎,用皮肤针轻叩,以皮肤微微潮红为度,也可叩刺后加拔火罐,隔天 1 次。

（4）捏脊疗法:在背部第一侧线膀胱经上,由下至上进行捏脊疗法。

（刘　伟）

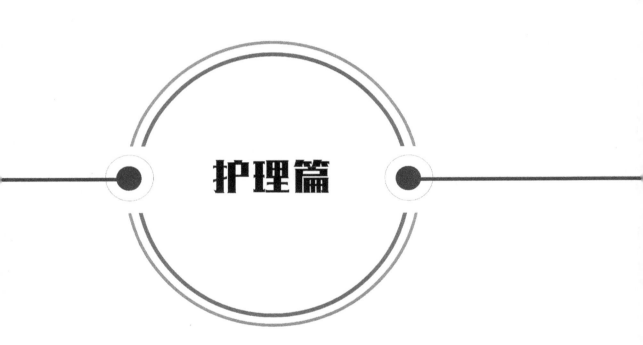

护理篇

第十章

儿科基础护理

第一节　体温、脉搏、呼吸测量法

一、目的

测量生命体征,了解病情,协助诊断治疗。

二、用物

试表篮、体温计、液状石蜡或凡士林、听诊器、纱布或卫生纸、有秒针的表、记录本和笔。

三、操作步骤

(一)体温测量法

1.直肠测量法

(1)方法:使患儿屈膝仰卧或侧卧,若在门诊可使小孩趴在大人的腿上测量最为方便,避免站立测温。用液状石蜡或凡士林润滑肛表,将体温计水银端轻轻插入肛门 2.5～3 cm,一只手靠在臀部固定肛表,3 分钟后取出,用纱布或卫生纸擦净肛表及肛周,协助患儿卧于舒适位置,读出体温计上度数并记录。

(2)注意事项:测温前检查体温计是否完整,是否甩至 35 ℃以下;插体温计时手法要轻柔,避免损伤肛门和直肠;女患儿测量时,勿将体温计插入阴道;坐浴或灌肠后,需待 30 分钟后方可测肛温;腹泻或肛周疾病患儿不可测肛温。

2.腋下测温法

(1)方法:解开衣扣,将体温计前端放于腋窝中央紧贴皮肤,嘱家长帮助患儿屈肘过胸夹紧体温计,测温时间 5 分钟。

(2)注意事项:出汗时测量前应先擦干腋下汗液。

3.口腔测温法

用于神志清楚合作良好的年长儿。将体温计放于患儿舌下,嘱患儿闭口 3 分钟勿用牙咬。

4.耳温测量法

(1)方法:将测量侧耳郭轻轻向后上方拉,暴露外耳道,把耳温计探头轻轻插入耳道并向下压,按下测量开关,3 秒左右,听到仪器发出提示音,取出耳温计,读取数值并记录。

(2)注意事项:探头放置位置必须正确,测量时先将耳郭向后上拉,然后将探头妥善插入耳道;要保持耳温机探头窗口的清洁、干燥、无破损;保证耳内无堵塞物;对患中耳炎、外耳道感染的患儿不宜采用此法。

(二)测脉搏、呼吸

(1)方法:用示指、中指指端轻轻按压桡动脉或股动脉,默数 1 分钟脉搏跳动的次数并记录。测脉搏后,护士的手仍放在原处,观察小儿胸腹部的起伏,默数呼吸 1 分钟。若手按脉搏有困难,可用听诊器听心率及呼吸音,所获得的数据更为准确。

(2)注意事项:应在小儿安静状态下测量脉搏、呼吸;测量脉搏或心率时,婴幼儿有异常者应数满 1 分钟,并观察注意频率、节律和强度的变化,发现异常及时报告医师;测量呼吸时除观察频率外,还要注意呼吸形态、节律、深浅度、胸廓两侧是否对称、有无呼吸困难等体征。

(邵　丽)

第二节　新生儿沐浴

一、目的

(1)使患儿清洁舒适。
(2)促进血液循环,帮助皮肤排泄和散热,活动肌肉和肢体。

二、适应证

所有病情稳定的新生儿。

三、用物

(1)护理篮一只(内有 3％过氧化氢溶液、5％聚维酮碘、消毒纱布、棉签、胶布、小镊子、呋锌油、眼药水)。

(2)清洁衣服、包被、尿布、干净浴巾、小毛巾一条、一次性垫巾、沐浴露、爽身粉、污衣筐、尿布桶、围裙、袖套、磅秤。

四、操作步骤

(1)关上门窗,调节室温至 26～28 ℃。
(2)工作人员加穿围裙、袖套。
(3)从下往上依次放好干净包被、衣服、尿布及浴巾于操作台上。澡盆海绵垫上铺好一次性垫巾。
(4)核对腕带上姓名与住院号,抱婴儿至洗澡间。
(5)打开包被,脱去衣服盖在新生儿身上保暖,撤去尿布。
(6)试水温(用手前臂试水温,以温暖不烫为宜),拿开衣服包被将婴儿放至洗澡盆垫子上。
(7)洗眼(从内到外),洗脸,冲湿全身。

(8)揩沐浴露按头发—颈部—腋下—上肢—胸腹—后背—下肢—会阴、臀部顺序均匀涂抹，轻轻按摩。

(9)冲洗用水冲净操作者手上的沐浴露，依次冲净婴儿全身，按头—左侧(捂耳)—右侧(捂耳)—颈部—左腋—左上肢—右腋—右上肢—胸腹—后背—会阴—臀部—左下肢—右下肢顺序。

(10)将婴儿抱出，放干净浴巾上从上到下揩干全身。注意保暖。

(11)称体重核对磅秤，称体重并记录。

(12)将婴儿放清洁衣被上。

(13)脐部护理先用3％过氧化氢溶液，后用5％聚维酮碘自内向外涂擦，直径3 cm。

(14)扑粉于护士手心，轻轻涂抹于颈、腋下、肘、腹股沟、腘窝。

(15)根据情况，臀部涂呋锌油。

(16)包尿布、穿衣。

(17)耳朵护理，必要时行眼和口腔护理。

(18)抱回原位，核对腕带。

(19)整理用物。

(20)做好洗澡记录。

五、注意事项

(1)洗澡前后注意核对腕带。

(2)动作轻快，减少暴露，注意保暖，避免受凉。

(3)洗澡水温38～40 ℃，严防烫伤。

(4)注意安全，防止婴儿滑落或碰撞。

(5)头皮有皮脂结垢时可涂液状石蜡，待次日轻轻梳出结痂后再清洗。切不可用力剥除以防出血。

(6)冲洗头部时耳郭向前折叠避免水进入耳内，并注意防止水溅入口鼻、眼内。

(7)洗净会阴部，女婴应将阴唇分开，从上至下轻轻擦洗，男婴将包皮往上推沿冠状沟轻轻清洗。

(8)脐残端未愈合前沐浴时尽量避免水污湿脐部，沐浴后立即做好脐部护理，保持脐部清洁干燥。

(9)洗澡同时对全身及皮肤进行检查，发现异常及时处理并记录。

(10)重病患儿待病情稳定后洗澡。

(11)注意防止交叉感染。

（邵　丽）

第三节　婴儿抚触

婴儿抚触是指对婴儿非特定部位肌肤温和地触摸刺激，使婴儿身心受到抚慰，消除孤独、焦虑、恐惧等不良情绪，引起婴儿全身如神经、内分泌及免疫等系统一系列的良性反馈，从而促进婴儿身心的健康发育。

一、目的

(1)促进婴儿体重增长。

(2)改变睡眠节律,增加睡眠。

(3)提高应激能力。

(4)促进婴儿识别能力、运动能力和社交能力的发展。

(5)提高免疫力,促进疾病康复,减少并发症和后遗症。

(6)母婴接触,促进母乳量的增加,有助于母乳喂养。

二、用物

婴儿润肤油、清洁衣服、包被及尿布、大毛巾、按摩桌及柔软桌垫或辐射床、椅子、放送音乐设备。

三、操作步骤

(1)关上门窗,调节室温至 28 ℃。

(2)工作人员去除手表、手链,修剪指甲,洗手,温暖双手。

(3)脱去婴儿衣服、尿布,将其放在按摩桌上,婴儿身下垫大毛巾。

四、注意事项

(1)确保按摩时不受打扰,可伴放一些柔和的音乐帮助放松。

(2)选择适当的时间进行按摩,当婴儿疲惫、饥饿或烦躁时都不适宜按摩,进食后 1 小时内不应按摩。

(3)按摩最好在婴儿沐浴后进行,按摩时房间需要保持温暖,避免受凉。

(4)按摩前操作者需温暖双手,将婴儿润肤油倒在掌心揉搓,轻轻按摩,随后逐渐增加压力以便婴儿适应。按摩油避免入婴儿眼内。

(5)按摩面要广,要有一定压力和深度。

(6)婴儿抚触时留意婴儿是否有不适或异常,如哭闹明显、发生呕吐时应停止按摩。

(7)皮肤有感染灶、肠梗阻、臂丛神经损伤急性期、骨折等情况禁忌按摩。

(邵 丽)

第十一章

神经系统疾病的护理

第一节　惊　厥

惊厥的病理生理基础是脑神经元的异常放电和过度兴奋,是由多种原因所致的大脑神经元暂时性功能紊乱的一种表现。发作时全身或局部肌群突然发生阵挛或强直性收缩,多伴有不同程度的意识障碍。惊厥是小儿最常见的急症,有5%~6%的小儿曾发生过高热惊厥。

一、病因

小儿惊厥(convulsions in children)可由众多因素引起,凡能造成脑神经元兴奋性功能紊乱的因素,如脑缺氧、缺血、低血糖、脑炎症、水肿、中毒变性、坏死等,均可导致惊厥的发生。可以将其病因归纳为以下两类。

（一）感染性疾病

1.颅内感染性疾病

（1）细菌性脑膜炎、脑血管炎、颅内静脉窦炎。

（2）病毒性脑炎、脑膜脑炎。

（3）脑寄生虫病,如脑型肺吸虫病、脑型血吸虫病、脑囊虫病、棘球蚴病、脑型疟疾等。

（4）各种真菌性脑膜炎。

2.颅外感染性疾病

（1）呼吸系统感染性疾病。

（2）消化系统感染性疾病。

（3）泌尿系统感染性疾病。

（4）全身性感染性疾病及某些传染病。

（5）感染性病毒性脑病、脑病合并内脏脂肪变性综合征。

（二）非感染性疾病

1.颅内非感染性疾病

（1）癫痫。

（2）颅内创伤,出血。

（3）颅内占位性病变。

（4）中枢神经系统畸形。

(5)脑血管病。

(6)神经皮肤综合征。

(7)中枢神经系统炎性脱髓鞘病和变性疾病。

2.颅外非感染性疾病

(1)中毒:如有毒动植物中毒,氰化钠、铅、汞中毒,急性酒精中毒及各种药物中毒等。

(2)缺氧:如新生儿窒息、溺水、麻醉意外、一氧化碳中毒、阿-斯综合征等。

(3)先天性代谢异常疾病:如苯丙酮尿症、黏多糖贮积症、半乳糖血症、肝豆状核变性、尼曼-皮克病等。

(4)水电解质紊乱及酸碱失衡:如低钙血症、低钠血症、高钠血症及严重代谢性酸中毒等。

(5)全身及其他系统疾病并发症:如系统性红斑狼疮、风湿病、肾性高血压脑病、尿毒症、肝昏迷、糖尿病、低血糖、胆红素脑病等。

(6)维生素缺乏症:如维生素 B_6 缺乏病、维生素 B_6 依赖综合征等。

二、临床表现

(一)惊厥发作形式

1.强直阵挛发作

发作时突然意识丧失,摔倒,全身强直,呼吸暂停,角弓反张,牙关紧闭,面色青紫,持续10～20秒,转入阵挛期。不同肌群交替收缩,致肢体及躯干有节律地抽动,口吐白沫(若咬破舌头可吐血沫)。呼吸恢复,但不规则,数分钟后肌肉松弛而缓解,可有尿失禁,然后入睡,醒后可有头痛、疲乏,对发作不能回忆。

2.肌阵挛发作

肌阵挛发作是肢体或躯干的某些肌群突然收缩(或称电击样抽动),表现为头、颈、躯干或某个肢体快速抽搐。

3.强直发作

表现为肌肉突然强直性收缩,肢体可固定在某种不自然的位置持续数秒钟,躯干四肢姿势可不对称,面部强直表情,眼及头偏向一侧,睁眼或闭眼,瞳孔散大,可伴呼吸暂停,意识丧失,发作后意识较快恢复,不出现发作后嗜睡。

4.阵挛性发作

发作时全身性肌肉抽动,左右可不对称,肌张力可增高或减低,有短暂意识丧失。

5.限局性运动性发作

发作时无意识丧失,常表现为下列形式。

(1)某个肢体或面部抽搐:由于口、眼、手指在脑皮层运动区所代表的面积最大,因而这些部位最易受累。

(2)杰克逊(Jackson)癫痫发作:发作时大脑皮层运动区异常放电灶逐渐扩展到相邻的皮层区。抽搐也按皮层运动区对躯干支配的顺序扩展,如面部—手—前臂—上肢—躯干—下肢。若进一步发展,可成为全身性抽搐,此时可有意识丧失。常提示颅内有器质性病变。

(3)旋转性发作:发作时头和眼转向一侧,躯干也随之强直性旋转,或一侧上肢上举,另一侧上肢伸直、躯干扭转等。

6.新生儿轻微惊厥

新生儿轻微惊厥是新生儿期常见的一种惊厥形式,发作时呼吸暂停,两眼斜视,眼睑抽搐,有频频的眨眼动作,伴流涎、吸吮或咀嚼样动作,有时还出现上下肢类似游泳或蹬自行车样的动作。

(二)惊厥的伴随症状及体征

1.发热

发热为小儿惊厥最常见的伴随症状,如系单纯性或复杂性高热惊厥,患儿于惊厥发作前均有38.5 ℃,甚至 40 ℃以上高热。由上呼吸道感染引起者,还可有咳嗽、流涕、咽痛、咽部出血、扁桃体肿大等表现。如为其他器官或系统感染所致惊厥,绝大多数均有发热及其相关的症状和体征。

2.头痛及呕吐

为小儿惊厥常见的伴随症状之一,年长儿能正确叙述头痛的部位、性质和程度,婴儿常表现为烦躁、哭闹、摇头、抓耳或拍打头部。多伴有频繁喷射状呕吐,常见于颅内疾病及全身性疾病,如各种脑膜炎、脑炎、中毒性脑病、瑞氏综合征、颅内占位性病变等。同时还可出现程度不等的意识障碍、颈项抵抗、前囟饱满、颅神经麻痹、肌张力增高或减弱,以及克尼格征、布鲁津斯基征及巴宾斯基征阳性等体征。

3.腹泻

如遇重度腹泻,可致水电解质紊乱及酸碱失衡,出现严重低钠血症或高钠血症,以及低钙血症和低镁血症。由于补液不当,造成水中毒也可出现惊厥。

4.黄疸

新生儿溶血症出现胆红素脑病时,不仅皮肤巩膜高度黄染,还可有频繁性惊厥;重症肝炎患儿肝衰竭,出现惊厥前即可见到明显黄疸;在瑞氏综合征、肝豆状核变性等病程中,均可出现不等的黄疸,此类疾病初期或中、末期均能出现惊厥。

5.水肿、少尿

各类肾炎或肾病为儿童时期常见多发病。水肿、少尿为该类疾病的首起表现,当其中部分患儿出现急、慢性肾衰竭,或肾性高血压脑病时,均可有惊厥。

6.智力低下

常见于新生儿窒息所致缺氧缺血性脑病、颅内出血,病初即有频繁惊厥,其后有不同程度的智力低下。智力低下亦见于先天性代谢异常疾病,如苯丙酮尿症、糖尿症等氨基酸代谢异常病。

三、诊断依据

(一)病史
了解惊厥的发作形式、持续时间、有无意识丧失、伴随症状、诱发因素及有关的家族史。

(二)体检
全面的体格检查,尤其神经系统的检查,如神志、头颅、头围、囟门、颅缝、脑神经、瞳孔、眼底、颈抵抗、病理反射、肌力、肌张力、四肢活动等。

(三)实验室及其他检查

1.血、尿、粪常规
血白细胞显著增高,通常提示细菌感染。红细胞血色素很低,网织红细胞增高,提示急性溶血。尿蛋白及细胞数增高,提示肾炎或肾盂肾炎。粪镜检,排除痢疾。

2.血生化等检验

除常规查肝肾功能、电解质外,应根据病情选择有关检验。

3.脑脊液检查

凡疑有颅内病变惊厥患儿,尤其是颅内感染时,均应做脑脊液常规、生化、培养或有关的特殊化验。

4.脑电图检查

阳性率可达80%～90%。小儿惊厥,尤其无热惊厥,其中不少系小儿癫痫。脑电图上可表现为阵发性棘波、尖波、棘慢波、多棘慢波等多种波型。

5.CT 检查

疑有颅内器质性病变惊厥患儿,应做脑 CT 扫描,高密度影常见于钙化、出血、血肿及某些肿瘤,低密度影常见于水肿、脑软化、脑脓肿、脱髓鞘病变及某些肿瘤。

6.MRI 检查

MRI 对脑、脊髓结构异常的反映较 CT 更敏捷,能更准确反映脑内病灶。

7.单光子发射计算机体层摄影(SPECT)

可显示脑内不同断面的核素分布图像,对癫痫病灶、肿瘤定位及脑血管疾病提供诊断依据。

四、治疗

(一)止惊治疗

1.地西泮

每次 0.25～0.5 mg/kg,最大剂量不大于 10 mg,缓慢静脉注射,1 分钟不大于 1 mg。必要时可在15～30 分钟后重复静脉注射一次。以后可口服维持。

2.苯巴比妥钠

新生儿首次剂量15～20 mg 静脉注射,维持剂量3～5 mg/(kg·d)。婴儿、儿童首次剂量为5～10 mg/kg,静脉注射或肌内注射,维持剂量5～8 mg/(kg·d)。

3.水合氯醛

每次 50 mg/kg,加水稀释成 5%～10%溶液,保留灌肠。惊厥停止后改用其他镇静剂止惊药维持。

4.氯丙嗪

剂量为每次 1～2 mg/kg,静脉注射或肌内注射,2～3 小时后可重复 1 次。

5.苯妥英钠

每次 5～10 mg/kg,肌内注射或静脉注射。遇有癫痫持续状态时可给予 15～20 mg/kg,速度不超过 1 mg/(kg·min)。

6.硫喷妥钠

催眠,大剂量有麻醉作用。每次 10～20 mg/kg,稀释成 2.5%溶液肌内注射。也可缓慢静脉注射,边注射边观察,惊厥停止即停止注射。

(二)降温处理

1.物理降温

可用 30%～50%乙醇擦浴。头部、颈、腋下、腹股沟等处可放置冰袋。亦可用冷盐水灌肠,或用低于体温3～4 ℃的温水擦浴。

2.药物降温

一般用安乃近 5～10 mg/(kg·次),肌内注射。亦可用其滴鼻,大于 3 岁患儿,每次 2～4 滴。

(三)降低颅内压

惊厥持续发作时,引起脑缺氧、缺血,易致脑水肿。如惊厥系颅内感染炎症引起,疾病本身即有脑组织充血水肿,颅内压增高,因而需及时应用脱水降颅内压治疗。常用 20%甘露醇溶液 5～10 mL/(kg·次),静脉注射或快速静脉滴注(10 mL/min),6～8 小时重复使用。

(四)纠正酸中毒

惊厥频繁,或持续发作过久,可致代谢性酸中毒,如血气分析发现血 pH＜7.2,BE 为 15 mmol/L,可用 5%碳酸氢钠 3～5 mL/kg,稀释成 1.4%的等张液静脉滴注。

(五)病因治疗

对惊厥患儿应通过病史了解,进行全面体检及必要的化验检查,争取尽快地明确病因,给予相应治疗。对可能反复发作的患者,还应制订预防复发的防治措施。

五、护理

(一)护理诊断

(1)有窒息的危险。

(2)有受伤的危险。

(3)潜在并发症:脑水肿。

(4)潜在并发症:酸中毒。

(5)潜在并发症:呼吸衰竭、循环衰竭。

(6)知识缺乏。

(二)护理目标

(1)不发生误吸或窒息,适当加以保护防止受伤。

(2)保护呼吸功能,预防并发症。

(3)患儿家长情绪稳定,能掌握止痉、降温等应急措施。

(三)护理措施

1.一般护理

(1)将患儿平放于床上,取头侧位。保持安静,治疗操作应尽量集中进行,动作轻柔敏捷,禁止一切不必要的刺激。

(2)保持呼吸道通畅:头侧向一边,及时清除呼吸道分泌物。有发绀者供给氧气,窒息时施行人工呼吸。

(3)控制高热:物理降温可用温水或冷水毛巾湿敷额头部,每 5～10 分钟更换 1 次,必要时用冰袋放在额部或枕部。

(4)注意安全,预防损伤,清理好周围物品,防止坠床和碰伤。

(5)协助做好各项检查,及时明确病因。根据病情需要,于惊厥停止后,配合医师做血糖、血钙或腰椎穿刺、血气分析及血电解质等针对性检查。

(6)加强皮肤护理:保持皮肤清洁干燥,衣、被、床单清洁、干燥、平整,以防皮肤感染及压疮的发生。

(7)心理护理:关心体贴患儿,处置操作熟练、准确,以取得患儿信任,消除其恐惧心理。说服患儿及家长主动配合各项检查及治疗,使诊疗工作顺利进行。

2.临床观察内容

(1)惊厥发作时.观察惊厥患儿抽搐的时间和部位,有无其他伴随症状。

(2)观察病情变化,尤其随时观察呼吸、面色、脉搏、血压、心音、心率、瞳孔大小、对光反射等重要的生命体征,发现异常及时通报医师,以便采取紧急抢救措施。

(3)观察体温变化,如有高热,及时做好物理降温及药物降温.如体温正常,应注意保暖。

3.药物观察内容

(1)观察止惊药物的疗效。

(2)使用地西泮、苯巴比妥钠等止惊药物时,注意观察患儿呼吸及血压的变化。

4.预见性观察

若惊厥持续时间长、频繁发作,应警惕有无脑水肿、颅内压增高的表现,如收缩压升高,脉率减慢,呼吸节律慢而不规则,则提示颅内压增高。如未及时处理.可进一步发生脑疝,表现为瞳孔不等大、对光反射消失、昏迷加重、呼吸节律不整,甚至骤停。

六、康复与健康指导

(1)做好患儿的病情观察,准备好急救物品,教会患儿家属正确的退热方法,提高家长的急救知识和技能。

(2)加强患儿营养与体育锻炼,做好基础护理等。

(3)向家长详细交代患儿的病情、惊厥的病因和诱因,指导家长掌握预防惊厥的措施。

(王丽娟)

第二节　新生儿缺氧缺血性脑病

新生儿缺氧缺血性脑病(HIE)是指各种围生期因素引起的缺氧和脑血流减少或暂停导致胎儿或新生儿脑损伤,病情重,病死率高,并可产生永久性功能缺陷,常遗留神经系统后遗症。目前对新生儿缺氧缺血性脑病缺乏有效的治疗手段,仍采取以支持治疗为主的综合治疗方法,而护理是综合治疗的关键环节。

一、病情评估

(1)患儿家属评估:对有关疾病知识的了解程度、心理状态。

(2)意识和精神状态:轻度表现为过度兴奋,易激惹,肢体可出现颤动,肌张力正常或增高,拥抱反射和吸吮反射稍活跃,一般无惊厥,呼吸规则,瞳孔无改变,1天内症状好转,预后佳。中度表现为嗜睡,反应迟钝,肌张力降低,拥抱反射和吸吮反射减弱,常有惊厥,呼吸可能不规则,瞳孔可能缩小。症状在3天内已很明显,约1周内消失。存活者可能留有后遗症。重度时患儿意识不清,肌张力松软,拥抱反射和吸吮反射消失,反复发生惊厥,呼吸不规则,瞳孔不对称,对光反射消失,病死率高。多在1周内死亡,存活者症状可持续数周,留有后遗症。

另外,无论患儿躁动或安静,都应做到动态观察,及时发现意识的细微变化,以获得救治机会。如患儿烦躁不安、脑性尖叫伴有抽搐,结合有分娩窒息史或有脐绕颈、剖宫产者,往往提示有小脑幕上出血,应及时报告医师给予镇静和止血治疗,并对抽搐持续的时间、次数做详细记录,为诊治提供依据。

囟门的观察:应经常观察患儿前囟门是否凸凹及紧张,前囟饱满紧张提示颅内压增高,可能有颅内出血情况,应及时报告医师应用脱水剂,以免引起脑疝。

生命体征:小儿神经功能稳定性差,对外界干扰有较强的反应,易出现生命体征的变化。要特别注意及时给予心肺监护,观察呼吸节律、频率的变化及有无呼吸暂停等,呼吸不规则是本病恶化的主要表现,同时还应注意有无体温不升或体温过高。

皮肤色泽:注意有无皮肤苍白、青紫、发花、黄染等。如皮肤苍白或青紫、黄染或发花,常伴有颅内出血情况,病情严重。

(3)有无潜在并发症的发生。

二、护理关键

(1)保持呼吸道通畅,根据缺氧情况选择给氧方式。

(2)协助患者绝对卧床休息。

(3)快速建立静脉通道,注意滴速及用药反应。

三、护理措施

(一)高压氧舱治疗的护理

(1)体位:患儿取右侧卧位,头部略高 20°～30°,防止呕吐物吸入。

(2)进舱不宜输液,注意保暖。

(3)患儿入舱后先虚掩舱门洗舱,常压下向舱内输入氧气,用以置换舱内空气,当测氧仪显示氧浓度为 50% 以上时即达洗舱目的。轻轻关上舱门,缓慢匀速升压,速度为 0.004～0.003 MPa/min,检查氧气管线路有无漏气、曲折,以保持吸氧的有效性和安全性。每隔 10 分钟换气一次,以保证舱内氧气浓度的恒定,稳压治疗时间为 30 分钟。首次治疗压力宜低,使患儿有一个适应过程,新生儿压力一般为 0.03～0.04 MPa,升压时间持续 15 分钟。

(4)注意观察患儿有无呕吐、面肌抽搐、出冷汗等早期氧中毒症状,若有发生,应停止升压,并可适当排气减压至症状消失。

(5)压力升高后继续密切观察,稳压治疗时间为 40 分钟。

(6)在减压阶段,必须严格执行减压方案,缓慢等速减压,速度为 0.015～0.02 MPa/min,时间不得少于 15 分钟,否则体内溶解的大量氧气从组织中排出,游离成气态,以气泡形式在血管内外栓塞和压迫血管,使局部血液循环障碍,致组织缺氧缺血产生损伤而发生减压病等并发症。

(二)亚低温治疗的护理

(1)在进行亚低温治疗过程中患儿应始终保持头颈部在冰帽内,避免上移或下滑,并随时更换浸湿衣物,保持干燥;同时使机温控制在 32.5～33.0 ℃,以维持鼻咽温度为(34.0±0.2)℃,并注意患儿的保暖,使腋温保持在正常范围内。

(2)观察患儿的面色、反应、末梢循环等情况,并总结 24 小时的出入液量,做好记录。在护理过程中应随时观察心率的变化,如出现心动过缓或心律失常,及时与医师联系是否停止亚低温治疗。

（3）在亚低温治疗期间低温时间不宜过长，否则易致呼吸道分泌物增多，发生肺炎或肺不张，因此要及时清除呼吸道分泌物，保持呼吸道通畅。

（4）不要搬动患儿，更不要将患儿突然抱起，以免发生直立性低血压，危及生命。

（5）注意皮肤的血运情况，尤其是头部，由于低温期间皮肤血管收缩，血液黏稠度增高，血流缓慢，易发生皮肤破损或新生儿硬肿病。

（6）输液患儿应防止静脉外渗，如有外渗应及时处理。

（7）亚低温治疗中患儿处于亚冬眠状态，一般不提倡喂奶，避免乳汁反流后窒息。但少数患儿有哭闹，可给予安慰奶嘴。如果热量不够，应给予静脉高营养摄入。

（三）心理护理

由于患儿病情危重，家长心理负担大，在康复期间做好心理护理是非常重要的，排除思想顾虑，安慰家属，使其配合治疗，增强治疗信心，保持乐观的情绪。

四、健康指导

（1）合理调整饮食，加强营养，增强免疫力。

（2）如有后遗症，鼓励坚持治疗和随访，康复期进行康复锻炼。

（王丽娟）

第三节　新生儿颅内出血

新生儿颅内出血（intracranial hemorrhage of the newborn，ICH）主要是由缺氧或产伤引起的严重脑损伤性疾病，主要表现为神经系统的兴奋或抑制症状。早产儿多见，病死率高，存活者常留有神经系统后遗症。

一、概述

新生儿颅内出血主要由缺氧和产伤引起。

（一）缺氧

凡能引起缺氧的因素均可导致颅内出血，以早产儿多见。如宫内窘迫、产时及产后窒息缺氧，导致脑血管壁通透性增加，血液外渗，出现脑室管膜下、蛛网膜下腔、脑实质出血。

（二）产伤

产伤以足月儿、巨大儿多见。如胎头过大、头盆不称、急产、臀位产，以及高位产钳、负压吸引助产等，使胎儿头部受挤压、牵引，导致大脑镰、小脑幕撕裂，引起硬脑膜下出血，脑表面静脉撕裂常伴有蛛网膜下腔出血。

（三）其他

快速输入高渗液体、机械通气不当、血压波动过大、颅内先天性血管畸形或全身出血性疾病等也可引起。

二、护理评估

（一）健康史

评估患儿有无窒息缺氧及产伤史；评估患儿惊厥发作的次数、部位、程度、持续时间及意识障碍、发绀、脑性尖叫等症状。

（二）身体状况

临床表现主要与出血部位和出血量有关，多于出生后1～2天内出现。

（1）意识改变：激惹、过度兴奋或表情淡漠、嗜睡、昏迷等。

（2）颅内压增高表现：脑性尖叫、惊厥、前囟隆起、颅缝增宽等。

（3）眼部症状：凝视、斜视、眼球固定、眼震颤，并发脑疝时可出现两侧瞳孔大小不等、对光反射迟钝或消失。

（4）呼吸改变：增快或减慢、不规则或暂停等。

（5）肌张力及原始反射改变：肌张力早期增高之后减低，原始反射减弱或消失。

（6）其他表现：黄疸和贫血。

（7）后遗症：脑积水、智力低下、癫痫、脑性瘫痪等。

（三）心理、社会状况

多数家长对本病的严重性、预后缺乏认识，因担心孩子致残，家长可出现焦虑、恐惧、内疚、悲伤等反应。应重点评估家长对本病的认知态度及心理、经济承受能力。

（四）辅助检查

头颅B超、CT检查可提供出血部位和范围，有助于确诊和判断预后；腰椎穿刺、脑脊液检查为均匀血性，镜下有皱缩红细胞，有助于对脑室内及蛛网膜下腔出血的诊断，但病情重者不宜行腰椎穿刺检查。

（五）治疗原则及主要措施

（1）镇静止惊：选用苯巴比妥钠、地西泮等。

（2）止血：选用叶绿基甲萘醌、酚磺乙胺（止血敏）、卡巴克络（安络血）、巴曲酶（立止血）等，必要时输新鲜血、血浆。

（3）降低颅内压：选用呋塞米静脉注射，并发脑疝时应用小剂量20%甘露醇静脉注射。

（4）给氧：呼吸困难、发绀者吸氧。

三、常见护理问题/诊断

（1）潜在并发症：颅内压增高。

（2）低效性呼吸形态：与呼吸中枢受损有关。

（3）有窒息的危险：与惊厥、昏迷有关。

（4）营养失调：低于机体需要量，与摄入不足及呕吐有关。

（5）体温调节无效：与体温调节中枢受损有关。

（6）焦虑、恐惧（家长）：与患儿病情危重及预后差有关。

四、护理措施

（一）降低颅内压

（1）减少刺激，保持安静：所有护理操作与治疗尽量集中进行，动作要轻、稳、准，尽量减少移动和刺激患儿，静脉穿刺选用留置针，减少反复穿刺，以免加重颅内出血。

（2）护理体位：抬高头肩部 15°～30°，侧卧位或头偏向一侧。

（3）严密观察病情：观察患儿生命体征、神志、瞳孔、囟门、神经反射及肌张力等变化，及时发现高颅压。

（4）遵医嘱降颅内压：有颅内压增高时选用呋塞米降颅内压。当出现两侧瞳孔大小不等、对光反射迟钝或消失、呼吸节律不规则等时应考虑并发脑疝，选用 20％甘露醇降颅内压。

（二）防止窒息，改善呼吸功能

及时清除呼吸道分泌物，保持呼吸道通畅，防止窒息。合理用氧，改善呼吸功能，呼吸衰竭或严重呼吸暂停者需气管插管、机械通气。

（三）保证营养和能量供给

不能进食者，应给予鼻饲，遵医嘱静脉输液，每天液体量为 60～80 mL/kg，速度宜慢，于24 小时内均匀输入，以保证患儿营养和能量的供给。

（四）维持体温稳定

体温过高时给予物理降温，体温过低时采用远红外辐射保温床、暖箱或热水袋保暖。

（王丽娟）

第十二章

循环系统疾病的护理

第一节　原发性心肌病

原发性心肌病是指病因不明、病变局限于心肌的一组疾病。依据临床和病理改变可分为扩张型心肌病、肥厚型心肌病、限制型心肌病,以前两类常见。临床上以缓慢进展的心脏增大、心律失常及心功能不全为主要表现,病因尚不清楚,可能与遗传因素、免疫因素及感染因素有关,个别柯萨奇病毒所致心肌炎可转化为心肌病。本病预后不良,常并发心力衰竭而死亡。

一、临床特点

（一）扩张型心肌病

扩张型心肌病（dilated cardiomyopathy,DCM）又称充血性心肌病（congestive cardiomyopathy）,主要表现为慢性充血性心力衰竭。

1.症状与体征

较大儿童表现为乏力、食欲减退、不爱活动、腹痛,活动后呼吸困难及心动过速,尿少、水肿。婴儿出现喂养困难、体重不增、吮奶时呼吸困难、多汗、烦躁不安、食量减少。约10％患儿会发生晕厥。体检时心率、呼吸加快,脉搏细弱,血压正常或偏低,有的可有奔马律,可闻及Ⅱ～Ⅲ级收缩期杂音,肝脏增大,下肢水肿。

2.辅助检查

（1）X线检查:心脏增大,并以左心室为主或普遍性增大,呈球形。心搏减弱,肺淤血明显。

（2）心电图检查:左心肥厚,各种心律失常以及非特异性 ST-T 改变。

（3）超声心电图检查:左心房、左心室明显扩大,左心室流出道增宽,心室壁运动减弱。

（二）肥厚型心肌病

肥厚型心肌病（hypertrophic cardiomyopathy,HCM）是一种遗传性疾病,其特征为心室肥厚,心腔无扩大。临床表现具有多变性。

1.症状与体征

婴儿常见症状有呼吸困难、心动过速、喂养困难,较重者可发生心力衰竭,伴随青紫。儿童多无明显症状,常因心脏杂音而首次就诊。少数儿童有呼吸加快、乏力、心绞痛、晕厥,并可于活动后发生猝死。体检有的可听到奔马律,有的在胸骨左缘下端及心尖部可听到Ⅰ～Ⅲ级收缩期杂音。

2.辅助检查

(1)X线检查:左心室轻到中度增大。

(2)心电图检查:左心室肥厚伴劳损,可有 ST-T 改变及病理性 Q 波及各种心律失常。

(3)超声心动图检查:室间隔非对称性肥厚,室间隔厚度与左心室后壁厚度之比大于或等于1.3。左心室流出道狭窄。

(三)限制性心肌病

限制性心肌病又称闭塞性心肌病,常见于儿童及青少年,预后不良。

1.症状与体征

起病缓慢,表现为原因不明的心力衰竭。右心病变主要表现为静脉压升高、颈静脉曲张、肝大、腹水及下肢水肿,很像缩窄性心包炎。左心病变有呼吸困难、咳嗽、咯血、胸痛,有时伴有肺动脉高压的表现。

2.辅助检查

(1)X线检查:心影扩大,肺血减少。

(2)心电图:心房肥大、房性期前收缩、心房颤动、ST-T 改变、P-R 间期延长及低电压。

(3)超声心动图:左右心房明显扩大(左心房尤为明显)、左右心室腔正常或变小。

二、护理评估

(一)健康史

询问患儿发病前有无感染的病史及其家族史。

(二)症状、体征

测量生命体征,评估心率、心律、呼吸、血压、心功能。

(三)社会、心理

了解患儿及其家长对疾病的性质、预后的认识程度和心理需求。

(四)辅助检查

了解分析 X线、心电图、超声等各种检查结果。

三、常见护理问题

(一)心排血量减少

与心室扩大、肥厚致心肌收缩能力减弱有关。

(二)体液过多

与肾灌注量减少,水、钠潴留,尿量排出减少有关。

(三)有感染的危险

与机体抵抗力降低有关。

(四)合作性问题

猝死。

四、护理措施

(一)限制活动

卧床休息,让患儿保持稳定、愉悦的心情。

（二）饮食护理

低盐饮食，增加维生素、蛋白质、微量元素的摄入，对服用利尿剂者应鼓励多进食含钾丰富的食物，如香蕉、橘子等。

（三）供氧

根据缺氧程度可给予鼻导管或面罩吸氧。

（四）密切观察病情

监测患儿血压、脉搏、呼吸、心律、尿量及意识状态。注意观察心力衰竭的早期表现，有无心律失常及栓塞症状。

（五）用药护理

应用强心药、利尿剂、扩血管药物时要观察其疗效及不良反应，尤其是扩张型心肌病，因其对洋地黄耐受性差，故尤应警惕发生中毒。

（六）预防诱因

心力衰竭者应避免过度劳累。饮食清淡，忌暴饮暴食，预防便秘，以免用力大便诱发心力衰竭。控制输液速度，保持病室安静、整洁、舒适，保证充足睡眠，保持室内空气新鲜和温度适宜，防止呼吸道感染。

（七）健康教育

（1）向家长解释该病病程长及预后差等情况，需要长期调整生活及精神状况。

（2）合理安排活动与休息时间。

（3）当患儿出现心悸、呼吸困难时应立即停止活动，并取平卧位，必要时予以吸氧。

五、出院指导

（1）调整情绪，促进身心健康。

（2）饮食要易消化、低盐、高维生素、少量多餐。

（3）扩张型心肌病患儿应避免劳累，宜长期卧床休息，减轻与延缓心脏扩大，促进心功能的恢复；肥厚型心肌病患儿要避免剧烈运动、情绪激动、突然用力或提取重物致猝死。

（4）本病进展缓慢，应定期复查及指导合理用药。

（5）避免感染居室空气清新，经常通风，不去人群集中的公共场所，注意气候变化，及时增减衣服，避免受凉而引发感冒。

（邵 丽）

第二节 病毒性心肌炎

一、概述

病毒性心肌炎是由多种病毒侵犯心脏、引起局灶性或弥漫性心肌间质炎性渗出和心肌纤维变性、坏死或溶解的疾病，有的可伴有心包或心内膜炎症改变。可导致心肌损伤、心功能障碍、心律失常和周身症状。可发生于任何年龄，近年来发生率有增高的趋势，是儿科常见的心脏疾病之一。据全国九省市"病毒性心肌炎协作组"调查,其发病率占住院患儿总数的 5.97%,占门诊患者总数的 0.14%。

（一）病因

近年来随着病毒学及免疫病理学的迅速发展,通过大量动物实验及临床观察,证明多种病毒皆可引起心肌炎。其中柯萨奇病毒 B6(1～6 型)最常见,其他如柯萨奇病毒 A、埃可病毒、脊髓灰质炎病毒、流行性感冒病毒及副流感病毒、流行性腮腺炎病毒、水痘-带状疱疹病毒、单纯疱疹病毒及肝炎病毒等也可能致病。由于柯萨奇病毒具有高度亲心肌性和流行性,据报道在很多原因不明的心肌炎和心包炎中,约 39% 是由柯萨奇病毒 B 所致。

尽管罹患病毒感染的机会很多,但多数不发生心肌炎,在一定条件下才发病。例如,当机体由于继发细菌感染(特别是链球菌感染)、发热、缺氧、营养不良、接受类固醇或放射治疗等,而抵抗力低下时,可诱发发病。

病毒性心肌炎的发病原理至今未完全了解,目前提出了病毒学说、免疫学说、生化机制等学说。

（二）病理

病毒性心肌炎病理改变轻重不等。轻者常以局灶性病变为主,而重者则多呈弥漫性病变。局灶性病变的心肌外观正常,而弥漫性者则心肌苍白、松软,心脏呈不同程度的扩大、增重。镜检可见病变部位的心肌细胞溶解、水肿、坏死、变性或断裂。间质有不同程度水肿及淋巴细胞、单核细胞和少数多核细胞浸润。病变以左心室及室间隔最显著,可波及心包、心内膜及心脏传导系统。

慢性患者心脏扩大,心肌间质炎症浸润及心肌纤维化并有瘢痕组织形成,心内膜呈弥漫性或局限性增厚、血管内皮肿胀等变化。

二、临床表现

病情轻重悬殊。轻症可无明显自觉症状,仅有心电图改变。重型可出现严重的心律失常、充血性心力衰竭、心源性休克,甚至个别患者因此而死亡。有 1/3 以上患者在发病前 1～3 周或发病同时出现呼吸道或消化道病毒感染,同时伴有发热、咳嗽、咽痛、周身不适、腹泻、皮疹等症状,继而出现心脏症状,如年长儿常诉心悸、气短、胸部及心前区不适或疼痛、疲乏感等。发病初期常有腹痛、食欲缺乏、恶心、呕吐、头晕、头痛等表现。3 个月以内婴儿有拒乳、苍白、发绀、四肢凉、两眼凝视等症状。心力衰竭者出现呼吸急促、突然腹痛、发绀、水肿等症状;心源性休克者出现烦躁不安,面色苍白、皮肤发花、四肢厥冷或末梢发绀等症状;发生窦性停搏或心室纤颤时可突然死亡;高度房室传导阻滞在心室自身节律未建立前,由于脑缺氧而引起抽搐、昏迷称心脑综合征。如病情拖延至慢性期,常表现为进行性充血性心力衰竭、全心扩大,可伴有各种心律失常。

体格检查:多数心尖区第一音低钝。一般无器质性杂音,仅在胸前或心尖区闻及 Ⅰ～Ⅱ级吹风样收缩期杂音,有时可闻及奔马律或心包摩擦音。心律失常多见如阵发性心动过速、异位搏动、心房纤颤、心室扑动、心脏停搏等。严重者出现心脏扩大、脉细数、颈静脉曲张、肝大和压痛、肺部啰音等;或出现面色苍白、四肢厥冷、皮肤发花、指(趾)发绀、血压下降等。

三、辅助检查

（一）实验室检查

（1）白细胞总数（10.0～20.0）×10^9/L，中性粒细胞偏高。红细胞沉降率、抗链球菌溶血素O试验大多数正常。

（2）血清肌酸激酶、乳酸脱氢酶及其同工酶、谷草转氨酶在病程早期可增高。超氧化物歧化酶急性期降低。

（3）若从心包、心肌或心内膜分离到病毒，或用免疫荧光抗体检查找到心肌中有特异的病毒抗原，或电镜检查心肌发现有病毒颗粒，可以确定诊断；咽洗液、粪便、血液、心包液中分离出病毒，同时结合恢复期血清中同型病毒中和抗体滴度较第1份血清升高或下降4倍以上，则有助于病原诊断。

（4）补体结合抗体的测定及用分子杂交法或聚合酶链反应检测心肌细胞内的病毒核酸也有助于病原诊断。部分病毒性心肌炎患者可有抗心肌抗体出现，一般于短期内恢复，如持续提高，表示心肌炎病变处于活动期。

（二）心电图检查

心电图在急性期有多变与易变的特点，对可疑患者应反复检查，以助诊断。其主要变化为ST-T改变、各种心律失常和传导阻滞。恢复期以各种类型的期前收缩为多见。少数为慢性期患儿可有房室肥厚的改变。

（三）X线检查

心影正常或不同程度地增大，多数为轻度增大。若反复迁延不愈或合并心力衰竭，心脏扩大明显。后者可见心搏动减弱，伴肺淤血、肺水肿或少量胸腔积液。有心包炎时，有积液。

（四）心内膜心肌活检（EMB）

心导管法心内膜心肌活检，在成人患者中早已开展，小儿患者仅是近年才有报道，为心肌炎诊断提供了病理学依据。据报道，原因不明的心律失常、充血性心力衰竭患者，经心内膜心肌活检证明约40％为心肌炎。临床表现和组织学相关性较差。原因是心内膜心肌活检取材很小且局限，以及取材时不一定是最佳机会。心内膜心肌活检本身可导致心肌细胞收缩，而出现一些病理性伪迹，因此，心内膜心肌活检病理无心肌炎表现者不一定代表心脏无心肌炎，此时临床医师不能忽视临床诊断。此项检查一般医院尚难开展，不作为常规检查项目。

四、诊断与鉴别诊断

（一）诊断要点

1.病原学诊断依据

（1）确诊指标：患儿心内膜、心肌、心包（活检、病理）或心包穿刺液检查发现以下之一者可确诊心肌炎由病毒引起。①分离到病毒。②用病毒核酸探针查到病毒核酸。③特异性病毒抗体阳性。

（2）参考依据：有以下之一者结合临床表现可考虑心肌炎系病毒引起。①自患儿粪便、咽拭子标本或血液中分离到病毒，且恢复期血清同抗体滴度较第一份血清升高或降低4倍以上。②病程早期患儿血中特异性IgM抗体阳性。③用病毒核酸探针自患儿血中查到病毒核酸。

2.临床诊断依据

(1)心功能不全、心源性休克或心脑综合征。

(2)心脏扩大(X线、超声心动图检查具有表现之一)。

(3)心电图改变以 R 波为主的 2 个或 2 个以上主要导联(Ⅰ、Ⅱ、aVF、V₅)的 ST-T 改变持续 4 天以上伴动态变化,窦房传导阻滞,房室传导阻滞,完全性右或左束支传导阻滞,成联律、多形、多源、成对或并行性期前收缩,非房室结及房室折返引起的异位性心动过速,低电压(新生儿除外)及异常 Q 波。

(4)CK-MB升高或心肌肌钙蛋白(cTnI 或 cTnT)阳性。

3.确诊依据

(1)具备临床诊断依据 2 项,可临床诊断为心肌炎。发病同时或发病前 1～3 周有病毒感染的证据支持诊断。

(2)同时具备病原学确诊依据之一,可确诊为病毒性心肌炎,具备病原学参考依据之一,可临床诊断为病毒性心肌炎。

(3)凡不具备确诊依据,应给予必要的治疗或随诊,根据病情变化,确诊或除外心肌炎。

(4)应排除风湿性心肌炎、中毒性心肌炎、先天性心脏病、结缔组织病及代谢性疾病的心肌损害、甲状腺功能亢进症、原发性心肌病、原发性心内膜弹力纤维增生症、先天性房室传导阻滞、心脏神经症、β受体亢进症及药物引起的心电图改变。

4.临床分期

(1)急性期:新发病,症状及检查阳性发现明显且多变,一般病程在半年以内。

(2)迁延期:临床症状反复出现,客观检查指标迁延不愈,病程多在半年以上。

(3)慢性期:进行性心脏增大,反复心力衰竭或心律失常,病情时轻时重,病程在 1 年以上。

(二)鉴别诊断

在考虑九省市心肌炎协作组制订的心肌炎诊断标准时,应首先除外其他疾病,包括风湿性心肌炎、中毒性心肌炎、结核性心包炎、先天性心脏病、结缔组织病或代谢性疾病的心肌损害(包括维生素 B₁ 缺乏病)、原发性心肌病、先天性房室传导阻滞、高原性心脏病、克山病、川崎病、良性期前收缩和神经性功能紊乱、电解质紊乱及药物等引起的心电图改变。

五、治疗、预防、预后

本症尚无特殊治疗。应结合患儿病情采取有效的综合措施,可使大部患儿痊愈或好转。

(一)一般治疗

1.休息

急性期至少应卧床休息至热退 3～4 周,有心功能不全或心脏扩大者,更应强调绝对卧床休息,以减轻心脏负荷及减少心肌耗氧量。

2.抗生素

虽对引起心肌炎的病毒无直接作用,但因细菌感染是病毒性心肌炎的重要条件因子,故在开始治疗时,均主张适当使用抗生素。一般应用青霉素肌内注射 1～2 周,以清除链球菌和其他敏感细菌。

3.保护心肌

大剂量维生素 C,具有增加冠状血管血流量、心肌糖原、心肌收缩能力、改善心功能、清除自由基、修复心肌损伤的作用。剂量为 $100\sim200$ mg/(kg·d),溶于 $10\%\sim25\%$ 葡萄糖液 $10\sim30$ mL内静脉注射,每天1次,$15\sim30$ 天为1个疗程。抢救心源性休克时,第一天可用3~4 次。

至于极化液、能量合剂及 ATP 等均难以进入心肌细胞内,故疗效差,近年来多推荐:①辅酶 Q_{10} 1 mg/(kg·d),口服,可连用 $1\sim3$ 个月。②果糖-1,6-二磷酸 $0.7\sim1.6$ mL/kg 静脉注射,最大量不超过2.5 mL/kg(75 mg/mL),静脉注射速度 10 mL/min,每天 1 次,$10\sim15$ 天为 1 个疗程。

(二)激素治疗

肾上腺皮质激素可用于抢救危重患者及其他治疗无效的患者。口服泼尼松 $1\sim1.5$ mg/(kg·d),用3~4 周,症状缓解后逐渐减量停药。对反复发作或病情迁延者,依据近年来对本病发病机制研究的进展,可考虑较长期的激素治疗,疗程不少于半年,对于急重抢救患者可采用大剂量,如地塞米松 $0.3\sim0.6$ mg/(kg·d),或氢化可的松 $15\sim20$ mg/(kg·d),静脉滴注。

(三)免疫治疗

动物及临床研究均发现丙种球蛋白对心肌有保护作用。从 1990 年开始,在美国波士顿及洛杉矶儿童医院已将静脉注射丙种球蛋白作为病毒性心肌炎的常规治疗方法。

(四)抗病毒治疗

动物试验中联合应用利巴韦林和干扰素可提高生存率,目前欧洲正在进行干扰素治疗心肌炎的临床试验,其疗效尚待确定。环孢霉素 A、环磷酰胺目前尚无肯定疗效。

(五)控制心力衰竭

心肌炎患者对洋地黄耐受性差,易出现中毒而发生心律失常,故应选用快速作用的洋地黄制剂如毛花苷 C(西地兰)或地高辛。病重者用地高辛静脉滴注,一般患者用地高辛口服,饱和量用常规的 $1/2\sim2/3$ 量,心力衰竭不重、发展不快者,可用每天口服维持量法。利尿剂应早用和少用,同时注意补钾,否则易导致心律失常。注意供氧,保持安静。若烦躁不安,可给镇静剂。发生急性左心衰竭时,除短期内并用毛花苷 C(西地兰)、利尿剂、镇静剂、氧气吸入外,应给予血管扩张药如酚妥拉明 $0.5\sim1$ mg/kg 加入 10% 葡萄糖液 $50\sim100$ mL 内快速静脉滴注。紧急情况下,可先用半量以 10% 葡萄糖液稀释静脉缓慢注射,然后将其余半量静脉滴注。

(六)抢救心源性休克

镇静、吸氧、大剂量维生素 C、扩容、激素、升压药、改善心功能及心肌代谢等。

近年来,应用血管扩张药硝普钠取得良好疗效,常用剂量 $5\sim10$ mg,溶于 5% 葡萄糖 100 mL中,开始 0.2 μg/(kg·min)滴注,以后每隔 5 分钟增加 0.1 μg/kg,直到获得疗效或血压降低,最大剂量不超过每分钟 $4\sim5$ μg/kg。

(七)纠正严重心律失常

心律失常的纠正在于心肌病变的吸收或修复。一般轻度心律失常如期前收缩、一度房室传导阻滞等,多不用药物纠正,而主要是针对心肌炎本身进行综合治疗。若发生严重心律失常如快速心律失常、严重传导阻滞都应迅速及时纠正,否则会威胁生命。

六、护理

（一）护理诊断

（1）活动无耐力：与心肌功能受损，组织器官供血不足有关。

（2）舒适的改变——胸闷：与心肌炎症有关。

（3）潜在并发症——心力衰竭、心律失常、心源性休克。

（二）护理目标

（1）患儿活动量得到适当控制休息得到保证。

（2）患儿胸闷缓解或消失。

（3）患儿无并发症发生或有并发症时能被及时发现和适当处理。

（三）护理措施

1.休息

（1）急性期卧床休息至热退后3～4周，以后根据心功能恢复情况逐渐增加活动量。

（2）有心功能不全者或心脏扩大者应绝对卧床休息。

（3）总的休息时间为3～6个月。

（4）创造良好的休息环境，合理安排患儿的休息时间。保证患儿的睡眠时间。

（5）主动提供服务，满足患儿的生活需要。

2.胸闷的观察与护理

（1）观察患儿的胸闷情况，注意诱发和缓解因素，必要时给予吸氧。

（2）遵医嘱给予心肌营养药，促进心肌恢复正常。

（3）保证休息，减少活动。

（4）控制输液速度和输液总量，减轻心肌负担。

3.并发症的观察与护理

（1）密切注意心率、心律、呼吸、血压和面色改变，有心力衰竭时给予吸氧、镇静、强心等处理，应用洋地黄制剂时要密切观察患儿有无洋地黄中毒表现，如出现新的心律失常、心动过缓等。

（2）注意有无心律失常的发生，警惕危险性心律失常的发生，如频发室性期前收缩、多源室性期前收缩、二度以上房室传导阻滞心房颤动、心室颤动等。一旦发生，需及时通知医师并给予相应处理。如高度房室传导阻滞者给异丙肾上腺素和阿托品提升心率。

（3）警惕心源性休克，注意血压、脉搏、尿量、面色等变化，一旦出现心源性休克，立即取平卧位，配合医师给予大剂量维生素C或肾上腺皮质激素治疗。

（四）康复与健康指导

（1）讲解病毒性心肌炎的病因、病理、发病机制、临床特点及诊断、治疗措施。

（2）强调休息的重要性，指导患儿控制活动量，建立合理的休息制度。

（3）讲解本病的预防知识，如预防上呼吸道感染和肠道感染等。

（4）向有高度房室传导阻滞者讲解安装心脏起搏器的必要性。

七、展望

近年来，由于对心肌炎的病原学进一步了解和诊断方法的改进，心肌炎已成为常见心脏病之一,对人类健康构成了不同程度的威胁,因而对此病的诊治研究也正日益受到重视。其中,胸闷、心悸常可提示心脏波及,心脏扩大、心律失常或心力衰竭为心脏明显受损的表现,心电图 ST-T 改变与异位心律或传导阻滞反映心肌病变的存在。对于怀疑为病毒性心肌炎的患者,提倡进行心脏活检以行病理学检查。

但分离病毒检查或特异性荧光抗体检查存在以下四个问题。

(1)患者不宜接受。

(2)炎性组织在心肌中呈灶状分布,由于活检标本小致病灶标本不一定取得到。

(3)提取 RNA 的质量和检测方法的敏感性不同。

(4)心脏上有病毒存在,而血液中不一定有抗原或抗体检出;心脏上无病毒存在,而心脏中有抗原或抗体检出;即使二者构成阳性反应也不足以证实有病毒性心肌炎存在,只有当感染某种病毒并引起相应的心脏损害时,心脏和血液检查呈阳性反应才有意义。在检查血液中抗原或抗体时,也会因检测试剂、检查方法、操作技术的不同而使结果迥异。

因此,病毒性心肌炎的确诊相当困难。由于抗病毒药物的疗效不显著,目前建议采用中西医结合疗法。有人用黄芪、牛磺酸及一般抗心律失常等药物为主的中西医结合方法治疗病毒感染性心肌炎,取得了比较满意的效果,如中药黄芪除具有抗病毒、调节免疫、保护心肌的作用,还可拮抗病毒感染心肌细胞对 L 型钙通道的增加,抑制内向钠钙交换电流,改善部分心电活动,清除氧自由基,而广泛应用于临床。牛磺酸是心肌游离氨基酸的重要成分,也可通过抑制病毒复制,抑制病毒感染心肌细胞引起的钙电流增加,使受感染而降低的最大钙电流膜电压及外向钾电流趋于正常,使心肌细胞钙内流减少,在病毒性心肌炎动物模型及临床病毒性心肌炎患者中,具有保护心肌、改善临床症状等作用。

(邵 丽)

第三节 心 包 炎

心包炎可分感染和非感染性两类,且多为其他疾病(婴儿常见于败血症、肺炎、脓胸,学龄儿童多见于结核病、风湿病)的一种表现。

一、临床特点

(一)症状

较大儿童常有心前区刺痛,平卧时加重,坐位或前倾位可减轻,疼痛可向肩背及腹部放射;婴儿则表现为烦躁不安。同时有原发病的症状表现,常有呼吸困难、咳嗽、发热等。

(二)体征

早期可听到心包摩擦音,多在胸骨左缘第 3~4 肋间最清晰,但多为一过性。有心包积液时心音遥远、低钝,出现奇脉。当心包积液达一定量时,心包舒张受限,出现颈静脉曲张、肝脏增大、肝颈静脉回流征阳性、下肢水肿、心动过速、脉压变小。

（三）辅助检查

1.X 线检查

心影呈烧瓶样增大而肺血大多正常。

2.心电图检查

窦性心动过速,低电压,广泛 ST 段、T 波改变。

3.超声心动图检查

能提示心包积液的部位、量。

4.实验室检查

血沉增快,CRP 增高,血常规白细胞、中性粒细胞增高。

二、护理评估

（一）病史

了解患儿近期有无感染性疾病及有无结核、风湿热病史。

（二）症状、体征

评估患儿有无发热、胸痛,胸痛与体位的关系,评估有无心脏压塞症状,如呼吸困难、心率加快、颈静脉曲张、肝大、水肿、心音遥远及奇脉。听诊心脏,注意有无心包摩擦音。

（三）社会、心理

评估家长对疾病的了解程度和态度。

（四）辅助检查

了解并分析胸片、心电图、超声心动图等检查结果。

三、常见护理问题

（一）疼痛

与心包炎性渗出有关。

（二）体温异常

与炎症有关。

（三）气体交换受损

与心包积液、心脏受压有关。

（四）合作性问题

急性心脏压塞。

四、护理措施

（一）休息与卧位

患儿应卧床休息,宜取半卧位。

（二）饮食

给予高热量、高蛋白、高维生素、易消化的半流质或软食,限制钠盐摄入,少食易产气的食物,如薯类,多食芹菜、海带等富含纤维素的食物,以防止肠内产气过多引起腹胀及便秘而导致膈肌上抬。

（三）高热护理

及时做好降温处理,测定并及时记录体温。

（四）吸氧

胸闷、气急严重者给予氧气吸入。

（五）对症护理

有心包积液者,护理人员应做好患儿的解释工作,协助医师进行心包穿刺,操作过程中仔细观察生命体征的变化,记录抽出液体性质和量,穿刺完毕后局部加压数分钟后无菌包扎,送回病床后继续观察有无渗液、渗血,必要时局部沙袋加压。

（六）病情观察

（1）呼吸困难为急性心包炎和慢性缩窄性心包炎最主要突出症状,应密切观察呼吸频率和节律。

（2）当患儿出现静脉压升高、面色苍白发绀、烦躁不安、肝脏在短期内增大时,应及时报告医师并做好心包穿刺准备。

（七）心理护理

对患儿疼痛的描述予以肯定,并设法分散和减轻其不适感觉。

（八）健康教育

（1）向家长讲解舒适的体位、安静休息和充足的营养供给是治疗本病的良好措施。

（2）若需要进行心包穿刺时,应向家长说明必须配合和注意的事宜。

五、出院指导

（1）遵医嘱及时、准确使用药物并定期随访。

（2）由于心包炎患儿机体抵抗力减弱,出院后仍应坚持休息半年左右,并加强营养,以利心功能的恢复。

（邵　丽）

第四节　充血性心力衰竭

慢性心功能不全亦称充血性心力衰竭(congestive heart failure,CHF),是指心脏在回心血量充足的前提下,每搏输出量不能满足周身循环和组织代谢的需要,而出现的一种病理生理状态。小儿时期以1岁内发病率最高,其中尤以先天性心脏病引起者最多见。病毒性或中毒性心肌炎、心内膜弹力纤维增生症、糖原贮积病等亦为重要原因。儿童时期以风湿性心脏病和急性肾小球肾炎所致的心功能不全最常见。本病只要能积极治疗病因,大部分能得到根治,但如多次发作则预后极差。

一、临床特点

（一）症状与体征

（1）安静时心率加快,婴儿＞180次/分,幼儿＞160次/分,不能用发热或缺氧解释。

（2）呼吸困难，青紫突然加重，安静时呼吸大于 60 次/分。

（3）肝脏肿大超过肋下 2～3 cm，或在短时间内较前增 1.5 cm 以上，而不能以横膈下移等原因解释。

（4）心音明显低钝或出现奔马律。

（5）突然烦躁不安、面色苍白或发灰，而不能用原有疾病解释。

（6）尿少、下肢水肿，已排除营养不良、肾炎、B 族维生素缺乏等疾病造成者。

（二）心功能分级与心力衰竭分度

（1）Ⅰ级：患儿体力活动不受限制。

（2）Ⅱ级：较重劳动时患儿出现症状。

（3）Ⅲ级：轻微劳动时即有明显症状，活动明显受限。

（4）Ⅳ级：在休息状态亦往往有呼吸困难或肝大，完全丧失活动能力。

（5）Ⅰ级无心力衰竭，Ⅱ级、Ⅲ级、Ⅳ级分别为Ⅰ、Ⅱ、Ⅲ度心力衰竭。

（三）辅助检查

（1）X 线检查：心影多呈普遍性扩大，搏动减弱，肺纹理增多，肺部淤血。

（2）心电图检查：左右心室肥厚劳损。

（3）超声心电图检查：可见心房和心室腔扩大，M 型超声显示心室收缩时间延长，射血分数降低。

二、护理评估

（一）健康史

询问患儿的基础疾病及发病的过程（诱因和症状出现的时间、程度等）。

（二）症状、体征

测量生命体征，观察患儿面色，听诊心率、心律，评估患儿左心和右心衰竭的程度、心功能级别。

（三）社会、心理

评估家长及年长儿对疾病的了解程度和心理活动类型。

（四）辅助检查

了解 X 线、心电图、超声心动图、血气分析等检查的结果。

三、常见护理问题

（一）心排血量减少

与心肌收缩力降低有关。

（二）气体交换受损

与肺循环淤血有关。

（三）体液过多

与心功能降低、微循环淤血、肾灌注不足、排尿减少有关。

（四）恐惧

与疾病的危险程度及环境改变有关。

四、护理措施

(一)休息

病室安静舒适,宜取半坐卧位或怀抱,使横膈下降,有利于呼吸运动。休息以心力衰竭程度而定:Ⅰ度心力衰竭可起床活动,增加休息时间;Ⅱ度心力衰竭应限制活动,延长卧床休息时间;Ⅲ度心力衰竭须绝对卧床休息。婴儿避免剧烈哭闹,以免加重心脏负担。

(二)饮食

以高维生素、高热量、少油、富含钾、镁及适量纤维素的食物为主,少量多餐,避免刺激性食物。轻者可给少盐饮食,每天饮食中钠盐不超过 0.5～1.0 g。重者无盐饮食,即在食物烹调时不加食盐或其他含盐食物。保持大便通畅。

(三)吸氧

有呼吸困难、发绀、低氧血症者给予供氧,有急性肺水肿时,可用 20%～30%乙醇替代湿化瓶中的水间歇吸入,每次 10～20 分钟,间隔 15～30 分钟,重复 1～2 次。

(四)病情观察

(1)及时发现早期心力衰竭临床表现,如发现患儿心率加快、乏力、尿量减少、心尖部闻及奔马律,应及时与医师联系,一旦出现急性肺水肿征兆,应及时抢救。

(2)心电监护监测心率、心律、呼吸、血压。

(3)控制输液速度和浓度。静脉输液以小于 5 mL/(kg·h)速度为宜。

(4)记录 24 小时出入液量,按时测量体重。

(五)合理用药,观察药物作用

(1)服用洋地黄类药物前要两人核对姓名、药物、剂量、用法、时间,并测心率,如新生儿<120 次/分,婴儿<100 次/分,幼儿<80 次/分,学龄儿童<60 次/分,应停用并报告医师。

(2)观察洋地黄药物的毒性反应,服药期间如有恶心、呕吐、食欲减退、心率减慢、心律失常、嗜睡等,报告医师及时停用洋地黄类药物。

(3)如用洋地黄同时需应用钙剂,应间隔 4～6 小时。

(六)心理护理

根据患儿的心理特点采用相应的对策,主动与患儿沟通,给予安慰鼓励,取得合作,避免患儿抗拒哭闹,加重心脏负担。

(七)健康教育

(1)宣教有关疾病的防治与急救知识。

(2)鼓励患儿积极治疗原发病,避免诱因,如感染、劳累、情绪激动等。

(3)用药知识:洋地黄制剂使用期间不能用钙剂。若遇患儿出现胃肠道反应、头晕等应立即告诉经管护士。应用利尿剂期间应补充含钾丰富的食物,如香蕉、橘子、绿叶蔬菜等。

五、出院指导

(1)根据病情不同适当安排休息,避免情绪激动和过度活动。

(2)注意营养以高维生素、高热量、低盐易消化的食物,少量多餐,耐心喂养,小婴儿选择大小适宜的奶嘴。

(3)根据气候变化及时增减衣服,防止受凉感冒。

（4）使用洋地黄制剂、血管扩张药、利尿剂时,应向家长详细介绍所用药物名称、剂量、给药时间和方法,并使其掌握疗效和不良反应。出现不良反应时应及时就医。

（5）定期复查。

（邵　丽）

第五节　心源性休克

心源性休克是心排血量减少所致的全身微循环障碍,是某些原因使心排血量过少、血压下降,导致各重要器官和外周组织灌注不足而产生的休克综合征。儿科多见于急性重症病毒性心肌炎,以及严重的心律失常如室上性心动过速或室性心动过速和急性克山病等心肌病。

一、临床特点

（一）原发病症状

症状因原发病不同而异,如病毒性心肌炎往往在感染的急性期发病,重症者可突然发生心源性休克,表现为烦躁不安、面色灰白、四肢湿冷和末梢发绀;如因室上性阵发性心动过速,可有阵发性发作病史并诉心前区不适、胸闷、心悸、头晕、乏力,听诊时心律绝对规则,心音低钝,有奔马律,并有典型的心电图改变。

（二）休克症状

症状因病期早晚而不同。

1.休克早期（代偿期）

患儿的血压及重要器官的血液灌注尚能维持,患儿神志清楚,但烦躁不安、面色苍白、四肢湿冷、脉搏细弱、心动过速,血压正常或出现直立性低血压,脉压缩小,尿量正常或稍减少。

2.休克期（失代偿期）

出现间断平卧位低血压,收缩压降至10.7 kPa（80 mmHg）以下,脉压在2.7 kPa（20 mmHg）以下,神志尚清楚,但反应迟钝、意识模糊,皮肤湿冷、出现花纹,心率更快,脉搏细速,呼吸稍快,尿量减少或无尿,婴儿少于2 mL/（kg·h）,儿童少于1 mL/（kg·h）。

3.休克晚期

重要生命器官严重受累,血液灌注不足,血压降低且固定不变或测不到,患儿出现昏迷、肢冷发绀,脉搏弱或触不到,呼吸急促或缓慢,尿量明显减少[＜1 mL/（kg·h）],甚至无尿,出现弥散性血管内凝血和多脏器功能损伤。

二、护理评估

（一）健康史

了解患儿发病前有无病毒或细菌感染史,有无心律失常、先天性心脏病等基础疾病。

（二）症状、体征

测量心率、心律、呼吸、血压,评估患儿神志、周围循环及尿量,评估疾病的严重程度。

（三）社会、心理

了解患儿及其家长对疾病的严重性、预后的认识程度和家庭、社会支持系统的状况。

（四）辅助检查

了解心肺功能各参数的动态变化。

三、常见护理问题

（一）组织灌注改变

与肾、脑、心肺、胃肠及外周血管灌注减少有关。

（二）恐惧

与休克所致的濒死感及对疾病预后的担心有关。

四、护理措施

（一）卧床休息

患儿采取平卧位或中凹位，头偏向一侧，保持安静，注意保暖，避免受凉而加重病情。一切治疗、护理集中进行，避免过多搬动。烦躁不安者遵医嘱给镇静剂。

（二）吸氧

根据病情选择适当的吸氧方式，保持呼吸道通畅，使氧分压维持在 9.3 kPa（70 mmHg）以上。

（三）建立静脉通路

建立两条以上静脉通路，保证扩容有效进行。遵医嘱补生理盐水、平衡盐液等晶体溶液和血浆、右旋糖酐等胶体溶液。

（四）详细记录出入液量

注意保持出入液量平衡，有少尿或无尿者应立即报告医师。

（五）皮肤护理

根据病情适时翻身，骨骼突出部位可采用气圈。翻身活动后要观察血压、心率及中心静脉压的变化。

（六）病情观察

(1)监测生命体征变化，注意患儿神志状态、皮肤色泽及末梢循环状况。

(2)观察输液反应，因输液过快、过量可加重心脏负担，一般输液速度控制在<5 mL/(kg·h)。

(3)观察药物的疗效及不良反应，应用血管活性药物时避免药液外渗引起组织坏死。

(4)观察周围血管灌注：由于血管收缩，首先表现在皮肤和皮下组织，良好的周围灌注表示周围血管阻力正常。皮肤红润且温暖时表示小动脉阻力降低；皮肤湿冷、苍白表示血管收缩，小动脉阻力增高。

（七）维持正常的体温

注意保暖，但不宜体外加温，因为加温可使末梢血管扩张而影响到休克最初的代偿机制——末梢血管收缩，影响重要器官的血流灌注。同时还会加速新陈代谢，增加氧耗，加重心脏负担。

（八）保护患儿的安全

休克时患儿往往烦躁不安、意识模糊，应给予适当的约束，以防患儿坠床或牵拉、拔脱仪器和各治疗管道。

（九）心理护理

（1）医护人员在抢救过程中做到有条不紊，为患儿树立信任感，从而减少恐惧。

（2）经常巡视病房，给予关心鼓励，让患儿最亲近的人陪伴，增加患儿的安全感。

（3）及时跟患儿及家长进行沟通，使其对疾病有正确的认识，增加战胜疾病的信心。

（4）适时给予听音乐、讲故事，以分散患儿注意力。

（十）健康教育

（1）向家长说明疾病的严重性，并要求配合抢救，不要在床旁大声哭泣和喧哗。

（2）要求家长协助做好保暖和安全护理，在患儿神志模糊时适当做好肢体约束和各种管道的固定。

（3）不要随意给患儿喂水喂食，以免窒息。

（4）教会家长给患儿肢体做些被动按摩，以保证肢体功能。

五、出院指导

（1）根据原发疾病，注意休息，如重症病毒性心肌炎总休息时间为3～6个月。

（2）加强营养，提高机体免疫能力。

（3）告知预防呼吸道疾病的方法，冬春季节及时增、减衣服，少去人多拥挤的公共场所。

（4）对带药回家的患儿应让家长了解药物的名称、剂量、用药方法和不良反应。

（5）定期门诊随访。

（邵　丽）

第六节　高　血　压

高血压分原发性高血压和继发性高血压两类。小儿大多为后者，且以肾性高血压最常见，占75％～80％，其他继发性高血压主要见于嗜铬细胞瘤、先天性肾上腺皮质增多症、原发性醛固酮增多症、主动脉缩窄、肾动脉狭窄等。

一、临床特点

（一）症状

轻度高血压患儿常无明显症状，仅于体检时发现。血压明显增高时可有头痛、眩晕、恶心、呕吐和视力改变。继发性高血压往往有各种基础疾病的临床表现。部分患儿可出现高血压脑病，表现有呕吐、运动失调、惊厥、失语、偏瘫和昏迷。

（二）体征

血压超过下列值：足月新生儿12.0/8.0 kPa（90/60 mmHg），早产儿10.7/5.3 kPa（80/40 mmHg），婴幼儿13.3/8.0 kPa（100/60 mmHg），学龄前儿童14.7/9.3 kPa（110/70 mmHg），学龄儿童16.0/10.7 kPa（120/80 mmHg），≥13岁者18.7/12.0 kPa（140/90 mmHg）。任何年龄组超过20.0/13.3 kPa（150/100 mmHg），则为重度高血压。

（三）辅助检查

（1）肾性高血压尿中可出现红细胞、蛋白,血尿素氮、肌酐增高,血电解质发生变化;先天性肾上腺皮质增生症患儿尿 17-羟皮质类固醇,17-酮类固醇增高等;嗜铬细胞瘤患儿 24 小时尿香草基扁桃酸(VMA)值升高。

（2）胸片、心电图、超声心动图、肾脏 B 超、静脉肾盂造影、同位素肾图及肾扫描可出现异常。

（3）肾活体病理检查可有阳性发现。

二、护理评估

（一）健康史

了解原发病情况及高血压的程度、患儿的饮食结构,了解有无家族史。

（二）症状、体征

测量生命体征,评估患儿有无头晕、恶心、视力等改变。

（三）社会、心理

评估家庭支持系统对患儿的影响程度和患儿的心理状态。

（四）辅助检查

了解并分析尿、血、心电图、B 超等各种检查结果。

三、常见护理问题

（一）舒适的改变

与血压增高致头痛、头晕、恶心、呕吐有关。

（二）合作性问题

高血压危象。

（三）知识缺乏

缺乏高血压自我保健知识。

四、护理措施

（一）休息

血压较高、症状明显者应卧床休息。

（二）饮食

应适当控制钠盐及动物脂肪的摄入,避免高胆固醇食物,多食含纤维素、蛋白质的食物,适当控制食量和总热量,以清淡、无刺激的食物为宜。

（三）严密观察病情

对有心、脑、肾并发症患儿应严密观察血压波动情况,如患儿血压急剧升高,同时出现头痛、呕吐等症状时应考虑发生高血压危象的可能,立即通知医师并让患儿卧床、吸氧,同时准备快速降压药物、脱水剂等,监测其心率、呼吸、血压、神志等。如患儿抽搐、躁动,则应注意安全。

（四）用药护理

观察各药物的疗效及不良反应,及时采取措施。

（五）心理护理

了解患儿的性格特征及有无引起精神紧张的心理社会因素,根据患儿不同的性格特征给予指导,训练自我控制能力,同时指导家长要尽力避免各种可能导致患儿精神紧张的因素,尽可能减轻患儿的心理压力和矛盾冲突。

（六）健康教育

(1)疾病知识的宣教:对患儿及家长进行高血压有关知识和服用降压药物应注意的事项的教育,对于使用后可引起直立性低血压的降压药物如钙通道阻滞剂,应向其说明在变换体位时,动作应尽量缓慢,特别在夜间起床如厕时更应注意,以免动作过快致血压骤降,引起晕厥而发生意外。

(2)饮食与运动:协助患儿安排合理的饮食和适当的体育活动,注意改进饮食结构,减少钠、脂肪的摄入,多吃富含钾、钙的食物,并补充优质蛋白质。

(3)自我保健的教育:对患儿及家长进行高血压自我保健的教育,并协助制订个体化的自我保健计划,指导患儿及家长掌握自测血压的方法。

五、出院指导

(1)宣教有关高血压病的知识,合理安排生活,注意劳逸结合,定期测量血压。提高患儿的社会适应能力,维持心理平衡,避免各种不良刺激。

(2)注意饮食控制和调节,减少钠盐、动物脂肪的摄入。

(3)保持大便通畅。

(4)适当参与运动。

(5)定期随访。血压持续升高或出现头晕、头痛、恶心等症状时,应及时就医。

(6)保持心理平衡,避免情绪激动,生气和愤怒可诱发血压的升高。

(7)指导患儿遵医嘱准时服药,不可自行改变剂量或增减药物,不可突然停药,以免造成血压突然升高。服药时出现不良反应,应及时就诊。

（邵　丽）

第七节　先天性心脏病

先天性心脏病是胎儿时期心脏血管发育异常而致的畸形,是小儿时期最常见的心脏病。根据左右心腔或大血管间有无直接分流和临床有无青紫,可将先心病分为三大类:①左向右分流型(潜伏青紫型),常见有室间隔缺损、房间隔缺损、动脉导管未闭。②右向左分流型(青紫型),常见有法洛四联症和大动脉错位。③无分流型(无青紫型),常见有主动脉缩窄和肺动脉狭窄。

小儿先天性心脏病中最常见的是室间隔缺损、房间隔缺损、动脉导管未闭、肺动脉狭窄、法洛四联症和大动脉错位。

一、临床特点

（一）室间隔缺损

室间隔缺损(ventricular septal defect,VSD)为小儿最常见的先天性心脏病,缺损可单独存在,亦可为其他畸形的一部分。按缺损部位可分为室上嵴上方、室上嵴下方、三尖瓣后方、室间隔肌部四种类型。临床症状与缺损大小及肺血管阻力有关。大型 VSD(缺损 1～3 cm 者)可继发肺动脉高压,当肺动脉压超过主动脉压时,会造成右向左分流而产生发绀,称为艾森门格综合征。

1.症状

小型室间隔缺损可无症状;中型室间隔缺损易患呼吸道感染,或在剧烈运动时发生呼吸急促,生长发育多为正常,偶有心力衰竭;大型室间隔缺损在婴幼儿时期由于缺损较大,左向右分流量多超过肺循环量的 50%,体循环内血量显著减少,而肺循环内明显充血,可于出生后 1～3 个月即发生充血性心力衰竭,平时反复出现呼吸道感染、肺炎、哭声嘶哑、喂养困难、乏力、多汗等,并有生长发育迟缓。

2.体征

心前区隆起;胸骨左缘 3～4 肋间可闻及Ⅲ～Ⅳ级全收缩期杂音,在心前区广泛传导;肺动脉第二心音显著增强或亢进。

3.辅助检查

(1)X 线检查:肺充血,左心室或左右心室大;肺动脉段突出,主动脉结缩小。

(2)心电图:小型室间隔缺损,心电图多数正常;中等大小室间隔缺损示左心室增大或左右心室增大;大型室间隔缺损或有肺动脉高压时,心电图示左右心室增大。

(3)超声心动图检查:室间隔回声中断征象,左右心室增大。

(二)房间隔缺损

房间隔缺损(atrial septal defect,ASD)按病理解剖分为继发孔(第二孔)缺损和原发孔(第一孔)缺损,以继发孔缺损为多见。继发孔缺损为较常见的先天性心脏病之一,以女性较多见,缺损位于房间隔中部卵圆窝处,血流动力学特点为右心室舒张期负荷过重。原发孔缺损位于房间隔下端,是心内膜垫发育障碍未能与第一房间隔融合,常合并二尖瓣裂。

1.症状

在初生后及婴儿期大多无症状,偶有暂时性青紫。年龄稍大,症状渐渐明显,患儿发育迟缓,体格瘦小,易反复呼吸道感染,活动耐力减低,有劳累后气促、咳嗽等症状。左胸部常隆起,一般无青紫或杵状指(趾)。

2.体征

胸骨左缘第 2～3 肋间闻及柔和的喷射性收缩期杂音,肺动脉瓣区第二心音可增强或亢进、固定分裂。

3.辅助检查

(1)X 线检查:右心房、右心室扩大,主动脉结缩小,肺动脉段突出,肺血管纹理增多,有肺门舞蹈症。

(2)心电图检查:电轴右偏,完全性或不完全性右束支传导阻滞,右心房、右心室增大。原发孔 ASD 常见电轴左偏及心室肥大。

(3)超声心动图检查:右心房右心室增大,右心室流出道增宽,室间隔与左心室后壁呈同向运动。二维切面可显示房间隔缺损的位置及大小。

(三)动脉导管未闭

动脉导管未闭(patent ductus arteriosus,PDA)是临床较常见的先天性心脏病,女性多于男性。开放的动脉导管位于肺总动脉分叉与主动脉之间,有管型、漏斗型和窗型,以漏斗型为多见。

1.症状

导管较细时,临床无症状。导管较粗时临床表现为反复呼吸道感染、肺炎,发育迟缓,早期即可发生心力衰竭。重症患者常有呼吸急促、心悸。临床无青紫,但若合并肺动脉高压,即出现青紫。

2.体征

胸骨左缘第2肋间可闻及粗糙、响亮、机器样的连续性杂音,向心前区、颈部及左肩部传导,肺动脉第二音亢进。脉压增宽,出现股动脉枪击音、毛细血管搏动和水冲脉。

3.辅助检查

(1)X线检查:分流量小者,心影正常;分流量大者,多见左心房、左心室增大,主动脉结增宽,可有漏斗征,肺动脉段突出,肺血增多,重症患者左右心室均肥大。

(2)心电图检查:左心房、左心室增大或双心室肥大。

(3)超声心动图检查:左心房、左心室大,肺动脉与降主动脉之间有交通。

(四)法洛四联症

法洛四联症(tetralogy of Fallot,TOF)是临床上最常见的发绀型先天性心脏病,病变包括肺动脉狭窄、室间隔缺损、主动脉骑跨及右心室肥大,其中肺动脉狭窄程度是决定病情严重程度的主要因素。主动脉骑跨及室间隔缺损存在使体循环血液中混有静脉血,临床上出现发绀与缺氧,并代偿性引起红细胞增多现象。

1.症状

发绀是主要症状,它出现的时间早晚和程度与肺动脉狭窄程度有关,多见于毛细血管丰富的表浅部位,如唇、指(趾)甲床、球结膜等。患儿活动后有气促、易疲劳、蹲踞等,并常有缺氧发作,表现为呼吸加快、加深,烦躁不安,发绀加重,持续数分钟至数小时,严重者可表现为神志不清,惊厥或偏瘫,死亡。发作多在清晨或哭闹、吸乳或用力后诱发,发绀严重者常有鼻出血和咯血。

2.体征

生长发育落后,全身发绀,眼结膜充血,杵状指(趾),多有行走不远自动蹲踞姿势或膝胸位。胸骨左缘第2~4肋间闻及粗糙收缩期杂音,肺动脉第二心音减弱。

3.辅助检查

(1)X线检查:心影呈靴形,上纵隔增宽,肺动脉段凹陷,心尖上翘,肺纹理减少,右心房、右心室肥厚。

(2)心电图检查:电轴右偏,右心房、右心室肥大。

(3)超声心动图检查:显示主动脉骑跨及室间隔缺损,右心室流出道、肺动脉狭窄,右心室内径增大,左心室内径缩小。

(4)血常规:血红细胞增多,一般在 $5.0 \sim 9.0 \times 10^{12}/L$,血红蛋白 $170 \sim 200 \ g/L$,红细胞容积 $60\% \sim 80\%$。当有相对性贫血时,血红蛋白低于 $150 \ g/L$。

二、护理评估

(一)健康史

了解母亲妊娠史,在孕期最初3个月内有无病毒感染、放射线接触和服用过影响胎儿发育的药物,孕母是否有代谢性疾病。患儿出生有无缺氧、心脏杂音,出生后各阶段的生长发育状况。

是否有下列常见表现：喂养困难，哭声嘶哑，易气促、咳嗽、青紫、蹲踞现象，突发性晕厥。

（二）症状、体征

评估患儿的一般情况，生长发育是否正常，皮肤发绀程度，有无气急、缺氧、杵状指（趾），有无哭声嘶哑，有无蹲踞现象，胸廓有无畸形。听诊心脏杂音位置、性质、程度，尤其要注意肺动脉第二心音的变化。评估有无肺部啰音及心力衰竭的表现。

（三）社会、心理

评估家长对疾病的认知程度和对治疗的信心。

（四）辅助检查

了解并分析 X 线、心电图、超声心动图、血液等检查结果。较复杂的畸形者还应了解心导管检查和心血管造影的结果。

三、常见护理问题

（一）活动无耐力

与氧的供需失调有关。

（二）有感染的危险

与机体免疫力低下有关。

（三）营养失调

低于机体需要量，与缺氧使胃肠功能障碍、喂养困难有关。

（四）焦虑

与疾病严重、花费大、预后难以估计有关。

（五）合作性问题

脑血栓形成、脑脓肿、心力衰竭、感染性心内膜炎、晕厥。

四、护理措施

（1）休息：制定适合患儿活动的生活制度。轻症无症状者与正常儿童一样生活，但要避免剧烈活动；有症状患儿应限制活动，避免情绪激动和剧烈哭闹；重症患儿应卧床休息，给予妥善的生活照顾。

（2）饮食护理：给予高蛋白、高热量、高维生素的食物，适当限制食盐摄入，并给予适量的蔬菜类粗纤维食品，以保证大便通畅。重症患儿喂养困难，应有耐心，少量多餐，以免导致呛咳、气促、呼吸困难等，必要时从静脉补充营养。

（3）预防感染：病室空气清新，穿着衣服冷热要适中，防止受凉，应避免与感染性疾病患儿接触。

（4）注意心率、心律、呼吸、血压变化，必要时使用监护仪监测。

（5）防止法洛四联症患儿因哭闹、进食、活动、排便等引起缺氧发作，一旦发生可立即置于胸膝卧位，吸氧，遵医嘱应用普萘洛尔、吗啡，纠正酸中毒。

（6）青紫型先天性心脏病患儿由于血液黏稠度高，暑天、发热、吐泻时体液量减少，加重血液浓缩，易形成血栓，有造成重要器官栓塞的危险，因此应注意多饮水，必要时静脉输液。

（7）合并贫血者可加重缺氧，导致心力衰竭，需及时纠正。

（8）合并心力衰竭者按心力衰竭护理。

(9)做好心理护理,关心患儿,建立良好护患关系,充分理解家长及患儿对检查、治疗、预后的期望心理,介绍疾病的有关知识、诊疗计划、检查过程、病室环境,消除恐惧心理。

(10)健康教育:①向家长讲述疾病的相关护理知识和各种检查的必要性,以取得配合。②指导患儿及家长掌握活动种类和强度。③告知家长如何观察病情变化,一旦发现异常(婴儿哭声无力、呕吐、不肯进食、手脚发软、皮肤出现花纹、较大患儿自诉头晕等),应立即呼叫。④向患儿及家长讲述重要药物如地高辛的作用及注意事项。

五、出院指导

(1)饮食宜高营养、易消化,少量多餐。人工喂养儿用奶头孔稍大的奶嘴,每次喂奶时间不宜过长。

(2)根据耐受力确立适宜的活动,以不出现乏力、气短为度,重者应卧床休息。

(3)避免感染。居室保持空气新鲜,经常通风,不去公共场所、人群集中的地方。注意气候变化及时添减衣服,预防感冒。按时预防接种。

(4)发热、出汗时要给足水分,呕吐、腹泻时应到医院就诊补液,以免血液黏稠而发生脑血栓。

(5)保证休息,避免哭闹,减少外界刺激以预防晕厥的发生。当患儿在吃奶、哭闹或活动后出现气急、青紫加重或年长儿诉头痛、头晕时,应立即将患儿取胸膝卧位并送医院。

(邵　丽)

第十三章

呼吸系统疾病的护理

第一节 上呼吸道感染

上呼吸道感染简称上感,主要指上部呼吸道的鼻、鼻咽和咽部的黏膜炎症,是儿科最常见的疾病,在气候骤变时尤易发生。约90%由病毒引起,支原体和细菌较少见,细菌感染往往继发于病毒感染之后。过敏性鼻炎和多种小儿急性传染病早期也有上感症状,必须予以区别,避免误诊。

一、临床特点

(一)症状

(1)鼻咽部症状:可出现流清鼻涕、鼻塞、喷嚏,也可有流泪、咽部不适、干咳或不同程度的发热。

(2)婴幼儿:可骤然起病,高热、咳嗽或呕吐、腹泻,甚至发生热性惊厥。

(3)年长儿:症状较轻,有低热、咽痛、咽不适等咽部症状或有头痛、腹痛及全身乏力等表现。

(二)体征

可见咽部充血,有时还可见疱疹,或扁桃体肿大伴渗出,颌下淋巴结肿大、触痛。肠道病毒引起的可伴有不同形态皮疹,肺部体征阴性。

(三)两种特殊类型的上感

(1)疱疹性咽峡炎:由柯萨奇A、B组病毒引起,好发于夏秋季。急起高热,咽痛、咽充血,咽腭弓、悬雍垂、软腭等处有疱疹,周围有红晕,疱疹破溃后形成小溃疡。病程1周左右。

(2)咽眼结合膜热:病原体为腺病毒,常发生于夏季,常在泳池中传播。表现为高热、咽痛、眼刺痛、一侧或双侧眼结膜炎(无分泌物)及颈部或耳后淋巴结肿大。病程1～2周。

(四)血常规检查

病毒感染时血白细胞计数正常或偏低,淋巴细胞升高。细菌感染时白细胞计数增高,中性粒细胞增多,有核左移现象。

二、护理评估

(一)健康史

询问发病情况,既往有无反复上呼吸道感染现象;了解患儿生长发育情况及发病前有无流行性感冒、麻疹、百日咳等接触史。

（二）症状、体征

检查患儿有无鼻塞、流涕、喷嚏、咽痛、发热、咳嗽等症状。

（三）社会、心理

评估患儿及家长的心理状态、对疾病的了解程度、家庭环境及经济情况。

（四）辅助检查

了解血常规检查结果。

三、常见护理问题

（一）舒适的改变

与咽痛、鼻塞等有关。

（二）体温过高

与上呼吸道炎症有关。

（三）潜在并发症

惊厥。

四、护理措施

（一）提高患儿的舒适度

（1）各种治疗护理操作尽量集中完成，保证患儿有足够的休息时间。

（2）及时清除鼻腔及咽喉部分泌物，保证呼吸道通畅，如鼻咽分泌物过多，可取侧卧位。

（3）保持室内空气清新，每天定时通风但避免对流，提高病室湿度，以减轻呼吸道症状。

（4）鼻塞的护理：鼻塞严重时用0.5％麻黄素滴鼻液滴鼻，每天2～3次，每次1～2滴，对因鼻塞而妨碍吸吮的婴儿，可在哺乳前15分钟滴鼻以保证吸吮。不宜长期使用，鼻塞缓解即应停用。

（5）咽部护理：注意观察咽部充血、水肿、化脓情况，及时发现病情变化。咽部不适时可给予润喉含片，声音嘶哑可用雾化吸入治疗。

（二）高热的护理

（1）密切监测体温变化，体温38.5 ℃以上时应采用正确、合理的降温措施，按医嘱口服退热剂。

（2）保证患儿摄入充足的水分。

（三）观察病情

（1）注意全身症状如精神、食欲等，如小儿精神萎靡、多睡或烦躁不安、面色苍白，提示病情加重，应警惕。

（2）观察体温变化，警惕高热抽搐的发生。

（3）经常检查口腔黏膜及皮肤有无皮疹出现，注意咳嗽的性质及神经系统症状，甄别麻疹、猩红热、百日咳、流行性脑脊髓膜炎等急性传染病。

（四）饮食护理

鼓励患儿多饮水，给予易消化、多维生素的清淡食物，少量多餐，必要时静脉补给，保证充足的营养和水分。

（五）健康教育

（1）向家长讲解小儿易患上呼吸道感染的原因和诱因。

（2）向家长讲解小儿上呼吸道感染常会引发其他的疾病，因此应早期诊治，避免贻误病情。

（3）发热时给易消化的流质或软食，经常变换食物种类以增进食欲，婴儿可适当减少奶量，以免吐泻或消化不良。

（4）告知家长疾病从出现到好转有一个过程，高热也同样，不能太焦急。同时做到及时更换汗湿衣裤，避免对流风。

（5）休息和多饮水是对患儿最好的帮助，多喂温开水，保持口腔及皮肤清洁。

（6）告知家长体温测量的方法及一些发热时的表现，以帮助发现病情变化。

（7）教育患儿咳嗽、打喷嚏时用手帕或纸捂住，不要随地吐痰，以减少病原体感染他人的机会。

五、出院指导

（1）指导家长掌握上呼吸道感染的预防知识，懂得相应的应对技巧，防止交叉感染；气候骤变时适当保护鼻部，以逐渐适应气温的变化；穿衣要适当，避免过热或过冷。

（2）创造良好的生活环境，养成良好的卫生习惯，如住处拥挤、阳光不足、通风不良、家长吸烟等会使呼吸道局部防御能力降低，应避免。经常给小儿洗手漱口，防止"病从口入"。

（3）在集体儿童机构中，应早期隔离患儿，接触患儿后要洗手，如有流行趋势，可用食醋熏蒸法消毒居室，加强房间通风。

（4）反复发生上呼吸道感染的患儿要注意锻炼身体，合理安排户外活动，避免去人多拥挤的场所，对免疫功能低下的小儿可服用免疫增强剂。

（5）提倡母乳喂养，婴儿饮食以奶制品为主，合理添加辅食。鼓励多饮水，少喝饮料。

（代建荣）

第二节　肺　　炎

肺炎是指不同病原体或其他因素所致的肺部炎症，以发热、咳嗽、气促、呼吸困难和肺部固定湿啰音为共同临床表现。该病是儿科常见疾病中能威胁生命的疾病之一。据联合国儿童基金会统计，全世界每年有 350 万左右<5 岁儿童死于肺炎，占<5 岁儿童总死亡率的 28%；我国每年<5 岁儿童因肺炎死亡者约 35 万，占全世界儿童肺炎死亡数的 10%。因此，积极采取措施、降低小儿肺炎的死亡率，是 21 世纪世界儿童生存、保护和发展纲要规定的重要任务。

目前，小儿肺炎的分类尚未统一，常用方法有四种，各肺炎可单独存在，也可两种同时存在：①按病理分类可分为支气管肺炎、大叶性肺炎、间质性肺炎等。②按病因分类，可分为感染性肺炎如病毒性肺炎、细菌性肺炎、支原体肺炎、衣原体肺炎、真菌性肺炎、原虫性肺炎；非感染性肺炎如吸入性肺炎、坠积性肺炎等。③按病程分类，可分为急性肺炎（病程<1 个月）、迁延性肺炎（病程 1～3 个月）、慢性肺炎（病程>3 个月）。④按病情分类，可分为轻症肺炎（主要为呼吸系统表现）、重症肺炎（除呼吸系统受累外，其他系统也受累，且全身中毒症状明显）。

临床上若病因明确,则按病因分类,否则按病理分类。

一、病因与发病机制

引起肺炎的主要病原体为病毒和细菌,病毒中最常见的为呼吸道合胞病毒,其次为腺病毒、流行性感冒病毒等;细菌中以肺炎链球菌多见,其他有葡萄球菌、链球菌、革兰氏阴性杆菌等。低出生体重、营养不良、维生素 D 缺乏性佝偻病、先天性心脏病等患儿易患本病,且病情严重,容易迁延不愈,病死率也较高。

病原体多由呼吸道入侵,也可经血行入肺,引起支气管、肺泡、肺间质炎症,支气管因黏膜水肿而管腔变窄,肺泡壁因充血水肿而增厚,肺泡腔内充满炎症渗出物,影响了通气和气体交换。同时,由于小儿呼吸系统的特点,当炎症进一步加重时,支气管管腔更加狭窄,甚至阻塞,造成通气和换气功能障碍,导致低氧血症及高碳酸血症。为代偿缺氧,患儿呼吸与心率加快,出现鼻翼翕动和三凹征,严重时可产生呼吸衰竭。由于病原体作用,重症常伴有毒血症,引起不同程度的感染中毒症状。缺氧、二氧化碳潴留及毒血症可导致循环系统、消化系统、神经系统的一系列症状及水、电解质和酸碱平衡紊乱。

(一)循环系统

缺氧使肺小动脉反射性收缩,肺循环压力增高,形成肺动脉高压;同时病原体和毒素侵袭心肌,引起中毒性心肌炎。肺动脉高压和中毒性心肌炎均可诱发心力衰竭。重症患儿常出现微循环障碍、休克甚至弥散性血管内凝血。

(二)中枢神经系统

缺氧和高碳酸血症使脑血管扩张、血流减慢,血管通透性增加,致使颅内压增高。严重缺氧和脑供氧不足使脑细胞无氧代谢增加,造成乳酸堆积、ATP 生成减少和 Na-K 离子泵转运功能障碍,引起脑细胞内水、钠潴留,形成脑水肿。病原体毒素作用亦可引起脑水肿。

(三)消化系统

低氧血症和毒血症可引起胃黏膜糜烂、出血、上皮细胞坏死脱落等应激性反应,导致黏膜屏障功能破坏,使胃肠功能紊乱,严重者可引起中毒性肠麻痹和消化道出血。

(四)水、电解质和酸碱平衡紊乱

重症肺炎可出现混合性酸中毒,因为严重缺氧时体内需氧代谢障碍、酸性代谢产物增加,常可引起代谢性酸中毒;而二氧化碳潴留、H_2CO_3 增加又可导致呼吸性酸中毒。缺氧和二氧化碳潴留还可导致。肾小动脉痉挛而引起水、钠潴留,重症者可造成稀释性低钠血症。

二、临床表现

(一)支气管肺炎

支气管肺炎为小儿最常见的肺炎。多见于 3 岁以下婴幼儿。

1.轻症

以呼吸系统症状为主,大多起病较急,主要表现为发热、咳嗽和气促。

(1)发热:热型不定,多为不规则热,新生儿或重度营养不良儿可不发热,甚至体温不升。

(2)咳嗽:较频,早期为刺激性干咳,以后有痰,新生儿则表现为口吐白沫。

(3)气促:多发生在发热、咳嗽之后,呼吸频率加快,每分钟可达 40～80 次,可有鼻翼翕动、点头呼吸、三凹征、唇周发绀。肺部可听到较固定的中、细湿啰音,病灶较大者可出现肺实变体征。

2.重症

重症肺炎常有全身中毒症状及循环、神经、消化系统受累的临床表现。

(1)循环系统:常见心肌炎、心力衰竭及微循环障碍。心肌炎表现为面色苍白、心动过速、心音低钝、心律不齐,心电图显示 ST 段下移和 T 波低平、倒置;心力衰竭表现为呼吸突然加快,＞60 次/分,极度烦躁不安,明显发绀,面色发灰,心率增快,＞180 次/分,心音低钝有奔马率,颈静脉曲张,肝脏迅速增大,尿少或无尿,颜面或下肢水肿。

(2)神经系统:表现为烦躁或嗜睡,脑水肿时出现意识障碍、反复惊厥、前囟膨隆、脑膜刺激征等。

(3)消化系统:常有食欲缺乏、腹胀、呕吐、腹泻等。重症可引起中毒性肠麻痹和消化道出血,表现为严重腹胀、肠鸣音消失、便血等。

若延误诊断或病原体致病力强,可引起脓胸、脓气胸、肺大疱等并发症,多表现为体温持续不退,或退而复升,中毒症状或呼吸困难突然加重。

(二)几种不同病原体所致肺炎的特点

1.呼吸道合胞病毒肺炎

由呼吸道合胞病毒感染所致,多见于 2 岁以内婴幼儿,尤以 2～6 个月婴儿多见。常于上呼吸道感染后2～3天出现干咳、低至中度发热,喘憋为突出表现,2～3 天后病情逐渐加重,出现呼吸困难和缺氧症状。肺部听诊可闻及多量哮鸣音、呼气性喘鸣,肺基底部可听到细湿啰音。喘憋严重时可合并心力衰竭、呼吸衰竭。

临床上有两种类型。

(1)细支气管炎:有上述临床表现,但中毒症状不严重,当毛细支气管接近完全阻塞时,呼吸音可明显减低,胸部 X 线片常显示不同程度的梗阻性肺气肿和支气管周围炎,有时可见小点片状阴影或肺不张。

(2)间质性肺炎:全身中毒症状较重,呼吸困难明显,肺部体征出现较早,胸部 X 线片呈线条状或单条状阴影增深,或互相交叉成网状阴影,多伴有小点状致密阴影。

2.腺病毒性肺炎

为腺病毒引起,在我国以 3、7 两型为主,11、12 型次之。本病多见于 6 个月～2 岁的婴幼儿。起病急骤,呈稽留热,全身中毒症状明显,咳嗽较剧,可出现喘憋、呼吸困难、发绀等。肺部体征出现较晚,常在发热 4～5 天后出现湿啰音,之后病变融合而呈现肺实变体征。少数患儿可并发渗出性胸膜炎。胸部X线改变的出现较肺部体征为早,可见大小不等的片状阴影或融合成大病灶,并多见肺气肿,病灶吸收较缓慢,需数周至数月。

3.葡萄球菌肺炎

葡萄球菌肺炎包括金黄色葡萄球菌及白色葡萄球菌所致的肺炎。多见于新生儿及婴幼儿。临床起病急,病情重,进展迅速。多呈弛张热,婴儿可呈稽留热。中毒症状明显,面色苍白,咳嗽,呻吟,呼吸困难,皮肤常见一过性猩红热样或荨麻疹样皮疹,有时可找到化脓灶,如疖肿等。肺部体征出现较早,双肺可闻及中、细湿啰音,易并发脓胸、脓气胸等,可合并循环、神经及胃肠功能障碍。胸部 X 线常见浸润阴影,易变性是其特征。

4.流感嗜血杆菌肺炎

由流感嗜血杆菌引起。近年来,由于广泛使用广谱抗生素和免疫抑制剂,加上院内感染等因素,流感嗜血杆菌感染有上升趋势,多见于＜4 岁的小儿,常并发于流行性感冒病毒或葡萄球菌感染者。临床起病较缓,病情较重,全身中毒症状明显,有发热、痉挛性咳嗽、呼吸困难、鼻翼翕动、三凹征、发绀等,体检肺部有湿啰音或肺实变体征。易并发脓胸、脑膜炎、败血症、心包炎、中耳炎等。胸部 X 线片表现多种多样。

5.肺炎支原体肺炎

由肺炎支原体引起,多见于年长儿,婴幼儿发病率也较高。以刺激性咳嗽为突出表现,有的酷似百日咳样咳嗽,咳出黏稠痰,甚至带血丝。常有发热,热程 1～3 周。年长儿可伴有咽痛、胸闷、胸痛等症状,肺部体征不明显,常仅有呼吸音粗糙,少数闻及干湿啰音。婴幼儿起病急,呼吸困难、喘憋和双肺哮鸣音较突出。部分患儿出现全身多系统的临床表现,如心肌炎、心包炎、溶血性贫血、脑膜炎等。胸部 X 线检查可分为 4 种改变:①肺门阴影增浓。②支气管肺炎改变。③间质性肺炎改变。④均一的实变影。

6.衣原体肺炎

沙眼衣原体肺炎多见于 6 个月以下的婴儿,可于产时或产后感染,起病缓,先有鼻塞、流涕,后出现气促、频繁咳嗽,有的酷似百日咳样阵咳,但无回声,偶有呼吸暂停或呼气喘鸣,一般无发热。可同时患有结膜炎或有结膜炎病史。胸部 X 线片呈弥漫性间质性改变和过度充气。肺炎衣原体肺炎多见于 5 岁以上小儿,发病隐匿,体温不高,咳嗽逐渐加重,两肺可闻及干湿啰音。X 线片显示单侧肺下叶浸润,少数呈广泛单侧或双侧浸润。

三、治疗要点

采取综合措施,积极控制感染,改善肺的通气功能,防止并发症。

(一)控制感染

根据不同病原体选用敏感抗生素积极控制感染,使用原则为:早期、联合、足量、足疗程,重症宜静脉给药。

WHO 推荐的 4 种第 1 线抗生素为:复方磺胺甲噁唑、青霉素、氨苄西林、阿莫西林,其中青霉素为首选药,复方磺胺甲噁唑不能用于新生儿。怀疑有金黄色葡萄球菌肺炎者,推荐用氨苄西林、氯霉素、苯唑西林或氯唑西林和庆大霉素。中华人民共和国国家卫生健康委员会对轻症肺炎推荐使用头孢菌素(先锋霉素Ⅳ)。大环内酯类抗生素如红霉素、罗红霉素、阿奇霉素等对支原体肺炎、衣原体肺炎等均有效。除阿奇霉素外,用药时间应持续至体温正常后 5～7 天,临床症状基本消失后 3 天。支原体肺炎至少用药 2～3 周。应用阿奇霉素 3～5 天 1 个疗程,根据病情可再重复 1 个疗程,以免复发。葡萄球菌肺炎比较顽固。疗程宜长,一般于体温正常后继续用药 2 周,总疗程 6 周。

病毒感染尚无特效药物,可用利巴韦林、干扰素、聚肌胞、乳清液等,中药治疗有一定疗效。

(二)对症治疗

止咳、止喘、保持呼吸道通畅,纠正低氧血症、水电解质与酸碱平衡紊乱。对于中毒性肠麻痹者,应禁食、予以胃肠减压,皮下注射新斯的明。对有心力衰竭、感染性休克、脑水肿、呼吸衰竭者,采取相应的治疗措施。

(三)肾上腺皮质激素的应用

若中毒症状明显,或严重喘憋,或伴有脑水肿、中毒性脑病、感染性休克、呼吸衰竭等及胸膜有渗出者,可应用肾上腺皮质激素,常用地塞米松,每天 2～3 次,每次 2～5 mg,疗程 3～5 天。

（四）防治并发症

对并发脓胸、脓气胸者应及时抽脓、抽气；对年龄小、中毒症状明显、脓液黏稠经反复穿刺抽脓不畅者，以及有张力性气胸者进行胸腔闭式引流。

四、护理措施

（一）改善呼吸功能

（1）保持病室环境舒适，空气流通，温湿度适宜，尽量使患儿安静，以减少氧的消耗。不同病原体肺炎患儿应分室居住，以防交叉感染。

（2）置患儿于有利于肺扩张的体位并经常更换，或抱起患儿，以减少肺部淤血，防止肺不张。

（3）给氧：凡有低氧血症，有呼吸困难、喘憋、口唇发绀、面色灰白等情况立即给氧。婴幼儿可用面罩法给氧，年长儿可用鼻导管法。若出现呼吸衰竭，则使用人工呼吸器。

（4）正确留取标本，以指导临床用药。遵医嘱使用抗生素治疗，以消除肺部炎症，促进气体交换。注意观察治疗效果。

（二）保持呼吸道通畅

（1）及时清除患儿口鼻分泌物，经常协助患儿转换体位，同时轻拍背部，边拍边鼓励患儿咳嗽，以促使肺泡及呼吸道的分泌物借助重力和震动排出。病情许可的情况下可进行体位引流。

（2）给予超声雾化吸入，以稀释痰液，利于咳出，必要时予以吸痰。

（3）遵医嘱给予祛痰剂如复方甘草合剂等。对严重喘憋者遵医嘱给予支气管解痉剂。

（4）给予易消化、营养丰富的流质、半流质饮食，少食多餐，避免过饱影响呼吸。哺喂时应耐心，防止呛咳引起窒息。重症不能进食者，给予静脉营养。保证液体的摄入量，以湿润呼吸道黏膜，防止分泌物干结，利于痰液排出。同时可以防止发热导致的脱水。

（三）加强体温监测

观察体温变化并警惕高热惊厥的发生。对高热者给予降温措施。保持口腔及皮肤清洁。

（四）密切观察病情

（1）如患儿出现烦躁不安、面色苍白、气喘加剧、心率加速（＞180 次/分）、肝脏在短时间内急剧增大等心力衰竭的表现，及时报告医师，给予氧气吸入并减慢输液速度，遵医嘱给予强心药、利尿剂，以增强心肌收缩力，减慢心率，增加每搏输出量，减轻体内水、钠潴留，从而减轻心脏负荷。

（2）若患儿出现烦躁或嗜睡、惊厥、昏迷、呼吸不规则等，提示颅内压增高，立即报告医师并共同抢救。

（3）患儿腹胀明显伴低钾血症时，及时补钾。若有中毒性肠麻痹，应禁食、予以胃肠减压，遵医嘱皮下注射新斯的明，以促进肠蠕动，消除腹胀，缓解呼吸困难。

（4）如患儿病情突然加重，出现剧烈咳嗽、烦躁不安、呼吸困难、胸痛、面色发绀、患侧呼吸运动受限等，提示并发了脓胸或脓气胸，应及时配合进行胸膜腔穿刺或胸腔闭式引流。

（五）健康教育

向患儿家长讲解疾病的有关知识和护理要点，指导家长合理喂养，加强体格锻炼，以改善小儿呼吸功能。对易患呼吸道感染的患儿，在寒冷季节或气候骤变外出时，应注意保暖，避免着凉。定期健康检查，按时预防接种。对年长儿说明住院和注射等对疾病痊愈的重要性，鼓励患儿克服暂时的痛苦，与医护人员合作。教育患儿咳嗽时用手帕或纸捂嘴，不随地吐痰，防止病原菌污染空气而传染给他人。

（代建荣）

第三节　急性支气管炎

急性支气管炎大多数继发于上呼吸道感染,或为一些急性呼吸道传染病(麻疹、百日咳等)的一种临床表现。气管常同时受累,又称急性气管支气管炎。病原体为各种病毒或细菌,或混合感染。特异性体质、免疫功能失调、营养不良、佝偻病、鼻窦炎等患儿常易反复发生支气管炎。

一、临床特点

(一)咳嗽为主要症状

初为持续干咳,晚上严重,2～3 天后有痰,且可因变换姿势,特别是卧位而引起较剧烈的咳嗽。

(二)常有中等度发热,可有呕吐、腹泻等消化道症状。

婴幼儿可发生一种特殊类型的支气管炎,称为喘息性支气管炎。

(三)体征

早期可见鼻咽部炎症改变及眼结合膜充血,以后听诊两肺呼吸音粗糙,有时可闻及干啰音和粗、中湿啰音,体位改变或咳嗽后啰音减少或消失是该病特征。喘息性支气管炎患儿可闻及哮鸣音。

(四)胸部 X 线检查

大多正常,或肺门阴影增深,肺纹理增粗。

(五)血常规

由病毒引起的急性支气管炎,周围血白细胞计数多正常或稍减少;由细菌引起或合并细菌感染时,白细胞计数及中性粒细胞比例均有增高。

二、护理评估

(一)健康史

询问发病史,既往有无反复呼吸道感染现象,了解发病前有无原发疾病如麻疹、百日咳等。了解出生时是否有早产及窒息史,家庭成员是否有呼吸道疾病史,以及患儿的生长发育情况。

(二)症状、体征

评估患儿有无发热、咳嗽、咳痰,听诊肺部呼吸音变化。

(三)社会、心理

了解患儿及其家长有无焦虑和恐惧,患儿既往是否有住院的经历,评估家庭社会经济、文化背景。

(四)辅助检查

了解胸部 X 线、病原学及外周血白细胞等检查结果。

三、常见护理问题

(一)清理呼吸道无效

与痰液黏稠不易咳出导致气道分泌物堆积有关。

（二）舒适的改变

与频繁咳嗽、胸痛有关。

（三）体温过高

与细菌或病毒感染有关。

四、护理措施

（一）休息与保暖

患儿应减少活动,增加休息时间,卧床时头胸部稍抬高,使呼吸通畅。室内空气新鲜,保持适宜的温湿度,避免对流风。

（二）保证充足的水分及营养

鼓励患儿多饮水,给予易消化、营养丰富的食物,发热期间进食以流质或半流质为宜。

（三）保持口腔

由于患儿发热、咳嗽、痰多且黏稠,咳嗽剧烈时可引起呕吐,故要多喝水以保持口腔清洁,以增加舒适感和增进食欲,促进毒素的排泄。

（四）发热护理

高热时要采取物理降温或药物降温措施,防止发生惊厥。

（五）呼吸道护理

观察呼吸道分泌物的性质及能否有效地咳出痰液。若痰液黏稠可适当提高室内湿度,宜维持在60%左右,以湿化空气,稀释分泌物。指导并鼓励患儿有效咳嗽,对于咳嗽无力的患儿,宜经常更换体位、拍背,使呼吸道分泌物易于排出,促进炎症消散。如果分泌物多,影响呼吸时,要及时清除痰液,保持呼吸道通畅。有呼吸困难者可给予氧气吸入。

（六）健康教育

(1)注意休息,避免剧烈活动或哭闹,做好生活护理,保持患儿安静、舒适。

(2)饮食清洁,给予易消化、富含维生素、高蛋白食物,禁食辛辣、刺激性食物,避免过饱。小婴儿要求少量多餐,喂奶后轻拍背部。

(3)保持室内空气新鲜,每天定时开窗通风,尽量减少探陪人员。

(4)药物雾化可以稀释痰液,利于痰液排出,雾化过程中勿让患儿入睡。多拍背,使痰液松动。

五、出院指导

(1)适当开展户外活动,进行体格锻炼,增强机体对气候变化的适应能力。

(2)根据气温变化增减衣服,避免受凉或过热。

(3)在呼吸道疾病流行期间,不要让小孩到公共场所,以免交叉感染。

(4)积极预防营养不良、佝偻病、贫血和各种传染病,按时预防接种,增强机体的免疫能力。建立良好的卫生习惯及生活条件。

（代建荣）

第四节 喘息性支气管炎

喘息性支气管炎是一临床综合征,泛指一组有喘息表现的婴幼儿急性支气管感染。发病因素与感染及婴幼儿呼吸道解剖特点有关,多种病毒和细菌感染均可引起,以呼吸道合胞病毒、副流感病毒、流行性感冒病毒、腺病毒等多见,多数在病毒感染的基础上并发细菌感染。

一、临床特点

(1)发病年龄多见于1～3岁、有湿疹或其他过敏史的婴幼儿。

(2)常继发于上呼吸道感染之后,有低或中度发热。

(3)咳嗽频繁,伴有呼气性呼吸困难、喘息,夜间、清晨较重,或在哭闹、活动后加重。肺部可闻及哮鸣音及粗湿啰音。

(4)近期预后大多良好,到3～4岁时复发次数减少,渐趋康复。部分患者可发展为支气管哮喘。

二、护理评估

（一）健康史

询问发病史,有无变态原接触史,有无患湿疹史,有无呼吸道感染现象,家庭成员有无呼吸道疾病,一、二级亲属中有无变应性鼻炎、荨麻疹、哮喘等变态反应疾病史。

（二）症状、体征

检查患儿有无发热、频繁咳嗽,听诊肺部是否伴有喘鸣音和粗湿啰音。观察呼吸形态,有无呼气延长表现。

（三）社会、心理

评估家长对本病的了解及焦虑程度,评估家庭经济及社会支持系统。

（四）辅助检查

了解外周血白细胞、病原学及嗜酸性粒细胞、血清 IgE 水平等检查结果。

三、常见护理问题

（一）低效性呼吸形态

与气道狭窄、炎症使气道阻力增加有关。

（二）清理呼吸道无效

与咳嗽无力、分泌物黏稠有关。

（三）有体液失衡的危险

与进食少、出汗多、呼吸快有关。

（四）合作性问题

呼吸衰竭。

四、护理措施

（一）消除呼吸窘迫，维持气道通畅。

（1）用药护理：①支气管扩张剂（如拟肾上腺素药、茶碱及抗胆碱药），可采用吸入疗法、口服、皮下注射或静脉滴注等方式给药。②肾上腺皮质激素类，是目前最有效的药物，尽量提倡吸入给药。长期全身使用（口服或静脉）可能产生众多的不良反应，需要严格按医嘱用药。

（2）适当吸氧：有缺氧现象时，应给予氧气吸入，浓度以＜40％为宜。同时密切观察患儿呼吸频率、节律、深浅度的变化及缺氧改善情况和生命体征、神志变化，并密切监测动脉血气分析。

（3）体位：采取使肺部扩张的体位，可取半坐卧位或坐位。另外还可采用体位引流以协助患儿排痰。

（4）呼吸道护理：补充足够水分，喘息严重时避免饮用碳酸饮料。经常翻身拍背，雾化吸入，湿化气道，稀释痰液，必要时吸痰。

（二）保证休息

给患儿提供一个安静、舒适、利于休息的环境。室内空气新鲜。护理操作应尽可能地集中进行。采取措施缓解恐惧心理，促使患儿放松。

（三）提高活动耐力

协助患儿的日常生活，指导患儿活动，尽量避免情绪激动及紧张的活动。

（四）密切监测病情

观察患儿有无呼气性呼吸困难、呼吸加快及哮鸣音，有无大量出汗、疲倦、发绀及呕吐情况，密切观察患儿有无烦躁不安、气喘加剧、心率加快、肝脏短时间内急剧增大等情况。警惕呼吸衰竭及呼吸骤停等并发症的发生。

（五）健康教育

（1）注意休息，避免剧烈活动或哭闹。做好生活护理，保持患儿安静、舒适。小婴儿应多怀抱，平卧时抬高头肩部。

（2）饮食给予易消化、富含维生素、高蛋白的食物，禁食辛辣刺激性食物，避免过饱。小婴儿要求少量多餐，喂奶后轻拍背部。

（3）保持室内空气新鲜，每天定时开窗通风，尽量减少探陪人员。

（4）药物雾化可以稀释痰液，利于痰液排出，雾化过程中勿让患儿入睡。多拍背，使痰液松动。

五、出院指导

（1）加强营养，适当开展户外活动，进行体格锻炼，增强机体对气温变化的适应能力。

（2）根据气温变化增减衣服，避免受凉或过热。在呼吸道疾病流行期间，不要让小孩到公共场所，以免交叉感染。

（3）保持居室环境清洁，少用化纤类被褥、地毯，避免接触变应原和有害气体。

（代建荣）

第五节　支气管哮喘

支气管哮喘简称哮喘,是由多种炎症细胞(如嗜酸性粒细胞、肥大细胞、T 淋巴细胞、中性粒细胞、气道上皮细胞等)和细胞组分参与的气道慢性炎症性疾病。这种慢性炎症导致气道高反应性的增加,并引起反复发作性的喘息、气急、胸闷或咳嗽等症状,常在夜间和/或清晨发作、加剧,通常出现广泛多变的可逆性气流受限,多数患儿可自行缓解或经治疗缓解。哮喘是当今世界威胁公共健康最常见的慢性肺部疾病。

一、临床特点

(一)症状

(1)起病较急,反复发作咳嗽和喘息,有过敏性鼻炎者发作前可先有鼻痒、打喷嚏、干咳,然后出现喘憋、气急、胸闷。

(2)根据临床表现哮喘可分为急性发作期、慢性持续期和临床缓解期。①哮喘急性发作期:喘息、气促、咳嗽、胸闷等症状突然发生,或原有症状急剧加重,常有呼吸困难,常因接触变应原、刺激物或呼吸道感染诱发。其程度轻重不一,病情加重可在数小时或数天内出现,偶尔可在数分钟内即危及生命。②慢性持续期:每周不同频度和/或不同程度地出现症状(喘息、气急、胸闷、咳嗽等)。③临床缓解期:症状、体征消失,肺功能恢复到急性发作前水平,并维持 3 个月以上。

(3)哮喘发作以夜间更为严重,一般可自行或用平喘药物后缓解。若哮喘急性严重发作,经合理应用拟交感神经药仍不能缓解,称作哮喘持续状态。

(4)患儿在呼吸极度困难时,哮喘最主要体征——喘息可以不存在。年幼儿常伴有腹痛。

(二)体征

(1)中重度哮喘发作时胸廓饱满呈吸气状,颈静脉曲张。严重呼吸困难时呼吸音反而减弱,哮鸣音消失。叩诊两肺呈鼓音,心浊音界缩小,提示已发生肺气肿,并有膈下移,致使可触及肝脾。

(2)听诊全肺布满哮鸣音,可闻及干啰音。

(3)严重持续哮喘气道阻塞可出现桶状胸。无并发症时较少有杵状指。

(三)全国儿科哮喘防治协作组制定的儿童哮喘防治常规

将儿童哮喘分为儿童哮喘、婴幼儿哮喘和咳嗽变异性哮喘。

(1)儿童哮喘:3 岁以上哮喘反复发作,平喘药有明显疗效,发作时肺部闻及哮鸣音。

(2)婴幼儿哮喘:3 岁以下,有其他过敏史,哮喘发作≥3 次,发作时肺部闻及哮鸣音,父母有哮喘病史。

(3)咳嗽变异性哮喘:又称隐性哮喘。咳嗽反复或持续一个月以上,常在夜间和/或清晨发作,运动后加重,痰少,临床无感染征象,或经长期抗生素治疗无效而平喘药可使咳嗽发作缓解,有个人或家族过敏史,变应原测试阳性。

(四)辅助检查

(1)痰液嗜酸性粒细胞上升,血清免疫球蛋白 IgE 上升。

（2）胸部 X 线检查多数患儿在发病期呈单纯过度充气及血管阴影增加。

（3）支气管舒张试验阳性，可有助于哮喘诊断。

二、护理评估

（一）健康史

询问发病史，有无变应原接触史，有无呼吸道感染现象，家庭成员有无呼吸道疾病，一、二级亲属中有无变应性鼻炎、荨麻疹、哮喘等变态反应疾病史，以及患儿的以往发病史（有无湿疹史）。

（二）症状、体征

检查患儿，评估呼吸困难的症状、体征和严重程度。

（三）社会、心理

评估患儿及其家长对本病的认识程度及有无焦虑和恐惧，评估家庭社会支持系统。

（四）辅助检查

了解外周血白细胞、血气分析、肺功能、变应原测定等检查结果。

三、常见护理问题

（一）低效性呼吸形态

与气道狭窄、阻力增加有关。

（二）清理呼吸道无效

与气道水分丢失、分泌物黏稠有关。

（三）焦虑、恐惧

与疾病的痛苦、环境的改变有关。

（四）有体液失衡的危险

与进食少、出汗多、呼吸快有关。

（五）合作性问题

呼吸衰竭。

四、护理措施

（一）消除呼吸窘迫，维持气道通畅。

（1）用药护理：支气管扩张剂（如拟肾上腺素药，茶碱及抗胆碱药）可采用吸入疗法、口服、皮下注射或静脉滴注等方式给药，其中吸入疗法具有用量少、起效快、不良反应小等优点，是首选的药物治疗方法。使用吸入疗法时可嘱患儿在按压喷药于咽喉部的同时深吸气，然后屏气 10 秒钟。目前常用的拟肾上腺素药有硫酸沙丁胺醇气雾剂、硫酸特布他林气雾剂等。拟肾上腺素药的不良反应主要是心动过速、血压升高、虚弱、恶心、变态反应及反常的支气管痉挛，每周用药不能超过 10 mL。常用茶碱有氨茶碱，注射剂一般用于哮喘发作严重时，每天用量以 $1.2 \sim 1.5$ g 为宜，一般不静脉推注，以免引起心律失常，其不良反应主要有胃部不适、恶心、呕吐、头晕、头痛、心悸及心律不齐等。另外，由于氨茶碱的有效浓度与中毒浓度很接近，故宜做血药浓度监测，使之维持在 $10 \sim 15$ $\mu g/mL$ 的最佳血药浓度。如和拟肾上腺素药联合应用时，两药均应适当减量，因两药合用易诱发心律失常。发热、患有肝脏疾病、心脏功能或肾功能障碍及甲状腺功能亢进者需慎用。合用西咪替丁、喹诺酮、大环内酯类药物等可影响氨茶碱代谢而排泄缓慢，应减少用量。

正确使用糖皮质激素。

(2)吸氧：哮喘时大多有缺氧现象，故应给予氧气，以减少无氧代谢，预防酸中毒。氧气浓度以 40％为宜。哮喘严重时常并发呼吸性酸中毒，应给予持续低流量吸氧，同时密切观察患儿呼吸频率、节律、深浅度的变化及缺氧改善情况和生命体征、神志变化，并密切监测动脉血气分析值。严重呼吸困难、呼吸音降低甚至哮鸣音消失，吸氧后仍有发绀，血气分析 $PaCO_2$ 大于 8.7 kPa（65 mmHg）应考虑机械通气。

(3)体位：采取使肺部扩张的体位，可取半坐卧位或坐位。

(4)呼吸道护理：补充足够的水分，定时翻身拍背，雾化吸入，湿化气道，稀释痰液，防止痰栓形成，病情许可时采用体位引流，痰多、无力咳嗽者应及时吸痰。

(二)保证休息

过度的呼吸运动、低氧血症使患儿感到极度的疲倦，给患儿提供一个安静、舒适的环境利于休息，病房内空气流通、新鲜，无灰尘、煤气、油雾、油漆味及其他一切刺激性物质及花鸟等变应原。护理操作应尽可能地集中进行。采取措施缓解恐惧心理，确保安全，促使患儿放松。

(三)心理护理

进行耐心的解释，指出哮喘是完全可以控制的，同时请哮喘控制较好的患儿现身说法，树立战胜疾病的信心。对容易接受消极暗示的人，应给予积极暗示，保持其情绪稳定、心情愉快，必要时可帮助患儿转移注意力。家庭成员应尽力创造和谐、温馨的环境，不要过于关心或疏忽患儿。

(四)提高活动耐力

协助日常生活，指导患儿活动，尽量避免情绪激动及紧张的活动。活动前后，监测其呼吸和心率情况，活动时如有气促、心率加快可给予吸氧并给予休息。依病情而定，逐渐增加活动量。

(五)密切监测病情

观察哮喘发作情况，当呼吸困难加重时观察有无呼吸音及哮鸣音是否减弱或消失、心率是否加快等。另外，应密切监测患儿是否有烦躁不安、气喘加剧、心率加快、神志模糊等情况，警惕呼吸衰竭及呼吸骤停等并发症的发生，同时还应警惕哮喘持续状态的发生。

(六)哮喘持续状态的护理

(1)给予半坐卧位或端坐卧位。保持病室安静，避免有害气体及强光刺激。

(2)改善缺氧，保持呼吸道通畅。温湿化面罩给氧，浓度以 40％为宜，流量 4～5 L/min，使 PaO_2 保持在 9.3 kPa（70 mmHg）以上，及时清除呼吸道分泌物，必要时做好机械通气准备。

(3)遵医嘱应用支气管扩张剂和抗感染药物，并观察药物疗效。

(4)镇静：极度烦躁时酌情应用镇静剂，如 10％水合氯醛灌肠。禁用吗啡与盐酸哌替啶和氯丙嗪。

(5)守护并安抚患儿，教会患儿做深而慢的呼吸运动。

(6)维持水和电解质平衡，保持静脉通路。

(七)健康教育

(1)饮食指导：尽量避免食入会激发哮喘发作的食物如蛋、牛奶、肉、鲜鱼、虾、蟹。但也不要过分小心谨慎，在忌食方面，婴幼儿应警惕异性蛋白，儿童应少吃生痰的食物，如鸡蛋、肥肉、花生、油腻食品等。在哮喘发作期，应注意多补充水分，进清淡流质，避免脱水或痰稠难以咳出而加重呼吸困难。

(2)指导呼吸运动。呼吸运动可以强化横膈肌，在进行呼吸运动前，应先清除患儿鼻通道的分泌物。避免在寒冷干湿的环境中运动。①腹部呼吸：平躺，双手平放在身体两侧，膝弯曲，脚平放，用鼻连续吸气，但胸部不扩张，然后缩紧双唇，慢慢吐气直到吐完，重复以上动作 10 次。②向前弯曲运动：坐在椅上，背伸直，头前倾，双手放在膝上，由鼻吸气，扩张上腹部，胸部保持直立不动，然后由口将气慢慢吹出。③侧扩张运动：坐在椅上，将手掌放在左右两侧的最下肋骨上，吸气，扩张下肋骨，然后由嘴吐气，收缩上胸部和下肋骨；③用手掌下压肋骨，可将肺底部的空气排出。④重复以上动作 10 次。

（3）介绍有关用药及防病知识：告诫患儿必须严格遵守医嘱用药，不能突然停药，以免引起疾病复发。

五、出院指导

（1）协助患儿及其家长确认导致哮喘发作的因素，评估家庭及生活环境中的变应原，避免接触变应原，去除各种诱发因素，如避免患儿暴露在寒冷空气中，避免与呼吸道感染的人接触，不养宠物，不种花草，不接触烟尘，被褥保持清洁干燥，禁用阿司匹林、普萘洛尔、吲哚美辛等药物。

（2）使患儿及其家长能辨认哮喘发作的早期征象（如鼻痒、咳嗽、打喷嚏等）及适当的处理方法。

（3）提供出院后用药资料，不能自行停药或减药。

（4）教会患儿在运动前使用支气管扩张剂（预防性药物）预防哮喘发作。

（5）介绍呼吸治疗仪的使用和清洁。

（6）出院后适当参加体育锻炼，多晒太阳，增强机体抗病能力。

（7）指导心理卫生，保持良好的心境，正确对待疾病，不宜过分的轻视或重视，并积极与其交流沟通。避免过度劳累和情绪激动，消除不良刺激。

（代建荣）

第六节　新生儿窒息

一、疾病概述

新生儿窒息是指胎儿因缺氧发生宫内窘迫或娩出过程中引起的呼吸、循环障碍，仅有心跳而无呼吸或未建立规律呼吸的缺氧状态。以低氧血症、高碳酸血症和酸中毒为主要病理生理改变的疾病，是新生儿伤残和死亡的重要原因之一。

（一）分类

根据患儿的临床表现，按照阿普加评分可分为轻、重度，详见表 13-1。阿普加评分：分别在出生后 1 分钟、5 分钟后给予 Apgar 评分，出生后 5 分钟评分可提示婴儿恢复的程度和复苏的效果，并且与婴儿预后、神经系统和其他系统并发症的发生率密切相关。

（二）症状和体征

主要为缺血缺氧性引起的各脏器损伤，包括脑、心、肺、肝及内环境紊乱，详见图 13-1。

表 13-1　阿普加评分

体征	出生后 1 分钟	出生后 1 分钟	出生后 5 分钟
	0	1	2
皮肤颜色	青紫或苍白	身体红,四肢青紫	全身红
心率	无	<100 次/分	>100 次/分
呼吸	无	慢,不规则	正常,哭声响
肌张力	松弛	四肢屈曲	四肢活动好
对刺激的反应	无反应	有些动作如皱眉	哭、打喷嚏

注:窒息分为轻、重度,4～7 分轻度窒息,0～3 重度窒息

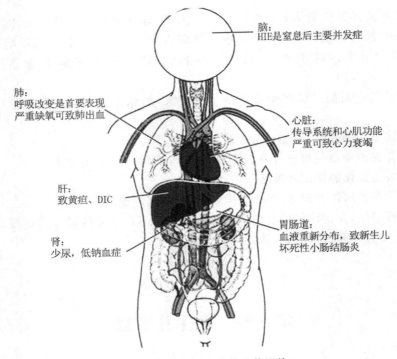

图 13-1　新生儿窒息的症状评估

(三)相关检查指标

1.血气分析

低氧血症、二氧化碳潴留、酸中毒的表现:pH 降低,PCO_2 升高,PO_2 下降。

2.血电解质

有无内环境紊乱:如低血钠、低血钙。

3.CK、CK-MB

有无因为缺血缺氧致心肌受损。

4.肝肾功能

有无因为缺血缺氧致肝肾功能受损。

5.B超、CT

头颅 B 超、CT 有助于颅内出血的诊断。

二、治疗概述

早期有效的急救复苏、持续监测有无复苏后各器官脏器功能损害,是提高新生儿窒息的救治率与生存质量的关键。

三、护理评估、诊断和措施

（一）家庭基本资料

个人病史:评估患儿分娩时羊水被胎粪污染情况、患儿出生时的阿普加评分、经抢救后的复苏情况,作为判断患儿预后的参考。

（二）健康管理

有出血的风险:窒息的患儿由于缺氧会引起各脏器功能受损,当肝脏功能受损时可致凝血因子减少,而且患儿长时间缺氧可致各脏器功能严重受损,严重时可致 DIC 的发生。血小板计数低于 $50 \times 10^9/L$ 时会有出血倾向,低于 $20 \times 10^9/L$ 会有自发性出血。血小板相关性出血最常见的出血风险部位是皮肤黏膜,表现为躯干和四肢出现出血点、瘀点,瘀斑,采血后流血不止;风险高时可致消化道、各脏器出血,严重者发生颅内出血可导致死亡。

1.相关因素

长时间缺氧致 DIC。详见图 13-2。

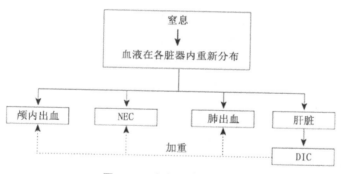

图 13-2 窒息后出血机制

2.护理问题

潜在并发症:有出血倾向,有受伤的危险。

3.护理目的与措施

及时鉴别出血危象,预防颅内出血等危象的发生。

（1）减少患儿搬动,集中措施,避免外环境对患儿的刺激,保持床单位清洁。

（2）定期检测 DIC 各项指标,必要时遵医嘱输注血液制品。

（3）严密观察患儿生命体征,评估有无颅内出血、NEC、新生儿肺出血的临床表现。颅内出血可表现为患儿神志亢奋或抑制;NEC 早期常表现为腹胀、胃内出血等;肺出血可表现为呼吸困难,应及时与医师沟通,同时备齐急救用品。

（三）排泄

排尿形态的改变:重度窒息儿肾功能低下,可表现为少尿或无尿,易引起低钠血症。无尿或患儿神志不清、反应欠佳时提示患儿休克或循环衰竭的表现。

1.相关因素

窒息致肾功能受损。

2.护理问题

排尿障碍。

3.护理目的与措施

患儿排尿色清$\geq$2 mL/(kg·h)。

(1)严密观察生命体征,监测血压,防止休克的发生,必要时遵医嘱调整补液速度,扩容。

(2)每隔3小时评估尿量、色、性质,每天记录出入量,必要时留置导尿管,做好留置导尿管的常规护理。

(3)遵医嘱使用药物(多巴胺/呋塞米),做好药物相关护理。

(四)活动与运动:呼吸道症状

呼吸改变是新生儿窒息首要的临床表现,经过积极复苏者尚需注意气胸,继而加重缺氧可致肺出血。气胸临床表现为一侧胸部饱满,听诊一侧呼吸音消失,SpO_2下降。

1.相关因素

胎粪、羊水吸入气道,患儿无力咳出;复苏时压力过大。

2.护理诊断

(1)清理呼吸道无效:患儿入院时可见口腔、鼻腔处有羊水呛入或以痰液增多为主的呼吸道症状的临床表现。

(2)气体交换受损:以肺部气体交换功能降低为主的呼吸道症状临床表现。

(3)低效型呼吸形态:由气胸引起的呼吸浅促,呼吸音消失的临床表现。

3.护理目的与措施

氧饱和度$\geq$85%,在辅助通气下,呼吸维持在30~60次/分;痰液能及时清除。

(1)开放气道、安置舒适体位;评估窒息的原因,入院后立即清除气道分泌物。

(2)遵医嘱予以吸氧、球囊加压,或给予呼吸机应用。

(3)观察心率、呼吸变化,呼吸机应用患儿每小时记录通气量,评估呼吸性质、频率、形态、深度,评估呼吸困难的原因。

(4)对于确诊气胸/胸腔积液的患儿,及时配合胸腔穿刺引流,留置胸腔引流管。

(五)营养代谢:体温过低

低体温是新生儿窒息的常见体征,新生儿体温中枢发育不完善、出生后未妥善保暖可导致低体温,而低体温又可加重呼吸暂停。

1.相关因素

保暖不当、新生儿体温中枢发育不完善。

2.护理诊断

体温过低。

3.护理目的与措施

6小时内患儿体温维持稳定:36.5~37.5 ℃。

(1)准备暖床,根据患儿体温调节暖床温度。

(2)每隔4小时测体温(T)、呼吸(P)、心率(R),观察患儿神志、反应、有无呼吸暂停。

（六）严重并发症

新生儿窒息可致各脏器功能的衰竭。HIE 是新生儿窒息后最常见的临床并发症。HIE 是指在围生期窒息而导致脑的缺氧缺血性损害，临床表现为出现一系列脑病表现，治疗以支持疗法、控制惊厥、治疗脑水肿和改善脑损伤为主，是新生儿期最常见的病因之一。按照临床症状的严重程度，可将 HIE 分为轻、中、重度。详见表 13-2。

表 13-2　HIE 按病情程度分度

轻度	中度	重度
易激惹，肢体可出现颤动，肌张力正常或增高，拥抱反应和吸吮反射稍活跃	嗜睡，肌张力降低，拥抱反射和吸吮反射减弱	肌张力松软，拥抱反射和吸吮反射消失
一般无惊厥，呼吸规则，瞳孔无改变	常有惊厥，呼吸可能不规则，瞳孔可能缩小，症状在三天内已很明显，约一周消失	反复发生惊厥，呼吸不规则，瞳孔不对称，对光反射消失
	可能留有后遗症	存活者症状可能持续数周，留有后遗症病死率高，多在一周内死亡

（代建荣）

第七节　新生儿肺透明膜病

一、疾病概述

新生儿肺透明膜病（hyaline membrane disease of newborn，HMD）又称新生儿呼吸窘迫综合征（neonatal respiratory distress syndrome，NRDS），是指新生儿出生不久后即出现进行性呼吸困难和呼吸衰竭等症状，多见于早产儿。它是以进行性呼吸困难和缺氧为主要临床表现的综合征，常并发多脏器功能衰竭。由于缺乏肺泡表面活性物质（pulmonary surfactant，Ps）所引起。新生儿肺透明膜病可降低肺泡的表面张力，缺乏此表面活性物质，患儿在呼气时肺泡由大至小逐渐萎陷，从而导致气体交换减少，出现缺氧及酸中毒。同时由于肺泡壁毛细血管渗透性增高，纤维蛋白渗出并沉着形成透明膜，进而阻碍通气。胎儿在 20～24 周时肺泡上皮已存在新生儿肺透明膜病，胎龄 35 周后新生儿肺透明膜病迅速增加，故本病在胎龄小于 35 周的早产儿中更多见。

（一）呼吸膜结构

详见图 13-3。

（二）新生儿肺透明膜病的病因临床症状

见图 13-4。

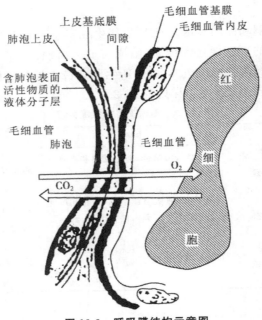

图 13-3　呼吸膜结构示意图

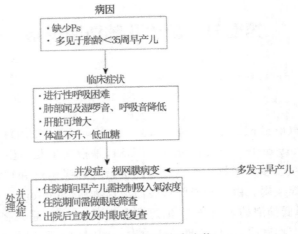

图 13-4　病因及临床症状

（三）相关检查指标

1.胸部 X 线检查

新生儿肺透明膜病的诊断依据随病情进展呈特征性表现,故宜在 8～12 小时重复摄片。早期呈肺野普遍性透亮度减低,继而呈毛玻璃状;晚期呈现网状或颗粒状及细支气管充气征;最严重时呈"白肺"。详见图 13-5。

2.血气分析

pH 下降,$PaCO_2$ 升高,BE 明显下降。

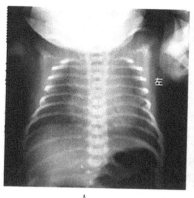
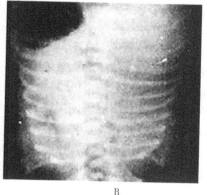

图 13-5　NRDS X 线表现
A.毛玻璃样改变;B.白肺

二、治疗概述

治疗以纠正缺氧、维持酸碱平衡为原则,临床常用肺泡表面活性物质替代治疗,具有较好的疗效。

三、护理评估、诊断和措施

(一)常见护理问题

1.症状相关

(1)清理呼吸道无效:$SpO_2 \leqslant 80\%$、患者面色青紫、肺部闻及啰音,与出生后羊水吸入,且患儿无力咳出有关。

(2)气体交换受损:$SpO_2 \leqslant 80\%$、频繁屏气,与缺少 PS 致肺泡萎缩、低血糖有关。

(3)体温过低:体温 $\leqslant 36\ ℃$,与患儿受寒、体温中枢发育不完善有关。

2.治疗相关

(1)有感染的危险:与气管插管、患儿抵抗力低下有关。

(2)健康维护无效:与气管插管未妥善固定、患儿烦躁有关。

3.并发症相关

潜在并发症:视网膜病变,与早产儿过度吸氧有关。

(二)家庭基本资料

1.个人病史

患儿入院前有无引起或加重呼吸困难的疾病,如先天性心血管病、败血症、低血糖、NRDS、呼吸道畸形等。

2.用药史

患儿入院前有无使用固尔苏,使用过固尔苏的患儿在 6 小时内禁吸痰,以避免影响药物在肺内吸收弥散效果。

(三)健康管理

1.有感染的风险

新生儿抵抗力弱、疾病、治疗均可导致感染。NRDS 患儿多表现为呼吸衰竭等临床症状。在治疗的过程中,患儿也需要面临气管插管、中心静脉置管带来的感染的高风险,长时间呼吸机应用的患儿有并发呼吸机相关性肺炎(VAP)的危险。同时,脐部、口腔也是新生儿常见感染的途径。

(1)相关因素:气管插管、中心静脉置管、脐部、口腔、皮肤。

(2)护理诊断:有感染的危险。

(3)护理目的与措施:患儿体温维持稳定(36.5~37.5 ℃),未发生导管相关性感染[VAP、经外周静脉穿刺的中心静脉导管(PICC)、胸引管相关感染],未发生局部感染灶(脐炎、鹅口疮、局部伤口红肿热痛等)。①对于有引流管或气管插管的患儿,严格执行无菌原则。②监测体温(T)、呼吸(P)、心率(R)、血压(BP),观察局部、全身情况,有无局部感染灶。③做好口腔及脐部护理。④保持床单位整洁,每天沐浴或床边擦浴。⑤遵医嘱合理使用抗生素。

2.有意外拔管的危险

气管插管置管期间有意外拔管的风险,脱管后可造成呼吸衰竭、气胸等危象。

(1)相关因素:患儿烦躁、患儿未恰当约束、气管插管管道未妥善固定。

(2)护理诊断:健康维护无效。

(3)护理目的与措施:置管期间未发生意外拔管。①有效固定呼吸机管道、胸腔引流管;对于口腔分泌物多的患儿及时吸痰、更换气管插管胶布;对于胸引管渗血渗液的患儿及时更换敷料。②评估患儿神志状态,进行有效约束,对于需要行约束的患儿,应事先与家长沟通并征得同意,必要时遵医嘱用镇静剂。

3.视网膜病变(ROP)

早产儿长期吸氧可致视网膜病变。故长期吸氧的早产儿需每班评估吸入氧浓度,住院期间、出院后及时为患儿做眼底检查以确定是否有视网膜病变的损伤。

(1)相关因素:早产儿视网膜发育不完善、长期吸入高浓度氧。

(2)护理诊断:有受伤的风险。

(3)护理目的与措施:住院期间未发生视网膜病变。①针对接受氧疗的早产儿每12小时测试吸入氧浓度,当患儿氧饱和度≥93%且呼吸平稳时,应尽快停止或降低氧流量。②在住院期间完善眼底检查,出院前对家长宣教尽快复查眼底以确定有无视网膜病变。

(四)活动与运动

呼吸道症状:多发于早产儿,由于缺少肺泡表面活性物质,肺部气体交换功能受损,大多于出生后1~3小时、最迟8小时内出现进行性呼吸困难表现,重者迅速发生,若抢救不及时,可于24~48小时死亡。呼吸道症状具体表现为:进行性呼吸困难、呼气性呻吟及吸气性三凹征。呼吸频率60~100次/分或更快,呼吸节律不规则,间有暂停,两肺呼吸音减低,早期肺部音常不明显,以后可听到细湿音。肝脏可增大。详见图13-6。

1.相关因素

缺少肺泡表面活性物质,出生时羊水吸入致气道阻塞。

2.护理诊断

(1)清理呼吸道无效:患儿入院时可见口腔、鼻腔处有羊水呛入或以痰液增多为主的呼吸道症状的临床表现。

(2)气体交换受损:以肺部气体交换功能降低为主呼吸道症状临床表现。

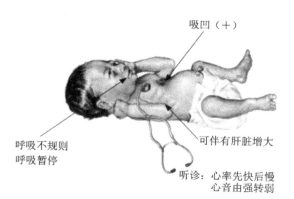

图 13-6 呼吸道症状

3.护理目的与措施

氧饱和度≥85%,在辅助通气下,呼吸维持在 30~60 次/分;痰液能及时清除。

(1)开放气道、安置舒适体位:入院时可伴有羊水吸入阻塞致呼吸困难,此时应及时清除呼吸道分泌物。

(2)遵医嘱予以吸氧、球囊加压,或给予呼吸机应用。

(3)观察心率、呼吸变化;呼吸机应用患儿每小时记录通气量,评估呼吸性质、频率、形态、深度,评估呼吸困难的原因。

(4)配合行胸部 X 片以确诊诊断,尽快配合行固尔苏应用。

(五)营养代谢

低体温、低血糖是 NRDS 患儿的常见伴随症状,新生儿体温中枢发育不完善、出生后未妥善保暖可导致低体温。由于此类患儿出生后呼吸困难严重,能量消耗大,如未给予静脉补液维持易发生低血糖。而低体温、低血糖又可加重呼吸衰竭。

1.相关因素

保暖不当、新生儿体温中枢发育不完善、呼吸困难致能量消耗过多。

2.护理诊断

体温过低、有血糖不稳定的危险。

3.护理目的与措施

6 小时内患儿体温维持稳定在 36.5~37.5 ℃,血糖≥2.2 mmol/L(40 mg/dL)。

(1)准备暖床,根据患儿体温调节暖床温度,每隔 4 小时测体温(T)、呼吸(P)、心率(R),观察患儿神志、反应、有无呼吸暂停。

(2)入院后立即开放静脉,保证静脉营养的输注,定时监测血糖,维持血糖≥2.2 mmol/L(40 mg/dL)。

（代建荣）

第八节　新生儿肺炎

一、疾病概述

新生儿肺炎以弥漫性肺部病变及不典型的临床表现为其特点,可分为吸入性肺炎和感染性肺炎,临床以感染性肺炎较为常见。新生儿肺炎需及早诊断,延误治疗会引起呼吸窘迫综合征甚至窒息。

（一）症状和体征

新生儿肺炎以弥漫性肺部病变及不典型的临床表现为其特点,且与病因相关。详见图 13-7。

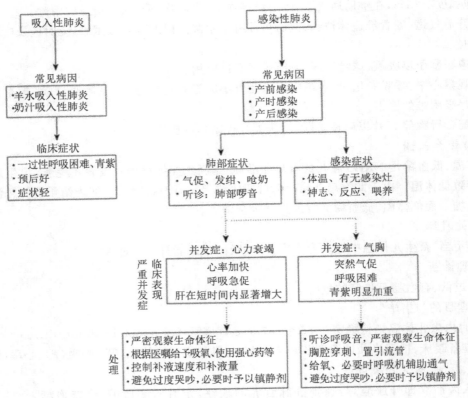

图 13-7　新生儿肺炎病因及临床症状

（二）相关检查指标

1.胸部 X 线检查

胸部 X 线检查为新生儿肺炎的诊断性依据。肺部纹理增粗,或有点、片状阴影、渗出。详见图 13-8。

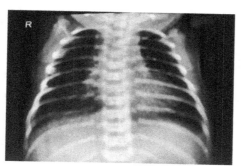

图 13-8　胸部 X 片
右肺中下野内中带似有斑片状阴影

2.血常规、CRP、痰培养

对于感染性肺炎患儿,了解感染的病原体。

二、治疗概述

治疗包括:尽快清除分泌物、保暖、必要时予以供氧、纠正酸中毒、应用抗生素等抗感染治疗。

三、护理评估、诊断和措施

(一)家庭基本资料

个人病史:了解患儿患肺炎的可能病因,如有无乳汁、羊水吸入史。

(二)活动与运动:呼吸道症状

肺部炎症、感染是导致呼吸道症状的主要原因。临床症状为咳嗽、咳痰,呼吸频率增快;听诊有湿音、痰鸣音,可伴随发热;胸部摄片有肺纹理改变、渗出、心缘模糊等;痰液、血培养能找出致病菌。严重时有呼吸困难,经皮动脉血氧饱和度(SpO_2)下降。

1.相关因素

新生儿喂养不当造成的乳汁吸入、出生后羊水吸入、感染是肺部炎症。

2.护理诊断

(1)清理呼吸道无效:轻中度感染,以痰液增多为主的呼吸道症状。

(2)气体交换受损:重度感染或伴有呼吸或心力衰竭合并症时,以肺部气体交换功能降低为主呼吸道症状。

3.护理目的与措施

轻中度感染患儿,痰液能及时清除,呼吸平稳,呼吸音略粗;重度感染患儿,在辅助通气下呼吸平稳,神志清,氧饱和度≥85%。

(1)评估生命体征,开放气道,给予舒适体位。遵医嘱给予吸痰,清除气道分泌物,评估痰液的色、质、量。

吸痰法具体步骤:①核对患儿信息和治疗信息。②准备用物,连接管道,接通电源,打开开关;检查导管是否老化有裂缝,各连接部位是否牢固;检查负压情况;选择粗细、长短、质地适宜的吸痰管。③患儿取平卧位,头转向一侧。④听诊呼吸音,以确定肺部有无痰液及痰液分布部位,必要时予以拍背。⑤按年龄选用合适的吸痰管及负压值。⑥撕开吸痰管外包装,并保留消毒吸痰管的外包装,与吸引器的连接管相连。⑦打开氯化钠安瓿,用手戴上手套握住吸引管,从外包装抽出吸痰管,测量鼻尖与耳垂之间的距离来确定吸引管插入的长度。⑧用0.9%氯化钠注射液润滑吸引管的端部。⑨将吸引管插入外鼻孔,向上用力直到吸引管通过鼻中隔,然后向下用力。⑩用拇指压住吸引管孔,一边旋转一边回抽进行吸痰。注意吸痰过程中应旋转而不是上下活动,每次吸引只能是5~15秒(婴儿5秒,年长儿15秒)。每次吸痰后,吸痰管应用0.9%氯化钠注射液抽吸冲洗。⑪在另一个鼻腔内重复步骤。⑫最后吸引口腔。⑬吸引完毕后,脱去手套并包裹吸痰管放入弯盘。使用盐水冲洗连接管直到清洁。⑭关闭吸引器,用纸巾擦拭患儿口鼻部。⑮洗手,听诊呼吸音。安置患儿,给予舒适体位并做好安慰。⑯清理用物。洗手并记录痰液量、颜色、性质、呼吸音等情况。

(2)拍背,翻身,必要时遵医嘱给予胸部物理治疗、雾化吸入。

胸部物理治疗:①核对患者信息及治疗信息。②听呼吸音并根据病变位置取合适体位。③协助患儿脱至贴身衣物。④振动和拍背。手掌呈空掌状,取平卧位,呼气时向下震动,咳嗽时暂停,再根据病变部位取适当卧位,施行侧胸廓震动和拍背交替进行。⑤咳嗽,促使肺部扩张,减少肺部并发症。⑥吸痰术。从吸出痰液的性质与量、听诊、患儿症状的改善性况、动脉血氧分压的增加量等方面进行评价,包括是否有效咳嗽,决定是否需要吸痰。⑦呼吸练习,包括用力呼气技术、噘嘴呼气、使用呼吸仪器、吹泡、扩胸运动、上肢外展及上举运动。⑧再次听呼吸音。⑨用物处理并评价记录。根据患儿情况给家长必要的指导。

雾化吸入:①核对医嘱和药物治疗单。②准备:准备药物,核对患儿信息,查对药物,洗手,戴口罩,抽吸药液,注入雾化器内,准备雾化装置。③携用物至患儿床旁,再次核对信息并协助患儿取安全、合适体位。④连接雾化装置,打开开关,待药液呈雾状喷出后,调节适宜的雾量,给患儿戴上面罩或口含嘴,指导患儿吸入。⑤注意观察患儿面色及有无呛咳。⑥雾化结束后,先摘去面罩或口含嘴,再关闭雾化装置开关。⑦雾化后评估,合理安置患儿,助患儿清洁面部,整理床单位,清理用物。

(3)对于呼吸困难的患儿,遵医嘱给予吸氧;对于重度感染的患儿,新生儿肺炎易引起呼吸衰竭、心力衰竭、气胸等严重并发症,应动态监测患儿的生命体征、血气分析结果,识别并发症的早期临床症状,做好急救准备。

(三)营养与代谢:发热

发热是感染性肺炎的常见症状。肺部炎症可致新生儿体温的升高,同时新生儿体温中枢发育不完善,调节能力差,过多的包被可加重体温升高,并加重呼吸浅促。

1.相关因素

肺部炎症、包被过多、新生儿体温中枢调节能力差。

2.护理诊断

体温过高。

3.护理目的与措施

6小时内维持体温稳定在36.5~37.5 ℃。

(1)每隔4小时测体温(T)、呼吸(P)、心率(R),观察患儿神志、反应、有无惊厥。

(2)设置合适的环境温度:松解包被,根据患儿体温,调节暖床/暖箱温度。

(3)给予物理降温,必要时遵医嘱予以退热药物。给患儿温水沐浴/擦浴、换衣,防着凉。

(4)耐心喂养,保证充足的饮食摄入。

(5)遵医嘱及时抽取血培养以确定抗生素,并应用抗生素对症治疗。　　　　(代建荣)

第九节 先天性肺囊肿

先天性肺囊肿是常见的肺发育异常症,病变肺组织常出现单个或多个囊肿,可累及一个或多个肺叶。囊肿可因黏液潴留过多或继发感染,与支气管相通,常形成单向活瓣样通气。囊肿内压力不断升高致张力性肺气囊肿,可出现严重压迫症状。

一、临床特点

(1)小的囊肿可无任何症状,仅在胸部 X 线检查时被发现;大的囊肿伴感染或突然胀大压迫周围组织时可出现不同症状,如压迫支气管可产生喘鸣、干咳和呼吸困难甚至发绀,压迫食管可致吞咽困难,并发感染时可出现发热、咳嗽、咳痰甚至咯血。

(2)辅助检查。①X 线检查:X 线显示一个或多个圆形或类圆形阴影,囊肿伴感染时阴影内可见液平面。张力性肺气囊肿致周围肺组织受压可出现纵隔疝。②CT 检查有助于确诊。

二、护理评估

(一)健康史
询问首次发病过程,尤其是气促、发绀出现的时间及程度,有无就医史。

(二)症状、体征
评估呼吸情况,观察呼吸困难的程度、动态变化及患儿的全身状况,有无吞咽困难、发热、喘鸣、咳嗽等。

(三)社会、心理
评估家长对患儿需进行手术的认知程度及心理承受能力,家长可因患儿的幼小、难以承受开胸手术的创伤而产生焦虑和恐惧。

(四)辅助检查
了解 X 线、CT 检查结果、囊肿的波及范围及有无张力性肺气囊肿的形成。

三、常见护理问题

(一)气体交换受损
与有效肺组织减少有关。

(二)清理呼吸道无效
与手术、麻醉的影响及疼痛有关。

(三)皮肤完整性受损
与手术损伤有关。

(四)合作性问题
感染的危险、体液不足。

四、护理措施

（一）术前

（1）监测生命体征，观察呼吸频率、呼吸困难情况，保持呼吸道通畅，视患儿缺氧情况选择合适的给氧方式。

（2）进行术前准备，评估患儿家长对健康教育的反应。

（二）术后

（1）麻醉清醒前取平卧位，头侧向一边，约束好四肢，清醒6小时后血压平稳，可取半卧位，以利于呼吸及引流。

（2）保持呼吸道通畅，定时做胸部物理疗法，必要时雾化吸入。

（3）保持胸腔引流管通畅，定时挤压，妥善固定引流管，观察引流液的量及性质，更换引流管时应严格无菌操作。

（4）监测生命体征，观察有无缺氧症状。

（5）观察切口敷料有无渗血、渗液，监测体温变化。

（6）建立静脉通道，保证液体输入。观察尿量及末梢循环。

（7）饮食护理术后当天禁食，拔除气管插管后12～24小时经口进食，从流质饮食逐渐过渡到半流质饮食。

（三）健康教育

（1）向家长解释肺囊肿的发生、发展过程及手术的必要性，使家长主动配合术前准备。鼓励患儿家长说出对手术焦虑的感受，解答提出的问题。

（2）教育家长吸氧及呼吸道护理的方法和重要性，护理操作可使患儿躁动、哭闹，但可防止术后并发症，促进康复，应取得家长的理解与配合。指导家长参与对患儿的护理活动，提高家长对患儿健康的支持能力。

五、出院指导

（1）保持房间空气流通，少去公共场所，避免呼吸道感染。

（2）多给患儿拍背，较大儿童可鼓励深呼吸、咳嗽，并做伸臂、扩胸运动。

（3）术后3个月、6个月来院复查。

（代建荣）

第十节　先天性后外侧膈疝

先天性后外侧膈疝是由于膈肌发育不全，腹腔脏器从膈肌缺损或薄弱部分进入胸腔而形成。先天性后外侧膈疝是先天性膈疝的常见类型，占90%。因疝孔大，大量腹内脏器嵌入胸腔使肺受压，心脏和纵隔被推向对侧。

一、临床特点

（1）出生后很快发生呼吸困难和青紫，青紫为阵发性或可变性，进食或哭闹时加重。当用力呼吸时（如哭闹），患侧胸腔产生更大负压，将使更多的腹腔内容物进入胸腔，造成严重呼吸困难。伴有肠旋转不良或突入胸腔肠段发生嵌闭时可发生呕吐。轻微型以慢性消化道症状为主，如呕吐、食欲缺乏。可有反复呼吸道感染。

（2）患侧胸廓运动减弱，呼吸音减低或消失，心音移向健侧，闻及肠鸣音，由于腹腔几乎空虚，可出现舟状腹。

（3）辅助检查：胸腹 X 线片可见心脏、纵隔向对侧移位，患侧胸腔内有充气肠管影，而腹部充气肠管影明显减少。较大儿童做钡餐检查可见部分胃肠位于胸腔内。

二、护理评估

（一）健康史

了解患儿出生史及出生后呼吸窘迫综合征发生的时间和情形。

（二）症状、体征

评估患儿呼吸困难程度、出现时间，有无发绀、鼻翼翕动，有无胸廓膨胀、腹部凹陷。听诊患侧肺部呼吸音有无减弱或消失，胸腔内有无听到肠蠕动声。了解有无呕吐情况。

（三）社会、心理

评估患儿家长心理反应及应对方式、家庭经济状况及社会支持情况、家长对疾病的了解程度。

（四）辅助检查

了解胸腹 X 线片检查结果，较大儿童要了解有无钡餐检查及结果。

三、常见护理问题

（一）低效性呼吸形态

与肺部受压有关。

（二）有体液不足的危险

与术中失血失液、禁食、胃肠减压有关。

（三）有感染的危险

与手术切口及机体抵抗力下降有关。

四、护理措施

（一）术前

（1）减轻呼吸窘迫综合征。置患儿于半卧位，或患侧卧位，以降低胸腔内压，使腹腔内脏器下降。使健侧的肺尽量扩张。鼻导管或面罩吸氧，禁用面罩复苏皮囊手控加压通气，以免引起胃肠道扩张而加重呼吸窘迫综合征。

（2）胃肠减压并保持通畅，观察引流液性质及量。

（3）纠正水、电解质紊乱和酸中毒，密切观察生命体征、血气、电解质的变化，记录出入液量，维持尿量在 1 mL/(kg·h) 以上。

（4）心理支持：危重患儿由于需要紧急手术，家长可能会感到震惊与恐惧，护士应耐心倾听他们的感受，解释手术目的和术前准备，介绍手术成功的患者，以增加信心。

（二）术后

1.体位

术后第一天取半卧位，有利于伤口引流及减轻张力。胸腔引流管拔除后，指导母亲正确怀抱患儿。

2.监测生命体征

密切观察面色、氧饱和度、末梢循环、脉搏、呼吸。机械通气严格遵守操作规程，潮气量应较正常偏小，必要时适当增加呼吸频率来弥补通气的不足。保持呼吸道通畅，定时翻身、拍背、雾化吸入，及时清除呼吸道分泌物。

3.饮食护理

肠鸣音恢复、肛门排气后可进食，逐渐增加饮食量，先给少量温开水，如无呕吐、腹胀，再给予2：1奶或4：1奶，逐渐恢复至全奶。密切观察有无呛咳、呕吐、腹胀等情况，观察排便情况。幼儿给易消化、高蛋白、高热量、高维生素的食物，促进伤口愈合。

4.预防感染

保持胸腔引流管通畅，防止折叠、扭曲，观察引流液量、性质，保持伤口敷料清洁干燥。实行保护性措施，避免呼吸道感染。

（三）健康教育

1.术前

患儿往往急诊入院，家长对手术往往无法理解，给予耐心介绍手术目的、术前准备内容，以及禁食、胃肠减压、气管插管等处置的必要性。

2.术后

告诉家长手术后暂禁食、给予胃肠减压、胸腔引流的目的及如何妥善固定引流管，恢复饮食后指导家长如何喂哺患儿，防止呕吐和窒息。

五、出院指导

（一）饮食

少量多餐，给高蛋白、高热量、高维生素、易消化、不胀气的食物，避免进食冷、硬、油腻的食物。

（二）睡眠

采取半卧位或患侧侧卧位，避免剧烈哭闹和过量活动。

（代建荣）

第十一节　先天性膈膨升

先天性膈膨升是膈的肌纤维发育不全而使膈成为薄的膜，当腹压增高时，消化道的一部分升入胸腔，使膈的位置上移，肺被压缩，而致呼吸窘迫。

一、临床特点

(1)新生儿期可出现呼吸窘迫综合征,表现为呼吸急促,哭闹后青紫。部分性膈膨升症状可减轻。由于肺容积的缩小,可发生反复的上呼吸道感染。

(2)喂奶后可因膈肌上移而不适,胃因固定不良易发生胃扭转,偶尔发生肠梗阻。

(3)呼吸时患侧胸壁活动减弱,呼吸音可降低或消失,有时可听到肠鸣音。

(4)辅助检查:X线立位胸腹正侧位平片可见膈的弧度光滑完整,膈顶呈弓形,其下为胃肠充气阴影。X线透视如膈发育不全较重可见膈的反常运动,中度或轻度不全则无反常运动。

二、护理评估

(一)健康史

了解患儿发生呼吸困难的时间及引发呼吸困难的诱因、既往有无反复呼吸道感染史,以及患儿进食后、剧烈哭闹与呼吸困难有无相关性。

(二)症状、体征

评估患儿呼吸困难的程度、双侧呼吸音是否对称及喂奶后患儿的反应。

(三)社会、心理

评估家长对手术的认知水平及心理状况,家长常因对手术的恐惧而产生焦虑。

(四)辅助检查

了解X线检查结果及有无膈的反常运动。

三、常见护理问题

(一)气体交换受损

与膈抬高肺被压缩有关。

(二)清理呼吸道无效

与手术及麻醉影响、肺顺应性下降有关。

(三)皮肤完整性受损

与手术损伤有关。

(四)合作性问题

感染的危险、体液不足。

四、护理措施

(一)术前

(1)抬高床头,使内脏下移,减轻对膈的压迫。

(2)保持呼吸道通畅,吸入氧气,吸氧方式视病情而定,观察用氧效果。

(3)监测生命体征并记录,做好各项术前准备。

(二)术后

(1)继续抬高床头,保持患儿安静,避免剧烈哭闹。

(2)监测生命体征,注意体温变化。评估患儿肺部情况、呼吸频率、呼吸音、对称度等,定期监测 SaO_2,观察患儿有无缺氧症状,及时用氧。

(3)禁食期间遵医嘱按时按量完成静脉液体输入,注意观察尿量及末梢循环。拔管12～24小时后进食流质,逐渐过渡到半流质。开始进食后先少量多餐,逐渐增加食量,观察有无腹胀、呕吐情况。

(4)保持呼吸道通畅,定时进行胸部物理疗法。补充适当的水分,避免分泌物黏稠,必要时雾化吸入。

(5)定时挤压胸腔引流管,保持引流管通畅,及时记录引流液的量及性质,更换引流袋时要严格无菌操作。

(6)观察切口敷料渗出情况,保持敷料清洁、干燥。

(三)健康教育

(1)术前向家长讲解疾病的相关知识及手术的必要性,取得家长的主动配合。重视家长的焦虑心理及所关心的相关问题,耐心解释术前各项准备的意义并认真做好术前准备。

(2)术后强调呼吸道护理对肺的复张十分重要,并指导家长共同实施。开始进食后遵循少量多餐的原则,喂后竖抱轻拍患儿背部。

五、出院指导

(1)合理喂养,继续遵照少量多餐的原则。

(2)避免让患儿剧烈哭闹,以免使腹压增加。

(3)少去公共场所,避免呼吸道感染。

(4)遵医嘱按时到医院复查。

（代建荣）

第十四章

消化系统疾病的护理

第一节 厌 食

厌食是指较长期的食欲减退或消失。常因局部胃肠或全身性疾病影响消化功能,或是中枢神经系统受人体内外环境刺激的影响,对消化功能的调节失去平衡。严重者常造成营养不良和体质虚弱,影响小儿的生长发育。

一、临床特点

(1)患儿无饥饿感,进食少,甚至拒食,特别拒食油腻和甜食,只吃米饭、咸菜、零食和饮料。

(2)家长强迫进食后自觉腹痛,腹胀不适。

(3)外形瘦弱,皮下脂肪变薄、消失,皮肤干燥,脱发,肌肉无力,自感乏力、虚弱、怕冷,不好动。

(4)第二性征发育迟缓。

(5)辅助检查有贫血、肝功能异常、微量元素缺乏等表现。

二、护理评估

(一)健康史

详细询问患儿的饮食史、服药史,以及家庭生活习惯和社会环境。

(二)症状、体征

评估患儿生长发育情况如身高、体重、皮下脂肪、毛发光泽度等,以及有无鹅口疮、口腔溃疡等。

(三)社会、心理

了解家长及患儿有无心理及情绪障碍。

(四)辅助检查

了解患儿血红蛋白、红细胞值,有无肝功能异常,疑为微量元素缺乏时可进行血或毛发微量元素测定。

三、常见护理问题

（一）营养失调：低于机体需要量

与食欲差致摄入不足有关。

（二）焦虑

与压力过重、生活环境不良有关。

（三）有感染的危险

与长期厌食、机体抵抗力下降有关。

四、护理措施

(1)提供愉快的进食环境，注意食物的色、香、味、形，促进患儿的食欲，培养良好的饮食习惯。

(2)多与患儿交谈，取得他们信任，了解患儿厌食的症结所在，逐渐疏导、调整患儿情绪，改善行为。

(3)根据小儿好强的心理，采用竞赛、夸奖等激励手法促进孩子食欲。

(4)按医嘱正确补充微量元素及开胃、助消化等药物。

(5)密切观察患儿的生命体征、面色、精神状态，警惕低血糖的发生。

(6)对疑有器质性疾病的患儿，协助医师做好各种检查，及早明确诊断。

(7)如已有较严重的营养不良存在，可给予鼻饲或静脉营养。

(8)每周测体重一次，了解体重增长情况。

(9)做好心理护理，热情接待患儿，减轻家长和患儿的顾虑，尽快适应新的环境，避免因环境和生活习惯的改变而加重厌食。

(10)健康教育：①向家长介绍喂养知识，如辅食添加的步骤及原则，断奶的方法和时间，儿童生长发育特点。指导家长进一步了解小儿正常生长发育规律和科学喂养知识，不要强迫进食。②告之家长不良的社会生活环境与厌食的关系，取得家长的配合和共同参与护理。

五、出院指导

(1)饮食指导：建立合理的饮食习惯，膳食营养搭配合理，注意调节食物的种类，以提高孩子进食兴趣，减少偏食、挑食习惯。

(2)小婴儿合理添加辅食，不要骤然断奶。

(3)多与孩子沟通，让孩子多参加户外活动和集体游戏，加强锻炼，树立儿童积极乐观的生活态度。

(4)不要滥用药物，应在医师指导下合理用药。

(5)定期门诊随访。

（代建荣）

第二节　消化道出血

消化道出血主要表现为呕血和便血。按出血部位分为上消化道出血和下消化道出血两种。前者指食管、胃、十二指肠、胰腺、胆道及十二指肠悬韧带以上的消化道出血,多为呕血和/或排柏油样黑便;后者指十二指肠、空肠连接处以下及十二指肠悬韧带远端的小肠和大肠出血,大便色泽较鲜红或暗红色或果酱样,出血量多时血液反流入胃也可引起呕血。

一、临床特点

(一)呕血

有恶心感,呕吐物为暗红色或咖啡样,部分凝固,无泡沫但有食物残渣。

(二)便血

柏油样黑便多提示上消化道出血;暗红色便多提示小肠、结肠出血;鲜红色血便多来自结肠、乙状结肠、肛门附近。上消化道大量出血时可有鲜红色血便。大便混有黏液或脓血多为肠道炎症性病变。

(三)出血时伴随的全身症状

急性失血量超过全身血容量的 1/5 或慢性失血量超过全身血容量的 1/3 时,可显示循环不良和衰竭的症状、体征,如面色苍白、脉搏细弱、血压下降、尿少等。胃、十二指肠球部炎症及溃疡可伴有脐周、上腹部不适、疼痛或反酸、嗳气。肠套叠小儿伴阵发性腹痛,甚至休克等。

(四)辅助检查

(1)血常规:在出血 3～4 小时后可出现贫血。

(2)粪便隐血试验:阳性提示每天出血量在 5～10 mL。

(3)纤维内镜检查:能直接观察病变的多少、大小、形态。

(4)核素显像检查:特别适用于胃黏膜异位病变的诊断如麦克尔憩室、肠重复畸形。

二、护理评估

(一)健康史

详细询问病史,近期进食的药物、食物,大便的颜色、性状。

(二)症状、体征

观察患儿面色、皮肤和黏膜的色泽及精神、神志,评估出血量、出血速度,评估伴随的其他全身症状。

(三)社会、心理

评估家长和患儿对本病的认知程度和情绪反应。

(四)辅助检查

了解血常规、隐血试验及各项检查结果。

三、常见护理问题

（一）外周组织灌注不足

与消化道出血、禁食有关。

（二）有窒息的危险

与呕血有关。

（三）活动无耐力

与消化道出血、贫血、体力虚弱有关。

（四）情绪紧张

与呕血、黑便、担忧疾病预后、害怕做各种检查有关。

四、护理措施

(1)卧床休息,安慰患儿,稳定家长情绪,必要时应用镇静剂,吸氧。

(2)迅速开放 2 条及以上静脉通道,保证输血、输液通畅,保持水电解质、酸碱平衡。根据医嘱正确应用止血剂,立即抽好血交叉配血以备输血,若情况紧急做好备皮、皮试等急诊外科术前准备。

(3)呕吐时头偏向一侧或予侧卧位,以免呕吐物吸入,保持呼吸道通畅,及时清理呕吐物,避免由于不良刺激诱发呕吐。

(4)心率呼吸联合监护,评估记录脉搏强度、频率、肢端温度、颜色,外周动脉搏动。监测血压、尿量变化。

(5)观察和记录出血的量、颜色,评估出血部位和出血速度,监测红细胞、血红蛋白、血细胞比容的动态变化,警惕休克发生。

(6)出血期间予禁食,出血停止 24~48 小时以后予温凉流质饮食,逐步过渡到正常饮食。

(7)健康教育:①向患儿及其家长解释疾病发生、发展过程及目前的治疗措施。鼓励父母多陪伴患儿,参与护理,减轻父母不安。②指导患儿配合完成各项辅助检查及胃肠镜的术前准备。留取标本前勿食含铁制剂的食物,有牙龈出血、鼻出血时不留取标本,以免大便潜血假阳性。

五、出院指导

(1)饮食指导避免干、硬、粗纤维及刺激性食物,如笋、辣椒等。

(2)保持大便通畅,养成良好的排便习惯,勿用力排便,必要时用开塞露通便。

(3)按医嘱服药,发现呕吐物有血性或咖啡样物时,或解黑便、血便时及时复诊。

(4)告知当出现口渴、头晕、心慌、出汗、四肢湿冷、恶心、呕吐时要警惕消化道出血的再度发生,应立即到医院诊治。

（代建荣）

第三节　胃食管反流病

胃食管反流病是指胃内容物反流入食管,分生理性和病理性两种,后者主要是食管下端括约肌本身功能障碍和/或与其功能有关的组织结构异常而导致压力低下出现的反流。本病可引起一系列症状和严重并发症。

一、临床特点

(一)消化道症状

(1)呕吐:呕吐是小婴儿胃食管反流病的主要临床表现,可为溢乳或呈喷射状,多发生在进食后及夜间。并发食管炎时呕吐物可为血性或咖啡样物。

(2)反胃:是年长儿胃食管反流病的主要症状。空腹时反胃为酸性胃液反流,称为"反酸"。发生在睡眠时反胃,常不被患儿察觉,醒来可见枕上遗有胃液或胆汁痕迹。

(3)胃灼热:是年长儿最常见的症状。多为上腹部或胸骨后的一种温热感或烧灼感,多出现于饭后 1～2 小时。

(4)胸痛:见于年长儿。疼痛位于胸骨后、剑突下或上腹部。

(5)吞咽困难:早期间歇性发作,情绪波动可致症状加重。婴儿可表现为烦躁、拒食。

(二)消化道外症状

(1)呼吸系统的症状:胃食管反流病可引起反复呼吸道感染、慢性咳嗽、吸入性肺炎、哮喘、窒息、早产儿呼吸暂停、喉喘鸣等呼吸系统疾病。

(2)咽喉部症状:反流物损伤咽喉部,产生咽部异物感、咽痛、咳嗽、发声困难、声音嘶哑等。

(3)口腔症状:反复口腔溃疡、龋齿、多涎。

(4)全身症状:多为贫血、营养不良。

(三)辅助检查

(1)食管钡餐造影:能观察到钡剂自胃反流入食管。

(2)食管动态 pH 监测:综合评分大于 11.99,定义为异常胃酸反流。

(3)食管动力功能检查:食管下端括约肌压力低下,食管蠕动波压力过高。

(4)食管内镜检查及黏膜活检:引起食管炎者可有相应的病理改变及其病变程度。

二、护理评估

(一)健康史

询问患儿的喂养史、饮食习惯及生长发育情况。了解发病以来呕吐的次数与量、呕吐物的性质及伴随症状。

(二)症状、体征

评估患儿有无消化道及消化道以外的症状,评估黏膜、皮肤弹性及精神状态,测量体重、身长及皮下脂肪的厚度。

(三)社会、心理

了解家长及较大患儿对疾病的认识和焦虑程度。

(四)辅助检查

了解血气分析结果,评估有无水、电解质、酸碱失衡情况。了解食管钡餐造影、食管动态 pH 监测等检查结果。

三、常见护理问题

(一)体液不足

与呕吐、摄入不足有关。

(二)营养失调：低于机体需要量

与呕吐、喂养困难有关。

(三)有窒息的危险

与呕吐物吸入有关。

(四)合作性问题

上消化道出血。

四、护理措施

(1)饮食管理：婴儿稠食喂养，儿童给予低脂、高碳水化合物饮食。少量多餐。小婴儿喂奶后予侧卧位或头偏向一侧，必要时给予半卧位以免反流物吸入。年长儿睡前2小时不宜进食。

(2)喂养困难或呕吐频繁者按医嘱正确给予静脉营养。

(3)注意观察呕吐的次数、性状、量、颜色并做记录，评估有无脱水症状。严密监测血压、心率、尿量、末梢循环情况，及时发现消化道出血。

(4)保持口腔清洁，呕吐后及时清洁口腔、更换衣物。

(5)24小时食管pH检查时妥善固定导管，受检时照常进食，忌酸性食物和饮料。指导家长正确记录，多安抚患儿，分散其注意力，减少因插管引起的不适感。

(6)健康教育：①向家长介绍本病的基本知识，如疾病的病因、相关检查、一般护理知识等，减轻家长及年长儿的紧张情绪，增加家长及患者对医护人员的信任，使其积极配合治疗。②各项辅助检查前，认真介绍检查前的准备以得到家长的配合。③解释各种用药的目的和注意事项。④对小婴儿家长要告知本病可能引起窒息、呼吸暂停，故喂奶后患儿应侧卧或头偏向一侧或半卧位，以免反流物吸入。

五、出院指导

(一)饮食指导

以稠厚饮食为主，少量多餐。婴儿可增加喂奶次数，缩短喂奶时间，人工喂养儿可在牛奶中加入米粉。避免食用增加胃酸分泌的食物，如酸性饮料、咖啡、巧克力、辛辣食品和高脂食物。睡前2小时不予进食，保持胃处于非充盈状态，以防反流。

(二)体位

小婴儿喂奶后排出胃内空气，给予前倾俯卧位，即上身抬高30°。年长儿在清醒状态下可采取直立位或坐位，睡眠时可予右侧卧位，将床头抬高15°～20°，以促进胃排空，减少反流频率及反流物吸入。

（代建荣）

第四节 腹 泻 病

腹泻病是一种多病原多因素引起的消化道疾病,以大便次数增多、大便性状改变为特点,是小儿时期的常见病。多见于<2岁的婴幼儿。严重腹泻者除有较重的胃肠道症状外,还伴有水、电解质、酸碱平衡紊乱和全身中毒症状。

一、临床特点

(一)一般症状

(1)轻型腹泻:大便次数5～10次/天,呈黄色或绿色稀水样,食欲减退,伴有轻度的恶心、呕吐、溢乳、腹痛等症状,临床上无明显脱水症状或仅有轻度脱水,体液丢失<50 mL/kg。

(2)重型腹泻:大便次数>10次/天,甚至达数十次。大便水样、量多、少量黏液、腥臭,伴有不规则的发热,并伴呕吐,严重的可吐咖啡样物,体液丢失>120 mL/kg,有明显的水和电解质紊乱症状。

(二)水和电解质紊乱症状

(1)脱水:根据腹泻的轻重,失水量多少可分为轻、中、重度脱水。腹泻时水和电解质两者丧失的比例不同,从而会引起体液渗透压的变化,临床上以等渗性脱水最常见。

(2)代谢性酸中毒:中、重度脱水多有不同程度的酸中毒,主要表现为精神萎靡、嗜睡、呼吸深快、口唇樱桃红色,严重者可意识不清,呼气有酮味。<6月龄婴儿呼吸代偿功能差,呼吸节律改变不明显,应加以注意,尤其当pH下降至<7.0时,患儿往往有生命危险。

(3)低钾血症:当血钾<3.5 mmol/L时,患儿表现为精神萎靡,四肢无力,腱反射减弱,腹胀,肠鸣音减弱,心音低钝,重者可出现肠麻痹、呼吸肌麻痹、腱反射消失、心脏扩大、心律不齐,而危及生命。

(4)低钙血症、低镁血症:当脱水、酸中毒被纠正时,原有佝偻病的患儿,大多出现低钙血症,甚至出现手足搐搦等低钙症状。

(三)几种常见不同病原体所致腹泻的临床特点

(1)轮状病毒性肠炎:又称秋季腹泻,多发生于6～24个月婴幼儿。起病急,常伴发热和上呼吸道感染症状,病初即有呕吐,常先于腹泻。大便次数多、量多、水分多,为黄色水样或蛋花汤样,无腥臭味。常并发脱水和酸中毒。本病为自限性疾病,病程3～8天。

(2)肠致病性大肠埃希菌结肠炎:大便每天5～15次,为稀水样带有黏液,无脓血,但有腥味。可伴发热、恶心、呕吐或腹痛。病程1周左右,体弱者病程迁延。

(3)鼠伤寒沙门菌肠炎:近年来有上升趋势,可占沙门菌感染中的40%～80%。全年均有发生,夏季发病率高,绝大多数患儿为小于2岁的婴幼儿,新生儿和婴儿尤易感染。临床表现多种多样,轻重不一,胃肠型表现为呕吐、腹泻、腹痛、腹胀、发热等,大便稀糊状,带有黏液,甚至脓血,性状多变,有特殊臭味,易并发脱水、酸中毒。重症可呈菌血症或败血症,可出现局部感染灶,病程常迁延。

(4)空肠弯曲菌肠炎:全年均可发病,以7～9月份多见,可散发或暴发流行,常伴发热,继而腹泻、腹痛、呕吐,大便为水样、黏液或典型菌痢样脓血便。

（四）辅助检查

(1)大便常规:病毒性腹泻、非细菌性腹泻及非感染性腹泻大便无或偶见少量白细胞;细菌性腹泻、感染性腹泻大便有较多白细胞或脓细胞、红细胞。

(2)大便 pH 和还原糖测定:乳糖酶缺乏大便 pH<5.5,还原糖>＋＋。

(3)血生化检查:可有电解质紊乱。

二、护理评估

（一）健康史

询问喂养史和有无饮食不当及肠道内、外感染表现,询问患儿腹泻开始时间、大便次数、颜色、性状、量,以及有无发热、呕吐、腹胀、腹痛、里急后重等不适。

（二）症状、体征

评估患儿生命体征、脱水程度,以及有无电解质紊乱,检查肛周皮肤有无发红、破损。

（三）社会、心理

评估家长对疾病的了解程度和紧张、恐惧心理。

（四）辅助检查

了解大便常规、大便致病菌培养、血气分析等化验结果。

三、护理问题

（一）体液量不足

与排泄过多及摄入减少有关。

（二）腹泻

与肠道内、外感染及饮食不当导致肠道功能紊乱有关。

（三）有皮肤完整性受损的危险

与大便次数增多刺激臀部皮肤有关。

（四）营养失调:低于机体需要量

与摄入减少及腹泻呕吐丢失营养物质过多有关。

（五）知识缺乏

家长缺乏饮食卫生及腹泻患儿护理知识。

四、护理措施

（一）补充体液,纠正脱水

(1)口服补液。适用于轻度脱水及无呕吐、能口服的患儿。世界卫生组织推荐用口服补液盐溶液。①补液量:累积损失量 50 mL/kg(轻度脱水);继续损失量一般可按估计大便量的 1/2 补给。②补液方法:2 岁以下患儿每 1～2 分钟喂 5 mL,稍大患儿可用杯子少量多次喂,也可随意口服,若出现呕吐,停 10 分钟后再喂,每 2～5 分钟喂 5 mL。累积损失量于 8～12 小时补完。

(2)静脉补液。适用于中度以上脱水和呕吐较重的患儿。迅速建立静脉通道,保证液体按计划输入,对重度脱水伴有周围循环衰竭的患儿必须尽快(30～60 分钟)补充血容量,补液时按"先盐后糖、先浓后淡、先快后慢、见尿补钾"的原则补液,严禁直接静脉推注含钾溶液。密切观察输液速度,准确记录输液量,根据病情调整输液速度,并了解补液后第一次排尿的时间。

（二）合理喂养,调整饮食

腹泻患儿存在消化功能紊乱,应根据病情合理安排饮食,以达到减轻消化道负担的目的。原则上腹泻患儿不主张禁食,母乳喂养者可继续母乳喂养,暂停辅食;人工喂养者应将牛奶稀释或喂以豆制代乳品或发酵奶、去乳糖奶;已断奶者喂以稠粥、面条加一些熟植物油、蔬菜末、精肉末等,少量多餐。腹泻停止后,继续给予营养丰富的食物,并每天加餐一次,共 2 周,以赶上其正常生长发育。

（三）严密观察病情

(1)监测体温变化:体温过高者应采取适当的降温措施,做好口腔及皮肤护理。鼓励患儿增加口服液体的摄入,提供患儿喜爱的饮料,尤其是含钾、钠高的饮料。

(2)判断脱水程度:通过观察患儿的神志、精神、皮肤弹性、前囟及眼眶有无凹陷、尿量等临床表现,估计患儿脱水程度。同时观察经过补液后脱水症状是否得到改善。

(3)观察代谢性酸中毒:当患儿呼吸深快、精神萎靡、口唇樱红、血 pH 下降时积极准备碱性液体,配合医师抢救。

(4)观察低钾血症表现:低血钾常发生在输液脱水纠正时,当患儿出现精神萎靡、吃奶乏力、腹胀、肌张力低、呼吸频率不规则等临床表现,及时报告医师,做血生化测定及心电图检查。

(5)注意大便的变化:观察记录大便的次数、颜色、性状,若出现脓血便,伴有里急后重的症状,考虑是否有细菌性痢疾的可能,立即送检大便化验,为输液和治疗方案提供可靠的依据。

（四）注意口腔清洁、加强皮肤护理

(1)口腔黏膜干燥的患儿,每天至少进行 2 次口腔护理,以保持口腔黏膜的湿润和清洁。如口腔黏膜有白色分泌物附着,考虑为鹅口疮,可涂制霉菌素甘油。

(2)保持床单位清洁、干燥、平整,及时更换衣裤。每次便后及时更换尿布,用温水冲洗臀部并擦干,保持肛周皮肤清洁、干燥,臀部涂呋锌油或婴宝药膏。

(3)严重的尿布皮炎应给予红外线照射臀部,每天 2 次,或 1：5 000 高锰酸钾溶液坐浴,每天2 次,也可用 5％聚维酮碘(PVP-I)溶液外涂,每天 1～2 次。

（五）做好消毒隔离,防止交叉感染

做好床边隔离,护理患儿前后要彻底洗手,食具、衣物、尿布应专用。对传染性较强的感染患儿用后的尿布要焚烧。

（六）健康教育

(1)评估患儿家长文化程度、对知识的接受能力,选择适当的教育方案,教给家长腹泻的病因及预防方法,讲述调整饮食的目的、方法及步骤,示范配置和服用补液盐溶液的方法,示范食具的清洁消毒方法,讲述观察及处理呕吐物和大便的方法。

(2)合理喂养,宣传母乳喂养的优点,合理调整饮食。双糖酶缺乏者不宜用蔗糖,并暂时停喂含双糖的乳类。

(3)急性腹泻患儿出院时无须再服药,迁延性或慢性腹泻患儿可遵医嘱继续服药,如微生态制剂、蒙脱石散、多种维生素、消化酶等,以改善消化功能。告知家长微生态制剂应温水冲服,水温小于 37℃,以免杀伤有关的活菌。蒙脱石散最好在空腹时服用(尤其是小婴儿),以免服用该药呕吐误吸入气道,每次至少用 30～50 mL 温开水冲服,有利于药物更好地覆盖肠黏膜。具体剂量:1 岁以下,每天 1 袋;1～2 岁,每天 1～2 袋;2 岁以上,每天 2～3 袋,每天 3 次口服。

五、出院指导

（一）指导合理喂养

宣传母乳喂养的优点，避免在夏季断奶，按时逐步添加辅食，切忌几种辅食同时添加，防止过食、偏食及饮食结构突然变动。

（二）注意饮食卫生

培养良好的卫生习惯。注意食物新鲜、清洁及食具消毒，避免肠道内感染，教育儿童饭前便后洗手，勤剪指甲。

（三）增强体质

适当户外运动，及早治疗营养不良、佝偻病。

（四）注意气候变化

防止受凉或过热，冬天注意保暖，夏季多喂水。

（五）防止脱水

可选用以下效果较好的口服补液方法。

（1）米汤加盐溶液：米汤 500 mL 加细盐 1.75 g，或炒米粉 25 g 加细盐 1.75 g 加水 500 mL，煮 2～3 分钟。此液体为 1/3 张，且不含糖，口感好。用法为 20～40 mL/kg，4 小时内服完，以后随意口服。

（2）糖盐水：饮用水 500 mL 加白糖 10 g 加细盐 1.75 g，煮沸后备用，用法用量同上。

（3）口服补液盐：此液体为 2/3 张，用于预防脱水时张力过高，可用白开水稀释降低张力。用法为每次腹泻后，2 岁以下服 50～100 mL；2～10 岁服 100～200 mL；大于 10 岁的能喂多少就给多少，也可按 40～60 mL/kg 预防脱水，腹泻开始即服用。

（代建荣）

第五节　新生儿肝炎综合征

新生儿肝炎综合征是指 1 岁以内的婴儿因肝脏原发的病毒、细菌、弓形体等感染和/或全身感染引起的中毒性肝炎、先天性代谢异常等引起的肝脏炎症的临床综合征。其主要表现为黄疸、肝脾大和肝功能异常。

一、临床特点

（一）黄疸

可发生于新生儿早期、晚期或出生后头几个月，在生理性黄疸后持续不退或消退后又重新出现黄疸，黄疸程度深浅不一，大多持续时间较长。

（二）肝脾大

以肝大为显著，早期质软，后期变韧、变硬，脾大一般在后期出现。

（三）大小便改变

可有大便色浅或白陶土样大便出现，尿色明显变深。

（四）消化道症状

主要有呕吐、腹胀、腹泻、食欲缺乏和体重不增等，晚期可有消化道出血。

（五）其他症状

久病者精神萎靡、反应欠佳，因肝功能不良易发生多种维生素缺乏。维生素 D 缺乏易致低钙血症及佝偻病，维生素 K 缺乏可致颅内出血、消化道出血等。

（六）辅助检查

（1）肝功能测定：血清总胆红素以非结合、结合双向增高或直接增高为主；谷丙转氨酶（ALT）轻度增高或正常；γ-谷氨酰转肽酶、碱性磷酸酶增高；胆汁酸大多增高。

（2）血、尿巨细胞病毒（CMV）测定阳性。

（3）腹部 B 超、CT、磁共振胰胆管成像（MRCP）可发现胆道疾病。

二、护理评估

（一）健康史

询问患儿围生期情况、父母有无肝病史、母亲有无输血史、有无肝炎的密切接触史、有无宠物养殖接触史及家族遗传性疾病史等。

（二）症状、体征

评估患儿有无黄疸及皮肤巩膜黄染深浅程度、肝脾增大程度和质地、大便的色泽、有无腹胀、腹水和水肿情况及出血倾向。

（三）社会、心理

了解家长对疾病的认知程度和家庭、社会文化背景。

（四）辅助检查

了解肝功能、巨细胞病毒（CMV）、检测结果，以及腹部 B 超、CT、磁共振胰胆管成像（MRCP）等有无阳性发现。

三、常见护理问题

（一）营养失调：低于机体需要量

与肝功能受损、蛋白质合成障碍有关。

（二）有皮肤完整性受损的危险

与黄疸所致皮肤瘙痒有关。

（三）合作性问题

出血。

四、护理措施

（1）母乳喂养者，除诊断期外，继续母乳喂养。正确、合理添加辅食，避免高脂肪食物。

（2）按医嘱给予清蛋白、血浆等支持治疗。若需静脉高营养时滴速不能过快，浓度不能过高。

（3）选择柔软、吸水性较好的棉质内衣及尿布，勤换衣裤，保持皮肤清洁干燥。

（4）剪短指甲，避免抓伤皮肤。大便次数增多的患儿每次排便后，清洗臀部，必要时给呋锌油涂臀。

（5）减少探视人员，保持房间空气流通，预防交叉感染。

(6)尽量减少损伤性操作,穿刺部位延长按压时间。

(7)密切注意黄疸的变化情况及大便的颜色。

(8)密切观察生命体征变化,如发现皮肤出现瘀斑、出血点及穿刺点出血时间延长,应及时报告医师。

(9)肝穿刺的护理:①术前3天注射叶绿基甲萘醌,测出凝血时间、人类免疫缺陷病毒抗体、乙型肝炎表面抗原。做好普鲁卡因皮试,必要时交叉配血。②术前禁食4小时,清洁手术区皮肤,年长儿训练床上大小便。③术前、术中遵医嘱给予镇静剂。配合医师完成B超引导下肝脏穿刺工作。④术后用多头带包扎腹部2~3天,松紧以不影响患儿呼吸为限。肝区沙袋加压24小时,保持敷料清洁干燥。⑤术后进行心肺监护,血压监测。每0.5小时一次测血压,共6次,平稳后改为每1小时一次,至8小时后改为每2小时一次。同时密切观察面色、神志、伤口有无渗血、生命体征及腹部体征变化,警惕并发症发生。若发现面色苍白、血压下降、烦躁不安等,提示可能有出血,应立即与医师联系,同时迅速建立静脉通路。⑥术后24小时给予平卧位。按医嘱给予抗感染及止血药。

(10)健康教育:①解释各种辅助检查的重要性及检查前的准备,取得家长的配合。②介绍新生儿肝炎综合征一般护理知识,解释限制陪客及探视的重要性,使家长理解配合。③如要行活体组织检查时应向家长解释肝穿刺的目的、意义、方法及可能出现的情况,消除紧张和恐惧心理,取得配合。

五、出院指导

(1)预防感染:家长尽量少带患儿去公共场所,避免交叉感染,防止病情反复。

(2)正确合理喂养,必要时补充钙剂及维生素D制剂。

(3)按时正确服药,定期门诊随访,每隔2周或1个月随访1次。

(4)如患儿出现黄疸、大便颜色变浅及肝功能异常及时就诊。

(代建荣)

第六节　急性阑尾炎

急性阑尾炎是儿童常见的急腹症,可发生于任何年龄,新生儿及婴幼儿阑尾炎也有报道。临床表现多变易被误诊,若能正确处理,绝大多数患儿可以治愈,但如延误诊断治疗,可引起严重并发症,甚至造成死亡。

一、临床特点

(一)腹痛

多起于脐周或上腹部,呈阵发性加剧,数小时后腹痛转移至右下腹,右下腹压痛是急性阑尾炎最重要的体征,压痛点常在脐与右髂前上棘连线中、外1/3交界处,也称麦克伯尼点(麦氏点),需反复三次测得阳性体征才能确诊。盆腔阑尾炎、腹膜后阑尾炎及肥胖小儿压痛不明显。穿孔时腹痛突然加剧。

（二）呕吐

早期常伴有呕吐，吐出胃内容物。

（三）发热

早期体温正常，数小时后渐发热，一般在 38 ℃左右，阑尾穿孔后呈弛张型高热。

（四）局部肌紧张及反跳痛

肌紧张和反跳痛是壁腹膜受到炎性刺激的一种防御反应，提示阑尾炎已到化脓、坏疽阶段。右下腹甚至全腹肌紧张及反跳痛，提示伴有腹膜炎。阑尾坏疽或穿孔引起腹膜炎时，患儿行走时喜弯腰，卧床时喜欢双腿卷曲。阑尾脓肿时除高热外，炎症刺激直肠可引起里急后重、腹泻等直肠刺激症状。并发弥漫性腹膜炎时可出现腹胀。

（五）腹部肿块

腹壁薄的消瘦患儿可在右下腹触及索条状的炎性肥厚的阑尾。阑尾脓肿时可在右下腹触及一包块。

（六）直肠指检

阑尾脓肿时直肠前壁触及一痛性肿块，右侧尤为明显。

（七）辅助检查

（1）血常规：多数有白细胞总数及中性粒细胞比例升高。

（2）末梢血 C 反应蛋白测定＞8 mg/L。

（3）腹部 B 超：有时可见水肿的阑尾、腹腔渗出液、阑尾脓肿包块。

二、护理评估

（一）健康史

了解患儿有无慢性阑尾炎史及胃肠道疾病史，询问腹痛出现的时间、部位，有无呕吐、发热等。

（二）症状、体征

评估腹部疼痛的部位、性质、程度及伴随症状，了解有无反跳痛及阵发性加剧，麦氏点有无压痛，有无恶心、呕吐及发热。

（三）社会、心理

评估患儿及其家长对突然患病并需立即进行急诊手术的认知程度及心理反应。

（四）辅助检查

根据血常规、C 反应蛋白、腹部 B 超结果评估疾病的严重程度。

三、常见护理问题

（一）疼痛

与阑尾的炎性刺激及手术创伤有关。

（二）体温过高

与阑尾的急性炎症有关。

（三）体液不足

与禁食、呕吐、高热及术中失血、失液有关。

（四）合作性问题

感染、粘连性肠梗阻。

四、护理措施

（一）术前

（1）监测体温、心率、血压，评估疼痛的部位、程度、性质、持续时间及伴随症状。

（2）患儿取半卧位，在诊断未明确前禁用止痛剂，以免掩盖病情。

（3）开放静脉通路，遵医嘱及时补液、应用抗生素，并做好各项术前准备。

（4）与患儿及其家长进行交谈，消除或减轻对疾病和手术恐惧、紧张、焦虑的心情。

（二）术后

（1）术后麻醉清醒、血压稳定后取半卧位，以促进腹部肌肉放松，有助于减轻疼痛，同时使腹膜炎性渗出物流至盆腔，使炎症局限。

（2）咳嗽、深呼吸时用手轻按压伤口。遵医嘱准确使用止痛剂后需观察止痛药物的效果。

（3）指导家长多安抚患儿，讲故事、唱儿歌，以分散患儿注意力。

（4）监测体温，体温＞39 ℃时给物理降温或药物降温，并观察降温的效果。

（5）监测血压、心率、尿量，评估黏膜和皮肤弹性，观察有无口渴。

（6）肠蠕动恢复后，开始进少量水，若无呕吐再进流质饮食、软食，并逐渐过渡到普通饮食。

（7）保持伤口敷料清洁、干燥，观察伤口有无红肿、渗出，疼痛有无加重。

（8）观察肠蠕动恢复情况及腹部体征有无变化，鼓励并协助患儿床上活动，术后 24 小时后视病情鼓励早期下床活动，以防止肠粘连。若患儿术后体温升高或体温一度下降后又趋上升，并伴有腹痛、里急后重、大便伴脓液或黏液，应考虑为盆腔脓肿的可能。

（三）健康教育

（1）患儿及其家长对手术易产生恐惧、忧虑，并担心手术预后，护理人员应热情接待患儿，耐心讲解疾病的发生、发展过程及主要治疗手段等，以减轻患儿及其家长的顾虑，使其积极配合医护人员。

（2）在术前准备阶段，认真向患儿及其家长讲解术前各项准备的内容如备皮、皮试、禁食、禁水、术前用药的目的、注意事项，以取得患儿及其家长配合。

（3）术后康复过程中，护理人员应始终将各项术后护理的目的、方法向患儿及其家长说明，共同实施护理措施，以取得良好的康复效果。

五、出院指导

（1）饮食适当增加营养，指导家长注意饮食卫生，给易消化的食物，如稀饭、面条、肉末、鱼、蛋、新鲜蔬菜、水果等，饮食要定时定量，避免过饱。

（2）伤口护理：保持伤口的清洁干燥，勤换内衣，伤口发痒时忌用手抓，以防破损、发炎。

（3）鼓励适度的活动，以促进伤口愈合，预防肠粘连，但应避免剧烈活动，防止伤口裂开。

（4）注意个人卫生，保持室内通风、清洁，防止感冒、腹泻等疾病的发生。

（5）如患儿出现腹痛、腹胀、发热、呕吐或伤口红、肿、痛等情况，需及时去医院就诊。

（代建荣）

第七节 小肠吸收不良综合征

小肠吸收不良综合征是指小肠消化和/或吸收功能减退,造成多种营养素吸收障碍的慢性功能性疾病。主要是对脂肪和糖的消化和吸收功能减弱,可分为原发性和继发性,我国绝大多数为继发性,常继发于肠道病变如急性肠炎、慢性腹泻等。

一、临床特点

(一)糖吸收不良

双糖酶缺乏的患儿仅有实验室检查异常,无临床症状。因糖吸收不良引起临床症状者,称糖耐受不良。临床主要表现为腹泻,水样便,粪便含泡沫、具有酸臭味。因酸性粪便刺激而发生臀红,重者糜烂。因腹泻而导致脱水、酸中毒等水、电解质紊乱。病程迁延可发生营养不良。

(二)脂肪吸收不良

主要表现为脂肪泻。

(1)腹泻:粪便量及次数增多,典型粪便色淡,臭味重,灰白色,所含脂肪能漂浮于水面,伴腹胀、腹痛、精神倦怠、好哭。

(2)腹部胀满:由肠腔内积存不消化食物和积气所致。

(3)食欲缺乏,发育落后,身材瘦小,营养不良。

(4)脂溶性维生素缺乏:病程迁延者常出现角膜软化症、维生素 D 缺乏病、维生素 K 缺乏引起出血等。

(5)微量元素缺乏、营养不良性水肿及贫血。

(三)辅助检查

(1)糖吸收不良:糖耐受不良患儿的新鲜粪便 pH 多<6,且常<5.5。粪便还原糖测定阳性。呼气氢试验呼气氢增高。

(2)脂肪吸收不良:显微镜检查粪便脂肪阳性。血清胡萝卜素下降至 $1\sim2~\mu g/L$。通过测定食物和粪便的脂肪含量计算脂肪吸收系数下降(1 岁以上正常儿的系数为 95% 或更高)。

二、护理评估

(一)健康史

了解患儿喂养史、腹泻发生的时间、每天大便的次数,以及有无肠炎、小肠手术等病史和生长发育情况。

(二)症状、体征

评估有无脱水、酸中毒表现,以及有无臀红、有无营养不良、有无维生素缺乏症表现。观察大便性状、颜色。

(三)社会、心理

评估父母及患儿对疾病的认识和态度及抚养能力。

(四)辅助检查

了解糖吸收不良患儿的粪便 pH、粪便还原糖测定结果、呼气氢是否增高。对于脂肪吸收不良患儿应注意其粪便脂肪镜检情况、血清胡萝卜素含量、脂肪吸收系数。

三、常见护理问题

(一)腹泻

与食物消化障碍有关。

(二)营养不良

与糖、脂肪吸收障碍有关。

(三)皮肤黏膜完整性受损

与酸性粪便刺激有关。

(四)潜在并发症

脱水、酸中毒、脂溶性维生素缺乏、贫血。

四、护理措施

(一)饮食管理

(1)糖吸收不良:继发性双糖酶缺乏症患儿只需暂时限食乳糖或给低乳糖奶,如发酵奶或低乳糖奶粉。原发病恢复后 2～3 周多数患儿双糖酶功能逐渐恢复,即可逐步恢复正常饮食。继发性单糖吸收不良者需在饮食中去除所有糖,待疾病好转可逐渐恢复正常饮食。先天性乳糖酶缺乏患儿禁食乳糖,包括各种乳类及含乳的食品,婴儿可用不含乳糖的奶粉。

(2)脂肪吸收不良:给高热量、高蛋白、低脂肪的食物。避免粗糙的高渣食物,如坚果、葡萄干等。较重患儿饮食控制效果不理想时,可暂禁食,应用全静脉营养,以使肠道休息并保证足够的营养和热量。营养不良患儿引起的脂肪吸收不良应用全静脉营养,饮食应少量多餐,逐步增加。乳糜泻应限制进食麦类食物。

(3)饮食中注意补充维生素和矿物质。

(4)注意选择柔软、易消化的食物,少量多餐,逐步增加,减轻肠道负担。

(二)皮肤护理

勤换尿布,每次便后清洗臀部,并涂上润滑油,以保护臀部皮肤免受大便刺激。

(三)病情观察

注意大便的次数、量、性状的改变。注意有无脱水和酸中毒的表现。注意有无维生素缺乏的相关表现,如角膜软化症、维生素 D 缺乏病、维生素 K 缺乏引起的出血等。

(四)健康教育

(1)简单讲解该疾病的发病机制、治疗过程及可能发生的并发症。

(2)向家长和患儿解释饮食管理的意义。

(3)根据吸收不良的不同类型给予相应的饮食指导。

(4)指导臀部皮肤护理方法。

五、出院指导

（一）饮食管理的原则

满足生长发育营养需求，减轻小肠负担、有利于消化吸收。

（二）饮食指导

（1）介绍相应的特殊饮食，如低乳糖和不含乳糖食物、低脂饮食等。低乳糖饮食有发酵奶、低乳糖奶粉，不含乳糖饮食有豆奶粉、豆浆及不含乳糖的奶粉。为保证营养，豆浆中每 500 mL 需加食盐 0.5 g，乳酸钙 1.5 g，葡萄糖 30 g。低脂食物有低脂奶粉、鸡蛋白、鱼、瘦肉、虾、豆类及各种蔬菜。稻米、玉米可替代麦类的食物。

（2）介绍维生素和矿物质含量高的食物。

（3）添加食物应循序渐进，由少到多。

（4）购买食品前注意阅读食品标签。

（5）要做好长时间应用特殊饮食的打算，保证特殊饮食的供给，直至疾病恢复后再逐步过渡到正常饮食。继发性双糖酶缺乏症者，在原发病恢复后 2～3 周多数患儿双糖酶功能逐渐恢复，即可逐渐恢复正常饮食。

（6）与医院保持联系，适时调整饮食，保证营养，满足患儿生长发育之需。

（三）饮食耐受与否的观察方法

主要观察大便的性状。糖不耐受者，大便次数多，水样便，粪便棕色，含泡沫，具有酸臭；脂肪不耐受者，粪便为淡黄色，量及次数增多，发亮，臭味重，伴腹胀、腹痛，精神倦怠，好哭。

4.生长发育正常与否的评估

告之体重、身高正常值的计算方法及头围、胸围、腹围的测量方法等。

（代建荣）

第八节　肠　套　叠

肠套叠是指肠管的一部分及其相邻的肠系膜套入邻近肠腔内的一种肠梗阻。以 4 月龄至 2 岁以内小儿多见，冬春季发病率较高。

一、临床特点

（一）腹痛

表现为阵发性哭闹，20～30 分钟发作一次，发作时脸色发白、拒奶、手足乱动、呈异常痛苦的表情。

（二）呕吐

在阵发性哭闹开始不久，即出现呕吐，开始时呕吐物为奶汁或其他食物，呕吐次数增多后可含有胆汁。

（三）血便

血便是肠套叠的重要症状，一般多在套叠后 8～12 小时排血便，多为果酱色黏液血便。

（四）腹部肿块

在右侧腹或右上腹季肋下可触及一腊肠样肿块,但腹胀明显时肿块不明显。

（五）右下腹空虚感

右下腹空虚感是因回盲部套叠使结肠上移,故右下腹较左侧空虚,不饱满。

（六）肛门指诊

指套上染有果酱样血便,若套叠在直肠,可触到子宫颈样套叠头部。

（七）其他

晚期患儿一般情况差,精神萎靡,反应迟钝,嗜睡,甚至休克。若伴有肠穿孔则情况更差,腹胀明显,有压痛,肠鸣音减弱,腹壁水肿,发红。

（八）辅助检查

(1)空气灌肠:对高度怀疑肠套者,可选此检查,确诊后,可直接行空气灌肠整复。

(2)腹部 B 超:套叠肠管肿块的横切面似靶心样同心圆。

(3)腹部立位片:腹部见多个液平面的肠梗阻征象。

二、护理评估

（一）健康史

了解患儿发病前有无感冒、突然饮食改变及腹泻、高热等症状。询问以前有无肠套叠病史。

（二）症状、体征

询问腹痛性质、程度、时间、发作规律和伴随症状及诱发因素,询问有无腹部肿块及血便。评估呕吐情况、有无发热及脱水症状。

（三）社会、心理

评估家长对小儿喂养的认知水平和对疾病的了解程度,以及对预后是否担心。

（四）辅助检查

分析辅助检查结果,了解腹部 B 超、腹部 X 线立位片等结果。

三、常见护理问题

（一）体温过高

与肠道内毒素吸收有关。

（二）体液不足

与呕吐、禁食、胃肠减压、高热、术中失血失液有关。

（三）舒适的改变

与腹痛、腹胀有关。

（四）合作性问题

肠坏死、切口感染、粘连性肠梗阻。

四、护理措施

（一）术前

(1)监测生命体征,严密观察患儿精神、意识状态、有无脱水症状及腹痛性质、部位、程度,观察呕吐次数、量及性质。呕吐时头侧向一边,防止窒息,及时清除呕吐物。

（2）开放静脉通路,遵医嘱使用抗生素,纠正水、电解质紊乱。

（3）术前做好禁食、备皮、皮试等准备,禁用止痛剂,以免掩盖病情。

（二）术后

（1）术后患儿回病房,去枕平卧4～6小时,头侧向一边,保持呼吸道通畅,麻醉清醒后可取平卧位或半卧位。

（2）监测血压、心率、尿量,评估皮肤弹性和黏膜湿润情况。

（3）监测体温变化,由于肠套叠整复后毒素的吸收,应特别注意高热的发生,观察热型及伴随症状,及早控制体温,防止高热惊厥。出汗过多时,及时更换衣服,以免受凉。发热患儿每4小时监测1次体温,给予物理降温或药物降温,并观察降温效果,保持室内通风。

（4）观察肠套叠复位术后有无阵发性哭闹、呕吐、便血,以防再次肠套。

（5）禁食期间,做好口腔护理,根据医嘱补充水和电解质溶液。

（6）密切观察腹部症状,有无呕吐、腹胀、肛门排气,观察排便情况并记录、保持胃肠减压引流通畅,观察引流液量、颜色、性质。

（7）肠蠕动恢复后,饮食以少量多餐为宜,逐步过渡,避免进食产气、胀气的食物,并观察进食后有无恶心、呕吐、腹胀情况。

（8）观察伤口有无渗血、渗液、红肿,保持伤口敷料清洁、干燥,防止大小便污染伤口。

（9）指导家长多安抚患儿、分散注意力,避免哭闹。

（三）健康教育

（1）由于陌生的环境、对疾病相关知识的缺乏及担心手术预后,患儿及其家长易产生恐惧、焦虑的情绪,护理人员应热情、耐心介绍疾病的发生、发展过程及主要的治疗方法、手术目的及必要性,排除顾虑,给予心理支持,使其积极配合治疗。

（2）认真做好各项术前准备,向患儿及其家长讲解备皮、禁食、皮试、术前用药的目的及注意事项,取得家长的理解和配合。

（3）术后康复过程中,指导家长加强饮食管理,防止再次发生肠套叠。

五、出院指导

（1）饮食:合理喂养,添加辅食应由稀到稠,从少量到多量,从一种到多种,循序渐进。注意饮食卫生,预防腹泻,以免再次发生肠套叠。

（2）伤口护理:保持伤口清洁、干燥,勤换内衣,伤口未愈合前禁止沐浴,忌用手抓伤口。

（3）适当活动,避免上下举逗孩子。

（4）如患儿出现阵发性哭闹、呕吐、便血或腹痛、腹胀,伤口红肿等情况,应及时去医院就诊。

（代建荣）

第九节 粘连性肠梗阻

粘连性肠梗阻是指肠管与腹腔脏器之间或肠管之间广泛性粘连或纤维束带形成而引起的肠梗阻,它与腹部手术和腹腔感染有密切联系,是较常见的肠梗阻,占各种类型肠梗阻总数的20%

～30％。

一、临床特点

(一)腹痛
不同原因引起的肠梗阻临床上腹痛表现各不相同。阵发性腹痛多为单纯性肠梗阻,持续性腹痛多为绞窄性肠梗阻。

(二)呕吐
梗阻初期为反射性呕吐,高位肠梗阻呕吐频繁,呕吐物为胃液、胆汁及十二指肠液。低位肠梗阻呕吐发生晚,呕吐次数少,呕吐物为粪样物并伴有臭味。呕吐严重时可出现脱水症状。

(三)腹胀
腹胀程度与梗阻部位有关。梗阻部位高,腹胀不明显;梗阻部位低,腹胀明显。

(四)停止排气、排便
完全性肠梗阻不能自肛门排气、排便。

(五)可见肠型或蠕动波,肠鸣音亢进或消失。
绞窄性肠梗阻可有腹膜刺激征,查体时可触摸到腹部包块。

(六)辅助检查
(1)腹部立位 X 线平片:粘连性肠梗阻时,腹部立位 X 线片特点是肠管扩张不均匀,气液平面大小不等,在右侧腹部无肠管扩张的范围,偶可出现小的肠腔气体影,提示为不完全性肠梗阻。当发现异常扩张的肠襻,呈咖啡豆样或"C"形时,是典型的完全性及绞窄性肠梗阻的 X 线影像。

(2)钡餐胃肠透视:对不完全肠梗阻也可行此检查,观察梗阻部位及梗阻程度,以明确诊断。

(3)腹部超声检查:对特殊原因导致肠梗阻,如肿瘤、囊肿等,B 超检查可以鉴别,有经验者可探查出梗阻部位的形态,是否为完全梗阻。

(4)实验室检查:绞窄性肠梗阻时外周血白细胞计数增高,中性粒细胞升高。

二、护理评估

(一)健康史
了解患儿有无先天性的肠道发育畸形、有无腹腔内感染史及手术史,以及术后是否有经常腹痛的病史。

(二)症状、体征
评估腹痛的性质和程度、呕吐的次数、呕吐物的性质和量及有无脱水症状,评估腹胀程度及肛门排气、排便情况。

(三)社会、心理
评估较大患儿是否因疼痛或害怕手术而情绪紧张或恐惧,评估家长对该疾病知识和治疗的认识程度,以及家长对预后和治疗费用是否担心和焦虑。

(四)辅助检查
了解腹部 X 线片、钡餐胃肠透视和腹部 B 超结果。

三、常见护理问题

（一）焦虑

与疼痛、环境改变、年长儿担心手术预后有关。

（二）体液不足

与禁食、呕吐、胃肠减压、术中失血失液有关。

（三）疼痛

与肠梗阻、炎性渗出物刺激、手术切口有关。

（四）低效性呼吸形态

与腹胀致膈肌上抬、手术切口疼痛限制呼吸有关。

（五）合作性问题

感染。

四、护理措施

（一）非手术治疗的护理

（1）禁食期间做好口腔护理，观察口腔黏膜、皮肤弹性、尿量等，评估有无脱水症状。纠正水、电解质紊乱。按时应用抗生素，控制感染。

（2）观察呕吐情况，呕吐时头侧向一边，及时清除呕吐物，防止窒息，保持胃肠减压引流通畅，观察引流液的性质、颜色和量。

（3）密切观察病情变化，持续观察腹痛、腹胀和肛门排气、排便情况，评估疾病的进展，如出现腹痛、腹胀加剧、胃肠引流液量增加或出现腹膜炎症状时，应立即向医师汇报。

（二）手术治疗的护理

1.术前

（1）严密观察病情变化，观察腹痛的性质、部位、程度、腹胀情况，以及肛门排气、排便情况。

（2）观察呕吐的性质、次数和量，评估有无脱水症状。保持胃肠减压管通畅，并观察引流液的性质、颜色和量。

（3）做好禁食、备皮、皮试等术前准备，禁用止痛剂，以免掩盖病情。

2.术后

（1）术后患儿回到病房，去枕平卧 4～6 小时，头侧向一边，保持呼吸道通畅，必要时给氧。做好麻醉清醒前护理。

（2）监测生命体征变化，密切观察腹部症状，以及有无呕吐、腹胀、肛门排气排便情况，保持胃肠减压引流通畅，并观察引流液的性质、颜色和量。

（3）禁食期间，做好口腔护理，根据医嘱合理补充水和电解质溶液。

（4）肠蠕动恢复后，饮食应以少量多餐为宜，逐步过渡，避免进食产气、胀气食物，并观察进食后有无腹痛、腹胀、呕吐等症状，如有上述症状应暂禁食。观察是否有再次肠梗阻、肠吻合口瘘、吻合口狭窄等并发症。

（5）术后早期予半卧位，鼓励尽早活动，防止再次肠粘连，利于机体恢复。

（6）观察伤口有无渗血、渗液、红肿，保持伤口敷料清洁、干燥，小婴儿避免大小便污染伤口。

（7）多关心爱护患儿，分散其注意力，以减轻疾病带来的痛苦，促进患儿早日康复。

（三）健康教育

（1）应耐心介绍疾病的发生、发展过程及治疗方法，以排除顾虑，给予心理支持，使患儿及家长积极配合治疗。

（2）向患儿及其家长讲解各项术前准备（备皮、禁食、皮试、术前用药）的目的及注意事项。

（3）指导和说明保持胃肠减压管通畅的重要性，术后注意观察腹部体征变化，鼓励早期活动，恢复期饮食应少量多餐，逐步过渡到普通饮食。

五、出院指导

（一）饮食

出院后适当增加营养，给予高蛋白、高热量、易消化的食物，饮食要定时定量，不能过饱。

（二）伤口护理

保持伤口清洁、干燥，伤口未愈合前禁止沐浴，小婴儿的双手用干净的手套套住，忌用手抓伤口，发现伤口红肿痛时及时去医院就诊。

（三）活动

活动量应适宜，做到循序渐进，以促进伤口愈合，预防肠粘连。避免剧烈活动，防止伤口裂开。

（四）注意观察腹部情况

如出现腹胀、腹痛、呕吐、发热、排便困难等症状，应及时去医院检查，以防再次发生肠粘连。

（代建荣）

第十节　先天性肠闭锁

先天性肠闭锁是在胚胎时因某种原因（空化不全、扭转、炎症）引起的肠管闭锁，为完全性肠梗阻，是一种较常见的消化道畸形。

一、临床特点

（1）呕吐：患儿出生后即有呕吐，呕吐物多含有胆汁，量多。低位肠闭锁可吐出粪汁样物。

（2）腹胀：低位肠闭锁腹胀明显，高位肠闭锁仅见上腹饱胀且不明显。

（3）便秘：出生后无胎便或仅有少量灰白色或青灰色的黏液样"大便"排出；但其表面无光泽，松散而不黏稠。这对该病有诊断价值。

（4）上腹或全腹胀、软，可见肠型，早期肠鸣音亢进，后期肠鸣音减弱或消失，直肠指检未及胎粪。若肠穿孔则腹胀突然加剧，呼吸困难，一般情况恶化，出现腹壁水肿、发红、肠鸣音消失。

（5）辅助检查。①血气分析及电解质测定：呕吐频繁可能引起代谢紊乱和电解质失衡。②腹部 X 线立位片：可见上腹部有液平，下腹因肠管闭锁肠腔内无气体，呈大片致密阴影。

二、护理评估

（一）健康史

了解母亲妊娠史。询问患儿有无排便及呕吐、腹胀出现的时间和进展情况。评估有无合并其他畸形。

（二）症状、体征

评估呕吐频率、性质,腹胀程度。评估有无脱水及电解质失衡。

（三）社会、心理

评估家长对该疾病知识的认知能力和对治疗预后的心理承受水平,了解家长的经济状况和支持程度。

（四）辅助检查

了解腹部 X 线立位片、血气分析及电解质测定结果。

三、常见护理问题

（一）有窒息的危险

与呕吐有关。

（二）体液不足

与呕吐、禁食、胃肠减压有关。

（三）体温不升

与新生儿体温调节中枢发育不完善、皮下脂肪薄、术中身体暴露、散热增加有关。

（四）合作性问题

感染、粘连性肠梗阻。

四、护理措施

（一）术前

(1)注意保暖,用暖箱维持体温恒定。

(2)评估腹胀情况,观察并记录呕吐的次数、量和性质,予头侧卧位,防止呕吐、窒息。评估有无脱水症状,根据病情按医嘱及时补充生理需要的液体和电解质,必要时输全血或血浆以提高机体抵抗力。

(3)保持胃肠减压引流通畅,并观察引流液的量和性质。

(4)做好禁食、备皮、皮试等术前准备工作。

（二）术后

(1)术后监测生命体征,保持呼吸道通畅,予头侧卧位,置患儿于保温箱内,维持恒定的体温。

(2)观察有无腹胀、呕吐及排气排便情况,保持胃肠减压管通畅,观察引流液的量和性质,观察首次大便的时间、性质,及时报告医师。

(3)禁食期间,做好口腔护理,根据医嘱及时正确补液,防止低血糖发生。

(4)肠蠕动恢复后,奶量应由少到多,耐心喂养,观察喂奶后有无腹胀、呕吐情况。

(5)观察伤口有无渗血、渗液,保持伤口敷料清洁、干燥。避免过度哭闹,防止伤口裂开及大小便污染伤口。

（三）健康教育

（1）护理人员要做好安慰解释工作,向家长介绍环境、疾病发生与发展过程、手术治疗的必要性,以排除家长的顾虑,使其积极配合治疗,使患儿早日康复。

（2）向家长讲解备皮、禁食、皮试、术前用药的目的和注意事项,以取得患儿家长的配合和理解。

（3）告诉家长保持患儿胃肠减压通畅的重要性,减少呕吐,防止窒息,术后指导家长喂养方法,宜少量多餐,逐渐加量。

五、出院指导

（1）饮食讲解母乳喂养的优点,提倡母乳喂养,少量多餐,4个月后逐渐增加辅食。

（2）伤口护理保持伤口清洁干燥,避免剧烈哭闹,防止伤口裂开。如发现伤口红肿及时就诊。

（3）注意观察腹部情况,如出现腹胀、呕吐、排便困难等情况,应及时去医院检查,以防发生肠粘连。

（4）定期到医院复查。

（代建荣）

第十一节　先天性肛门直肠畸形

先天性肛门直肠畸形是因胚胎期直肠肛门发育障碍而形成的各类消化道畸形,先天性肛门直肠畸形为该类畸形较常见的一种。本病的手术死亡率虽在2%以下,但术后并发症多,如肛门失禁、肛门狭窄、瘘管复发等。

一、临床特点

（一）无瘘组

出生后正常肛门处封闭,其他部位无瘘口,无胎便排出,继之出现腹胀、呕吐。呕吐物早期为含胆汁样物,后为粪便样物。可分为以下四种。

（1）低位畸形:原肛门位有薄膜覆盖,哭闹时肛门处有冲击感。

（2）高位畸形:原肛门处皮肤略凹陷,色泽较深,哭闹时无冲击感。

（3）中间位畸形:介于低位畸形与离位畸形二者之间。

（4）直肠闭锁者:可见正常肛门口,但伸入2～3 cm即受阻不通。

（二）有瘘组

正常肛门处闭锁,但可在会阴部、女性前庭或阴道（男性尿道）找到瘘口,有粪便排出。

（三）辅助检查

（1）X线倒立侧位摄片:出生后12小时后摄片检查充气的直肠盲端与闭锁肛门位置的间距来判别畸形类型。间距小于2 cm为低位畸形,2～4 cm为中间型畸形,大于4 cm为高位畸形。另可用P-C线（耻骨联合上缘与骶尾关节的联合处连线）及I线（从坐骨下缘最低点做一与P-C线的平行线）做标志线,直肠盲端位于P-C线以上为高位畸形,I线以下为低位,畸形介于P-C线及I线之间为中间位畸形,但其影响因素较多。

(2)瘘管造影:可显示瘘管走向、长度及与直肠关系。

(3)阴道造影:可了解直肠阴道瘘患儿的泄殖腔畸形与直肠阴道瘘的关系。

(4)排泄性膀胱尿道造影:可显示直肠尿道瘘的走向、位置。

二、护理评估

(一)健康史

了解母亲妊娠史。询问患儿会阴部是否有瘘口和有无胎便排出。评估患儿有无合并其他畸形。

(二)症状、体征

评估腹胀程度及呕吐的次数、性质及量,有无脱水及电解质紊乱,检查原始肛门处位置及在会阴部、女性前庭阴道、男性尿道有无瘘口,排尿时有无粪便排出。

(三)社会、心理

评估患儿家长对该疾病的认识程度及心理反应、有无自卑心理、对手术治疗有无信心、接受程度及家庭经济支持能力等。

(四)辅助检查

了解X线倒立侧位摄片结果,判断无肛位置的高低。

三、常见护理问题

(一)有窒息的危险

与呕吐有关。

(二)舒适的改变

与肛门闭锁致腹胀、呕吐有关。

(三)营养失调:低于机体需要量

与营养供给不足、消化吸收功能减弱有关。

(四)体液不足

与禁食、呕吐、胃肠减压有关。

(五)有感染的危险

与粪便污染伤口、患儿抵抗力低下有关。

(六)知识缺乏

缺乏康复期家庭护理知识。

四、护理措施

(一)术前

(1)注意保暖,维持体温恒定,必要时放入保温箱。

(2)评估腹胀情况,观察、记录呕吐的次数、量和性质,防止呕吐窒息。

(3)评估有无脱水症状,开放静脉通路,根据医嘱按时完成补液。

(4)给予禁食、胃肠减压,保持胃管引流通畅,并观察引流液的量和性质。

(5)观察外阴部有无胎便痕迹,并观察其粪便出口。

(6)做好禁食、备皮、皮试等术前准备。

（二）术后

(1)监测生命体征,保持呼吸道通畅,有缺氧症状时,予氧气吸入。

(2)麻醉清醒后取蛙式仰卧位或俯卧位,充分暴露肛门口,保持肛门口清洁,每天随时用生理盐水棉球或聚乙烯吡咯烷酮碘棉球擦去肛门排出的粪便,观察肛门有无渗血红肿、脓性分泌物等感染症状,观察排便情况。

(3)注意保暖,维持体温正常,必要时入保温箱。

(4)评估腹胀情况,观察有无呕吐,观察肛门排气排便情况,保持胃肠减压通畅,观察引流液的量和性质。

(5)禁食期间,做好口腔护理,保证液体输入,及时纠正水、电解质紊乱,根据医嘱予以清蛋白、血浆等支持疗法。

(6)留置导尿管者,保持导尿管引流通畅,观察记录小便量,保持会阴部清洁。

(7)行肠造瘘者,注意观察肠管血液循环和排便情况,及时清除瘘口排出物,保持造瘘口周围皮肤清洁、干燥,造瘘口周围皮肤可涂以呋锌油、氧化锌粉等,保持腹部伤口的敷料清洁干燥。

(8)术后因切口瘢痕挛缩,可导致肛门不同程度狭窄,需定期扩肛,一般于手术后2周开始,术后1～3个月,每天一次,每次5～10分钟;术后4～6个月,每周2～3次;术后7～12个月,每周1次,从小拇指开始,逐步到中指、示指扩肛,或用扩肛器,由细到粗。

（三）健康教育

(1)护理人员要热情向家长介绍疾病的性质、手术的必要性及预后,以排除家长顾虑,使其积极配合治疗。

(2)向家长讲解各项术前准备(胃肠减压、备皮、禁食、皮试、术前用药)的目的和注意事项,以取得家长的配合和理解。

(3)向家长说明术后扩肛的重要性,并指导家长掌握扩肛技术和注意事项。

五、出院指导

(1)饮食:向家长讲解母乳喂养的优点,提倡母乳喂养,按时添加辅食。

(2)造瘘口护理:注意观察造瘘口肠管的血液循环和排便情况,继续做好造瘘口周围皮肤的护理,保持清洁干燥。

(3)定期扩肛,指导并教会家长正确的扩肛方法,需强调必须坚持1年,不得随意中断,以保证扩肛效果。

(4)根据医嘱,定期来院复查。

（代建荣）

第十二节　先天性肥厚性幽门狭窄

先天性肥厚性幽门狭窄是幽门环肌增生肥厚使幽门管腔狭窄引起的不全梗阻,一般出生后2～4周发病。

一、临床特点

（一）呕吐

呕吐是该病早期的主要症状，每次喂奶后数分钟即有喷射性呕吐，呈进行性加重。呕吐物常有奶凝块，不含有胆汁，少数患儿因呕吐频繁致胃黏膜渗血而使呕吐物呈咖啡色。呕吐后即有饥饿感。

（二）进行性消瘦

因呕吐、摄入量少和脱水，患儿消瘦，出现老人貌、皮肤松弛、体重下降。

（三）上腹部膨隆

偶可见上腹部膨隆，有自左向右移动的胃蠕动波，右上腹可触及橄榄样肿块，是幽门狭窄的特有体征。

（四）辅助检查

（1）X 线钡餐检查：透视下可见胃扩张，胃蠕动波亢进，钡剂经过幽门排出时间延长，胃排空时间也延长，幽门前区呈鸟嘴状。

（2）B 超检查：其典型声源图改变为幽门环肌增厚，>4 mm。

（3）血气分析及电解质测定：可表现为低氯性碱中毒、低钾性碱中毒。晚期脱水加重，可表现代谢性酸中毒。

二、护理评估

（一）健康史

了解患儿呕吐出现时间、呕吐的程度及进展情况。评估患儿的营养状况及生长发育情况，了解家族中有无类似疾病发生。

（二）症状、体征

了解呕吐的次数、性质、量及大小便次数、量。评估营养状况、有无脱水及其程度。

（三）社会、心理

了解家长对患儿手术的认识水平及对治疗护理的需求。

（四）辅助检查

了解 X 线钡餐检查及 B 超检查结果，了解血气分析及电解质测定结果。

三、常见的护理问题

（1）有窒息的危险：与呕吐有关。

（2）营养失调，低于机体需要量：与频繁呕吐、摄入量少有关。

（3）体液不足：与呕吐、禁食、术中失血失液、胃肠减压有关。

（4）组织完整性受损：与手术切口、营养状态差有关。

（5）合作性问题：切口感染、裂开或延期愈合。

四、护理措施

（一）术前

（1）监测生命体征变化，观察呕吐的情况，了解呕吐方式、呕吐物性质和量，并及时清除呕吐物。

(2)喂奶应少量多餐,喂奶后应竖抱并轻拍婴儿背部,促使胃内的空气排出,待打嗝后再平抱,以预防和减少呕吐的发生。睡眠时应尽量右侧卧,防止呕吐物误吸引起窒息。

(3)做好禁食、备皮、皮试等术前准备。

(二)术后

(1)术后应去枕平卧位,头偏向一侧,保持呼吸道通畅,监测血氧饱和度,清醒后可取侧卧位。

(2)监测体温变化,如体温不升,需采取保暖措施。

(3)监测血压、心率、尿量,评估黏膜和皮肤弹性。

(4)术后大多数患儿呕吐还可持续数天才能逐渐好转,评估呕吐的量、性质、颜色,及时清除呕吐物,防止误吸。

(5)进腹的幽门肌切开术一般需禁食24～48小时、给予胃肠减压、做好口腔护理,并保持胃管引流通畅,观察引流液的量、颜色及性质。腹腔镜下幽门肌切开术6小时后即可进食。奶量应由少到多,耐心喂养。

(6)保持伤口敷料清洁干燥,观察伤口有无红肿、渗血、渗液,避免剧烈哭闹,防止切口裂开。

(三)健康教育

(1)应该热情接待,耐心向家长介绍疾病发生、发展过程和手术治疗的必要性等。讲解该疾病的近、远期治疗效果是良好的,不会影响孩子的生长发育。

(2)向患儿家长仔细讲解术前准备的主要内容、注意事项、用药目的,充分与其沟通,取得家长积极配合。

(3)对家长进行喂奶的技术指导,注意喂乳方法,预防和减少呕吐的发生,防止窒息。

五、出院指导

(1)饮食指导:少量多餐,合理喂养。介绍母乳喂养的优点,提倡母乳喂养。4个月后可逐渐添加辅食。

(2)伤口护理:保持伤口敷料清洁,切口未愈合时禁止浸水沐浴,小婴儿的双手要套上干净的手套,避免用手抓伤口导致发炎。如发现伤口红肿应及时去医院诊治。

(3)按医嘱定期复查。

(代建荣)

第十三节　先天性巨结肠

先天性巨结肠又称希尔施普龙病(Hirschsprung disease,HD),是一种较为多见的肠道发育畸形。主要是因结肠的肌层、黏膜下层神经丛内神经节细胞缺如,引起该肠段平滑肌持续收缩,呈痉挛状态,形成功能性肠梗阻,而近端正常肠段因粪便滞积、剧烈蠕动而逐渐代偿性扩张、肥厚形成巨大的扩张段。

一、临床特点

（1）新生儿首次排胎粪时间延迟，一般于出生后 48～72 小时才开始排便，或需扩肛、开塞露通便后才能排便。

（2）顽固性便秘：大便几天一次，甚至每次都需开塞露塞肛或灌肠后才能排便。

（3）呕吐、腹胀：由于是低位性、不全性、功能性肠梗阻，故呕吐、腹胀出现较迟，腹部逐渐膨隆呈蛙腹状，一般为中度腹胀，可见肠型，肠鸣音亢进，儿童巨结肠左下腹有时可触及粪石块。

（4）全身营养状况：病程长者可见消瘦、贫血貌。

（5）直肠指检：直肠壶腹部有空虚感，在新生儿期，拔出手指后有爆发性肛门排气、排便。

（6）辅助检查。①结肠钡灌肠造影：显示狭窄的直肠、乙状结肠、扩张的近端结肠，若肠腔内呈鱼刺状或边缘呈锯齿状，表明伴有小肠结肠炎。②腹部 X 线立位平片：结肠低位肠梗阻征象，近端结肠扩张。③直肠黏膜活检：切取一小块直肠黏膜及肌层做活检，先天性巨结肠者神经节细胞缺如，异常增生的胆碱能神经无增多、增粗。④肛管直肠测压法或下消化道动力测定：当直肠壶腹内括约肌处受压后，正常小儿和功能性便秘小儿其内括约肌会立即出现松弛反应，但巨结肠患儿未见松弛反应，甚至可见压力增高，但对两周内的新生儿此法可出现假阴性结果。

二、护理评估

（一）健康史

了解患儿出现便秘腹胀的时间、进展情况及家长对患儿排便异常的应对措施。评估患儿生长发育有无落后，询问家族中有无类似疾病发生。

（二）症状、体征

询问有无胎便延迟排出及顽固性便秘时间；有无呕吐及呕吐的时间、性质、量；腹胀程度；有无消瘦、贫血貌。

（三）社会、心理

评估较大患儿是否有自卑心理、有无因住院和手术而感到恐惧，了解家长对疾病知识的认识程度和经济支持能力，了解家长对患儿的关爱程度和对手术效果的认知水平。

（四）辅助检查

直肠黏膜活检神经节细胞缺如支持本病诊断。了解结肠钡灌肠造影、腹部立位 X 线平片、肛管直肠测压、下消化道动力测定结果。

三、常见护理问题

（1）舒适的改变：与腹胀、便秘有关。

（2）营养失调，低于机体需要量：与食欲缺乏、肠道吸收功能障碍有关。

（3）有感染的危险：与手术切口、机体抵抗力下降有关。

（4）体液不足：与术中失血失液、禁食、胃肠减压有关。

（5）合作性问题：巨结肠危象。

四、护理措施

（一）术前

（1）给予高热量、高蛋白质、高维生素和易消化的无渣饮食，禁食有渣的水果及食物，以利于灌肠。

（2）巨结肠灌肠的护理：彻底灌净肠道积聚的粪便，为手术做好准备。在灌肠过程中，操作应轻柔，肛管应插过痉挛段，同时注意观察患儿的反应、洗出液的颜色，保持出入液量平衡，灌流量每次 100 mL/kg 左右。

（3）肠道准备：手术日晨灌肠排出液必须无粪渣。手术前日、手术日晨予甲硝唑口服或保留灌肠。

（4）做好术前禁食、备皮、皮试、用药等术前准备。

（二）术后

（1）患儿回病房后，去枕平卧 4～6 小时，头侧向一边，保持呼吸道通畅，防止术后呕吐或舌后坠引起窒息。

（2）监测心率、血压、尿量，评估黏膜和皮肤弹性，根据医嘱补充水和电解质溶液。

（3）让患儿取仰卧位，两大腿分开略外展，向家长讲明肛门夹钳固定的重要性，必要时用约束带约束四肢，使之基本制动，防止肛门夹钳伤到肠管或过早脱落。

（4）术后需禁食 3～5 天和给予胃肠减压，禁食期间，做好口腔护理，每天 2 次，并保持胃肠减压引流通畅，观察引流液的量、颜色和性质，待肠蠕动恢复后可进流质并逐步过渡为半流质饮食，限制粗糙食物，饮食宜少量多餐。

（5）观察腹部体征变化，注意有无腹胀、呕吐，伤口有无渗出，肛周有无渗血、渗液，随时用无菌生理盐水棉球或碘棉球清洁肛周及肛门夹钳，动作应轻柔。清洁用具需每天更换。

（6）指导家长如何保持患儿肛门夹钳的正确位置，使夹钳位置悬空、平衡。更换尿布时要轻抬臀部，避免牵拉夹钳。

（7）肛门夹钳常在术后 7～10 天自然脱落，脱落时观察钳子上夹带的坏死组织是否完整，局部有无出血。

（8）对留置肛管者，及时清除从肛管内流出的粪便，保护好臀部皮肤，防止破损。

（9）观察患儿排便情况，肛门狭窄时指导家长定时扩肛。

（10）观察有无夹钳提早或延迟脱落、有无小肠结肠炎和闸门综合征等并发症的发生。

（三）健康教育

（1）耐心介绍疾病的发生、发展过程及手术的必要性和预后等，以排除患儿及家长的顾虑。

（2）向患儿及家长讲解各项术前准备（备皮、禁食、皮试、术前用药）的目的和注意事项，以取得患儿及家长的配合。

（3）向患儿及家长讲解巨结肠灌肠的目的、灌肠时间及注意事项，以及进食无渣饮食的目的。

（4）解释术后注意保持肛管和肛门夹钳位置固定的重要性，随时清除粪便，保持肛门区清洁及各引流管引流通畅，以促使患儿早日康复。

（四）出院指导

（1）饮食适当增加营养，3～6 个月内给予高蛋白、高热量、低脂、低纤维、易消化的食物，以促进患儿的康复。限制粗糙食物。

（2）伤口护理：保持伤口清洁，敷料干燥。小婴儿忌用手抓伤口。如发现伤口红肿应及时就诊。

（3）出院后密切观察排便情况，若出现果酱样伴恶臭大便，则提示可能发生小肠结肠炎，应及时去医院诊治。

（4）肛门狭窄者要定时扩肛，教会家长正确的扩肛方法，并定期到医院复查。

（代建荣）

第十四节　新生儿坏死性小肠结肠炎

一、疾病概述

新生儿坏死性小肠结肠炎（necrotizing enterocolitis of newborn，NEC）是一种严重威胁新生儿的胃肠道急症，发病率为 $1‰\sim5‰$，多发于早产儿，且病死率高。新生儿坏死性小肠结肠炎临床以腹胀、呕吐、腹泻、便血为主要临床表现，起病急，可危及生命。

（一）病情进展分期

贝尔分期修正标准：包括临床表现、实验室检查及治疗。详见表 14-1。

表 14-1　新生儿坏死性小肠结肠炎的贝尔分期修正标准

分期	全身症状	肠道症状	X 线表现	治疗
ⅠA：疑似 NEC	体温不稳定，呼吸暂停、心动过缓、倦怠	鼻饲残留增加、轻度腹胀、呕吐、便血阳性	正常或肠管扩张、轻度梗阻	禁食、抗生素 3 天
ⅠB：疑似 NEC	同上	直肠出鲜红血	同上	同上
ⅡA：确诊 NEC 轻度病变	同上	上述加肠鸣音减弱或消失、有或无腹肌紧张	肠管扩张、梗阻、积气	禁食、如检查在 24～48 小时内正常，抗生素 9～10 天
ⅡB：确诊 NEC 中度病变	上述加轻度代酸和轻度血小板减少症	上述加明确的腹肌紧张、有或无蜂窝织炎或右下腹包块，肠鸣音消失、同ⅡA 有或无门静脉积气、有或无腹水	同上	禁食、抗生素 14 天、碳酸氢钠纠正酸中毒
ⅢA：进展 NEC 严重病变 肠壁未穿孔	同ⅡB，加低血压、心动过缓、严重呼吸暂停、混合型呼吸和代谢性酸中毒、弥散性血管内凝血、中性粒细胞减少症、无尿	上述加弥漫性腹膜炎、明显的腹肌紧张、腹胀、腹壁红斑	同ⅡB、明显腹水	同上加补液 200 mL(kg・d)、新鲜冰冻血浆、正性肌力药、气管插管通气治疗、穿刺术，如患者药物治疗 24～48 小时无改善则外科干预
ⅢB：进展 NEC 严重病变 肠壁穿孔	同Ⅲ期	同Ⅲ期	同上述ⅡB 加气腹	同上加外科干预

（二）症状和体征

详见图 14-1。

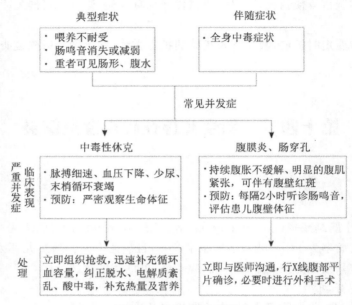

图 14-1　NEC 临床症状

（三）相关检查指标

1.X 线腹部平片

示肠气囊肿症、肠管扩张、肠腔多个液平面特征性表现时可确诊为 NEC。详见图 14-2。

2.血常规、CRP

需结合临床症状考虑有无细菌感染。

3.血培养

确诊感染细菌的种类。

4.粪隐血试验（＋）、动态血红蛋白

提示有无消化道潜在或大量出血情况。

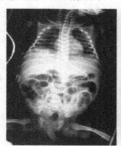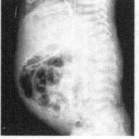

图 14-2　X 线腹部平片

5.血气分析、电解质、肝肾功能

对于长期禁食且全身感染患儿，可了解内环境是否稳定。

二、治疗概述

病情进展可根据贝尔分期修正标准分为 3 期。Ⅰ期、Ⅱ期时以内科保守治疗为主,需密切观察腹胀情况,定时量腹围,及时纠正酸中毒。对于确诊患儿应禁食、给予胃肠减压并同时予以营养支持,积极预防休克、肠穿孔等并发症的发生。Ⅲ期必要时需采取手术干预。

三、护理评估、诊断和措施

(一)NEC 常见护理问题

1.症状相关

(1)舒适度的改变:腹胀、腹痛,与肠壁组织坏死、炎症有关。

(2)体液不足的危险:与腹水致体液丢失过多、补充不足有关。

(3)体温过低:体温≤36 ℃,与患儿保暖不当、体温中枢发育不完善有关。

2.治疗相关

(1)有感染的危险:与造瘘袋维护不当有关。

(2)有受伤的危险:与胃肠减压负压吸引力过大、清洁灌肠有关。

3.并发症相关

(1)潜在并发症:中毒性休克,与肠壁组织坏死、毒素吸收有关。

(2)潜在并发症:腹膜炎,与肠壁组织坏死有关。

(二)家庭基本资料

个人病史:患儿有无窒息史、高渗乳汁喂养史、感染、早产等引起 NEC 的危险因素。

1.早产儿

胃肠道功能不完善,细菌易在胃肠道繁殖并产生炎症反应。

2.感染

致肠道缺乏分泌型 IgA,细菌分泌内毒素,入侵肠黏膜。

3.缺血后再灌注损伤

血液重新分布,肠系膜血管强烈收缩,致缺血,甚至坏死。

4.高渗乳汁喂养不当

可损伤肠黏膜,高渗乳汁中营养物质利于细菌生长。

(三)健康管理

1.体液不足的风险

患儿腹泻、呕吐为 NEC 患儿的术前的典型症状,此阶段的患儿不能耐受经肠道喂养,若未给予足够的肠外营养支持,可发生休克、低血糖。

(1)相关因素:腹泻、呕吐、静脉补液不足。

(2)护理诊断:体液不足的危险、有血糖不稳定的危险。

(3)护理措施:①严密观察患儿生命体征变化,每班评估患儿的神志、皮肤弹性、口唇黏膜、囟门及眼眶凹陷情况。②开放静脉,遵医嘱给予扩容、肠外营养支持。③观察呕吐色、性质、量,观察腹泻色、性质、量,每天测体重,记录 24 小时尿量。④暖床可在床表面覆盖保鲜膜,减少隐性失水。暖床/暖箱每班加水,保持相对湿度 50%～60%。

2.有受伤的危险

腹胀为 NEC 患儿的首发临床症状。保守治疗或术前的患儿需行胃肠减压或清洁灌肠。在治疗过程中,可能存在肠黏膜受损的风险,当胃肠减压压力过大时可致胃肠黏膜出血,清洁灌肠操作不当严重时可致肠穿孔。

(1)相关因素:胃肠减压、清洁灌肠压力过大。

(2)护理诊断:有受伤的危险。

(3)护理目的与措施:新生儿胃肠减压压力为 8.0～13.3 kPa(60～100 mmHg),清洁灌肠需量出为入。严格遵循新生儿护理常规。

胃肠减压护理如下。①确认患儿信息,并协助患儿摆舒适体位。②插胃管,调节吸引装置负压,用固定装置将引流管固定于床单。③胃肠减压开始后 30 分钟检查整个系统,确定在有效吸引中,再每 2 小时巡视一次。④告知患儿家长留置胃管减压期间的注意事项,包括禁止饮水和进食,保持口腔清洁,使患儿舒适,用清水清洁鼻腔每天 2 次或需要时口腔护理。⑤协助患儿取舒适体位,整理床单位。清理用物。

新生儿清洁灌肠如下。①确认患儿身份,协助患儿摆正确体位,取左侧卧位,膝屈曲,臀部移至床沿,垫一次性中单于臀下,盖被保暖。如患儿肛门外括约肌失去控制能力,可取仰卧位,臀下垫便盆。②暴露肛门,灌肠筒挂于输液架上,液面距肛门 40～60 cm,弯盘置臀边,润滑肛管前端,排出肛管内空气和冷溶液,夹紧橡胶管,暴露肛门,嘱患儿张口呼吸,放松腹部。③将肛管轻轻插入直肠,固定肛管,松开夹子,使溶液缓缓注入。④待溶液将完时,夹住橡胶管,卫生纸包住肛管,拔出放于弯盘内,擦净肛门,嘱患儿平卧,尽可能保留 5～10 分钟,以便粪便软化。⑤排便。

3.有感染的风险

如 NEC 患儿术后手术伤口尚未闭合、造瘘袋维护不当,排便污染手术切口,可致术后感染。

(1)相关因素:手术伤口感染、造瘘口污染、抵抗力弱。

(2)护理诊断:有感染的危险。

(3)护理目的与措施:患儿体温≤38 ℃。未发生手术伤口感染、造瘘口渗液等感染征象。①手术后,护理人员应保持手术伤口、造瘘口清洁,及时更换伤口敷料避免造瘘口粪便污染手术伤口。②重点监测。每隔 4 小时监测体温,观察有无手术伤口感染、造瘘口渗液等。③接触患者前后、操作前后、戴脱手套前后均需洗手,使用六步法。④操作时严格遵守无菌消毒技术。

(四)营养与代谢

营养不良(风险)NEC 患儿以肠道功能紊乱为主要临床症状,临床上常以腹胀为首发症状,重者可见肠型,并伴有肠鸣音减弱或消失。早期 NEC 肠道症状表现为呕吐胆汁样胃液,后转为咖啡渣样,且量逐渐增加,故患儿在肠功能恢复前需要长期禁食,从而加大营养不良的风险,而营养不良又可增加感染危险。

1.相关因素

呕吐、腹泻、肠道功能紊乱。

2.护理诊断

营养失调:低于机体需要量。

3.护理目的与措施

早产儿体重增长≥15 g/d;足月儿体重增长 18～20 g/d。

(1)持续营养状况评估:入院、每周或有营养失调可能时使用儿科营养不良评估筛查工具进行营养风险评估。每天测量患儿的体重,每周测头围。血清清蛋白、转铁蛋白等生化试验对一些患儿也是有帮助的。每天监测患儿的 24 小时出入量。此外,应评估患儿喂养史。

(2)支持性营养治疗:对 NEC 术前、术后患儿应较早安排 PICC 置管,早日建立长效静脉通路以保证全肠外营养(TPN)的使用,必要时遵医嘱予以丙种球蛋白、输血液制品。

(3)当患儿可进行肠内营养时,应耐心喂养,保证每顿奶量完成。每次喂养前须评估患儿腹部体征,有无喂养不耐受。经鼻饲管喂养,每次喂养前须评估有无潴留。

(4)定时训练吸吮吞咽功能,鼓励经口喂养。

(五)排泄

腹泻:NEC 可致腹泻,临床表现为排血便。腹泻可导致脱水、电解质紊乱或肛周黏膜破损,严重时可导致中毒性休克。

1.相关因素

肠道炎症、坏死。

2.护理诊断

腹泻。

3.护理目的与措施

排便≤3 次/天,肛周黏膜完整。

(1)观察大便次数、颜色、性状、量,测血压,密切观察生命体征的变化及有无脱水现象。当有休克的早期表现时应及时与医师沟通,配合扩容等急救处理。

(2)每天记录出入量,每天称体重。评估液体及饮食摄入量,评估肛周皮肤的完整性,保持肛周皮肤的清洁,预防红臀。

(3)评估腹泻的原因:如为术前肠道感染造成的腹泻,护理人员应立即禁食,防止奶液加重肠道感染、加重腹泻;如为术后喂养不耐受导致的腹泻,应与医师沟通,遵医嘱给予治敏奶喂养等。

(代建荣)

第十五章

泌尿系统疾病的护理

第一节　泌尿系统感染

　　尿路感染是常见的泌尿系疾病。感染可累及尿道、膀胱、肾盂及肾实质。患儿常有反复发作倾向,可伴有泌尿系统畸形,女性婴幼儿多见。

一、临床特点

（一）急性感染

1.新生儿

多由血行感染所致,以全身症状为主,如发热、吃奶差、体重不增、呕吐、腹泻等。

2.婴幼儿

全身症状重,局部症状轻微或缺如,主要表现为发热、呕吐、腹痛、腹泻,部分患儿有排尿中断、排尿时哭闹、夜间遗尿等。

3.儿童

与成人相似。上尿路感染以发热、腰痛等全身症状为主;下尿路感染以膀胱刺激征如尿频、尿急、尿痛为主。

（二）慢性感染

病程迁延,大于 6 个月。表现为反复感染、间歇性发热、精神不振、乏力、贫血等。

（三）辅助检查

1.尿常规

有血尿、脓尿、白细胞尿、蛋白尿。

2.尿培养

可获致病细菌。

3.血常规

中性粒细胞升高,慢性感染者可有贫血。

4.影像学检查

反复感染或迁延不愈者有可能存在泌尿系统畸形和膀胱输尿管反流。

二、护理评估

（一）健康史

询问患儿及家长的健康状况,了解患儿家庭的卫生习惯及既往是否有类似疾病的发生。了解女孩是否有蛲虫病、男孩是否有包茎或包皮过长,以及有无留置导尿管、泌尿系统结石或畸形、尿路损伤的病史。了解患儿近期是否经常有夜间遗尿现象和近期是否有感冒或去公共游泳池等诱因。

（二）症状、体征

询问有无尿频、尿急、尿痛或排尿哭闹等膀胱刺激征。测量生命体征,注意体温变化,评估有无恶心、呕吐、腰酸、腰痛等症状。对慢性感染患儿同时应询问有无间歇性发热、贫血、乏力等表现。

（三）社会、心理

了解患儿及家长的心态、对住院的反应及对患儿健康的需求。

（四）辅助检查

了解尿常规、尿培养结果以评估病情、判断药物的疗效。了解 X 线检查以评估有无泌尿道先天畸形。

三、常见护理问题

（一）体温过高

与细菌感染有关。

（二）排尿异常

与膀胱、尿道炎症有关。

（三）焦虑

与疾病反复发作有关。

四、护理措施

（一）休息

急性期卧床休息,症状消失后可适当活动。

（二）饮食

高热者给予易消化的半流质饮食,婴幼儿要勤喂水,年长儿要鼓励多饮水,以促使细菌毒素由尿中排出。

（三）对症护理

有高热时,可采取物理降温或药物降温措施。

（四）皮肤护理

保持会阴部清洁干燥,每天用 1：5 000 高锰酸钾液(或 1：5 000 呋喃西林液)坐浴 1～2 次。婴儿要勤换尿布,尿布及内裤需单独用开水烫洗后晒干。

（五）观察病情变化

注意观察全身症状的变化,尤其是婴幼儿,除观察体温变化外,还应观察有无消化系统等症状,观察尿量、尿色等变化。

（六）观察药物不良反应

口服抗生素可出现恶心、呕吐、食欲减退等现象，饭后服用可减轻胃肠道不良反应。磺胺类药物服用时要多喝水，并注意有无血尿、尿少、尿闭等。应用阿莫西林钠舒巴坦钠时，注意有无皮疹出现；应用头孢霉素时，应注意有无肾脏损害。

（七）正确留取尿常规标本

尿液培养结果的可靠性主要取决于尿常规标本的收集方法，因此在收集尿常规标本时，除常规用1∶5 000高锰酸钾溶液清洁消毒外阴部外，还应注意以下四点：①在抗生素应用前留尿送检。②用无菌试管留中段尿，避免任何可能发生的污染。③婴儿用无菌接尿袋收集尿常规标本。④标本留取后应立即送检。

（八）健康教育

（1）加强卫生意识，婴儿应勤换尿布，幼儿不穿开裆裤，勤换内裤。尿布、内裤应用开水烫后晒干。

（2）教会家长给男孩清洗尿道口时应轻轻地将包皮向上翻起。给女孩清洗外阴部时，应由前向后擦洗，防止肠道细菌污染尿道，引起逆行感染。清洗时用专用的洁具。

（3）耐心向家长解释，按医嘱坚持服药。加强个人卫生，增加小儿抵抗力是预防疾病反复的关键。

（4）对男孩的包茎及包皮过长要及时处理。

五、出院指导

（1）合理安排小儿生活，避免劳累。

（2）加强个人卫生，勤洗澡，但不用盆浴，清洗外阴时用专用的洁具。少去公共游泳池游泳。

（3）小儿尿布、内裤要单独清洗，用开水烫后晒干。

（4）经常参加户外活动，增加小儿营养，增强抵抗力。

（5）遵医嘱坚持服药，不可擅自停药。

（6）定期门诊复查。

（邵　丽）

第二节　急性肾小球肾炎

急性肾小球肾炎是一组不同病因所致的感染后免疫反应引起的急性弥漫性肾小球炎性病变，以急性链球菌感染后肾小球肾炎最为常见。肾小球以毛细血管内皮细胞增生为主，病程多在1年内。本病一般预后良好，发展为慢性肾小球肾炎者罕见。少数严重患者起病2周内可出现高血压脑病、严重循环充血、急性肾功能不全的严重表现。

一、临床特点

（一）典型症状

（1）前驱症状：急性起病，多数患者病前1～2周有呼吸道或皮肤感染史。

（2）水肿、少尿：早期常有水肿，先见于眼睑，严重时迅速延及全身。水肿时尿量减少。

（3）血尿：常为起病的首发症状，多为镜下血尿，其中 30%～50% 患儿有肉眼血尿。

（二）体征

（1）水肿：程度不等，呈非凹陷性，严重患者可有少量胸腔积液或腹水。

（2）高血压：约 1/2 患儿有高血压，学龄儿童＞17.3/12.1 kPa(130/90 mmHg)，学龄前儿童＞16.0/10.7 kPa(120/80 mmHg)。

（三）严重表现

（1）高血压脑病：多发生于急性肾小球肾炎病程早期，起病一般较急，表现为剧烈头痛、频繁恶心呕吐，继之出现视力障碍、眼花、复视、暂时性黑蒙，并有嗜睡或烦躁，如不及时治疗则发生惊厥、昏迷，少数暂时偏瘫、失语，严重时发生脑疝。

（2）严重循环充血：临床表现为气急、不能平卧、胸闷、咳嗽，口吐粉红色血性泡沫，听诊肺底湿啰音、心跳呈奔马律，有肝大压痛等左右心衰竭症状。危重者可因肺水肿于数小时内死亡。

（3）急性肾功能不全：临床表现为少尿或无尿，血尿素氮、血肌酐升高，高血钾，代谢性酸中毒。

（四）辅助检查

（1）尿常规：以红细胞为主，可伴有蛋白尿、白细胞尿、管型尿。

（2）红细胞沉降率：早期一般增快，提示病情处于活动阶段。

（3）抗链球菌溶血素 O 试验：大部分患儿升高，可持续 6 个月。

（4）补体 C_3：血补体 C_3 于 6～8 周一过性低下，是急性链球菌感染后肾小球肾炎的首要确诊条件。

（5）肾功能：常有一过性氮质血症，血肌酐及尿素氮轻度升高，经利尿数天后，氮质血症即可恢复正常。

（6）腹部 B 超：多数患儿肾脏有肿胀，结构模糊，呈弥漫性病变。

二、护理评估

（一）健康史

询问发病前有无上呼吸道感染或皮肤感染史、水肿及其发生发展过程，以及以往有无类似疾病发生。

（二）症状、体征

评估患儿有无水肿及水肿的部位、性质和程度；尿量是否减少及尿色是否呈茶色、烟灰水样、鲜红色或洗肉水样；血压有否升高；有无心悸、气短、不能平卧等循环充血表现。

（三）社会、心理

了解患儿的心态、家长对本病的了解程度及对患儿健康的需求。

（四）辅助检查

了解患儿尿常规、肾功能、补体 C_3 等检查结果。

三、常见护理问题

（一）体液过多

与肾小球滤过率下降有关。

(二)活动无耐力

与水钠潴留、血压升高有关。

(三)合作性问题

高血压脑病、严重循环充血、急性肾功能不全。

(四)有感染的危险

与机体抵抗力下降有关。

四、护理措施

(一)病室环境

要求病室阳光充足,空气新鲜,室温保持在 $18\sim20$ ℃。

减少病室的探访人数及次数,以防交叉感染。

(二)休息

起病 2 周内患儿应卧床休息,待水肿消退、血压降至正常、肉眼血尿消失,可下床轻微活动。

(三)饮食

有水肿及高血压的患儿应限制钠盐摄入,每天钠盐量 $1\sim2$ g;有氮质血症时应限制蛋白质的入量,每天 0.5 g/kg;供给高糖饮食以满足患儿热量需要;除非严重少尿或循环充血,一般不必严格限水。在尿量增加、水肿消退、血压正常后可恢复正常饮食,以保证患儿生长发育的需要。

(四)皮肤护理

加强全身皮肤黏膜清洁工作,注意保护水肿部位的皮肤,以免损伤而引起感染。注意腰部保暖,可促进血液循环,增加肾血流量,增加尿量,减轻水肿。

(五)观察病情变化

(1)观察尿量、尿色,准确记录 24 小时出入液量,每天晨测体重 1 次。患儿尿量增加,肉眼血尿消失,提示病情好转。如尿量持续减少,出现头痛、恶心、呕吐等,要警惕急性肾功能不全的发生,此时应嘱患儿绝对卧床休息,精确记录出入液量,严格控制液体量,给无盐、低优质蛋白、高碳水化合物饮食,并做好透析前的准备工作。

(2)每 8 小时监测 1 次血压,血压显著增高者,酌情增加测量次数。若出现血压突然升高、剧烈头痛、眼花、呕吐等,提示高血压脑病可能,立即绝对卧床休息,抬高头肩 $15°\sim30°$,吸氧,并遵医嘱予镇静、降压、利尿处理。

(3)密切观察患儿有无烦躁不安、不能平卧、胸闷、心率增快、尿少、肝大,发现上述症状立即予以吸氧、半卧位,严格控制液体摄入,并通知主管医师。

(六)观察药物治疗的效果和不良反应

应用降压药后应定时测量血压,评价降压效果,并观察有无不良反应。例如:应用利血平后可有鼻塞、面红、嗜睡等不良反应;应用硝苯地平降压的患儿应避免突然起立,以防直立性低血压的发生;应用利尿剂,尤其静脉注射呋塞米后,要注意有无利尿过度导致脱水、电解质紊乱等。

(七)健康教育

(1)告知患儿及其家长本病是一种自限性疾病,无特异治疗,主要是休息,对症处理,加强护理。本病预后良好,发展为慢性肾小球肾炎者少见。

(2)认真向患儿及其家长讲解休息的重要性,以及疾病不同阶段对饮食的特殊要求,取得患儿及其家长的配合。

（3）指导家长正确留取尿常规标本。

五、出院指导

（一）休息

出院后可在室内适当活动,至第 2 个月,如病情恢复顺利,红细胞沉降率正常,可以上学,但要免体育课,避免剧烈运动。一般在病情稳定 3 个月后,可逐渐恢复体力活动。

（二）饮食

宜清淡、少刺激、易消化的食物。多吃新鲜蔬菜和去皮水果,忌吃罐头食品。如血压正常,水肿消退,可给予普通饮食,不必忌口,以免影响小儿的生长发育。

（三）预防感染

向患儿及其家长说明预防呼吸道及皮肤感染的重要性。患儿居室内要保持空气新鲜,不要紧闭门窗。应尽量谢绝亲友探视,特别是患感冒的人,以预防呼吸道感染。同时应经常洗澡,保持皮肤清洁,夏秋季节要预防蚊虫叮咬。衣服要常洗晒,以预防皮肤感染。

（四）尿常规检查

每周化验尿常规检查 1 次,待尿蛋白阴性、尿中红细胞偶见或消失,就可以每 2～4 周化验 1 次。送化验盛尿的容器要清洁,容器内如有其他物质,会影响化验结果。尿常规标本以留取晨起第一次尿较好。

（邵　丽）

第三节　急进性肾小球肾炎

急进性肾小球肾炎是一种多病因引起的临床综合征,临床过程进展迅速,很快发展为肾衰竭。肾脏病理以广泛新月体形成为特点,如不能早期诊断和有效治疗,预后差,3～6 个月大多数患儿出现终末期肾病。

一、临床特点

（一）前驱症状

急性起病,病前 2～3 周内可有疲乏、无力、发热、关节痛等症状。1/3～1/2 患儿可有上呼吸道前驱感染。

（二）水肿、少尿

水肿呈全身性,非凹陷性,程度不等,严重患者可有胸腔积液或腹水。尿量减少,体重呈进行性增加。

（三）血尿

多数患儿有血尿,约 1/3 患儿表现为肉眼血尿。

（四）高血压

多数呈持续性。

（五）辅助检查

(1)尿常规检查：以血尿为主，伴有蛋白尿、管型尿。

(2)血常规：表现为血红蛋白下降，逐渐加重，甚至出现重度贫血。

(3)肾功能：病初可正常，以后呈进行性恶化状态。

(4)腹部B超：双肾有弥漫性病变，体积多数明显增大。

(5)肾活检：疑为本病者，应尽早行经皮肾穿刺活检术。可发现肾组织有广泛新月体形成这一特征性改变。

二、护理评估

（一）健康史

询问发病前有无疲乏、无力、发热、关节痛等症状，有无上呼吸道感染史，有无水肿及其发生、发展过程，以往有无类似疾病发生。

（二）症状、体征

评估患儿有无水肿及水肿的部位、性质、程度；尿量是否减少，是否持续性少尿，甚至无尿；体重有否进行性增加；尿色是否呈茶色、烟灰水样、红色或洗肉水样；血压有无升高。

（三）社会、心理

了解患儿的心态及家长对本病的认识程度，了解患儿家庭的经济状况及对护理的要求。

（四）辅助检查

了解患儿血常规、尿常规、肝肾功能的检查结果，尿中有无红细胞及蛋白质，血红蛋白是否降低。若血浆尿素氮、肌酐升高则提示肾功能不全。肾组织有广泛新月体形成是本病特征性改变。

三、常见护理问题

（一）体液过多

与肾小球滤过率下降有关。

（二）营养失调，低于机体需要量

与摄入不足、丢失过多和氮质血症有关。

（三）活动无耐力

与水、钠潴留、血压升高、贫血有关。

（四）恐惧（患儿及其家长）

与病情危重及预后差有关。

（五）有感染的危险

与机体抵抗力下降有关。

（六）合作性问题

电解质紊乱、高血压脑病、严重循环充血、急性肾功能不全。

四、护理措施

(1)按危重患儿护理，安排于抢救病房，准备好氧气、吸引器及监护设备，及时采取对症护理，遵医嘱及时纠正及防止肾衰竭引起的水、电解质紊乱。

(2)密切观察病情变化。①密切观察患儿的生命体征及精神状态，特别要注意有无水、电解质和酸碱平衡的失调;有无头痛、眼花、呕吐等高血压脑病的表现;有无烦躁不安、胸闷、心悸、肝脏肿大等循环充血症状;有无恶心、呕吐、厌食;等等,警惕急性肾功能不全的发生。②准确记录24小时出入液量,每天晨定时测空腹体重以检查水肿进展情况,每8小时监测1次血压,血压显著增高者,酌情增加测量次数并及时报告医师及时处理。③密切观察药物疗效和不良反应。例如:应用利尿剂后要注意尿量,有无脱水;应用降压药后要定时测量血压,评估降压效果;应用肝素后要注意有无发生出血倾向;甲泼尼龙冲击治疗期间应警惕血压升高而发生高血压脑病、消化道应激性溃疡或出血;环磷酰胺冲击治疗时要进行水化,鼓励患儿多饮水,以防发生出血性膀胱炎。

(3)一般护理患儿应绝对卧床休息至病情好转,保证营养,供给足够的热能,限制水、盐、蛋白质的摄入,积极预防感染,每天认真做好生活护理,如口腔护理、皮肤清洁卫生,经常擦身,勤换内衣,保持病室空气新鲜,减少探访。

(4)心理护理:急进性肾小球肾炎因病情重、发展快、预后差、死亡率高,易引起患儿及其家长恐惧和绝望情绪。医护人员应以高度的同情心,热情帮助、关心患儿,多与患儿及其家长交流,给予解释、安慰和鼓励,让患儿及其家长认识珍惜生命的重要意义,建立起战胜疾病的信心。

(5)行腹膜透析治疗的患儿按腹膜透析护理。

(6)健康教育:①详细向患儿及其家长讲解本病的有关知识、护理、治疗计划,以及对休息、饮食的要求,使家长密切配合医护措施。②指导家长协助护理人员做好各项生活护理,记录出入液量。③免疫抑制剂冲击治疗期间应详细告知家长药物的毒副作用,让家长有心理准备。

五、出院指导

(一)休息

出院后血压仍高、尿常规改变明显者应卧床休息,待尿常规检查结果好转、血压降至正常后可在室内适当活动。6个月~1年后,如病情稳定,可逐渐恢复体力活动及上学。

(二)饮食

给予足够的热量以满足机体恢复的需要,多吃新鲜蔬菜、水果,进食蛋、奶等优质蛋白质,但应适当限制每天的摄入量,同时适当限制肉类、鱼类、海产品等含磷高食物的摄入,如无水肿、高血压,可不必忌食盐。

(三)预防感染

保持患儿卧室空气流通、阳光充足,限制亲友探视,加强生活护理,注意饮食卫生,防止各种感染。

(四)服药指导

严格按照医嘱,准确、及时服用药物,不得自行减量或停药。不使用肾毒性药物,以保护残肾功能。

(五)尿常规检查

每周化验尿常规检查1次,尿常规检查正常后每2~4周化验1次。定时监测血压,定期复查血常规、肾功能、肾脏B超。

(邵 丽)

第四节　先天性肾盂积水

由于先天性肾盂、输尿管连接部梗阻,尿液从肾盂排出受阻,肾内压增高,肾盂、肾盏逐渐扩张,肾实质受压萎缩,肾分泌功能减退,称为先天性肾盂积水。常见原因为:肾盂输尿管连接部狭窄;先天性输尿管瓣膜;异位血管压迫。

一、临床特点

（一）腹部包块

大多在患侧能触及肿块,位于一侧腰腹部,呈囊性,界限清楚,表面光滑且有压痛。

（二）腰腹部疼痛

见于较大儿童,多以钝痛为主。由于肾脏扩大,肾包膜被牵拉,出现钝痛。

（三）消化道功能紊乱

厌食、体重不增、发育迟缓。腹痛发作时可出现恶心、呕吐等。

（四）尿路感染

脓尿或发热,婴幼儿多见。

（五）血尿

一般为镜下血尿,见于 20％～30％患儿。

（六）辅助检查

(1)B超检查:可见肾盂扩大,肾皮质变薄。

(2)静脉肾盂造影(IVP):大多数能显示出肾盂及肾盏扩张影像。

(3)磁共振成像:显示肾盂、肾盏积水扩张,肾盂与输尿管移行部变细,肾皮质变薄。

(4)放射性核素肾图:可显示肾功能不同程度受损。

(5)尿常规检查:可有尿路感染征象。

二、护理评估

（一）健康史

了解住院前患儿的健康状况,以及有无反复发作的腹痛、剧烈的绞痛、恶心、呕吐、尿量减少。

（二）症状、体征

评估患儿有无腰痛、腹痛、腹部包块大小及全身状况,有无尿路感染和消化道功能紊乱的表现。

（三）社会、心理

了解患儿及其家长对手术治疗的承受能力、对手术方式是否理解,特别是对暂时性尿流改道和排尿方式改变的心理准备。了解患儿及其家长是否得到肾盂积水疾病的健康指导。

（四）辅助检查

了解各种辅助检查,尤其是肾功能检查的结果及尿常规检查的白细胞数,以明确肾盂积水的原因和分型。

三、常见护理问题

（一）焦虑

与陌生的环境、手术的危险性、预后未知有关。

（二）疼痛

与手术切口、引流管牵拉有关。

（三）有感染的危险

与术前排尿不畅、术后手术切口及引流管留置有关。

（四）引流管脱出的危险

与多根引流管留置、患儿年幼好动、家长知识缺乏有关。

（五）合作性问题

急性尿闭、吻合口狭窄、吻合口瘘、出血。

四、护理措施

（一）术前

(1)预防泌尿系统感染,适量饮水,勤换内裤,保持外阴清洁。

(2)注意休息,活动适度,避免肾区受碰撞,导致肾损伤。

(3)术前常规进行备皮、普鲁卡因皮试,禁食,术晨更换手术衣服。

（二）术后

1.休息

术后麻醉清醒前取去枕平卧位,防止呕吐物窒息。约束四肢,限制活动量,防止翻身时引流管过度牵拉。

2.监测生命体征

观察切口敷料有无渗血、渗液情况,术后监测血压 3 天。

3.饮食护理

给高热量、高蛋白、高维生素的食物,肾功能正常者鼓励多饮水,每天饮水 500～1 000 mL,限制各种碳酸饮料摄入,防止尿酸结晶堵塞引流管。

4.皮肤护理

勤擦洗,定时更换体位,臀部可垫质软毛巾。

5.引流管的护理

确保引流管通畅,妥善固定。观察引流液的性质、颜色,记录管内引流量及尿量,定期监测血生化、肾功能。管理好三根引流管,使之不滑脱、不堵塞、不被过度牵拉。

(1)肾盂引流管:在肾盂中起引流尿液、减轻肾盂压力、促进肾修复作用。开始为血性液体,3～5 天后颜色转清,有大量尿液排出,术后 10～12 天拔管。

(2)输尿管支撑管:在肾盂、输尿管吻合处,使吻合口通畅,利于吻合口生长,防止狭窄,一般无尿液或少量血性尿液排出,术后 7～10 天拔管。

(3)肾周引流管:利于少量渗血、渗液排出,一般不超过 100 mL,术后 2～3 天拔管。

(4)引流液如混浊,协助做尿液培养及药物敏感试验。

(5)肾盂引流管拔管前先夹管,观察患儿有无发热、呕吐、腰腹胀痛等反应。经肾盂引流管注入亚甲蓝者,鼓励多饮水以促进亚甲蓝排出,并注意观察小便是否为蓝色,记录排出时间。

（三）健康教育

1.术前

(1)告诉家长因引起肾盂积水的原因较多,术前需进行多项检查,完善这些检查对明确诊断很重要,需要耐心等待。

(2)告诉患儿及其家长不要一次大量饮水,以免引起腹痛,甚至肾绞痛。消化道症状明显者可暂禁食。

2.术后

(1)饮食护理:应强调让患儿多饮水对疾病康复的意义,鼓励多饮水,可多食西瓜、梨等水分多的水果,限制各种碳酸饮料摄入,如雪碧、可乐等,防止尿酸结晶堵塞引流管。因卧床大便容易干结,可食用新鲜的水果、蔬菜保持大便通畅。

(2)耐心解释3根引流管的重要性,为防止孩子误拔引流管和活动过多可能引起的出血,约束四肢是必要的。可以让患儿多喝水,强调多饮水对疾病康复的意义,要求患儿及其家长密切配合。

五、出院指导

(1)按医嘱继续口服抗生素,指导家长及时服药。

(2)注意休息,保持会阴部清洁,勤换内裤,防止逆行性尿路感染。

(3)出院后注意尿常规监测,一般出院后每3天化验尿常规1次,常需监测4周,正常后经医师同意停止监测。

(4)出院后分别于术后1个月、3个月、半年、1年复查B超,了解患侧肾脏情况,中、重度肾盂积水术术后肾盂很难恢复正常大小和形态,以后每年复查1次B超了解肾脏发育情况,早期发现并发症。

(5)双肾积水患儿需要定期肾功能检查。

(6)注意血压监测,特别是成年后的血压。

（邵　丽）

第十六章

内分泌系统疾病的护理

第一节 性 早 熟

性早熟是指女孩在 8 岁以前出现乳房增大、阴毛生长、腋毛生长等三项中任何一项或多项，第二性征或月经初潮于 10 岁以前出现；而男孩在 9 岁以前出现阴茎、睾丸增大及阴毛生长等性发育表现。本病可分为真性性早熟（中枢性性早熟）、假性性早熟（外周性性早熟）和部分性性早熟三大类。真性性早熟是同性的，是由于下丘脑-垂体-性腺轴的激活，出现特异性的性征，其发生的顺序与正常青春发育一致，促性腺激素介导使性腺增大和活性增强。常见原因为颅内病变，可以是先天的也可以是后天发生的下丘脑及其周围组织生长的各种肿瘤、慢性炎症及外伤后。假性性早熟无下丘脑-垂体-性腺轴的激活，性征的出现可以是同性的或异性的，不同原因出现的症状先后不同。

一、临床特点

（一）症状和体征

（1）中枢性性早熟（CPP）：第二性征提前出现伴骨龄提前、生长加速和具备生育能力。

（2）外周性性早熟：第二性征提前出现但不具备生育能力，其中误服避孕药者乳晕着色极深，阴道有分泌物或出血。

（3）部分性性早熟：仅单纯乳房发育或单纯阴毛早出现而不伴有其他性征的出现，也无骨龄提前和生长加速，与中枢性性早熟的早期阶段相似。

（二）辅助检查

（1）左手腕骨 X 线片：中枢性性早熟者骨龄提前 1 年半以上。

（2）下丘脑-垂体-性腺轴激素检测：基础的催乳素、黄体生成素、卵泡刺激素、雌二醇或雄激素检测在不同类型的性早熟中结果各异，可增高或正常。

（3）促甲状腺激素释放激素兴奋试验：中枢性性早熟者黄体生成素峰值高（>10 U/L）、黄体生成素峰值/卵泡刺激素峰值>0.7。

（4）CT 和磁共振成像：可发现头部、腹部占位病变及肾上腺大小的异常。

（5）B 超：女性行盆腔 B 超可见子宫、卵巢体积增大，卵泡开始发育；男性可见两侧睾丸不等大或有结节。

二、护理评估

(一)健康史

了解父母的青春发育年龄及家族中有无类似疾病。询问患儿是否有颅脑创伤、感染、放疗或手术史,以及是否有误服避孕药、使用或者误用性激素病史。

(二)症状、体征

测量身高、体重,观察体态发育情况,检查有无第二性征出现及其程度。

(三)社会、心理

了解家长对本病有关知识的掌握程度及心理状态,注意患儿是否能正确面对自己的形象改变及是否存在社交孤立状况。

(四)辅助检查

了解左手腕骨 X 线片的骨龄情况、CT 和 B 超的检查及促甲状腺激素释放激素兴奋试验的结果等。

三、常见护理问题

(一)自我形象紊乱

与第二性征提前出现所致的外表改变有关。

(二)知识缺乏

家长缺乏该疾病的有关知识。

四、护理措施

(一)提供对患儿的支持

加强同患儿及其家长的沟通,建立良好的信任关系,尽量减少患儿心理上的波动,避免在他人面前谈论患儿的疾病,以免旁人讥笑或辱骂导致精神创伤。鼓励患儿表达自己的情感和想法,帮助其正确地看待自我形象改变,解除思想顾虑,树立正向的自我概念。

(二)用药护理

中枢性性早熟的特殊治疗用药为长效促性腺激素释放激素类药物,为冻干粉制剂。给药前用附加的 2 mL 混悬液将瓶内药物充分混匀,注意应轻轻摇晃,勿起泡沫,以免浪费药液,抽吸后立即注射,不要久等。如第一次给药后,部分女孩会出现阴道少量出血,一般不需要特殊处理,可继续使用,第二次后不会出现类似现象。

(三)健康教育

告知患儿及其家长本病的有关知识及治疗过程和膳食的正确选择,教会家长对药物治疗有效症状及不良反应的观察。

五、出院指导

(1)按医嘱每月定时注射药物,不得随便延迟时间或减量,以免影响疗效。

(2)性早熟患儿仅仅是性发育的过早成熟,智力发育依然停留在孩童水平,常表现为无拘无束,容易引起一些意外事件,如遭受凌辱、意外怀孕等,给患儿及其家长带来不幸与创伤,家长应注意防范和保护孩子。

(3)定期到内分泌门诊复查。

(王丽娟)

第二节 糖 尿 病

一、疾病概述

糖尿病是一种以高血糖为主要生化特征的全身慢性代谢性疾病,儿童时期的糖尿病主要是指在 15 岁以前发生的糖尿病。

(一)病因及危险因素

目前,被广泛接受的观点认为胰岛素依赖型糖尿病(IDDM)是在遗传易感性的基础上,胰岛 β 细胞被损伤和破坏,最终致胰岛 β 细胞功能衰竭而起病。但是,在以上各因素中还有许多未能完全解释的问题。根据目前的研究成果概述如下。

1.遗传因素

IDDM 和非胰岛素依赖型糖尿病(NIDDM)的遗传性不同。根据同卵双胎的研究,证明 NIDDM 的患病一致性为 100%,而 IDDM 的仅为 50%,说明 IDDM 是除遗传因素外还有环境因素作用的多基因遗传病。

2.环境因素

多年来不断有报告称 IDDM 的发病与多种病毒的感染有关,如风疹病毒、流行性腮腺炎病毒、柯萨奇病毒等。动物试验表明有遗传易感性的动物仅用喂养方法即可使其发生糖尿病。总之,环境因素可能包括病毒感染、环境中化学毒物、营养中的某些成分等,都可能对带有易感性基因者产生胰岛 β 细胞毒性作用,激发体内免疫功能的变化,最后导致 IDDM 的发生。严重的精神和身体压力、应激也能使 IDDM 的发病率增加。

3.免疫因素

最早发现新起病 IDDM 患者死后尸检见胰岛有急性淋巴细胞和慢性淋巴细胞浸润性胰小岛炎改变,继之发现 IDDM 患者血中有胰岛细胞抗体(ICA),胰岛细胞膜抗体(ICSA)、抗胰岛素抗体等多种自身抗体,现在倾向于认为 ICA 等是胰岛细胞破坏的结果。还发现患者的淋巴细胞可抑制胰岛 β 细胞释放胰岛素、辅助性 T 细胞/抑制性 T 细胞的比值增大、自然杀伤细胞增多等。另外还证明了患者体内 T 淋巴细胞表面有一系列的有功能性的受体,以及有免疫相关抗原的 T 细胞增多等免疫功能的改变。对免疫功能变化的机制也提出不同的学说。总之,IDDM 患者免疫功能的改变在发病中是一个重要的环节。

(二)病理生理和分类

1.病理生理

IDDM 主要为胰岛 β 细胞被破坏,分泌胰岛素减少引起代谢紊乱。胰岛素对能量代谢有广泛的作用,可以激活靶细胞表面受体,促进细胞内葡萄糖的转运,使葡萄糖直接供给能量,转变为糖原,促进脂肪合成,抑制脂肪的动员。胰岛素还可以加强蛋白质的合成,促进细胞的增长和分化,促进糖酵解,抑制糖异生。IDDM 患者胰岛素缺乏,进餐后缺少胰岛素分泌,餐后血糖增高后不能下降,高血糖超过肾糖阈而出现尿糖,体内能量丢失,动员脂肪分解代谢增加,酮体产生增多。

另外,糖尿病时反调节激素如胰高血糖素、肾上腺素、生长激素的增多,加重了代谢的紊乱,使糖尿病发展为失代偿状态。反调节激素促进糖原分解、糖异生增加,脂肪分解旺盛,产生各种脂肪中间代谢的产物和酮体。高血糖、高脂血和酮血症引起渗透性利尿,进而发生多尿、脱水、酸中毒。血浆渗透压增高时,会产生口渴多饮,体重也会明显减低(图 16-1)。

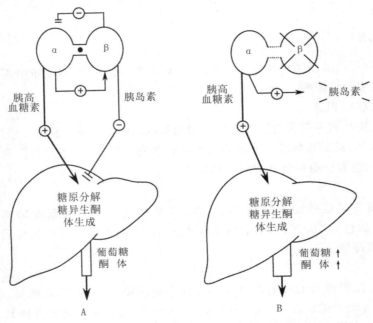

图 16-1　胰岛素和胰高血糖素与能量代谢的关系

糖尿病酮症酸中毒时大脑功能受损伤,氧利用减低,逐渐出现嗜睡、意识障碍而渐进入昏迷。酸中毒严重时 CO_2 潴留,为了排出较多的 CO_2,呼吸中枢兴奋而出现不规则的呼吸深快(酸中毒大呼吸)。呼吸中的丙酮产生特异的气味(腐烂水果味)。

2.分类

具体见表 16-1、表 16-2。

(三)临床症状和体征

IDDM 常为比较急性起病,多数患者可由感染、情绪激惹或饮食不当等诱因起病,出现多饮、多尿、多食和体重减轻的症状,全称为 IDDM 的"三多一少"症状。但是,婴儿多尿多饮不易被发觉,很快会发生脱水和糖尿病酮症酸中毒症状。幼年儿童因夜尿增多可发生遗尿。多食并非患者必然出现的症状,部分儿童食欲正常或减低,体重减轻或消瘦很快,疲乏无力、精神萎靡亦常见。如果有多饮、多尿又出现呕吐、恶心、厌食或腹痛、腹泻和腿痛等症状,则应考虑并发糖尿病酮症酸中毒。糖尿病酮症酸中毒重者表现为严重脱水、昏迷、皮肤弹性差、口干舌燥、口唇樱红、眼眶深陷、呼吸深快、呼出气有烂水果味。病情严重时出现休克,表现为脉快而弱、肢凉、血压下降。发热、咳嗽等呼吸道感染或皮肤感染、阴道瘙痒和结核病可与糖尿病并存。病程较久,对糖尿病控制不好时可发生生长落后、身矮、智能发育迟缓、肝大,称为糖尿病侏儒(Mauhiac 综合征)。晚期可出现白内障、视力障碍、视网膜病变,甚至双目失明。还可有蛋白尿、高血压等糖尿病肾病,最后致肾衰竭。

表 16-1 儿童糖尿病的分类

胰岛素依赖型糖尿病(1型糖尿病)(insulin-depentent diabetes mellitus,IDDM)	ⅠA型是指遗传基因、免疫因素和环境因素共同参与起病的,是 IDDM 的代表
	ⅠB型是指家族性自身免疫疾病中的 IDDM,是自身免疫疾病的一部分
非胰岛素依赖型糖尿病(2型糖尿病)(noninsulin-dependent diabetes mellitus,NIDDM)	有肥胖型和大肥胖型之分,过去 NIDDM 发生儿童期时称为儿童(青少年)开始的成人糖尿病(maturity onset diabetes mellitus of youny,MODY),MODY 一词未完全舍弃。这是属于常染色体显性遗传。但儿童期2型糖尿病也有散发患者
营养不良有关的糖尿病	可见有胰腺钙化并有蛋白质缺乏的病史
其他型	包括胰腺疾病、内分泌病、药物或化学物直接引起的糖尿病,以及某些遗传综合征、胰岛素受体异常等引起的糖尿病
糖耐量减低(impaired glucose tolerance,IGT)	儿童时期所患糖尿病绝大多数(90%以上)是胰岛素依赖型糖尿病ⅠA型(IDDM,ⅠA型),ⅠA依赖是指患者必须用注射胰岛素治疗才能防止发生糖尿病酮症酸中毒昏迷和死亡

表 16-2 1型糖尿病与2型糖尿病的区别

	1型	2型
发病原因	免疫与遗传	遗传与生活方式
发病年龄	青少年	中老年
发病方式	急	缓慢或无症状
体重情况	多偏瘦	多偏胖
胰岛素分泌	绝对缺乏	相对缺乏或胰岛素抵抗
糖尿病酮症酸中毒	容易发生	不易发生
一般治疗	注射胰岛素	口服降糖药
胰岛素释放试验	空腹血胰岛素及 C 肽低于正常,且进食后不增高者	空腹血胰岛素及 C 肽正常、增高或稍低,进食后有增高,但高峰值延迟

(四)常见并发症

1.急性并发症

(1)糖尿病酮症酸中毒(DKA):IDDM 患者在发生急性感染、延误诊断、过食或中断胰岛素治疗时均可发生糖尿病酮症酸中毒,临床表现如前述。年龄越小,DKA 的发生率越高。新的 IDDM 患者以 DKA 起病时可被误诊为肺炎、哮喘、败血症、急腹症和脑膜炎等,应予以鉴别。DKA 血糖可>28.0 mmol/L(500 mg/dL),血酮体可>10 mmol/L(200 mg/dL),血酮体中不仅有乙酰乙酸、β 羟丁酸和丙酮,还有多种脂肪酸代谢的中间产物的许多酮体,如 α-戊酮、3-戊烯-2-酮等大分子酮体及脂肪酸如己二酸、癸二酸等均明显增高。糖尿病患者出现 DKA 时的脂肪代谢紊乱较为复杂。DKA 时血 pH 下降,HCO_3^- 减低,血钠、钾、氯亦低于正常,有的治疗前血钾不低,用胰岛素治疗后血钾迅速降低。尿酮体定性试验阳性反应可较弱或(一),经初步治疗后乙酰乙酸产生增多,尿酮体反应反而增强。

(2)低血糖:糖尿病用胰岛素治疗后发生低血糖是由于胰岛素用量过多或注射胰岛素后未能按时进餐,出现心悸、出汗、饥饿感、头晕和震颤等,严重时可发生低血糖昏迷,甚至惊厥,抢救不及时可引起死亡。反复低血糖发作可产生脑高级功能障碍或发生癫痫。

(3)感染:IDDM为终身疾病,随时可发生各种感染,包括呼吸道、泌尿系统及皮肤等急慢性感染。每当有轻度感冒时亦可使病情加重,严重感染时可发生中毒性休克,如果只注重感染的治疗,忽视对糖尿病的诊断和治疗,可造成严重后果,应予以警惕。

(4)糖尿病非酮症高渗性昏迷:儿童 IDDM 时少见,患者多数先有神经系统的疾病。诊断为糖尿病非酮症高渗性昏迷时必须是发生在原患有糖尿病的患者,应与医源性或注射高张葡萄糖盐水等引起的高血糖性昏迷相鉴别。糖尿病非酮症高渗性昏迷时血糖常>54 mmol/L(500～1 000 mg/dL),血 Na^+>145 mmol/L,血浆渗透压>310 mmol/L,有时可>370 mmol/L,有脱水及昏迷,但血、尿酮体不明显增高,无酸中毒。治疗需用等渗液或低于血浆渗透压 40 mmol/L(20 mOsm/L)的高渗溶液,如血浆渗透压>370 mmol/L (370 mOsm/ng)时用>330 mmol/L的高渗溶液。胰岛素用量应小,血糖降低速度应慢,防止血糖迅速下降使血浆渗透压降低太快引起脑水肿。本症病死率较高。

2.慢性并发症

糖尿病的慢性并发症有:牙周脓肿、肺结核、肾病、麻木、神经痛、脑梗死、脑出血、白内障、视网膜病变出血、心肌梗死、心绞痛、高血压、便秘、腹泻、感染、坏疽、截肢等。

二、治疗概述

IDDM 是终身的内分泌代谢性疾病,治疗的目标是使患者达到最佳的"健康"状态。IDDM的治疗是综合性的,包括胰岛素、饮食管理和身体的适应能力,还应加强精神心理的治疗。

在 IDDM 的治疗过程中应定期(出院后 1～2 周 1 次,稳定后 2～3 个月 1 次)复诊,复诊前检查当天餐后 2 小时血糖,前一天留尿测 24 小时尿糖定量,有条件的每次应测糖化血红蛋白(HbA1c 或 HbA1)使 HbA1<10.5%,平均血糖<11.1 mmol/L(200 mg/dL)。患者备有自动血糖仪时每天应测血糖 4 次,至少测 2 次,无血糖仪者每次餐前及睡前测尿糖共 4 次。每次复诊应测血压。每年检查眼底 1 次。

(一)胰岛素的治疗

胰岛素是治疗 IDDM 的关键。胰岛素的种类、剂量、注射方法都影响疗效,胰岛素的制剂近年来有许多新产品,注射方法也有多样。

1.胰岛素制剂和作用

世界各国胰岛素的产品共有数十种,从作用时间上分为短效、中效和长效 3 类。从制剂成分上分为由猪或牛胰岛提取的胰岛素、基因工程重组 DNA 合成的纯人胰岛素和半人工合成的,以及改造猪胰岛素为人胰岛素(置换胰岛素结构中的一个氨基酸)4 类。中国目前只有短效的正规胰岛素(regular insulin,RI)和长效的鱼精蛋白锌胰岛素(protamine zinc insulin,PZI),近年来常有进口的中效胰岛素和其他纯品人胰岛素。

2.胰岛素开始治疗时的用量和调整

IDDM 患儿每天胰岛素的需要量一般为 0.4～1.0 U/(kg·d),治疗开始的第 1 天以 0.5～

0.6 U/kg计算较安全。将全天量平均分为 4 次于每餐前及睡前加餐前 30 分钟注射。每天的胰岛素总量分配为早餐前 30%～40%,中餐前 20%～30%,晚餐前 30%,临睡前 10%。糖尿病初患者一开始也用 NPH 60% 和 RI 40% 的量分 2 次注射,早餐前用全天量的 2/3,晚餐前用 1/3 量。早餐前注射的胰岛素提供早餐和午餐后的胰岛素,晚餐前注射的胰岛素提供晚餐后及睡前点心直至次日晨的胰岛素。根据用药日的血糖或尿糖结果调整次日的胰岛素。RI 分 3～4 次注射时应根据前 1 天上午第 1 段尿糖及午餐前尿糖或血糖调节次日早餐前 RI 量或调整早餐,根据前 1 天晚餐后 1 段尿糖及睡前尿糖或血糖调节晚餐前 RI 剂量或调整晚餐。病情稳定后有波动时应从饮食、感染、气候和情绪的变化先找原因,再调整胰岛素和病因治疗。常用注射胰岛素剂型及作用时间见表 16-3。

表 16-3　常用注射胰岛素剂型及作用时间

剂型	作用类别	注射途径	作用时间		
			开始	最强	持续
正规胰岛素(RI)	速效	皮下	0.5	3～6	6～8
		静脉	即刻	0.5	1～2
中效胰岛素(NPH)	中效	皮下	2	8～12	18～24
鱼精蛋白锌胰岛素(PZI)	长效	皮下	4～6	14～20	24～36
混合(RI+PZI)		皮下	0.5～1	2～8	24～36
混合(RI+NPH)		皮下	0.5～1	2～8	18～24

3.胰岛素注射笔或注射泵强化胰岛素的治疗

胰岛素注射笔是普通注射器的改良,用喷嘴压力和极细针头推进胰岛素注入皮下,可减少皮肤损伤和注射的精神压力,此法方便无痛,所用胰岛素为 RI 和长效胰岛素(与注射笔相适用的包装),以普通注射器改用胰岛素笔时应减少原胰岛素用量的 15%～20%,仔细监测血糖和尿糖进行调整。持续皮下胰岛素输注(continuous subcutaneous insulin infusion,CSII)是用胰岛素泵持续输入基础量的胰岛素,用 RI 和 NPH 较稳定,于每餐前加注 RI。CSII 可使血糖维持在正常水平,开始应住院观察,调整剂量,用量一般为平常量的 80%,基础输入量为总量的 40%,早餐前加量 20%,午餐和晚餐前各加 15%,睡前加餐时为 10%。餐前加量应在进餐前 20～30 分钟输入,应特别注意晨 3 时和 7 时的血糖,及时发现索莫吉反应现象及黎明现象。

(二)饮食治疗

IDDM 的饮食治疗目的也是使血糖能稳定控制在接近正常水平,以减少并发症的发生。糖尿病儿童的饮食应是有一定限度的计划饮食,并与胰岛素治疗同步。

每天总热量以糖占 55%～60%、蛋白质 10%～20%、脂肪 30%～35% 的比例计算出所需的糖、蛋白质和脂肪的量(克)。脂肪应是植物油(不饱和脂肪酸),避免肥肉和动物油。全天热量分为三餐和 3 次点心,早餐为每天总热量的 25%,午餐 25%,晚餐 30%,三餐间 2 次点心各 5%,睡前点心(加餐)10%。每餐中糖类的量是决定血糖和胰岛素需要量的关键。

(三)运动治疗

运动是儿童正常生长和发育所需的生活内容的一部分,运动对糖尿病患儿更有重要意义。运动可使热量平衡并能控制体重,运动能促进心血管功能,改进血浆中脂蛋白的成分,有利于对抗冠心病的发生。运动时肌肉消耗能量比安静时增加 7～40 倍。能量的来源主要是脂肪代谢和肌糖原的分解,运动使肌肉对胰岛素的敏感性增高,从而增强葡萄糖的利用,有利于血糖的控制。运动的种类和剧烈的程度应根据年龄和运动能力进行安排,有人主张 IDDM 的学龄儿童每天都应参加 1 小时以上的适当运动。运动时必须做好胰岛素用量和饮食的调节,运动前减少胰岛素用量或加餐。糖尿病患者应每天固定时间运动,易于掌握食入热量、胰岛素的用量和运动量之间的关系。

三、护理评估、诊断和措施

(一)家庭基本资料

1.家族史

遗传因素。

2.家庭经济状况

对糖尿病长期治疗过程有参考价值。

3.体重的变化情况

糖尿病对体重有严重的影响,尤其是 1 型糖尿病患儿发病前体重多为正常或偏低,发病后体重明显下降,合理治疗后体重可恢复正常。

4.用药史

了解求医过程,用药情况,做好药物管理。

(1)指导患儿正确服药,并尽量避免或纠正药物的不良反应。

(2)正确抽吸胰岛素,采用 1 mL OT 针筒,以保证剂量绝对准确。长、短效胰岛素混合使用时,应先抽吸短效胰岛素,再抽吸长效胰岛素,然后混匀。切不可逆行操作,以免将长效胰岛素混入短效内,影响其速效性。

(3)掌握胰岛素的注射时间:普通胰岛素于饭前半小时皮下注射,鱼精蛋白锌胰岛素在早餐前 1 小时皮下注射。根据病情变化,及时调整胰岛素的用量。

5.不典型症状

(1)日渐消瘦:由于胰岛素缺乏,葡萄糖氧化生能减少,组织分解代谢加强,动用体内脂肪及蛋白质,因此患儿日见消瘦,经胰岛素治疗后,能很快恢复正常。

(2)不易纠正的酸中毒:小婴儿发病常被误诊为消化不良、脱水及酸中毒,输入大量碳酸氢钠、葡萄糖及盐水等,不但酸中毒未能纠正,还可能出现高钠、高血糖性昏迷。有的酸中毒患儿出现呼吸深长,会被误诊为肺炎而输入抗生素及葡萄糖,延误诊治。

(3)酷似急腹症:急性感染诱发 DKA 性时可伴有呕吐、腹痛、发热、白细胞增多,易被误诊为急性阑尾炎等急腹症。文献上记载曾有误诊而行手术者。

(二)健康管理

1.有感染的危险

避免接触有感染性疾病的患儿,包括呼吸道、泌尿系统、皮肤感染等,避免不同病种交叉感染,定期查血常规,以免感染导致 DKA 等并发症的发生。

(1)相关因素:与抵抗力下降有关。

(2)护理诊断:有感染的危险。

(3)护理目的与措施:预防感染,患儿在住院期间无感染的症状和体征。①定期为患儿洗头,洗澡,勤剪指甲,注重患儿的日常清洁。②保持患儿的口腔清洁,指导患儿做到睡前、早起要刷牙,必要时可给予口腔护理。③每天为患儿清洗外阴部,并根据瘙痒的程度,酌情增加清洗次数。做好会阴部护理,预防尿路感染。④告知患儿不可赤脚走路,不可穿拖鞋外出。要求患儿尽量不使用热水袋,以防烫伤。做好瘙痒部位的护理,以防抓伤。⑤做好保暖工作,预防上呼吸道感染。对于已发生感染的患儿,应积极治疗。而对未发生感染的患儿,可预防性地使用抗生素,预防感染。

2.潜在并发症:DKA

患儿发生急性感染、延误诊断、过食或中断胰岛素治疗时均可发生 DKA。

(1)相关因素:DKA 与过食导致酸性代谢产物在体内堆积有关。

(2)护理诊断:潜在并发症——DKA。

(3)护理目的与措施:患儿在住院期间未发生 DKA;患儿发生 DKA 后及时发现并处理。①密切观察患儿血糖、尿糖、尿量和体重的变化。必要时通知医师,予以处理。监测并记录患儿的生命体征、24 小时液体出入量、血糖、尿糖、血酮、尿酮及动脉血气分析和电解质变化,防止DKA 发生。②确诊 DKA 后,绝对卧床休息,应立即配合抢救治疗。③快速建立 2 条静脉通路,一条为纠正水、电解质及酸碱平衡失调,纠正 DKA 症状,常用生理盐水20 mL/kg,在 30 分钟到1 小时内输入,随后根据患儿的脱水程度继续输液。另一条静脉通路遵医嘱输入小剂量胰岛素降血糖,应用时抽吸剂量要正确,最好采用微泵调节滴速,保证胰岛素均匀输入。在输液过程中随酸中毒的纠正、胰岛素的输入,钾从细胞外进入细胞内,此时可出现致死性的低钾血症,因此在补液排尿后应立即补钾。对严重酸中毒患儿(pH<7.1)可给予等渗碳酸氢钠溶液静脉滴注。静脉输液量及速度应根据患儿年龄及需要调节并详细记录出入水量,防止输液不当引起的低血糖、低钾血症、脑水肿的发生。④协助处理诱发病和并发症,严密观察生命体征、神志、瞳孔(见昏迷护理常规),协助做好血糖的测定和记录。每次排尿均应检查尿糖和尿酮。⑤禁食,待昏迷缓解后改糖尿病半流质饮食或糖尿病饮食。⑥必须做好口腔及皮肤护理,保持皮肤清洁,预防压疮和继发感染,女性患者应保持外阴部的清洁。

3.潜在并发症:低血糖

患儿主诉头晕、面色苍白、心悸、出冷汗等低血糖反应,为胰岛素注射过量或注射胰岛素后未按时进食所导致。

(1)相关因素:低血糖或低血糖性昏迷与胰岛素过量或注射后进食过少有关。胰岛素注射剂量应准确,注射后需按时进食。

(2)护理诊断:潜在并发症——低血糖。

(3)护理目的与措施:患儿在住院期间未发生低血糖;患儿发生低血糖后及时发现并处理,教会患儿及家属处理低血糖的急救方法。

病情监测:低血糖发生时患儿常有饥饿感,伴软弱无力、出汗、恶心、心悸、面色苍白,重者可昏迷。睡眠中发生低血糖时,患儿可突然觉醒,皮肤潮湿多汗,部分患儿有饥饿感。

预防:应按时按剂量口服降糖药或注射胰岛素,生活规律化,定时定量进餐,延迟进餐时,餐前应少量进食饼干或水果。运动保持恒定,运动前适量进食或适当减少降糖药物的用量。经常测试血糖,尤其注射胰岛素者及常发生夜间低血糖者。

低血糖的紧急护理措施如下。①进食含糖食物:大多数低血糖患儿进食含糖食物15分钟内可很快缓解,含糖食物可为 2~4 块糖果或方糖、5~6 块饼干、1 匙蜂蜜、半杯果汁或含糖饮料等。②补充葡萄糖:静脉推注 50% 葡萄糖 40~60 mL 是紧急处理低血糖最常用和有效的方法。胰高血糖素 1 mg 肌内注射,适用于一时难以建立静脉通道的院外急救或自救。

(4)健康教育:教育患儿及家长知道发生低血糖的常见诱因,其一是胰岛素应用不当,其中胰岛素用量过大是最常见的原因。低血糖多发生在胰岛素最大作用时间内,如短效胰岛素所致低血糖常发生在餐后 3 小时左右,晚餐前应用中、长效胰岛素者易发生夜间低血糖。此外还见于注射胰岛素同时合用口服降糖药,或运动使血循环加速致注射部位胰岛素吸收加快,或胰岛素种类调换,如从动物胰岛素转为人胰岛素,或胰岛素注射方法不当,如中、长效胰岛素注射前未充分混匀、剂量错误等。其二是磺脲类口服降糖药剂量过大。其三是饮食不当,包括忘记或延迟进餐、进食量不足或食物中碳水化合物过低、运动量增大的同时未相应增加食物量、减少胰岛素或口服降糖药物的剂量及空腹时饮酒过量等。

4.有体液不足的危险

患儿多尿,且消耗较高,易有体液不足。

(1)相关因素:与血糖升高致渗透性利尿有关。

(2)护理诊断:有体液不足的危险。

(3)护理目的与措施:患儿在住院期间体液平衡。①检测血糖和血电解质。②关心患儿主诉。③尤其是运动过后,必须及时补充水分,以防意外。

(三)营养代谢:营养不良

食物偏好、食欲的变化。

(1)相关因素:与胰岛素缺乏致体内代谢紊乱有关。

(2)护理诊断:低于机体需要量。

(3)护理目的与措施:患儿饮食均衡,尽早治疗使获得适当的生长与发育。①用计划饮食来代替控制饮食。以能保持正常体重、减少血糖波动、维持血脂正常为原则,指导患儿合理饮食。②多食富含蛋白质和纤维素的食物,限制纯糖和饱和脂肪酸。鼓励患儿多食用粗制米、面和杂粮。饮食需定时定量。③为患儿计算每天所需的总热量,儿童糖尿病患者热量用下列公式进行计算:全天热量=1 000+年龄×(80~100),热量略低于正常儿童,不要限制太严,避免影响儿童生长发育,并予以合理分配。全天量分三餐,1/5、2/5、2/5,每餐留少量食物作为餐间点心。详细记录患儿饮食情况,游戏、运动多时给少量加餐(加 20 g 碳水化合物)或减少胰岛素用量。

(四)排泄:排尿异常

患儿夜尿多,有的尿床,有些家长发现尿甜、尿黏度增高。女孩可出现外阴瘙痒。皮肤疖、痈等感染亦可能为首发症状。

(1)相关因素:与渗透性利尿有关。

(2)护理诊断:排尿异常与渗透性利尿有关。

(3)护理目的与措施:未发生排尿异常。①观察有无多尿、晚间有无遗尿。②了解尿液的色、质、量及尿常规的变化并做相应记录。

(五)感知和认知:焦虑

糖尿病是需要长期坚持治疗,易产生心理负担。

(1)相关因素:执行治疗方案无效,担心预后。

(2)护理诊断:焦虑,与担心预后有关。

执行治疗方案无效,与知识缺乏及患儿的自控能力差有关。

(3)护理目的与措施:能接受和适应此疾病,积极配合检查和治疗。

心理护理:关心患儿,耐心讲解疾病相关知识,认真解答患儿提出的问题,帮助患儿树立起生活的信心。教会患儿随身携带糖块及卡片,写上姓名、住址、病名、膳食治疗量、胰岛素注射量,以便救治。

做好健康教育:①告知患儿父母糖尿病是一终身疾病,目前尚不能根治。但若血糖控制良好,则可减少或延迟并发症的发生和发展,生长发育也多可不受影响。②正确饮食是控制血糖的关键,与疾病的发展有密切的关系。要教会父母为患儿计算每天饮食总量并合理安排。每餐中糖类是决定血糖和胰岛素需要量的关键。不同食物的血糖指数分为低、中、高三类。注意食物的色、香、味及合理搭配,督促患儿饮食定时定量。当患儿运动多时,应给予少量加餐或减少胰岛素用量。③注意防寒保暖,及时为孩子添加衣服。注重孩子的日常清洁,勤洗澡,勤洗头,勤换衣,勤剪指甲,预防外伤,避免孩子赤脚走路,以免刺伤;避免孩子穿拖鞋外出,以免踢伤。使用电热毯或热水袋时,应避免孩子烫伤。若孩子已有感染,则应积极治疗。④监督并指导孩子正确使用药物。抽吸胰岛素时应采用 1 mL 注射器以保证剂量绝对准确。根据不同病期调整胰岛素的用量,并有计划地选择注射部位进行注射。注射时防止注入皮内致组织坏死。每次注射需更换部位,注射点至少相隔 1~2 cm,以免局部皮下脂肪萎缩硬化。注射后应及时进食,防止低血糖。⑤若备有自动血糖仪,则应每天测血糖 4 次,至少测 2 次,无血糖仪者每次餐前及睡前测尿糖共4 次。尿糖理想应<5 g/24 h,最多不应超过 20 g/24 h,每年检测血脂1次包括胆固醇、甘油三酯,血脂增高时改进治疗。每次复诊应测血压。每年检查眼底 1 次。⑥应定期(出院后 1~2 周1 次,稳定后 2~3 个月 1 次)带孩子去医院复诊,复诊前检查当天餐后 2 小时血糖,前一天留尿测 24 小时尿糖定量,有条件的每次应测糖基化血红蛋白(HbA1c 或 HbA1)使 HbA1<10.5%,平均血糖<11.2 mmol/L(200 mg/dL)。⑦学会用本尼迪克特试剂或试纸法做尿糖检测。每周为孩子测一次重量,若体重改变>2 kg,应及时去医院就诊。⑧指导孩子健康生活,让孩子进行适量的运动,如步行,以利于降低血糖,增加胰岛素分泌,降低血脂。⑨教会观察低血糖和 DKA的表现,以便及时发现孩子的异常,同时掌握自救的方法,并给予积极的处理。⑩为孩子制作一张身份识别卡,并随时提醒孩子携带糖块和卡片外出。给予孩子足够的关心,帮助孩子树立生活的信心,使孩子能正确面对疾病,并积极配合治疗。

(王丽娟)

第三节 生长激素缺乏症

生长激素缺乏症是垂体前叶合成和分泌的生长激素部分或完全缺乏,或结构异常、受体缺陷等所致的生长发育障碍,致使小儿身高低于同年龄、同性别正常健康儿童两个标准差或在同年龄、同性别健康儿童生长曲线第 3 百分位数以下。发生率为 20/10 万~25/10 万,大多为散发性,5%~10%患儿具有家族遗传性。

一、临床特点

(一)生长障碍

出生身高正常,以后生长缓慢,生长速率<每年 4 cm,其外观明显小于实际年龄,但身体各

部比例正常,体态匀称,手足较小。

（二）骨成熟延迟

出牙及囟门闭合延迟。

（三）青春发育期推迟

面容幼稚,头发纤细柔软,皮下脂肪较多。

（四）多发性垂体激素缺乏者

除以上表现外,还会出现以下情况:促性腺激素缺乏引起性幼稚症和无生育症;促甲状腺激素缺乏出现食欲缺乏、不爱活动等轻度甲状腺功能减退症状;促肾上腺皮质激素缺乏可引起肾上腺皮质功能减退。

（五）器质性生长激素缺乏症

发生于任何年龄。患颅内肿瘤者多有头痛、呕吐、视野缺损等颅内压增高和视神经受压迫症状和体征。

（六）辅助检查

(1)血生长激素测定:生理试验系筛查试验,药物试验为确诊试验。一般认为,在药物试验中,生长激素(GH)峰值$<5~\mu g/L$,为 GH 完全缺乏,GH 峰值 $5\sim10~\mu g/L$,为 GH 部分缺乏,GH 峰值$>10~\mu g/L$,为正常。但必须 2 种以上药物刺激试验结果都不正常,才可确定。两种试验中,一种必须经静脉给药,以减少假阳性。

(2)血胰岛素样生长因子(IGF)和胰岛素样生长因子结合蛋白(IGFBP)测定降低。

(3)下丘脑-垂体轴的其他功能测定:下丘脑或垂体受损严重,促甲状腺激素(TSH)、促肾上腺皮质激素(ACTH)、皮质醇(COR)、卵泡刺激素和黄体生成素水平低下。

(4)X 线检查:骨龄落后于实际年龄 2 岁或 2 岁以上,骨化中心出现延迟。

二、护理评估

（一）健康史

了解其母亲分娩史及家族中是否有类似疾病;询问患儿体格、智力发育、出牙及囟门闭合情况。

（二）症状、体征

测量患儿身高、体重、头围、上部量与下部量,检查智力水平,观察有无第二性征缺乏。

（三）社会、心理

了解患儿及其家长是否掌握与本病有关的知识,特别是服药方法及药效观察,了解家庭经济及环境状况、父母是否称职;了解患儿及父母心理状况,是否有焦虑存在。注意患儿是否能正确面对自己的形象改变,是否有社交孤立。

（四）辅助检查

分析生长激素分泌功能的测定结果,X 线检查骨龄是否落后、骨化中心是否延迟出现,分析 CT 扫描及磁共振成像等检查结果。

三、常见护理问题

（一）生长发育改变

与生长激素缺乏有关。

（二）自我形象紊乱

与生长发育迟缓所致的外表改变有关。

（三）合作性问题

低血糖。

四、护理措施

（一）休息

保证充足的睡眠,婴儿每天睡眠时间为 14～20 小时,幼儿、学龄前儿童每天睡眠时间为11～13 小时,学龄儿童每天睡眠时间为 9～10 小时。

（二）饮食

给予高蛋白、富含维生素及钙、锌等微量元素食物,少食甜食,多食绿色蔬菜,培养良好饮食习惯,不挑食、不偏食,注意荤素搭配。

（三）协助完成各项检查

如行药物试验前一晚,保证患儿有良好的睡眠,次日晨醒后静卧、禁食,应用静脉留置针,建立静脉通路,准时收集所需血标本,并遵医嘱准确用药。

（四）观察病情

胰岛素激发试验期间需密切监测血糖变化,如血糖＜2.2 mmol/L 或有神志淡漠、嗜睡、注意力不集中、软弱无力、面色苍白、饥饿感、恶心、呕吐、腹痛、血压上升、脉搏增快、出汗等情况,应及时报告医师,遵医嘱立即静脉推注葡萄糖,取平卧位,必要时吸氧。

（五）指导用药,促进生长发育

生长激素替代疗法在骨骺愈合以前均有效,必须严密随访骨龄发育情况。密切观察病情,注意有无甲状腺功能减退及高血糖表现,一旦发现及时与医师联系,给予相应处理。

（六）心理护理

多与患儿及其家长沟通,建立信任的护患关系。引导患儿表达自己的感受,并鼓励患儿参加正常的社交活动,以帮助其适应日常生活、社会活动和人际交往,正确地看待自我形象的改变,树立正面的自我概念。

（七）健康教育

（1）向家长及患儿讲解疾病的有关知识、治疗方法,告知家长用生长激素替代疗法年龄越小,治疗效果越好,如骨骺已完全愈合,再用生长激素替代治疗亦无效。治疗初 1～2 年,身高增长最快,每年 8～12 cm,以后减速,一旦停止治疗,生长速度恢复原状。要让患儿及其家长主动配合,坚持治疗。

（2）告诉家长注射生长激素夜间为佳,可取得最佳疗效。

五、出院指导

（1）指导家长创造良好环境,让患儿周围的人不歧视患儿,多与其交往。鼓励患儿排除心理障碍,积极参加集体活动,建立自信心。

（2）给予高蛋白、高维生素的食物,补充锌剂,保证有充足的睡眠。

（3）适当参加体育锻炼,多参加户外运动,并以伸展运动为宜,如跳高、跳绳、爬楼梯、练体操、打篮球、打排球等。

(4)治疗期间一定遵医嘱按时给药,于夜间注射更符合生理性,并做好记录。每 3 个月测量身高、体重,每 6～12 个月测骨龄发育情况,遵医嘱按时专科门诊随访。

（王丽娟）

第四节　先天性甲状腺功能减退症

先天性甲状腺功能减退症是先天因素使甲状腺激素分泌减少或生物效应低下而引起生长发育缓慢、智能发育障碍的疾病。它包括散发性和家族性,是小儿最常见的内分泌疾病。

一、临床特点

（一）新生儿期

少哭、少动、少吃、胎便排出延迟、黄疸消退延迟、喂养困难、腹胀、脐疝发生率高、哭声低、体温低、皮肤出现斑纹或硬肿等。

（二）典型症状和体征

(1)特殊面容:面部黏液性水肿、眼睑水肿、眼距宽、鼻梁塌、唇厚舌大。

(2)特殊体态:身材矮小、头大、躯干长、四肢短、腹部膨隆。

(3)毛发、皮肤改变:毛发枯黄、稀少、皮肤粗糙。

(4)生理功能低下:少动、低体温、脉搏及心率缓慢、腹胀、便秘等。

(5)生长发育迟缓:矮小,智力低下。

（三）辅助检查

(1)新生儿筛查:出生 3 天的新生儿采末梢血滴在滤纸上,干燥后送筛查中心检查 TSH 浓度作为初筛,大于 9 $\mu IU/mL$ 时,再检测血清游离甲状腺素(FT_4)、游离三碘甲腺原氨酸(FT_3)和 TSH 以确诊。

(2)实验室检查:血清 FT_3、FT_4 值降低,血 TSH 增高,血清胆固醇升高。

(3)骨骼 X 线检查:骨龄落后于实际年龄。

(4)甲状腺 B 超或 ^{99m}Tc 甲状腺显像:部分可显示甲状腺的缺失、异位或发育不良。

二、护理评估

（一）健康史

了解家族中是否有类似疾病;询问母亲的妊娠史、饮食习惯及有无"甲状腺功能亢进"药物治疗史;评估患儿是否有智力低下及体格发育落后,是否有喂养困难。

（二）症状、体征

测量患儿生命体征,评估是否有特殊面容和特殊体态等,注意观察患儿对外界刺激的反应,检查智力水平。

（三）社会、心理

了解家长是否掌握与本病有关的知识、家庭环境状况及父母的心理状态。

（四）辅助检查

了解新生儿筛查结果、血清 3,5,3'-三碘甲腺原氨酸（T_3）、甲状腺素（T_4）、TSH 值、骨骼 X 线和甲状腺 B 超检查结果。

三、常见护理问题

（一）体温过低

与新陈代谢减低有关。

（二）营养失调：低于机体需要量

与喂养困难、食欲差有关。

（三）便秘

与肌张力低下、肠蠕动减慢、活动量减少有关。

（四）生长发育改变

与甲状腺素合成不足有关。

（五）知识缺乏

家长缺乏有关本病的知识。

四、护理措施

（一）保暖、防止感染

注意室内温度，适时增减衣服，避免受凉。重视皮肤护理，勤洗澡，防止皮肤感染。避免与感染性疾病或传染性疾病患儿接触。

（二）保证营养供给

注意喂养方法，对吸吮困难、吞咽缓慢者要耐心喂养，必要时用滴管喂养或管饲，尽可能满足生理需要。服用甲状腺制剂期间，供给高蛋白质、高维生素、富含钙及铁剂的易消化食物，保证生长发育需要。

（三）保持大便通畅

保证充足的液体，多吃水果、蔬菜。适当增加患儿活动量。顺着肠蠕动的方向按摩腹部，养成定时排便习惯，必要时用开塞露、缓泻剂或灌肠。

（四）加强行为训练，提高自理能力

爱护患儿，重视智力、行为训练和日常生活的指导，掌握基本生活技能，防止意外发生。

（五）指导用药

使家长了解用药重要性，掌握药物的服用方法及注意事项。

（1）口服 L-甲状腺素钠片或甲状腺干粉片，从足量开始，间隔 1～2 周调整一次，直至精神活泼、食欲好转、便秘消失、腹胀减轻、临床症状好转又无甲状腺功能亢进表现时，所用剂量作为维持量。因甲状腺干粉片中含有的 T_3 可能会使血清 T_3 浓度过高，故目前首选 L-甲状腺素钠片，参考剂量为 5～10 μg/kg，根据临床表现和血清 T_3、T_4、TSH 值变化调整药物剂量。

（2）甲状腺制剂作用缓慢，服药后除观察患儿食欲、活动量及排便情况外，还应定时测体温、心率（心率维持在儿童 100 次/分、婴儿 120 次/分）、体重及身高，观察运动及智能发育情况。

（3）甲状腺制剂用量过大可引起烦躁、多汗、消瘦、腹痛、腹泻、发热、气急、心率增快等甲状腺功能亢进表现，出现上述情况，应及时报告医师，调整用药剂量。

（六）心理支持与健康教育

（1）由于先天性甲状腺功能减退症患儿需要长期服药，家长会有焦虑，医护人员应告知家长相关疾病及护理知识，与家长多交流，鼓励家长表达自己的情感和想法，给予安慰与鼓励，解除其焦虑，帮助家长树立信心，坚持患儿的治疗。

（2）宣传新生儿筛查重要性：早期诊断至关重要，出生后 1～2 月即治疗者，可避免严重神经系统损害。

五、出院指导

（1）适量增加患儿活动量，加强智力、体力、基本生活技能训练。

（2）给予富含蛋白质、维生素、矿物质饮食，补充钙剂，贫血时用铁剂。

（3）鼓励家长树立信心，坚持正规治疗。遵医嘱服药，注意药物不良反应，发现有药物剂量不足或过量症状应及时到医院就诊。

（4）服用甲状腺制剂期间应定时到医院随访：治疗开始时，每 2 周随访 1 次；血清 TSH、T_4 正常后，每 3 个月 1 次；服药 1～2 年后，每 6 个月 1 次。随访时应测量身高、体重、身材比例，监测血清 T_3、T_4、TSH。

（王丽娟）

第十七章

血液系统疾病的护理

第一节 贫 血

一、概述

贫血是指单位体积的外周血中红细胞、血红蛋白和血细胞比容低于正常或其中一项明显低于正常。贫血本身不是一种疾病,而是多种疾病的伴随症状。世界卫生组织指出:6个月~6岁儿童血红蛋白(Hb)<110 g/L;6~14岁儿童 Hb<120 g/L 为诊断儿童贫血的标准。我国小儿血液病学会暂定6个月以下婴儿贫血标准为:新生儿 Hb<145 g/L;1~4个月 Hb<90 g/L;4~6个月 Hb<100 g/L 者为贫血。贫血是儿童时期,特别是婴幼儿时期的常见病,不但影响小儿生长发育,而且是一些感染性疾病的诱因。

临床上多根据红细胞和血红蛋白的数量分为轻、中、重、极重度贫血,见表17-1。

表 17-1　贫血的分类

	轻度	中度	重度	极重度
Hb(g/L)	120~90	90~60	60~30	<30
红细胞[(RBC)×10^{12}/L]	1~3	3~2	2~1	<1

根据病因分为:营养性贫血、先天性红细胞生成异常性贫血、溶血性贫血和失血性贫血。

形态上根据平均红细胞体积(MCV)、平均红细胞血红蛋白含量(MCH)、平均红细胞血红蛋白浓度(MCHC)的测定结果分类(表17-2)。

表 17-2　贫血的形态分类

贫血类型	MCV(fl)	MCH(pg)	MCHC(%)	疾病
大细胞性贫血	>94	>32	32~38	巨幼红细胞贫血
正常细胞贫血	80~94	28~32	32~38	急性失血
小细胞性贫血	<80	<28	32~38	遗传性球形红细胞增多症
小细胞低色素性贫血	<80	<28	<28	缺铁性贫血

二、护理评估

(一)临床症状评估与观察

(1)询问患儿的病史及喂养史,包括起病的急和缓、发病年龄、是否有偏食和挑食、是否未及时添加辅食。询问患儿既往史,有无消化系统疾病如消化道溃疡和畸形、慢性肾病、反复鼻出血、钩虫病等疾病。

(2)评估患儿有无贫血表现。①一般表现:皮肤黏膜苍白,以口唇、结膜、甲床最明显。年长儿可诉全身无力、头晕、耳鸣、眼前发黑等。病程长者可出现易疲乏、毛发枯黄、营养低下及体格发育迟缓等。②造血器官反应:尤其是婴幼儿常出现骨髓外造血,导致肝、脾、淋巴结增大,且年龄越小、病程越长、贫血越严重,增大越明显,末梢血出现有核红细胞、幼稚粒细胞。③呼吸循环系统:心悸、血压增高、呼吸加快。重度失代偿时,可出现心脏扩大和充血性心力衰竭。④消化系统:胃肠道蠕动和消化酶的分泌功能均受影响,可出现腹胀、便秘、食欲减退、恶心等。⑤神经系统:表现为精神不振、注意力不集中、头痛、眩晕或耳鸣等。

(3)评估不同贫血的表现特点。①缺铁性贫血:发生隐匿。皮肤、黏膜苍白。易疲乏,活动后气短。消化系统可出现食欲缺乏、恶心、腹泻、口炎、舌乳头萎缩等,少数有异食癖;神经系统可出现萎靡不振或易激惹、注意力不易集中、记忆力减退、学习成绩下降等;循环系统可出现心率增快,重者出现心脏扩大及心前区收缩期杂音,甚至发生心力衰竭;其他如细胞免疫功能降低;因上皮组织异常而出现指甲扁平、反甲等。②巨幼红细胞贫血:神经精神症状主要是表情呆滞,对周围反应迟钝,嗜睡,少哭不笑,智力、动作发育落后甚至出现倒退现象;维生素 B_1 缺乏可出现乏力、手足对称性麻木、感觉障碍、下肢步态不稳、行走困难,年幼儿表现为精神异常、无欲状。③溶血性贫血:急性溶血性贫血起病急骤,常伴发热、寒战、恶心、腹痛及腰背痛、苍白、黄疸、血红蛋白尿或胆红素尿。重者可发生心力衰竭、急性肾衰竭甚至休克。慢性溶血性贫血多为轻至中度,有时重度,但一般情况下能耐受。多伴轻度黄疸,肝脾轻至中度肿大,血管外溶血多以脾大为主,血管内溶血肝脾大不明显,部分免疫性溶血肝大明显。慢性溶血因感染等诱因而呈急性发作时,为溶血危象。人类细小病毒 B19 感染而表现贫血加重、网织红细胞减少、骨髓红系增生受抑制的现象是再生障碍危象。贫血突然加重伴黄疸、网织红细胞增高为溶血危象。葡萄糖-6-磷酸脱氢酶缺乏症(G-6-PD)常在服药、吃蚕豆、感染及接触樟脑丸等诱因作用下发生溶血,除贫血表现外,有黄疸、血红蛋白尿,严重者可出现少尿、无尿、酸中毒和急性肾衰竭。④遗传性球形红细胞增多症以不同程度贫血、黄疸、脾大、球形红细胞增多及红细胞渗透脆性增加为特征。地中海贫血多表现为慢性进行性溶血性贫血,严重者出现地中海贫血特殊面容,即头颅变大、额部隆起、颧骨增高、鼻梁塌陷、两眼距增宽。

(二)辅助检查评估

1.血常规

根据红细胞和血红蛋白可判断贫血程度,根据红细胞大小、形态及染色情况判断疾病。红细胞较小、染色浅、中央淡染区扩大,多提示缺铁性贫血;红细胞大、中央淡染区不明显,多提示巨幼红细胞贫血;红细胞大小不等、染色浅并有异形、靶形,多提示地中海贫血等。

2.骨髓象

除再生障碍性贫血表现为增生低下外,其他贫血表现为增生活跃。缺铁性贫血为早幼红细胞及中幼红细胞比例增高,染色质颗粒致密,血红蛋白形成差。粒细胞系和巨核细胞系正常。巨幼红细胞贫血骨髓增生活跃,红系明显增多,有巨幼变,核浆发育不平衡。

3.血生化检查

缺铁性贫血患儿血清铁降低至 50 $\mu g/d$,总铁结合力增高至 360 $\mu g/d$ 以上,转铁蛋白饱和度降低至 15% 以下,铁蛋白降低至 15 g/L 以下。巨幼红细胞贫血患儿血清叶酸水平降低至 2.5 ng/mL 以下,维生素 $B_2 < 100$ pg/mL。

4.特殊检查

红细胞渗透脆性试验示脆性增高考虑遗传性球形红细胞增多症,降低则见于地中海贫血;红细胞酶测定对溶血性贫血有诊断意义等。

三、护理问题

(1)营养失调低于机体需要量:与铁摄入不足、吸收障碍、需求增加、丢失过多有关。

(2)活动无耐力:与缺铁性贫血引起全身组织缺血、缺氧有关。

(3)有感染的危险:与机体免疫功能下降有关。

(4)潜在并发症:心力衰竭。

四、护理目标

(1)患儿食欲增加,偏食得到纠正,体重增加,血清铁恢复正常。

(2)患儿活动量增加,活动时无明显心悸、气促、无力等不适感觉。

(3)患儿(或家长)能说出预防感染的重要性,减少或避免感染的发生。

(4)患儿住院期间不发生心力衰竭或发生时能及时发现、处理。

(5)患儿住院期间不发生药物不良反应或发生时能及时发现、处理。

五、护理措施

(一)合理安排患儿饮食

(1)改变不良的喂养方式,提倡合理的母乳喂养,及时添加含铁或维生素 B_{12} 及叶酸丰富的辅食,如动物肝脏、瘦肉、血、蛋黄、黄豆、海产品、黑木耳、绿叶蔬菜等,改善饮食结构。

(2)培养良好的饮食习惯,纠正偏食,采取措施为患儿提供色香味形俱全的膳食,增加患儿食欲。

(3)G-6-PD 患儿应注意避免食用蚕豆及其制品,忌服有氧化作用药物。

(二)用药的护理

1.缺铁性贫血者补充铁剂的护理

(1)口服铁剂会刺激胃肠道,引起恶心等胃部不适,应从小剂量开始,逐渐增加至全量,在两餐之间服用,避免空腹服用以减少对胃的刺激。忌与影响铁吸收的食品如茶、咖啡、牛乳、谷类、钙片、植酸盐等同时服用,也应避免同时服用抗酸药物及 H_2 受体拮抗剂。与稀盐酸和/或维生素 C、果糖等同服,可促进铁吸收。为避免牙齿及舌质被染黑,服用铁剂时可用吸管将药液吸至舌根部咽下,服药后漱口。告知患儿及家长服用铁剂期间,患儿的粪便会变成黑色,是铁与肠内的硫化氢作用生成黑色的硫化铁所致,是正常现象,不必顾虑。

(2)如果需要肌内注射铁剂,应深部肌内注射,抽药和给药必须使用不同的针头,以防铁剂渗入皮下组织,造成注射部位的疼痛及皮肤着色或局部炎症。首次注射右旋糖酐铁后应观察

1小时,警惕发生过敏现象。

（3）应用铁剂的疗效判断：用药3～4天后,网织红细胞开始上升,7～10天达高峰,1～2周后血红蛋白逐渐上升,常于治疗3～4周达到正常。此时不能停药,应在血红蛋白恢复正常后再继续用药6～8周以增加铁储存。

2.巨幼红细胞贫血者补充维生素 B_{12} 和叶酸的护理

（1）应用维生素 B_{12} 和叶酸时应同时口服维生素C,恢复期加服铁剂。单纯维生素 B_{12} 缺乏时,不宜加用叶酸,以免加重神经、精神症状。

（2）药物疗效观察：用维生素 B_{12} 治疗2～4天后患儿精神好转,网织红细胞增加,6～7天时可达高峰,2周左右降至正常,随后红细胞、血红蛋白上升,一般1～2个月恢复正常。神经系统的症状恢复较慢。口服叶酸后1～2天食欲好转,网织红细胞增加,4～7天达高峰,随后红细胞、血红蛋白增加,一般2～6周恢复正常。

（三）合理安排患儿的休息和活动

轻、中度贫血患儿,让其规律生活,安排患儿进行适合自身状态、力所能及的活动,限制危险性、活动量大的活动,防止出现意外；严重贫血者应卧床休息,减少氧耗,减轻心脏负担,定时测量心率,观察有无心悸、呼吸困难等表现,必要时吸氧。

（四）预防感染

居室应阳光充足、空气新鲜,温、湿度要适宜,根据气温变化及时增减衣服,尽量不到人群集中的公共场所。鼓励患儿多饮水,保持口腔清洁,必要时每天进行2次口腔护理,预防舌炎、口炎。注意保持皮肤的清洁,勤换内衣裤。观察皮肤、黏膜、呼吸系统等有无感染迹象,及时给予治疗护理。

（五）防止心力衰竭

密切观察患儿的生命体征,注意心率、呼吸、面色、尿量等变化,若出现心悸、气促、肝大等心力衰竭的症状和体征,应及时通知医师,并按心力衰竭患儿进行护理如卧床休息、取半卧位、酌情吸氧等。重症贫血患儿输血、输液时要根据病情严格控制输液速度,以防心力衰竭。

（六）对于急性溶血性贫血的患儿

要建立并保持静脉通道的通畅。全天液体应使用输液泵均匀、准确泵入。严格记录24小时出入量,密切观察患儿尿量及尿色变化,并详细记录

（七）健康教育

加强预防宣教,强调孕妇及哺乳期妇女预防,婴儿应提倡母乳喂养,并及时添加辅食,早产儿从2个月开始补充铁剂,足月儿从4个月开始补充。宣教科学喂养的方法,及时添加辅食,改善饮食习惯。注意饮食的搭配,用铁锅炒菜,选用富含铁的动物性饮食与富含维生素C的蔬菜搭配以利铁的吸收。黄绿色蔬菜、蛋黄、肉类、动物内脏及紫菜中都含有大量的铁,可以根据孩子的消化能力及饮食习惯进行烹饪。

做好宣教,掌握口服铁剂、补充叶酸、维生素 B_{12} 的方法及注意事项。

解除思想压力,对患儿要多给予关怀、疏导、理解和鼓励,对有异食癖的患儿,应正确对待,不可过多责备。

及时治疗各种慢性失血性疾病。避免服用可诱发疾病的各种食品和药品。

（王　莉）

第二节 血 友 病

一、概述

血友病是一种 X 染色体连锁的遗传性出血性疾病,其遗传基因定位于 X 染色体上,由女性传递,男性发病。病理机制为凝血因子基因缺陷导致其水平和功能减低而使血液不能正常地凝固,临床主要表现为自发性关节和组织出血,以及出血所致的畸形。根据患儿所缺乏凝血因子的种类,可分为血友病 A(也称甲型血友病,凝血因子Ⅷ缺乏)、血友病 B(也称乙型血友病,凝血因子Ⅸ因子缺乏)。临床上所见的血友病 A 约 70% 有家族史,约 30% 无家族史,其发病可能因基因突变所致。血友病可发生于全世界所有种族或地区人群,患病率为(5~10)/10 万,我国有 7 万~10 万患者。其中血友病 A 最多见,占 80%~85%,血友病 B 占 15%~20%。

虽然血友病目前还是不可治愈的遗传性疾病,但占及时或预防性补充凝血因子、防治出血并发症和其他综合关怀的治疗原则,可使患儿获得接近正常人的生活质量与生存期。

二、护理评估

(一)临床症状评估与观察

1.询问患儿病史及家族史

多数患儿有全身各部位的自发性出血史或损伤后出血不止。可询问患儿是否有自幼轻微外伤时较难止血史,或反复膝/肘等关节出血肿痛史,结合母亲家族中男性成员异常出血疾病史(30%患儿可无家族遗传史)。询问有无外伤、碰撞等诱发因素。

2.评估患儿的出血情况

自发性出血或轻微损伤、手术时出血不止是血友病的表现特征。出血可发生在任何部位,以关节、软组织、肌肉、皮肤黏膜和尿道最为常见。危及生命的出血为中枢神经系统、咽喉和胸腹内脏的出血。

(1)评估有无关节出血情况:关节出血是血友病最主要典型特征,各关节出血频度按其承重及活动强度排序依次是膝、肘、踝、肩、腕和髋关节。关节出血急性期开始时患儿往往有关节轻微不适、酸胀等先兆症状,然后逐渐出现关节疼痛、肿胀发热及活动受限。

(2)评估有无肌肉出血:肌肉及软组织出血是仅次于关节出血的常见出血。重型血友病可自发出血,而轻型和中型血友病只有在外伤的情况下才发生肌肉出血。出血部位常见于屈伸的肌肉群,尤其是髂腰肌、腓肠肌、前臂肌等。肌肉出血常引起肌肉肿痛,甚至剧烈的疼痛,可引起肌肉保护性痉挛、相连关节屈曲及活动受限。

(3)评估有无尿道出血:血友病患儿还可出现尿道出血,一般年龄多>5 岁。出血部位包括肾、输尿管和膀胱。血尿分为镜下血尿和肉眼血尿,有一定的自限性。肉眼血尿呈洗肉水样,甚至鲜红色,有的患儿可伴有腰背痛、尿痛、尿频等症状。根据排尿过程中血尿出现的不同时间,分为初始血尿、终末血尿和全程血尿。初始血尿仅在排尿开始时出现,表示前尿道有出血;终末血尿是排尿终末时出现的血尿,提示后尿道、膀胱颈部或膀胱三角区有出血;全程血尿是排尿全过程中都有尿血,提示病变在膀胱、输尿管或肾脏。

(4)评估有无口腔出血:患儿主要以口腔创口出血不止为主要表现,亦可有因口腔渗血吞咽到胃部引起胃部不适及黑便等表现,出血时间由数小时到数天不等。出血原因主要为外伤及牙源性出血两种。

(5)评估有无鼻腔出血:鼻出血多为一侧,也有的为双侧,量多少不定,轻者仅为从鼻孔滴血,重者出血如注。出血量超过 500 mL,会出现头昏、口渴、乏力、面色苍白;出血量超过 1 000 mL者,可出现胸闷、心慌、脉速无力、血压下降、出冷汗等休克症状。

(6)评估患儿是否出现假肿瘤:血友病假肿瘤又称血友病性血囊肿,发生率低,但愈后很差。假肿瘤是在骨膜下或肌腱、筋膜下形成的囊性血肿,由于囊内反复出血而体积渐大,并出现压迫及腐蚀破坏周围组织,常见部位是大腿和骨盆。

(7)评估患儿出血后是否经过止血处理,其方法及效果如何,既往检查、治疗经过和疗效。

(二)辅助检查评估

1.活化部分凝血活酶时间(APTT)

APTT 是内源性凝血系统较为敏感的筛选试验,APTT 延长。

2.硅化凝血时间(SCT)和活化凝血时间(ACT)

SCT 和 ACT 是内源性凝血系统敏感的筛选试验,两者均延长。

(三)体格检查评估

(1)评估发生出血的部位、范围、出血的持续时间、出血量及性状,以便估计出血量、速度及性质。

(2)评估有无关节畸形及关节畸形程度。

三、护理问题

(一)组织完整性受损,出血

与凝血因子缺乏有关。

(二)疼痛

与关节、肌肉出血有关。

(三)躯体移动障碍

与治疗性制动、关节畸形有关。

(四)潜在并发症

颅内出血与凝血因子缺乏有关。

四、护理目标

(1)患儿出血情况停止或减轻。

(2)患儿主诉疼痛减轻,表现为发松和舒适感。

(3)患儿表现为最佳的躯体活动,活动范围正常。

(4)患儿住院期间不发生颅内出血或发生时能及时发现并处理。

(5)患儿或家属能够辨识出血的征象,说出疾病过程及治疗、护理、预防的方法。

五、护理措施

（一）急性出血的观察与处理

1.关节、肌肉出血

RICE治疗。

（1）"R"，休息：关节、肌肉出血时，根据出血的程度，患侧应该休息12～24小时或更长，可用夹板制动，或使用辅助器械如拐杖、轮椅等帮助肢体休息。夹板可以用石膏或热塑料来制作。

（2）"I"，冰敷：对活动性出血的关节或肌肉采用冰敷以帮助控制肿胀、减轻疼痛、减少炎症的发生。冰敷时间一般10到15分钟，每2小时1次。

"RICE"中的"I"也代表固定：用石膏托或夹板来固定关节以保持其静止。固定的时间不能过长，一般为2到3天；固定关节不可过紧，固定后注意观察远端肢体血运情况，是否出现肿胀、发暗和变冷。

（3）"C"，加压：施压于出血部位可以帮助收缩血管和减缓出血，可以用弹性绷带对出血的关节进行压迫。在受伤部位用十字形（或"8"字形）包扎。包扎后注意观察远端手指、脚趾有无发冷、发麻或肤色改变。如果有上述症状发生，应松开绷带，重新包扎。

（4）"E"，抬高：将受伤的肢体放在高于心脏的位置有助于降低血管内压力、减缓出血。可以用枕头垫高孩子出血的手臂或小腿。

2.鼻出血

首先应让患儿采取坐位或半卧位，以降低鼻部的血压。前额部或鼻部冷敷，冷的刺激可使鼻内小血管收缩而有利于止血。指导孩子对流到咽部的血尽量不要吞咽，以免刺激胃部引起恶心呕吐。常用止血方法如下。

（1）指压法：用拇指、示指捏紧两侧鼻翼5到10分钟，压迫鼻中隔前下方达到止血目的。

（2）冷敷法：用冷水袋或湿毛巾在额部、颈部或后颈部冷敷，收缩血管，减少出血。

（3）收敛法：用1%麻黄碱或肾上腺素棉片塞入前鼻腔，收缩血管止血。

（4）填塞法：上述方法无效或出血量较大时，请专科医师做后鼻孔填塞。

3.口腔出血

（1）口腔软组织损伤：配合医师采用细针线严密分层缝合，局部加压包扎，严禁创口放置引流。

（2）腭部黏膜损伤：可采用黏膜创口缝合，创缘周围用碘酚棉球止血，然后在整个腭部覆盖碘仿纱条，牙间结扎丝固定。

（3）自发性牙龈出血：先对出血处牙齿进行牙周清洁，冲洗牙周后，用注射器将6-氨基己酸液、凝血酶、肾上腺素的混合液注入牙周袋或牙龈沟内，再压迫牙龈止血，止血后用牙周塞治剂外敷压迫保护创面。

（二）输注凝血因子的护理

血友病患儿发生出血是缺乏凝血因子Ⅷ（FⅧ）或凝血因子Ⅸ（FⅨ）所致，故替代疗法，即静脉输注含有FⅧ或FⅨ的制剂，将血浆中FⅧ或FⅨ的含量提高到止血所需的水平仍是现今治疗和预防血友病患者出血的最有效的措施。

1.配置药液

(1)将稀释液和浓缩剂置于室温下,如急需可用温水浸泡,但不能高于 37 ℃。

(2)取下稀释液和浓缩剂瓶塑胶帽,消毒。

(3)取下双头针的一端的针帽,将该末端插入稀释液瓶的瓶塞中心。再取下双头针另一端的针帽,插入凝血因子浓缩剂瓶的瓶塞中心。为了减少泡沫的产生,插入时应将稀释液瓶倒置过来,注意要让稀释液瓶子在浓缩剂瓶子的上方,针头插入的角度要能使稀释液顺着浓缩剂瓶的瓶壁流下,可调整稀释液瓶塞上的针头以保证所有的稀释液都能进入装有凝血因子冻干粉的瓶子内。

(4)拔出双针头。

(5)不要剧烈摇晃瓶体,可轻轻地旋转瓶体使得所有药粉都溶解。

(6)浓缩剂应现用现配,如遇特殊情况需冷藏,时间不要超过 2 小时。

2.推注药液

(1)取出带滤过器的专用针头,去除保护帽。缓慢抽吸配置好的药液,排尽针管的空气。

(2)另外取 10 mL 注射器 1 支,抽吸生理盐水,排空空气连接静脉穿刺针(头皮针),静脉穿刺。

(3)推注少量生理盐水,确保静脉穿刺成功后,更换已抽吸好药液的注射器,缓慢给药。推注药物完毕后,再推少量的生理盐水,将头皮针内的药液推入,避免浪费。

(4)拔出针头,避免血管和组织不必要损伤。

3.观察药物的不良反应

输注凝血因子浓缩剂可能会产生变态反应,如麻疹、皮肤瘙痒、鼻塞、胸痛、头昏、气短、发热、头痛、心悸、轻度寒战、恶心和输液部位的疼痛。对于有变态反应病史者,可预防性地给予抗组胺药。

(三)消除出血的诱发因素

大多数患儿在出血发生之前都可能存在一些诱发因素,如跌、摔、挫、扭伤等外力可引起出血。要加强看护,避免意外伤害,教育孩子了解和认识这些危险因素,并在日常生活中注意排除,选择适宜活动,避免参加各种剧烈运动,就可能减少和避免出血的发生。尽量避免有创性操作,注意避免深部肌内注射。

(四)血友病儿童预防注射的方法

血友病儿童应从出生开始按时进行预防接种以抵抗传染性疾病。在注射时应选用小号的注射器针头,在三角肌进行皮下注射。预防注射一般不会引起进行性出血,如发现注射处有肿、痛及发热感,可先用局部冰敷以减轻肿痛。按压穿刺部位 5～10 分钟,或弹力绷带包扎 24 小时,以减少出血。如注射部位发生血肿,应立即与专业医师联系。

(五)饮食指导

血友病儿童饮食应以清淡易消化为主,少食或忌食辛辣刺激性食品,多饮水,多吃富含维生素 C 的蔬菜和水果,保持排便通畅。注意营养搭配,尽量避免过热食物,以免损伤牙龈或烫伤黏膜。避免食用坚硬、油炸食品,如麻花、锅巴等。小儿食用肉、鱼、虾制品应尽量去骨、刺、皮,以防硬物刺伤口腔黏膜,导致口腔出血。

六、健康教育

(1)护士应主动对年长患儿及患儿家长传授血友病相关知识,教会家长判断出血的程度、范围,以及基本的止血方法,讲解预防及恢复期的注意事项。

(2)指导患儿家长保持环境的舒适、安全。加强看护,避免外伤发生,教育孩子不玩利器。告诉家长洗澡是检查孩子是否出血的最好时机。

(3)培养患儿养成良好生活习惯,避免挖鼻子,如有鼻腔血痂让其自行脱落,不能硬性擦掉。气候干燥时可采用液体石蜡涂抹鼻腔,或用温湿毛巾捂住鼻子保持鼻腔湿润。保持口腔清洁卫生,以免因牙周疾病引起出血。不使用牙签,使用软毛牙刷刷牙,进餐后清水漱口,婴幼儿由家长帮助完成口腔护理,可购买指套式婴儿牙刷或用纱布、清洁软布裹在手指上每天早晚擦拭牙齿,喂奶后再喂少许温开水,以便及时清除牙面堆积的污垢和食物残渣,减少龋齿和牙周疾病的发生,防止造成牙周刺伤。

(4)合理饮食,加强营养,避免进食过热、过硬或带刺食物。

(5)终身禁用抗凝药物及抑制血小板功能的药物,如阿司匹林、吲哚美辛(消炎痛)、保泰松、双嘧达莫等。

(6)就医时应将本病病史告知医师,并告知可联系的血友病医师电话以便沟通。

(7)出血超过 10～30 分钟或反复出血,应立即注射凝血因子,并应请求专业医师或护士帮助。

(王　莉)

第三节　白　血　病

一、概况

白血病是造血系统的恶性疾病,主要是造血器官内白血病细胞恶性增生和非造血器官内的白血病细胞浸润。白血病是儿童时期最常见的恶性肿瘤,日本及欧美学者统计 18 岁以下小儿白血病发病率男性为(9～47)/100 万,女性(7～43)/100 万,其中儿童急性淋巴细胞白血病(ALL)占 75%～80%。

白血病临床上常以发热、出血、贫血,以及肝、脾、淋巴结肿大为特点。在分类方面,根据细胞的来源分为急性淋巴细胞白血病(占 75%左右)和急性非淋巴细胞白血病(占 25%左右)。在儿童中,迄今没有慢性淋巴细胞白血病,慢性粒细胞白血病约占 5%。在分型方面,目前采用 MICM 即细胞形态学、免疫学、细胞遗传学和分子生物学分型。白血病的分类和分型是指导临床选用治疗方案和提示预后的基础。

急性白血病的病因尚不明确,但研究认为白血病是一组异质性疾病,是遗传与环境相互作用的结果。目前认为白血病的发生与病毒、电离辐射、化学药物及遗传因素有关。

随着科学技术的发展,目前儿童急性淋巴细胞白血病患儿的 5 年无病生存率在发达国家已达 82%。白血病的治疗主要是杀灭体内癌细胞,降低其浸润症状,在使用化疗药物的同时,加强支持治疗,减少并发症的发生。目前,治疗儿童急性淋巴细胞白血病的主要方法是化学药物治疗。根据正确的诊断、分型选择治疗方案,采用多药强烈诱导化疗方案,包括诱导缓解、巩固治疗、庇护所预防、早期强化治疗及维持治疗。提倡早期、足量、联合、注意预防髓外白血病及个体化的治疗原则。疗程 2.5～3 年。

二、护理评估

（一）临床症状评估与观察

1.评估白血病细胞浸润影响正常造血细胞生成的表现

（1）发热：是本病常见症状。急性白血病的首发症状也多为发热，一般为低热，继发感染可致高热。感染发生的部位通常为口腔、呼吸道、尿道、肛周及皮肤，以上呼吸道感染多见。

（2）出血：约有半数患儿有出血表现。可发生在身体任何部位的皮肤与黏膜，以皮肤、黏膜出血、瘀斑多见，严重者可出现内脏大出血，甚至发生颅内出血。

（3）贫血：绝大多数患儿有不同程度的贫血。早期即可出现进行性苍白，皮肤、黏膜较明显，随着贫血的加重可出现活动后气促、无力、心慌。

2.评估白血病细胞浸润骨髓以外器官出现的体征

（1）肝、脾、淋巴结肿大：肝脾大是本病较常见的体征，约占 50％。淋巴结肿大可高达 90％，以急性淋巴细胞白血病为多见。

（2）骨、关节疼痛：约有 25％的患儿以骨、关节痛为起病症状。胸骨压痛是对本病有诊断意义的体征。疼痛的部位多发生在四肢骨及关节，呈游走性，局部无红、肿、热现象。

（3）皮肤可见斑丘疹、结节、肿块、皮炎等。还可见齿龈肿胀出血、口腔溃疡和咽痛表现。

（4）眼部：髓性白血病细胞在骨膜（尤其是眼眶骨膜）下或软组织内浸润，患儿可以出现绿色瘤，可引起眼球突出、复视、失明。

（5）中枢神经系统由于浸润及出血等可出现颅内压增高及脑神经损害，如头痛、恶心、呕吐、嗜睡，甚至昏迷。

（6）睾丸：睾丸受浸润时表现为无痛性肿大，大多为一侧性。

（7）外周神经也可受累。心包膜、心肌、心内膜、支气管及肺均可被白血病细胞浸润。

（二）辅助检查评估

（1）血常规红细胞和血小板计数减少，白细胞计数可以增高，也可以降低，有时外周血可以见到幼稚血细胞。

（2）骨髓穿刺或活检骨髓涂片显示相应类型的幼稚细胞明显增生，但有少数患儿骨髓增生低下。骨髓穿刺后进一步行免疫学、细胞遗传学和分子生物学检查。

（3）细胞化学染色用组织化学染色检测细胞内糖原、过氧化物酶、脂酶等，协助区分不同类型的白血病。

三、护理问题

（一）活动无耐力

与发热、长期化疗、贫血有关。

（二）口腔黏膜改变

与化疗药物的不良反应有关。

（三）有感染的危险

与粒细胞减少、化疗引起机体抵抗力下降有关。

（四）潜在并发症出血

与化疗药物不良反应、白血病细胞浸润有关。

（五）营养不足

与化疗后胃肠道反应、应用氨甲蝶呤后口腔黏膜改变有关。

（六）恐惧

与白血病治疗的有创操作、感受死亡威胁有关。

四、护理目标

（1）患儿活动量增加,活动时无明显心悸、气促、无力等不适感觉。

（2）患儿口腔黏膜恢复正常,表现为溃疡愈合、疼痛消失、正常进食。

（3）患儿（或家长）能说出预防感染的重要性,减少或避免感染的发生。

（4）患儿住院期间不发生出血或发生出血时能及时发现、处理。

（5）患儿食欲增加,进食量能满足机体需要,体重无明显减轻。

五、护理措施

（一）预防感染

感染是导致白血病患儿死亡的重要原因之一。白血病患儿免疫功能减低,应用化疗药物的主要不良反应是对骨髓的抑制导致中性粒细胞减少或缺乏,使免疫功能下降。粒细胞减少或缺乏、免疫功能下降是发生感染的危险因素。最常见的是呼吸道感染。

（二）基础护理

1.休息

急性白血病患儿在疾病早期有乏力、贫血、血小板低时需卧床休息,病情好转后逐渐增加活动量。对长期卧床者,应注意加强皮肤护理,定时更换体位,预防压疮发生。

2.口腔护理

保持口腔清洁卫生,晨起、睡前用软毛刷刷牙或用棉球轻轻擦洗口腔,避免出血及损伤。进食后嘱患儿用生理盐水漱口。口腔溃疡发生后,遵医嘱每天给予口腔护理2～3次,根据口腔pH及具体情况选用碳酸氢钠、过氧化氢、甲硝唑（灭滴灵）等交替漱口。遵医嘱选用有针对性药物如制霉菌素鱼肝油、金霉素鱼肝油、金因肽、扶济复等前应先轻轻除去坏死组织,反复冲洗再将药膏涂抹患处。当口腔出现假膜时,应用过氧化氯溶液漱口,不可强行撕拉,以免发生出血和感染。如有黏膜真菌感染可用氟康唑或伊曲康唑涂擦患处。口腔溃疡疼痛时可用2%利多卡因喷雾,或加入漱口水中含漱止痛。护士应密切观察患儿口腔情况,注意有无口腔黏膜颜色改变、充血、破溃等情况,详细记录口腔黏膜破损程度、范围及治疗护理后的反应。

3.外阴、肛周护理

注意个人卫生,勤换内衣裤,每天清洁皮肤有利于汗液排泄,减少发生毛囊炎和皮肤疖肿。女性患儿要注意经期卫生。协助患儿多饮水,每天晨起饮温开水,可预防便秘,避免直肠黏膜的损伤。每次便后用柔软的便纸,用清水清洁肛周皮肤,以免损伤皮肤。对患儿进行健康宣教,避免搔抓皮肤。

护士每天评估患儿肛周皮肤的颜色及状况。在应用可引起黏膜损伤的化疗药期间,给予患儿硼酸粉坐浴,预防感染。如肛周皮肤发生破溃,应遵医嘱给予肛周护理,清洁肛周皮肤后,给予远红外线灯照射 20 分钟后用制霉菌素鱼肝油、金霉素鱼肝油、金因肽等涂肛周皮肤,也可选用雷夫诺尔湿敷。如果形成肛周脓肿,应请外科医师行切开引流,术后要注意观察伤口情况。

（三）出血的预防与护理

出血是白血病患儿常见的症状,是引起死亡的主要原因之一。除疾病本身的因素外,大剂量化疗后骨髓抑制引起血小板计数减少、凝血因子异常、感染,也常导致出血。因此,做好出血的预防和护理尤为重要。

1.健康宣教

让患儿不要剧烈运动,减少磕碰,避免外伤。病室内不留水果刀等可引起患儿损伤的利器。经常修剪指甲,不要挖耳、鼻、禁剔牙。每天用液状石蜡棉签湿润鼻腔 2 到 3 次,防止鼻腔黏膜干燥出血。避免应用阿司匹林或含阿司匹林的药品、非激素类药物、抗凝药。

2.观察生命体征变化及皮肤黏膜情况

对有出血倾向的患者要注意观察有无新鲜出血点及有无鼻腔、牙龈出血等,对女性患儿应注意有无月经过多和非月经性阴道出血。观察尿、粪、呕吐物的颜色有无异常,注意有无突然剧烈头痛、呕吐伴视物模糊等颅内压增高的表现。如发现异常应详细记录,及时处理。

3.出血的处理

血小板计数低于 $20 \times 10^9/L$ 时,尽量避免肌内注射,不可避免时应在注射后用无菌棉球压迫针眼 $3 \sim 5$ 分钟。静脉注射、骨髓穿刺后压迫注射部位 10 到 15 分钟。鼻腔少量出血时可用头部冷敷、肾上腺素棉球填塞压迫止血,出血较多时可用凡士林纱条填塞,填塞物留置时间不应超过 72 小时,填塞后要注意观察止血效果。牙龈出血可用冷盐水含漱,或用无菌纱布、吸收性明胶海绵压迫出血。消化道出血易引起失血性休克,应密切监测血压、心率、呼吸,迅速建立双静脉通路,保证液体输入的液量及速度。对于颅内出血患者还要注意观察神志、瞳孔变化。要保持安静,绝对卧床,避免搬动。准备好各种抢救物品、药品,积极配合医师进行抢救。

（四）用药期间的护理

化疗是儿童急性淋巴细胞白血病最主要的治疗手段,大剂量联合化疗可以提高白血病患儿的缓解率,延长生存期。然而大剂量化疗药物也给患儿带来了一定的不良反应,预防、减轻化疗不良反应是我们努力的方向。

(1)熟悉化疗药物的毒副作用及注意事项,密切观察药物的毒性反应。长春新碱可引起周围神经炎,药物渗漏会引起局部疼痛、红肿及组织坏死。护士要注意观察患儿有无四肢感觉障碍、手足麻木感,给药时要确保针头在血管内,边推药边抽回血,防止药物外渗。环磷酰胺可引起脱发、出血性膀胱炎,应用期间应注意给予水化、碱化,并嘱患儿多饮水,详细记录出入量,促使代谢产物尽快排出体外,减少对脏器的毒性。大剂量环磷酰胺在治疗前和治疗中遵医嘱给予美司那解救。应用蒽环类药物时用药速度宜慢,护士要注意观察药物的心毒性,包括急性心肌损伤和慢性心功能损害,在用药期间要监测心率(律),并定期复查心电图。急性胰腺炎是天冬酰胺酶最严重的不良反应之一。它还可以引起变态反应,因此在使用之前必须做过敏试验,若皮试阳性,应在密切监测下给予脱敏治疗,如仍有变态反应,应立即停药;甲氨蝶呤可引起口腔、肛周黏膜溃疡,应加强口腔、肛周皮肤的护理,水化、碱化,以减轻药物对黏膜的毒性刺激。遵医嘱按时按量给予甲酰四氢叶酸钙拮抗,以减少毒副作用。准时抽取氨甲蝶呤血药浓度。氨甲蝶呤静脉滴注时需注意用黑纸包裹,使用避光输液器,以免药物分解。

(2)掌握化疗方案、给药途径,给药时间。治疗白血病的化疗药物以静脉途径给药多见,并有严格的给药时间、维持时间、解救时间,应准确计算液量,使用输液泵控制液速,合理安排输液顺序,每班次详细记录输入液体的量、时间及剩余液体量,并要注意观察输液泵运转情况,防止输液管道扭曲、打折,如输液泵报警,要及时查找原因,立即处理。做好床头交接班,保证药物准确、按时按量输入。泼尼松、地塞米松等激素类药物多为口服给药,部分患儿因为害怕出现库欣综合征等不良反应会将药物暗地丢弃,这样会严重影响治疗效果,因此护士在发药时一定要看到患儿把药服下后方可离去。

(3)为防止胃肠道反应可在化疗前 30 分钟使用止吐药,在化疗过程中密切观察患儿胃肠道反应情况。患儿不能进食或存在电解质紊乱时,予以静脉高营养并纠正电解质紊乱。

(4)静脉的护理化疗:药物可刺激和破坏小静脉,应制订静脉使用计划,合理选择静脉。由远端开始,左右静脉交替使用,一般情况下选择粗、直的大血管进行穿刺,成功后应检查回血良好、穿刺部位无疼痛,才能进行化疗药物的输注。输注化疗药物过程中勤巡视患儿,一旦发现注射部位肿胀、疼痛等外渗情况时,应立即停止输液,拔除针头。推注药物时应证实静脉穿刺成功,先推注 10～20 mL 生理盐水,顺利后方可用化疗药,推注化疗药物后,再推注 20 mL 生理盐水。

静脉炎的发生率与药物浓度成正比,要尽可能稀释药物的浓度。一旦发生化疗药物外渗,立即通知值班医师及护士长,遵医嘱进行相应处理。立即用硫酸镁或利多卡因局部封闭。外渗部位还可用硫酸镁进行局部湿敷,纱布浸硫酸镁以不滴水为宜,湿敷面积应超过外渗面积 2～3 cm,如在手部可给患儿戴上一次性塑料手套保持湿度,湿敷时间应在 24 小时以上。在早期也可以穿刺部位为起点沿血管走向用冰袋冷敷。若为长春新碱外渗时,暂不拔除针头,先抽出余药后,用地塞米松做局部封闭处理,并可外擦京万红,严密观察局部皮肤变化,必要时做理疗。

(五)饮食护理

1.提倡合理平衡的膳食

注意膳食结构的合理搭配,给予患儿高蛋白、高维生素、多纤维素且适合患儿口味的食物,如禽蛋、奶类、鱼虾、瘦肉、动物内脏、豆腐、豆浆、骨头汤等。多吃蔬菜和水果,忌食过辣、过热及生冷刺激性食物。注意饮食卫生,食具应消毒。新鲜水果应洗净、去皮后再食用。不要食用隔夜或变质食品。

避免食用坚硬、油炸食品,如麻花、锅巴等,肉、鱼、虾制品应尽量去骨、刺、皮,以防硬物刺伤口腔黏膜,导致口腔溃疡造成继发感染。

2.化疗期间的饮食

在化疗过程中,消化系统往往会出现恶心、呕吐、腹泻等症状,可采取少食多餐的进食方法,给予清淡易消化的食物。血细胞下降时可选用红枣、花生、动物血、甲鱼、鸡蛋、河蟹、黄鳝、黑鱼、牛肉等。补脾益气、健脾开胃的食物有马铃薯、鸡肉、大豆、葱、番茄、大麦、卷心菜等。恶心、呕吐时可选用芦根、扁豆等食物。含维生素 C 丰富的食物有油菜、西红柿、小白菜、荠菜、山楂、柑橘、鲜枣、猕猴桃、沙棘及柠檬等。

在应用天冬酰胺酶化疗期间,应给予低脂饮食。但应当注意的是低脂饮食并非无脂、低蛋白饮食,一些家长怕患儿发生胰腺炎,只让患儿吃无油的青菜、面条、馒头,反而造成患儿水肿、营养不良。而天冬酰胺酶本身可通过减少天冬酰胺和谷氨酰的产量抑制蛋白质的合成,产生低白蛋白血症,应注意蛋白质的摄入。患儿服用低脂饮食期间会感到饥饿,要防止暴饮暴食。

鼓励患儿多饮水,特别是在诱导缓解期间及应用大剂量氨甲蝶呤、环磷酰胺期间,保证患儿有足够的入量,促进尿酸排出,预防因大量白细胞破坏引起的高尿酸血症,也有利于药物毒素的排泄。同时有软化大便的作用,以防便秘诱发肛裂,增加局部感染的机会。

消化道出血的患儿应禁食,出血停止后,可给予温凉的流食或半流食,避免食用刺激性、有渣食物。

(六)心理护理

尽可能帮助新入院的白血病患儿及其家长适应医院的环境,用微笑、亲切问候语或拥抱,拉近与患儿之间的距离,热情帮助、关心患儿让其感到温暖。

调查显示小年龄患儿对白血病的认知能力较差,心理负担及压力相对成人低,他们对疾病的恐惧更多是各种有创穿刺的疼痛、化疗药物所致的胃肠道反应、与家长同学的分离等因素引起的。可以在病房开展各种活动丰富孩子们的生活,让患儿忘记疼痛或转移对疼痛、不适的注意力。

向年长患儿介绍有关白血病的知识,宣传儿童白血病的预后已有很大改善,让患儿认识生命的意义,建立起战胜疾病的信心。请已康复的白血病儿童到医院看望患儿,以身说法增强他们战胜疾病的信心。建立白血病患儿与大学生志愿者的通信交流,结交朋友。

家长的心态影响孩子,也直接关系着治疗效果。定期召开家长座谈会,让家长之间交流配合护理、治疗的经验。

定期召开联欢会,让新老患儿家长交流体会,让治疗者看到已治愈者的健康状况、从而增加治愈的信心。

(七)健康教育

休疗期间保持居室内空气新鲜,避免在居室内饲养宠物,减少家庭聚会。

患儿血白细胞计数低于正常时,避免到人多的室内或公共场合,外出时需戴口罩。注意保暖,以免感冒或感染其他疾病。经常进行口腔、皮肤黏膜的检查,预防各种意外伤害。

注意均衡饮食,可摄入高蛋白、高维生素易消化的食物。调整心态,保持轻松、愉快的心情。保证充足的睡眠。

适当进行身体锻炼,循序渐进地增加活动量,以恢复体力,增强抵抗力,尽早回归学校。

指导患儿及家长根据医嘱按时服药,说明坚持服药的意义。遵医嘱定期到医院复查血常规、进行生化检查及骨髓常规检查。如果有不适要及时到医院就诊。

(王　莉)

第十八章

骨科疾病的护理

第一节　肱骨髁上骨折

肱骨髁上骨折是小儿最常见的骨折之一,多见于 4～10 岁的儿童。按承受暴力和骨折后移位的不同,分为伸直形和屈曲形,前者发生率为 95%。骨折后易发生血管、神经的损伤及肘内翻等后遗症。

一、临床特点

(1)骨折的症状与伤势的轻重和就诊的时间有关。损伤早期,骨折无移位或轻度移位,肘部常无明显的肿胀。晚期或严重移位骨折常致重度肿胀,出现瘀斑或水疱,肘前窝饱满向前突出,肘上后突畸形。

(2)剧烈疼痛,肘关节功能丧失。

(3)有异常活动,可有骨擦音,上臂短缩,肘后三角消失。

(4)如出现桡动脉搏动减弱或消失、伤肢温度降低、血液循环或感觉障碍,为血管损伤的症状。

(5)辅助检查:X 线肘关节正侧位检查,可明确骨折类型与移位情况。伸直形的骨折线从前下方斜向后上方,远折端向后上方移位。屈曲形的骨折线从后下斜向前上方,远折端向前上方移位。

二、护理评估

(一)健康史

评估患儿受伤时间和受伤时的情况、是否有其他脏器的合并伤。

(二)症状、体征

了解患儿骨折有无移位、肿胀的程度、指端血液循环和手指活动度,评估有无血管、神经损伤。评估疼痛的程度及生命体征的变化。

(三)社会、心理

评估患儿是否因意外伤害造成疼痛、活动受限、影响入学而极度恐惧。评估家长是否因孩子受到伤害而有自责的心理。

（四）辅助检查

了解 X 线检查结果。

三、常见护理问题

（一）疼痛

与骨折断端移位对软组织或神经的刺激、患肢出血、肿胀对软组织的压迫有关。

（二）有外周组织灌注改变的危险

与局部组织出血、肿胀、石膏固定或牵引有关。

（三）有皮肤完整性受损的危险

与石膏固定、制动、牵引有关。

（四）焦虑（家长和孩子）

与环境陌生、担心肢体伤残及外伤现场的刺激有关。

（五）知识缺乏

缺乏康复知识。

（六）合作性问题

周围神经血管功能障碍、肘内翻。

四、护理措施

（一）非手术治疗的护理

1.体位

卧床休息,抬高患肢并制动,有利静脉回流,减轻局部肿胀和疼痛。如骨折部位无伤口,伤后24 小时内可用湿毛巾冷敷减少渗出,伤后 24 小时后改为热敷,促进渗出液的吸收,减轻局部肿胀。

2.饮食护理

鼓励患儿多吃水果、蔬菜,多饮水及补充优质蛋白,保证营养均衡。

3.病情观察

(1)密切观察生命体征变化:每 2～4 小时评估骨折远端脉搏的搏动,观察肢端血液循环、感觉、活动和皮肤颜色、温度,以及有无缺血性疼痛,发现异常及时报告医师。

(2)观察有无神经损伤症状。如拇指对掌、外展、内收功能障碍,则为正中神经损伤所致。如有明显腕下垂症状,则为桡神经损伤所致。

4.疼痛的护理

评估患儿疼痛的程度,疼痛明显者可遵医嘱给予止痛药物,并观察止痛效果。指导家长给患儿讲故事、唱儿歌以分散注意力。

5.维持皮肤的完整性

对石膏托固定的患儿,要及时用胶布沿绷带边缘粘贴,并经常检查石膏托边缘处皮肤有无损伤。

6.鼓励患儿定时做上肢肌肉收缩运动

如伸指握拳活动。

（二）手术治疗的护理

1.术前

同非手术治疗,密切观察生命体征,观察肢端血液循环、感觉、活动和皮肤颜色、温度,以及有无缺血性疼痛。观察有无神经损伤症状。术前禁食 6～8 小时。

2.术后

（1）卧位:麻醉未清醒时,取平卧位,头侧向一边,保持呼吸道通畅。清醒可取坐位,抬高患肢。

（2）病情观察:观察肢端血液循环、感觉、活动和皮肤颜色、温度,以及肢体肿胀程度。

（3）伤口护理:评估伤口出血情况,保持伤口清洁干燥,观察伤口有无红肿、分泌物,以及疼痛有无加剧。

（三）健康教育

（1）主动关心患儿和家长,鼓励他们说出内心的问题,讲解该疾病的治疗方案及预期效果,同时给予安慰和鼓励,解除精神因素造成的恐惧、焦虑心理。

（2）讲解骨折的愈合过程及所需时间,以及石膏护理的注意事项。

（3）在术后康复过程中,讲解骨折恢复期功能锻炼的重要性,并进行示范、指导。

五、出院指导

（一）饮食护理

适当增加营养,指导家长注意饮食卫生。

（二）石膏托的护理

经常检查石膏托边缘处皮肤有无损伤。观察肢端血液循环、感觉、活动和皮肤颜色、温度,以及肢体肿胀程度。

（三）功能锻炼

鼓励患儿定时做上肢肌肉收缩运动,如伸指握拳活动。

（四）复查时间

半个月后来院复查。

（王　莉）

第二节　股骨干骨折

股骨干骨折是儿童常见的骨折,骨折多系强大暴力所致。骨折后断端移位随骨折部位、暴力方向、肌肉牵力及肢体重力作用的不同而异。根据骨折部位分为股骨上 1/3 骨折,中 1/3 骨折和下 1/3 骨折。

一、临床特点

（1）大腿局部肿胀严重,有剧烈疼痛和压痛。

（2）肢体短缩、成角畸形,髋、膝关节活动障碍,有骨擦音及异常活动。

（3）X 线检查。①股骨全长正侧位片：一般间接暴力常致斜形或螺旋形骨折，直接暴力常引起横形或粉碎性骨折。②上 1/3 骨折：骨折近端呈屈曲、外旋、外展移位，远端向上、向内移位。③中1/3 骨折：多数呈重叠向外成角畸形。④下 1/3 骨折：骨折近端向前向内移位，远端向后移位。

二、护理评估

（一）健康史

评估患儿受伤时间、受伤时的情况和治疗过程，检查有否其他脏器的合并伤。

（二）症状、体征

评估患儿意识状态、血压、呼吸、脉搏。评估患肢活动受限和疼痛的程度、肢端血液循环、骨折部位有无异常活动及骨擦音。

（三）社会、心理

评估患儿是否因意外伤害造成疼痛、活动受限而极度恐惧、哭闹。评估家长是否因孩子受到伤害担心预后而有自责、焦虑的心理。

（四）辅助检查

了解股骨全长正侧位 X 线片的结果。

三、常见护理问题

（一）疼痛

与骨折断端移位对软组织或神经的刺激有关。

（二）有外周组织灌注改变的危险

与局部组织出血、肿胀、石膏固定或牵引有关。

（三）有皮肤完整性受损的危险

与局部组织出血、肿胀、石膏固定或牵引及制动有关。

（四）焦虑

与环境陌生、担心肢体伤残及外伤现场的刺激有关。

（五）知识缺乏

缺乏康复知识。

（六）合作性问题

周围神经血管功能障碍。

四、护理措施

小儿股骨干骨折临床上多采用非手术治疗的方法，常可取得良好的效果。

（一）保持正确体位

确保牵引效果。患儿平卧位、睡硬板床。

（1）2 岁以下：悬吊牵引，做好皮肤牵引的护理。闭合复位予石膏固定。

（2）2～6 岁：托马斯架皮肤牵引，牵引重量一般开始为 2～3 kg。做好皮肤牵引的护理。

（3）6 岁以上：股骨远端骨牵引，做好骨牵引的护理。

（二）病情观察

密切观察生命体征的变化,每2~4小时评估足背动脉的搏动情况,观察末梢血循环、感觉及肢体活动和皮肤颜色、温度,以及有无缺血性疼痛,发现异常及时报告医师。

（三）饮食

鼓励患儿进食高蛋白、营养丰富的食物,多食蔬菜、水果。

（四）皮肤护理

保持皮肤干燥、无刺激。婴幼儿会阴部垫一次性尿布,并定时按摩受压部位以减轻受压和增加局部血液循环。每班检查患儿皮肤有无潮红、受压征象。对于皮肤牵引的患儿还需注意观察有无胶布过敏和水疱产生,如有应及时通知医师。

（五）疼痛的护理

评估疼痛的部位、性质,根据儿童疼痛脸谱分级评估疼痛的程度,鼓励家长给孩子讲故事、听音乐分散注意力,必要时遵医嘱用止痛剂,并观察止痛的效果。

（六）功能锻炼

在病情允许情况下,指导患儿加强下肢功能锻炼,定时做足的背伸和跖屈活动。

（七）保持排便通畅

给患儿多吃蔬菜、水果,多饮水,教会患儿做腹部舒缩动作,每天3次,每次10~20分钟,饭后半小时做排便动作,至少保持每2天大便1次。

（八）健康教育

(1)护理人员应热情接待患儿,耐心讲解骨折的治疗过程及配合功能锻炼的重要性,以减轻患儿及家长的顾虑。

(2)认真地向患儿和家长讲解牵引的目的和意义,以取得家长或患儿的密切配合。

(3)在康复期护理人员要认真地讲解功能锻炼的重要性,并进行示范、指导,使功能锻炼取得最佳效果。

五、出院指导

（一）饮食指导

鼓励患儿进食高蛋白、富营养食物,多食蔬菜、水果及含钙丰富的食物。

（二）石膏固定患儿的护理

(1)经常观察肢体末端的颜色,抬高石膏固定的肢体,如发现局部肿胀、青紫、皮肤温度降低、麻木、趾活动差或痛觉消失等需及时来医院就诊。要经常检查石膏边缘的皮肤及有无破损。

(2)注意保持石膏完整,发现关节部位的石膏断裂要及时就诊。

(3)注意保护石膏的清洁、干燥,避免大小便污染。

（三）活动

带石膏固定出院的患儿需卧床休息,做好功能锻炼,防止关节僵硬和肌肉萎缩。通常4~6周即有足够的骨痂形成,宜在8周以后开始做负重活动。

（四）复查时间

出院后1个半月来院复查。

（王　莉）

第三节　寰枢椎旋转性移位

　　寰枢椎旋转性移位是齿突前方与寰椎前弓之间及寰椎、枢椎两个侧块之间的滑膜关节相对旋转引起颈椎活动受限,表现为斜颈畸形。寰枢椎的稳定性有赖于寰椎侧块间的寰椎横韧带和齿突的翼状韧带,当上呼吸道感染如急性扁桃体炎、颈深部感染或颈部外伤时,可致这些韧带松弛或断裂,造成寰枢关节不稳定,发生旋转性移位,严重者可因延髓受压而危及生命。

一、临床特点

　　(1)颈部不适、疼痛,突发性斜颈。

　　(2)颈部活动受限,活动时疼痛加重,局部触诊有肌痉挛,颈部僵硬。

　　(3)辅助检查:①X线颈椎正侧位和张口位片:寰椎前弓与齿突间距＞3 mm,齿突偏于一侧。②CT显示椎管与骨结构的断面图像,可明确诊断。

二、护理评估

　　(一)健康史

　　了解颈部不适发生的时间,有无诱发原因;评估是否有上呼吸道感染或颈部的炎症、头颈部外伤史。

　　(二)症状、体征

　　评估患儿头颈部活动受限的程度、头是否偏向一侧、有无合并神经系统症状、有无肢体麻木及不全性瘫痪。

　　(三)社会、心理

　　评估患儿是否因疼痛、活动受限而有紧张、恐惧的情绪。评估家长是否担心疾病的愈后。

　　(四)辅助检查

　　了解颈椎X线摄片和CT检查结果。

三、常见护理问题

　　(一)恐惧

　　与疾病、环境陌生有关。

　　(二)舒适的改变

　　与颈部不适、牵引制动有关。

　　(三)知识缺乏

　　缺乏疾病康复知识。

　　(四)合作性问题

　　呼吸困难、四肢活动障碍。

四、护理措施

(一)体位

予平卧位去枕或肩部垫高,保持颈部伸直或稍后伸,有利于颈椎复位。颈部制动,防止颈部突然转动,枕颌牵引时予头高脚低位。

(二)病情观察

密切观察生命体征的变化,注意呼吸的频率、节律、深度,保持呼吸道通畅。观察四肢肌力、活动能力。

(三)饮食

鼓励患儿多吃水果、蔬菜,多饮水,供给营养均衡的富含维生素、蛋白质、脂肪的高营养膳食,保证大小便通畅。

(四)枕颌牵引的护理

(1)睡较硬床铺,睡牵引床更佳。

(2)保持反牵引力,予头高脚低位。牵引绳应与颈椎纵轴在一直线上,布托(四头带)兜住下颌和枕部,注意使吊带环分开,以免压迫气管和血管。

(3)牵引重量一般为 0.5～1 kg,或根据病情从轻到重逐渐加大,加大重量后,观察患儿有无感觉不适,如头痛、头晕、恶心呕吐、腹痛、下肢麻木等,并及时通知医师。

(4)加强巡视,观察呼吸和肢体活动情况。每班检查牵引力和牵引方向是否适宜,防止过度牵引,牵引时头部保持中立位,不要将布托沿颈部下移,防止压迫气管、颈部大血管引起窒息、脑缺氧。

(5)防止下颌、耳郭、枕部皮肤损伤。要求四头带柔软、清洁、干燥。给患儿进食、饮水后擦净下颌,经常检查和按摩耳郭及枕部受压皮肤。

(五)健康教育

(1)耐心讲解疾病的治疗过程、牵引的注意事项和重要性,以减轻患儿及其家长的恐惧和顾虑。鼓励患儿定时做肢体肌肉收缩运动,如上肢伸指、握拳,下肢做足的背伸和屈趾活动。

(2)居家继续牵引或颈椎固定的患儿详细告知家长牵引的方法、注意事项及牵引不适的表现。

五、出院指导

(一)饮食

加强营养,给予富含维生素、蛋白质的食物,注意饮食卫生。

(二)活动

继续牵引或颈椎固定 2～4 周,注意颈部制动,防止颈部突然转动。观察患儿有无感觉不适,如头痛、头晕、恶心呕吐、腹痛、下肢麻木等,如有异常及时来院就诊。

(三)复查

出院 2～4 周后来院复查。

(王　莉)

第四节　发育性髋关节脱位

发育性髋关节脱位(DDH)是小儿最常见的四肢畸形之一,是因为髋臼发育不良,髋臼很浅,髋后上缘几乎完全不发育,致使股骨头不能正常地容纳在髋臼内,造成股骨半脱位或全脱位。单侧比双侧多,单侧中左侧比右侧多。病因尚不清楚。

一、临床特点

（一）新生儿期

(1)大腿及臀部皮纹不对称,肢体不等长。

(2)患侧下肢活动较健侧差,患侧股动脉搏动减弱。

(3)膝高低征阳性:新生儿平卧,屈膝 85°～90°或两足平放床上,内踝靠拢,可见两膝高低不等。

(4)Ortolani 征或外展试验阳性:让新生儿平卧,屈膝、屈髋各 90°,检查者面对小儿臀部,两手握住小儿双膝同时外展、外旋,正常膝外侧面可触及床面,当外展一定程度受限,而膝外侧面不能触及床面,称为外展试验阳性。当外展至一定程度突然弹跳,之后外展至 90°,称为 Ortolani 征阳性。

(5)X 线检查骨盆正位片,内侧间隙增大,上方间隙减少。

（二）较大儿童

(1)步态:单侧脱位时跛行,双侧脱位呈"鸭步",易疲劳,有疼痛、酸胀感。臀部明显后突。

(2)肢体短缩:臀部变宽,呈扁平,大转子显著突出,骨盆前倾,腰段脊柱明显前凸。

(3)膝高低征及外展试验阳性。

(4)套叠试验阳性:让小儿平卧,屈髋、屈膝各 90°,一手握住膝关节,另一手抵住骨盆两侧髂前上棘,将膝关节向下压可感到股骨头向后脱位,膝关节向上提可感到股骨头进入髋臼。

(5)大转子在尼来登线之上。髂前上棘至坐骨结节之连线正常通过大转子顶点称作尼来登线。

(6)特伦德伦堡试验阳性:嘱小孩单腿站立,另一腿尽量屈髋、屈膝,使足离地。正常站立时对侧骨盆上升,脱位后股骨头不能抵住髋臼,臀中肌乏力使骨盆下垂,从背后观察尤为清楚。

（三）X 线骨盆平片检查

(1)股骨头及髋臼发育不良。

(2)股骨头位于泼金方格外下或外上方。泼金象限:将两侧髋臼中心连一直线称作 H 线,再从两侧髋臼外缘向 H 线做垂直线,将左右各划分成四格。股骨头骨化中心在内下格为正常。

(3)髋臼指数>25°。自髋臼外缘至髋臼中心做连线,此线与 H 线相交成锐角,称髋臼指数。正常为 20°～25°。

(4)兴登线不连贯。正常闭孔上缘之弧线与股骨颈内侧之弧度相连在一个抛物线上称作兴登线,脱位时此线中断消失。

(5)中心边缘角(CE 角)<15°。取股骨头中心为一点,髋臼外缘为另一点做连线,再做髋臼

外缘垂直投线,两线相交所呈之角称 CE 角(正常约 25°)。

二、护理评估

(一)健康史

了解母亲妊娠史,是否臀位产;评估较大儿童是否有治疗史。

(二)症状、体征

体检患儿双下肢是否等长、有无跛形步态或"鸭步",是否有易疲劳、疼痛、酸胀感,臀部是否明显后突。

(三)社会、心理

评估患儿是否因步态异常影响学习、活动而情绪紧张或低落。评估家长是否因本病的治疗过程长、费用高、肢体功能恢复难以预测而有心理上高度焦虑和恐惧。

(四)辅助检查

了解 X 线检查的结果。

三、常见护理问题

(一)焦虑

与身体形象改变、环境陌生、担心预后和学习有关。

(二)皮肤完整性受损

与长期卧床、躯体不能活动有关。

(三)躯体移动障碍

与牵引约束、石膏固定有关。

(四)疼痛

与手术创伤有关。

(五)有便秘的危险

与排便体位改变、限制活动有关。

(六)知识缺乏

家长缺乏手术、康复知识。

(七)合作性问题

感染、股骨头无菌性坏死。

四、护理措施

(一)非手术治疗的护理

6 个月以下婴儿用 Pavlik 支具;6 个月~3 岁婴幼儿应用聚氨酯绷带石膏裤固定。

1.体位

保持 Von-Rosen 铅板或 Pavlik 吊带使患儿髋关节固定在外展、屈曲、外旋位。

2.皮肤护理

会阴部及大腿内侧定时清洗,保持干燥。

3.绷带裤护理

(1)皮肤护理:预防皮肤损伤,及时将聚氨酯绷带边缘用胶布粘贴,勤翻身,局部皮肤按摩,保持绷带完整。

（2）观察趾端血液循环，如色泽、肤温、痛觉、肿胀、活动度等。予抬高患肢，改善血液循环，绷带裤内禁用异物填塞及搔抓。

（二）手术治疗的护理

1.术前

（1）指导患儿术前注意保暖，勿着凉，以免影响手术。

（2）训练床上大小便及做被固定肢体的静态舒缩运动，以利术后康复。

（3）教会患儿及家长绷带裤护理注意事项及观察要点，防止并发症。

（4）认真做好牵引的护理。

2.术后

（1）体位：麻醉清醒前平卧位，头侧向一边，保持呼吸道通畅。髋部"人"字石膏固定时，可略微抬高患肢，改为患肢直腿牵引后，要保持肢体外展位。

（2）密切观察生命体征及血压的变化，观察伤口渗血情况，观察患侧肢体末梢血液循环状况，如发现足趾发紫、皮温高、肿胀等异常情况，应即刻与医师取得联系。

（3）饮食护理：应给富含营养、易消化的食物，鼓励患儿多饮水，多食含纤维素丰富的食物和水果，培养定时排便的习惯。

（4）维持皮肤的完整性。保持床单位干燥、平整、无渣屑。协助患儿2～4小时翻身一次，按摩受压部位，以保持皮肤的完整性。

（5）疼痛的护理：评估患儿疼痛的程度，婴幼儿可根据儿童疼痛脸谱评估，指导家长多安抚患儿，讲故事、唱儿歌以分散患儿注意力。咳嗽、深呼吸时用手轻压伤口。遵医嘱准确使用止痛剂后需观察止痛药的效果。

（6）石膏的护理：保持石膏不被排泄物污染，在搬动患儿时，注意肢体位置，防止髋关节外旋和外伸，以免股骨头脱出。协助患儿翻身时，应以健腿做轴翻转，如为双侧石膏固定，则将患儿抬起悬空翻转。

（7）功能锻炼：石膏拆除后，在保护下做肢体功能锻炼，先练习股四头肌，使患肢股四头肌紧绷，然后慢慢升起，屈髋。患儿起初怕疼痛常不敢活动，要循序渐进，逐渐增加活动量，防止关节僵硬、肌张力下降等并发症。要预防外伤以避免植骨块塌陷和股骨干骨折。术后3、6个月分别摄X线片，了解复位情况，并注意有无股骨头无菌性坏死等并发症。

（三）健康教育

（1）入院时热情接待家长和患儿，耐心讲解疾病的治疗过程。

（2）术前准备阶段，认真向家长讲解牵引的目的和意义，做到有效牵引，讲解石膏护理的要点。

（3）向家长重点说明术后各项护理的目的、方法，指导家长正确定时翻身，同时监测皮肤有无受损现象，讲解功能锻炼的目的和意义并予以指导、示范。

五、出院指导

（一）饮食

要加强营养，多食营养丰富的食物。

（二）循序渐进地做好肢体功能锻炼

防止关节僵硬和肌肉萎缩。拆除石膏复查 X 线检查后，在家长的保护下可开始功能锻炼，如屈髋、内收、外展髋关节。

（三）绷带裤的护理

指导家长做好皮肤护理，防止大小便的污染。绷带裤内禁用异物填塞及搔抓。指导家长观察肢体血液循环，如肿胀、色泽改变等需及时来院检查。

（四）定期复查

蛙式绷带裤固定者需间隔 3 个月来院更换绷带 2 次，截骨矫形术后半年需来院拆除钢板。

（王　莉）

第五节　臀肌挛缩症

臀肌挛缩症是臀部肌肉因局部肌内注射等导致纤维性变，丧失弹性，长度短缩，从而形成的髋关节活动功能障碍。既往有学者认为该病与遗传因素、体质因素及儿童易感性有关。目前大多数学者则认为与婴儿期臀部反复接受药物注射有关。发病年龄多在 4 岁以上，男性多于女性，通常双侧发病。

一、临床特点

（1）步态异常，行走呈"外八字"步；跑步时，步幅小，呈"跳步症"。

（2）臀部欠丰满，外上象限出现沟状皮肤下陷，皮下可触及索带状硬块，其方向与臀大肌纤维方向一致。

（3）并膝下蹲试验（划圈征）、交腿试验、坐位交腿试验、并膝屈髋试验阳性。①并膝下蹲试验：患儿直立并膝，嘱其下蹲，正常儿童可顺利完成；若患儿不能下蹲或两膝分开后方能下蹲，或蛙式位下蹲为阳性。②交腿试验：患儿坐位或平卧位，嘱其在膝上交叉两下肢，正常儿童可顺利完成；若患儿只能在膝下交叉或不能交叉，则为阳性。③并膝屈髋试验：患儿平卧，检查者将其双下肢伸直并拢，再屈髋 20°～30°或强行屈髋则见患儿臀部离床，即为阳性。

（4）辅助检查：骨盆 X 线片示骨质无异常改变，部分患儿可能出现双侧假性髋外翻、肢体假性延长、股骨头假性半脱位等症状。

二、护理评估

（一）健康史

了解患儿在婴儿期是否有臀肌反复注射抗生素药液，特别是加用苯甲醇止痛剂的病史。

（二）症状、体征

评估患儿是否有步态异常、臀部皮纹凹陷及扪及索带状硬块。

（三）社会、心理

评估患儿是否因步态异常而产生自卑心理，评估家庭经济状况、家长文化程度、患儿及其家长对疾病和手术的认知和心理反应。

（四）辅助检查

了解 X 线检查结果。

三、常见护理问题

（一）恐惧

与疾病、手术、环境陌生有关。

（二）自我形象紊乱

与步态异常有关。

（三）疼痛

与手术创伤有关。

（四）合作性问题

出血、感染。

四、护理措施

（一）术前

监测患儿体温，预防上呼吸道感染。配合医师完善术前检查，做好各项术前准备，注意确保手术区域洁净，防止剃破皮肤。

（二）术后

1.体位

麻醉未清醒期间取平卧位，头侧向一边。清醒后取俯卧位，用细软沙袋压迫伤口 1～2 天。

2.病情观察

密切观察生命体征的变化，俯卧位时要保持呼吸道通畅，特别要重视伤口情况，发现伤口渗血及时报告医师，更换敷料。

3.饮食

麻醉未清醒期间予禁食，醒后 4～6 小时给予少量饮水，如无不适，可给正常饮食。

4.疼痛的护理

评估患儿疼痛的程度，指导家长多安抚患儿，讲故事、唱儿歌以分散患儿注意力。咳嗽、深呼吸时用手轻压伤口。遵医嘱准确使用止痛剂后需观察止痛效果。

5.功能训练

术后 4～5 天，患儿可逐渐下地活动，协助患儿进行功能训练，要循序渐进。

（1）被动屈膝、屈髋训练：患儿取仰卧位，责任护士握住患儿小腿做双膝并拢的屈膝、屈髋运动，尽量使双大腿靠近腹部，以增加髋关节的屈曲活动。

（2）主动下蹲训练：患儿站立位，在防滑地板上做双腿并拢脚跟着地的主动下蹲运动，注意下蹲时脚跟不能离地。

（3）髋关节内收训练：当患儿能够达到上述要求后，指导患儿"跷二郎腿""走剪刀步"，以增加髋关节内收活动。

五、健康教育

（1）患儿及其家长对手术易产生恐惧、忧虑心理，并担心手术后步态恢复情况。护理人员应耐心讲解疾病的治疗过程及术后功能训练的重要性,以减轻患儿及其家长的顾虑。

(2)在术前准备阶段,认真向患儿及其家长讲解术前准备的内容,如备皮、皮试、禁食、禁水的时间,以及术前用药的目的、注意事项,以取得患儿和家长的配合。

(3)术后康复过程中,对伤口疼痛不能坚持训练的患儿,要向患儿及其家长反复强调功能训练的重要性,坚持全程训练,以取得满意的康复效果。

六、出院指导

(一)饮食

加强营养,给予富含维生素、蛋白质的食物,提高机体抵抗力。

(二)功能训练

继续按住院期间的功能康复训练的内容进行。

(三)伤口护理

保持伤口的清洁干燥,注意臀部发育情况。

(四)复查

出院后1～2个月来院复查。

(王 莉)

第六节 先天性斜颈

先天性斜颈是小儿斜颈最常见的原因,一侧胸锁乳突肌的挛缩牵拉使颈部歪斜,头部偏向患侧,下颌转向健侧,形成特殊的姿势畸形。

一、临床特点

(1)出生后7～10天颈部出现无痛性肿块,质硬,肿块位于胸锁乳突肌中下1/3处,2～3个月后肿块逐渐缩小,6个月后全部消失。胸锁乳突肌缩短明显,可呈条索状挛缩。

(2)颈部向患侧旋转活动有不同程度受限。头明显偏向患侧,下颌向健侧偏斜。

(3)脸部可出现不对称畸形,患侧之耳、眼、眉、嘴角低下,前额狭窄等。

(4)辅助检查:颈部B超示患侧胸锁乳突肌有纤维性肿块,弥漫性纤维化,增粗。

二、护理评估

(一)健康史

了解患儿出生是否有难产及臀位产史,评估患儿有否合并其他先天畸形。了解患儿是否接受过手法矫正。

(二)症状、体征

头明显偏向患侧,下颌向健侧偏斜。胸锁乳突肌中下1/3处可触及质硬、呈圆形或椭圆形的肿块,无红肿,无压痛。

（三）社会、心理

评估家庭经济状况、支持系统、家长文化程度。评估患儿和家长对疾病和手术的认知和心理反应。

（四）辅助检查

了解 B 超结果。

三、常见护理问题

（一）恐惧

与手术、环境陌生有关。

（二）自我形象紊乱

与头歪向一侧有关。

（三）疼痛

与手术创伤有关。

（四）知识缺乏

缺乏疾病康复知识。

（五）合作性问题

出血、感染。

四、护理措施

（一）术前

(1)监测患儿体温,预防上呼吸道感染。

(2)完善术前检查,配合医师做好术前准备。注意剃净患儿的头发,确保手术区域干净及便于手术后头部的清洁。

（二）术后

1.体位

麻醉未清醒期间,平卧位,头侧向一边。清醒后取仰卧位,用沙袋将头固定于头偏向健侧、下颌转向患侧的位置。

2.病情观察

密切观察生命体征的变化,保持呼吸道通畅。

3.饮食

麻醉未清醒期间予禁食,清醒 4～6 小时后予少量饮水,若无不适,给正常饮食。

4.切口的护理

评估切口出血情况,保持伤口敷料清洁干燥,观察伤口有无红肿、分泌物,局部疼痛有无加剧。

5.疼痛的护理

评估患儿疼痛的程度,根据儿童疼痛脸谱分级,指导家长多安抚患儿,讲故事、唱儿歌以分散患儿注意力。咳嗽深呼吸时用手轻压伤口,遵医嘱准确使用止痛药并观察止痛效果。

（三）健康教育

(1)患儿及家长对手术易产生恐惧,并担心手术预后,护理人员应热情接待患儿,耐心讲解疾病的治疗过程及术后功能锻炼的重要性,以减轻患儿及家长的顾虑。

(2)在术前准备阶段,认真向患儿及家长讲解术前准备的内容如备皮、皮试、禁食、禁水的时间,以及术前用药的目的、注意事项,以取得患儿和家长的配合。

(3)术后康复过程中,护理人员应始终将各项术后护理的目的、方法向患儿和家长说明,共同实施护理措施,并开始实施康复训练,以取得满意的康复效果。

五、出院指导

(一)饮食

加强营养,给予富含维生素、蛋白质的食物,注意饮食卫生、合理喂养。

(二)活动

用颈椎固定器使头部处于正常位,固定时间一般为 6 周,固定期间允许脱下,进行皮肤护理或功能锻炼。

(三)功能锻炼

术后 2 周,开始正规康复锻炼:患儿仰卧使头部置于床边,协助治疗者固定患儿双肩,治疗者双手固定患儿下颌及颞骨乳突,将患儿头部轻轻缓慢后仰,充分拉长胸锁乳突肌,再缓慢转向健侧,保持 15 秒,重复 15～20 次,要求每天 3～5 次。

(四)伤口护理

保持伤口的清洁干燥,忌用手抓,以防伤口破损、发炎。

(五)复查

出院后半年来院复查。

（王　莉）

第十九章
传染性疾病的护理

第一节 手足口病

一、疾病概述

（一）概念和特点

手足口病是肠道病毒引起的常见传染病之一，以婴幼儿发病为主。多数患儿表现为手、足、口腔等部位的皮疹、疱疹，大多预后良好。但少数患儿可表现为严重的中枢神经系统损害，引起神经源性肺水肿、无菌性脑膜炎、急性松弛性瘫痪等，病情进展迅速，病死率高。

（二）发病机制与相关病理生理

手足口病是肠道病毒包括柯萨奇病毒 A16 和肠道病毒 71 型引起的小儿急性传染病，发病人群主要为婴幼儿、学龄前儿童，多发生于夏秋季。口腔溃疡性损伤和皮肤斑丘疹为手足口病的特征性病变。光镜下斑丘疹可见表皮内水疱，水疱内有中性粒细胞、嗜酸性粒细胞碎片，水疱周围上皮有细胞间和细胞内水肿，水疱下真皮有多种白细胞的混合型浸润。电镜下可见上皮细胞内有嗜酸性包涵体。脑膜脑炎表现为淋巴细胞性脑膜炎，脑灰质和白质血管周围淋巴细胞、浆细胞浸润，局灶性出血和局灶性神经细胞坏死以及胶质反应性增生。心肌炎表现为局灶性心肌细胞坏死，偶见间质淋巴细胞和浆细胞浸润。肺炎表现为弥漫性间质淋巴细胞浸润、肺泡损伤、肺泡内出血和透明膜形成，可见肺细胞脱落和增生，有片状肺不张。

（三）临床特点

手足口病的潜伏期多为 2～10 天，平均 3～5 天。

1.一般症状

急性起病，发热，口腔黏膜、手、足和臀部出现斑丘疹、疱疹，疱疹周围可有炎性红晕，疱内液体较少。可伴有咳嗽、流涕、食欲缺乏等症状。部分患者仅表现为皮疹或疱疹性咽峡炎。多在 1 周内痊愈，预后良好。

2.重症患者表现

少数患者（尤其是小于 3 岁者）皮疹出现不典型，病情进展迅速，在发病 1～5 天出现脑膜炎、脑炎（以脑干脑炎最为凶险）、脑脊髓炎、肺水肿、循环障碍等，可留有后遗症。极少数患者病情危重，可致死亡。

（1）神经系统表现：精神差、嗜睡、易惊、头痛、呕吐、谵妄，甚至昏迷；肢体抖动，肌阵挛、眼球震颤、共济失调、眼球运动障碍;无力或急性松弛性瘫痪;惊厥。查体可见脑膜刺激征,腱反射减弱或消失,巴宾斯基征等病理征阳性。

(2)呼吸系统表现:呼吸浅促、呼吸困难或节律改变,口唇发绀,咳嗽,咳白色、粉红色或血性泡沫样痰液,肺部可闻及湿啰音或痰鸣音。

(3)循环系统表现:面色苍灰、皮肤花纹、四肢发凉,指(趾)发绀;出冷汗;毛细血管充盈时间延长。心率增快或减慢,脉搏浅速或减弱,甚至消失。

(四)辅助检查

1.血常规

白细胞计数正常或降低,病情危重者白细胞计数可明显升高。重症患者白细胞计数可明显升高($>15\times10^9$/L)或显著降低($<2\times10^9$/L),恢复期逐渐恢复正常。

2.血生化检查

部分患者可有轻度谷丙转氨酶(ALT)、谷草转氨酶(AST)、肌酸激酶同工酶(CK-MB)升高,病情危重者可有肌钙蛋白(cTnI)、血糖升高。C反应蛋白(CRP)一般不升高。乳酸水平升高。

3.血气分析

轻症患者血气分析在正常范围。重症患者呼吸系统受累时可有动脉血氧分压降低、血氧饱和度下降,二氧化碳分压升高,代谢性酸中毒。

4.脑脊液检查

脑脊液外观清亮,压力增高,白细胞计数增多,多以单核细胞为主,蛋白正常或轻度增多,糖和氯化物正常。脑脊液病毒中和抗体滴度增高有助于明确诊断。

5.病原学检查

用组织培养分离肠道病毒是目前诊断的标准,但柯萨奇病毒A16、肠道病毒71型等肠道病毒特异性核酸是手足口病病原确认的主要方法。咽拭子标本、气道分泌物、疱疹液、粪便阳性率较高。

6.血清学检查

恢复期与急性期血清手足口病肠道病毒中和抗体IgG滴度4倍或4倍以上升高,证明手足口病病毒感染。

7.胸部放射学检查

胸部放射学检查可表现为双肺纹理增多,网格状、斑片状阴影,部分患者以单侧为著。

8.磁共振成像

神经系统受累者可有异常改变,以脑干、脊髓灰质损害为主。

9.脑电图检查

脑电图可表现为弥漫性慢波,少数可出现棘(尖)慢波。

10.心电图检查

心电图无特异性改变。少数患者可见窦性心动过速或过缓,Q-T间期延长,ST-T改变。

(五)治疗原则

1.普通患者

一般治疗:注意隔离,避免交叉感染。适当休息,清淡饮食,做好口腔和皮肤护理。

2.重症患者

(1)控制颅内高压限制入量,积极给予甘露醇降颅内压治疗,每次0.5~1.0 g/kg,每4~8小时 1 次,20～30 分钟快速静脉注射。根据病情调整给药间隔时间及剂量。必要时加用呋塞米。

(2)保持呼吸道通畅,吸氧。呼吸衰竭者,尽早给予气管插管、机械通气。

(3)早期抗休克处理:扩充血容量,应用生理盐水 10～20 mL/kg 快速静脉滴入,之后根据脑水肿、肺水肿的具体情况边补边脱,决定再次快速静脉滴入和 24 小时的需要量,及时纠正休克和改善循环。

(4)及时使用肾上腺糖皮质激素:可选用甲泼尼龙,氢化可的松,地塞米松。病情稳定后,尽早停用。

(5)掌握静脉注射免疫球蛋白的适应证,建议应用适应证为:精神萎靡、抽搐、安静状态下呼吸频率超过30～40 次/分;出冷汗、四肢发凉、皮肤花纹,心率增快>150 次/分(按年龄)。

(6)合理应用血管活性药物,常用米力农注射液,维持量 0.25～0.75 μg/(kg·min),一般使用不超过 72 小时。血压高者,控制血压,可用酚妥拉明 2～5 μg/(kg·min),或硝普钠 0.5～8 μg/(kg·min),一般由小剂量开始逐渐增加剂量,逐渐调整至合适剂量。如血压下降,低于同年龄正常下限,停用血管扩张药,可使用正性肌力及升压药物,如多巴胺、多巴酚丁胺、肾上腺素、去甲肾上腺素等。

(7)注重对症支持治疗:①降温。②镇静、止惊。③保护各器官功能,特别注意神经源性肺水肿、休克和脑疝的处理。④纠正水、电解质失衡。

(8)确保 2 条以上静脉通道通畅,监测呼吸、心率、血压和血氧饱和度,有条件进行有创血压监测。

二、护理评估

(一)流行病学史评估

注意当地流行情况,评估患者病前 1 周内有无接触史。

(二)一般评估

注意患者有无发热、拒食、流涎、口腔疼痛、呕吐、腹泻等症状,注意皮疹出现部位和演变,以及有无脑膜炎、脑炎及心肌炎症状。

(三)身体评估

注意手、足、臀及其他体表部位有无斑丘疹及疱疹、周围有无红晕及化脓感染。注意唇、口腔黏膜有无红斑、疱疹及溃疡,以及有无局部淋巴结肿大。

(四)心理-社会评估

此病的患者多为小儿,评估小儿的状况、家长的关心和支持程度及家庭经济状况。

(五)辅助检查结果评估

白细胞计数及分类、咽拭子培养。疱疹如有继发感染,必要时取其内容物送涂片检查及细菌培养。咽拭子病毒分离;疱疹液以标记抗体染色检测病毒特异抗原,或 PCR 技术检测病毒 RNA。如有神经系统症状应做脑脊液常规、生化及病毒 RNA。必要时取血清检测病毒抗体。疑有心肌炎者检查心电图。

三、护理诊断/问题

(一)潜在并发症

潜在并发症如神经源性肺水肿、心力衰竭。

（二）体温升高

与病毒感染有关。

（三）皮肤完整性受损

与手、足、口腔黏膜、臀部存在疱疹有关。

（四）营养失调低于机体需要量

与口腔存在疱疹不易进食有关。

（五）有传播感染的可能

与病原体排出有关。

四、护理措施

（一）隔离要求

及时安置在负压隔离病房内进行单间隔离。严格执行消毒隔离措施应，操作前后应严格洗手，做好手卫生。病房内每天以 600 mg/L 的含氯消毒剂对床及地面进行彻底消毒，医疗垃圾放入双层黄色垃圾袋中，外贴特殊标签，直接送至垃圾处理中心，不在其他地方中转。出院或转科后严格执行终末消毒。一旦诊断，医师应立即上报医院感染管理科，并留取大便标本备检。

（二）饮食护理

发热 1 周内应卧床休息，多饮开水。饮食宜给予营养丰富易消化的清淡、温凉的流质或半流质食物，如牛奶、米粥、面条等，禁食冰冷、辛辣等刺激性食物。意识障碍者暂禁食，逐渐改鼻饲流质，最后过渡到半流质饮食。

（三）病情观察

密切观察患儿的病情变化，24 小时监测心率、血氧饱和度、呼吸及面色，常规监测体温并观察热型和变化趋势，同时注意观察发热与皮疹出现的顺序。评估患儿的意识，大多数患儿神经系统受损发生在病程早期。持续热不退、早期仅出现皮疹，但1～2天后继发高热者需引起重视。

（四）对症护理

1.高热的护理

（1）体温超过 39 ℃且持续不退的患儿除给布洛芬混悬液等退热药物外，还需以温水擦浴、冰袋或变温毯降温。使用降温毯时严密监测生命体征，观察末梢循环，出现异常及时汇报医师。

（2）注意肢体保暖，防止冻伤，勤翻身，检查皮肤有无发红、发紫及衣被有无潮湿，防止压疮。

（3）遵医嘱给予抗病毒的药物。

2.口腔的护理

（1）每天 4 次口腔护理，常规的口腔护理用 0.05％的醋酸氯己定清洗口腔，然后喷活性银喷雾剂（银尔通），经口气管插管的患儿，采用口腔冲洗。

（2）患儿原有口腔疱疹，极易出现口腔溃疡，若出现溃疡，可给予复方维生素 B_{12} 溶液（贯新克）喷溃疡处，促进伤口的愈合。

3.皮肤黏膜的护理

（1）保持皮肤及床单位干燥清洁，剪短患儿指（趾）甲，必要时包裹患儿双手，避免抓破皮疹，防止感染。

（2）臀部有皮疹时要保持臀部干燥清洁，避免皮疹感染。皮疹或疱疹已破裂者，局部皮肤可涂抹抗生素药膏或炉甘石洗剂。

（五）并发症的护理

1.神经系统

肠道病毒 71 型具有嗜神经性,病毒在早期即可侵犯枢神经系统,密切观察患儿入院后第 1～3 天的病情变化,重点观察患儿意识、瞳孔、生命体征、前囟张力、有无惊跳、肢体活动情况等,注意有无精神差、嗜睡、烦躁、易呕吐等神经系统病变的早期症状和体征。患儿呕吐时应将其头偏向一侧,保持呼吸的通畅,及时清除口腔内的分泌物,防止误吸。观察呕吐物的性质,记录呕吐的次数、呕吐物的颜色及量。

2.循环系统

持续心电监护,注意有无心率增快或减慢、血压升高或下降、中心静脉压过高或过低、尿量减少;观察有无面色苍白、四肢发凉、指(趾)甲发绀、毛细血管充盈时间延长(＞2 秒)、冷汗、皮肤花纹;注意听诊有无心音低钝、奔马律及心包摩擦音等。立即报告医师,遵医嘱给予适当镇静,并遵医嘱给予强心、升压等处理,维持循环系统的稳定。

3.呼吸系统

严密观察呼吸形态、频率、节律,注意有无呼吸浅快、节律不规则、血氧饱和度下降、三凹征、鼻翼翕动等呼吸困难表现。神经源性肺水肿是手足口病常见的死亡原因,临床上以急性呼吸困难和进行性低氧血症为特征,早期仅出现心率增快、血压升高、呼吸急促等非特异性表现,一旦出现面色苍白、发绀、出冷汗、双肺湿啰音、咳粉红色泡沫痰、严重低氧血症时应及时通知医师,备好各类急救用品,紧急气管内插管辅助呼吸。使用呼吸机可减轻心肺功能,缓解呼吸困难症状,早期的心肺功能支持可改善肠道病毒 71 型感染患儿的预后。

（六）心理护理

患儿患病突然,尤其确诊后家长担心患儿的生命危险和后遗症的发生,且患儿住隔离病室,限制探视,因此,病情变化时应及时跟家长沟通,评估患儿家长的心理承受能力,帮助家长树立信心,同时帮助家长接受现实,以取得家长的支持与配合。

五、护理效果评估

(1)患者的疱疹、斑丘疹消退,自感舒适。

(2)患者未发生并发症或发生但被及时发现和处理。

(3)患者的家属学会了如何进行皮肤的护理,并对疾病的预防知识有了一定的了解。

（王丽娟）

第二节 麻 疹

麻疹是由麻疹病毒引起的一种急性出疹性呼吸道传染病,临床以发热、咳嗽、流涕、结膜炎、口腔科式斑及全身斑丘疹为主要表现。

一、病原学及流行病学

几种常见传染病病原学及流行病学特点比较见表 19-1。

表 19-1　几种常见传染病病原学及流行病学特点比较

	麻疹	水痘	猩红热	流行性腮腺炎	中毒型细菌性痢疾
好发季节	冬春季	冬春季	冬春季	冬春季	夏秋季
病原体	麻疹病毒	水痘-带状疱疹病毒	A组β溶血性链球菌	流行性腮腺炎病毒	志贺菌属杆菌(我国以福氏志贺菌多见)
传染源	患者	患者	患者及带菌者	患者及隐形感染者	患者及带菌者
传染期及隔离期	潜伏期末至出疹后5天。并发肺炎者至出疹后10天	出疹前1~2天至疱疹结痂	隔离至症状消失后1周,咽拭子培养3次阴性	腮腺肿大前1天至消肿后3天	隔离至症状消失后1周或大便培养3次阴性
传播途径(主要)	呼吸道	呼吸道及接触传播	呼吸道	呼吸道	消化道
易感人群	6个月~5岁小儿	婴幼儿、学龄前儿童	3~7岁小儿	5~14岁小儿	3~5岁体格健壮儿童
病后免疫力	持久免疫	持久免疫	获得同一菌型抗菌免疫和同一外毒素抗毒素免疫	持久免疫	病后免疫力短暂,不同菌群与血清型间无交叉免疫

二、临床表现

(一)典型麻疹

1.潜伏期

一般为 6~18 天,可有低热及全身不适。

2.前驱期

一般为 3~4 天,主要表现为:①中度以上发热。②上呼吸道炎,咳嗽、流涕、喷嚏、咽部充血。③眼结膜炎:结膜充血、畏光流泪、眼睑水肿。④科氏斑,为本期的特异性体征,有诊断价值。为下磨牙相对应的颊黏膜上出现的直径为 0.5~1.0 mm 大小的白色斑点,周围有红晕,出疹前 1~2 天出现,出疹后1~2 天迅速消失。

3.出疹期

一般为 3~5 天。皮疹先出现于耳后发际,渐延及额面部和颈部,再自上而下至躯干、四肢,乃至手掌足底。皮疹初为淡红色斑丘疹,直径为 2~4 mm,略高出皮面,压之褪色,疹间皮肤正常,继之转为暗红色,可融合成片。发热、呼吸道症状达高峰,肺部可闻及湿啰音,伴有全身表浅淋巴结及肝脾大。

4.恢复期

一般为 3~5 天。皮疹按出疹顺序消退,疹退处有米糠样脱屑及褐色色素沉着。体温下降,全身症状明显好转。

(二)非典型麻疹

少数患者呈非典型经过。有一定免疫力者呈轻型麻疹,症状轻,无科氏斑,皮疹稀且色淡,疹退后无脱屑和色素沉着。体弱、有严重继发感染者呈重型麻疹,持续高热,中毒症状重,皮疹密集融合,有并发症或皮疹骤退、四肢冰冷、血压下降等循环衰竭表现。注射过麻疹减毒活疫苗的患儿可出现皮疹不典型的异性麻疹。

（三）并发症

肺炎为最常见并发症，其次为喉炎、心肌炎、脑炎等。

三、辅助检查

（一）血常规

白细胞总数减少，淋巴细胞相对增多。若白细胞总数及中性粒细胞增多，提示继发细菌感染。

（二）病原学检查

从呼吸道分泌物中分离或检测到麻疹病毒可作出特异性诊断。

（三）血清学检查

用酶联免疫吸附试验检测血清中特异性 IgM 抗体，有早期诊断价值。

四、治疗原则

（一）一般治疗

卧床休息，保持眼、鼻及口腔清洁，避光，补充维生素 A 和维生素 D。

（二）对症治疗

降温，止咳祛痰，镇静止惊，维持水、电解质及酸碱平衡。

（三）并发症治疗

有并发症者给予相应治疗。

五、护理诊断及合作性问题

（一）体温过高

与病毒血症及继发感染有关。

（二）有皮肤完整性受损的危险

与皮疹有关。

（三）营养失调，低于机体需要量

与消化吸收功能下降、高热消耗增多有关。

（四）潜在并发症

肺炎、喉炎、心肌炎、脑炎等。

（五）有传播感染的危险

与患儿排出有传染性的病毒有关。

六、护理措施

（一）维持正常体温

（1）卧床休息至皮疹消退、体温正常。出汗后及时更换衣被，保持干燥。

（2）监测体温，观察热型。处理高热时要兼顾透疹，不宜用药物或物理方法强行降温，忌用冷敷及酒精擦浴，以免影响透疹。体温＞40 ℃时可用小剂量退热剂或温水擦浴，以免发生惊厥。

（二）保持皮肤黏膜的完整性

1.加强皮肤护理

保持床单整洁干燥和皮肤清洁,每天温水擦浴更衣 1 次。勤剪指甲,避免抓伤皮肤继发感染。如出疹不畅,可用中药或鲜芫荽煎水服用并抹身,帮助透疹。

2.加强五官护理

用生理盐水清洗双眼,滴抗生素眼药水或涂眼膏,并加服鱼肝油预防眼干燥症;防止眼泪及呕吐物流入外耳道,引起中耳炎。及时清除鼻痂,保持鼻腔通畅。多喂开水,用生理盐水或 2% 硼酸溶液含漱,保持口腔清洁。

（三）保证营养供给

给予清淡易消化的流质、半流质饮食,少量多餐。多喂开水及热汤,利于排毒、退热、透疹。恢复期应添加高蛋白、高热量、高维生素食物。

（四）密切观察病情,及早发现并发症

出疹期如出现持续高热不退、咳嗽加剧、发绀、呼吸困难、肺部湿啰音增多等为肺炎的表现;出现声嘶、气促、吸气性呼吸困难、三凹征等为喉炎的表现;出现嗜睡、昏迷、惊厥、前囟饱满等为脑炎表现。出现上述表现应给予相应处理。

（五）预防感染的传播

1.控制传染源

隔离患儿至出疹后 5 天,并发肺炎者延至出疹后 10 天。密切接触的易感儿隔离观察 3 周。

2.切断传播途径

病室通风换气并用紫外线照射,患儿衣被及玩具暴晒 2 小时,减少不必要的探视,预防继发感染。

3.保护易感人群

流行期间不带易感儿童去公共场所。8 个月以上未患过麻疹者应接种麻疹减毒活疫苗,7 岁时复种。对未接种过疫苗的体弱儿及婴幼儿接触麻疹后,应尽早注射人血丙种球蛋白,可预防发病或减轻症状。

（六）健康教育

向家长宣传控制传染源的知识,说明患儿隔离的时间,指导切断传播途径的方法,如通风换气、定期消毒、用物暴晒等。指导家长对患儿进行皮肤护理、饮食护理及病情观察。

（王丽娟）

第三节 水 痘

水痘是由水痘-带状疱疹病毒引起的急性出疹性传染病,临床以皮肤黏膜相继出现和同时存在斑疹、丘疹、疱疹及结痂为特征。

一、临床表现

（一）潜伏期

一般为 2 周左右。

（二）前驱期

一般为 1～2 天。婴幼儿多无明显前驱症状，年长儿可有低热、头痛、不适、食欲缺乏等。

（三）出疹期

皮疹先出现于躯干和头部，后波及面部和四肢。其特点有以下三点。

（1）皮疹分批出现，可见斑疹、丘疹、疱疹及结痂同时存在，为水痘皮疹的重要特征。开始为红色斑疹，数小时变为丘疹，再数小时发展成椭圆形水疱疹，疱液先清亮后浑浊，周围有红晕。疱疹易破溃，1～2 天后开始干枯、结痂，脱痂后一般不留瘢痕，常伴瘙痒使患儿烦躁不安。

（2）皮疹呈向心性分布，主要位于躯干，其次是头面部，四肢较少，为水痘皮疹的另一特征。

（3）黏膜疱疹可出现在口腔、咽、结膜、生殖器等处，易破溃形成溃疡。

（四）并发症

以皮肤继发细菌感染常见，少数为并发血小板计数减少、肺炎、脑炎、心肌炎等。

水痘多为自限性疾病，10 天左右自愈。除上述典型水痘外，可有疱疹内出血的出血性水痘，多发生于免疫功能低下者，常因并发血小板减少或弥散性血管内凝血而危及生命，病死率高。此外，孕母患水痘可感染胎儿，导致先天性水痘综合征。

二、辅助检查

（一）血常规

白细胞总数正常或稍低，继发细菌感染时可增高。

（二）疱疹刮片

可发现多核巨细胞和核内包涵体。

（三）血清学检查

补体结合抗体高滴度或双份血清抗体滴度 4 倍以上升高可明确病原。

三、治疗原则

（一）抗病毒治疗

首选阿昔洛韦，但需在水痘发病后 24 小时内应用效果更佳。此外，也可用更昔洛韦及干扰素。

（二）对症治疗

高热时用退热剂，皮疹瘙痒时可局部用炉甘石洗剂清洗或口服抗组胺药，疱疹溃破后可涂 1％甲紫或抗生素软膏，有并发症时进行相应的对症治疗。水痘患儿忌用肾上腺皮质激素。

四、护理诊断及合作性问题

（一）体温过高

与病毒血症及继发细菌感染有关。

（二）皮肤完整性受损

与水痘病毒引起的皮疹及继发细菌感染有关。

（三）潜在并发症

皮肤继发细菌感染、脑炎、肺炎等。

（四）有传播感染的危险

与患儿排出有传染性的病毒有关。

五、护理措施

（一）维持正常体温

（1）卧床休息至热退、症状减轻。出汗后及时更换衣服，保持干燥。

（2）监测体温，观察热型。高热时可用物理降温或退热剂，但忌用酒精擦浴、口服阿司匹林（以免增加瑞氏综合征的危险）。鼓励患儿多饮水。

（二）促进皮肤完整性恢复

（1）室温适宜，衣被不宜过厚，以免增加痒感。

（2）勤换内衣，保持皮肤清洁，防止继发感染。

（3）剪短指甲，婴幼儿可戴并指手套，以免抓伤皮肤。

（4）皮肤瘙痒时，可温水洗浴，口服抗组胺药物；疱疹无溃破者，涂炉甘石洗剂或5％碳酸氢钠溶液；疱疹溃破者涂1％甲紫或抗生素软膏防止继发感染，必要时给予抗生素。

（三）病情观察

注意观察疱疹溃破处皮肤、精神、体温、食欲，以及有无咳嗽、气促、头痛、呕吐等，及早发现并发症，予以相应的治疗及护理。

（四）预防感染的传播

1.控制传染源

患儿应隔离至疱疹全部结痂或出疹后7天，密切接触的易感儿隔离观察3周。

2.切断传播途径

保持室内空气新鲜，托幼机构应做好晨间检查和空气消毒。

3.保护易感人群

避免易感者接触，对体弱、免疫功能低下及应用大剂量激素者尤应加强保护，应在接触水痘后72小时内肌内注射水痘-带状疱疹免疫球蛋白，可起到预防或减轻症状的作用。

（五）健康教育

向家长宣传控制传染源的知识，说明患儿隔离的时间，指导切断传播途径的方法，如通风换气、定期消毒、用物暴晒。指导家长对患儿进行皮肤护理，防止继发感染。加强预防知识教育，流行期间避免易感儿去公共场所。

（王丽娟）

参 考 文 献

[1] 李斌.儿科疾病临床诊疗实践[M].开封:河南大学出版社,2020.

[2] 夏正坤,黄松明.儿科医师诊疗手册[M].北京:科学技术文献出版社,2021.

[3] 王燕.临床用药与儿科疾病诊疗[M].长春:吉林科学技术出版社,2020.

[4] 王妍炜,林志红.儿科护理常规[M].开封:河南大学出版社,2021.

[5] 赵静.现代儿科疾病治疗与预防[M].开封:河南大学出版社,2020.

[6] 冯仕品.儿科常见病诊断与治疗[M].济南:山东大学出版社,2021.

[7] 王显鹤.现代儿科疾病诊治与急症急救[M].北京:中国纺织出版社,2020.

[8] 王春林,梁黎.实用儿科门急诊手册[M].杭州:浙江大学出版社,2021.

[9] 李倩.临床儿科常见病诊疗精要[M].北京:中国纺织出版社,2020.

[10] 杨京华.儿科[M].北京:科学出版社,2020.

[11] 孙锟.儿科临床决策支持手册[M].北京:人民卫生出版社,2021.

[12] 颜德仁.儿科护理[M].上海:同济大学出版社,2020.

[13] 胡荣.现代儿科护理学精粹[M].西安:陕西科学技术出版社,2021.

[14] 吴卓洁,冷静.儿科护理[M].北京:人民卫生出版社,2020.

[15] 赵小然,代冰,陈继昌.儿科常见疾病临床处置[M].北京:中国纺织出版社,2021.

[16] 刘奉,成红英.儿科护理[M].武汉:华中科学技术大学出版社,2020.

[17] 吕伟刚.现代儿科疾病临床诊治与进展[M].开封:河南大学出版社,2021.

[18] 张玉兰,卢敏芳.儿科护理[M].北京:人民卫生出版社,2020.

[19] 韩洁茹,孙许涛.中医妇儿科疾病源流考[M].北京:科学出版社,2021.

[20] 汪受传,廖颖钊.儿科心病证治[M].北京:中国中医药出版社,2020.

[21] 王香菊.儿科护理学实训及学习指导[M].北京:人民卫生出版社,2021.

[22] 周乐山,崔文香.儿科护理学[M].北京:人民卫生出版社,2020.

[23] 吴超.现代临床儿科疾病诊疗学[M].开封:河南大学出版社,2021.

[24] 张念香.临床儿科护理学[M].北京:科学出版社,2020.

[25] 戚晓红.实用儿科疾病诊治[M].上海:上海交通大学出版社,2020.

[26] 郝菊美.现代儿科疾病诊疗[M].沈阳:沈阳出版社,2020.

[27] 张淼.儿科疾病治疗与保健[M].南昌:江西科学技术出版社,2020.

[28] 王立香.儿科学理论与实践[M].长春:吉林科学技术出版社,2020.

[29] 吴捷.实用基层儿科手册[M].北京:科学出版社,2020.

[30] 赵静丽.儿科疾病诊治与预防[M].长春:吉林科学技术出版社,2020.

[31] 周春清.儿科疾病救治与保健[M].南昌:江西科学技术出版社,2020.

[32] 王艳霞.儿科疾病诊断要点[M].长春:吉林科学技术出版社,2020.

[33] 李明合,王娜,饶春艳.儿科护理实训[M].北京:中国协和医科大学出版社,2020.

[34] 王虹,刘爱钦,谢治梅.儿科护理学[M].武汉:湖北科学技术出版社,2020.

[35] 颜丽霞,姚家会,何学坤.儿科临床实践[M].长春:吉林科学技术出版社,2020.

[36] 尹晓旭.儿科呼吸道感染临床药物治疗效果的分析[J].中国医药指南,2021,19(2):106-107.

[37] 林洁,平明芳,韩晨阳,等.思维导图对儿科肠炎患者护理效果的影响[J].中国现代医生,2021,59(10):177-180.

[38] 刘洋.新生儿科医患沟通的研究进展[J].当代护士:中旬刊,2021,28(7):10-11.

[39] 姚芳.新生儿科临床带教中应用 PBL 融合 CBL 教学法的分析[J].中国卫生产业,2021,18(18):118-121.

[40] 刘文,肖钦,林丰兰,等.翻转课堂在中医儿科学理论教学中的应用[J].中国中医药现代远程教育,2021,19(18):50-53.